呼吸康复基础教程

Textbook of Pulmonary Rehabilitation

主　编　**Enrico Clini**

　　　　Anne E. Holland

　　　　Fabio Pitta

　　　　Thierry Troosters

主　译　王　辰

人民卫生出版社

Translation from the English language edition:
Textbook of Pulmonary Rehabilitation by Enrico Clini, Anne E. Holland,
Fabio Pitta, and Thierry Troosters
Copyright © Springer International Publishing AG 2018
Springer International Publishing AG is a part of Springer Nature
All Rights Reserved
图字号：01-2019-2564

图书在版编目（CIP）数据

呼吸康复基础教程 /（意）恩里科·克利尼主编；
王辰译 . —北京：人民卫生出版社，2019
　　ISBN 978-7-117-28674-9

　　Ⅰ.①呼… 　Ⅱ.①恩… ②王　 Ⅲ.①呼吸系统疾病
- 康复 - 教材　 Ⅳ.①R560.9

　　中国版本图书馆 CIP 数据核字（2019）第 133769 号

人卫智网	www.ipmph.com	医学教育、学术、考试、健康， 购书智慧智能综合服务平台
人卫官网	www.pmph.com	人卫官方资讯发布平台

呼吸康复基础教程

主　　译：王　辰
出版发行：人民卫生出版社（中继线 010-59780011）
地　　址：北京市朝阳区潘家园南里 19 号
邮　　编：100021
E - mail：pmph @ pmph.com
购书热线：010-59787592　010-59787584　010-65264830
印　　刷：北京盛通印刷股份有限公司
经　　销：新华书店
开　　本：787 × 1092　1/16　 印张：23
字　　数：545 千字
版　　次：2019 年 7 月第 1 版　 2021 年 10 月第 1 版第 4 次印刷
标准书号：ISBN 978-7-117-28674-9
定　　价：188.00 元
打击盗版举报电话：010-59787491　 E-mail：WQ @ pmph.com
（凡属印装质量问题请与本社市场营销中心联系退换）

呼吸康复基础教程

Textbook of Pulmonary Rehabilitation

主　编　**Enrico Clini　Anne E. Holland**
　　　　Fabio Pitta　Thierry Troosters

主　译　王　辰

副主译　赵红梅　杨　汀

译　者（按姓氏音序排列）

陈文慧　崔晓阳　冯　鹏　冯莹莹　高连军

葛慧青　黄　勇　李晓鸥　李燕明　梁　辰

刘芳瑶　罗　萨　曲木诗玮　任晓霞　王　和

夏金根　徐诗行　于　歆　喻鹏铭　张晓颖

赵　丽　赵红梅

人民卫生出版社

主编

Enrico Clini
Department of Medical and Surgical
Sciences
University of Modena
Azienda Ospedaliero Universitaria di
Modena Policlinico
Modena, Italy

Anne E. Holland
Alfred Health and Institute for Breathing
and Sleep, La Trobe University
Melbourne, Australia

Fabio Pitta
State University of Londrina
Londrina, Paraná, Brazil

Thierry Troosters
Department of Rehabilitation Sciences
KU Leuven, Respiratory Division
and Rehabilitation
University Hospital Leuven
Leuven, Belgium

译者名单

主　译　王　辰　中国医学科学院北京协和医学院
副主译　赵红梅　中日友好医院
　　　　杨　汀　中日友好医院
译　者（按姓氏音序排列）
　　　　陈文慧　中日友好医院
　　　　崔晓阳　中日友好医院
　　　　冯　鹏　中日友好医院
　　　　冯莹莹　中日友好医院
　　　　高连军　中国康复研究中心
　　　　葛慧青　浙江大学医学院附属邵逸夫医院
　　　　黄　勇　中国科学院大学重庆医院
　　　　李晓欧　四川大学华西医院
　　　　李燕明　北京医院
　　　　梁　辰　国家体育总局运动医学研究所
　　　　刘芳瑶　New York University
　　　　罗　萨　中日友好医院
　　　　曲木诗玮　中日友好医院
　　　　任晓霞　中日友好医院
　　　　王　和　北京医院
　　　　夏金根　中日友好医院
　　　　徐诗行　浙江大学医学院附属邵逸夫医院
　　　　于　歆　中日友好医院
　　　　喻鹏铭　四川大学华西医院
　　　　张晓颖　中国康复研究中心
　　　　赵　丽　中日友好医院
　　　　赵红梅　中日友好医院

译者序

20世纪60年代，临床医生逐渐认识到，通过康复等综合的照护措施，能够动员人体潜能，协调其综合代偿能力，使慢性阻塞性肺疾病（简称慢阻肺）等呼吸疾病患者病情改善。自那时起，呼吸康复受到重视，并逐渐发展成为一门学科与技术体系。2001年，第一版《慢性阻塞性肺疾病全球倡议（GOLD）》就明确将呼吸康复纳入慢阻肺的标准治疗方案。2013年，美国胸科学会（ATS）和欧洲呼吸学会（ERS）进一步明确了呼吸康复的定义：呼吸康复是在全面细致评估的基础上，给予患者的个体化综合干预治疗，包括但不限于运动、教育、行为改变，以改善慢性呼吸疾病患者生理和心理状态，并且促进产生长期的健康增进行为。当前，呼吸康复已得到了快速发展，获得了一批具有高级别循证医学证据的临床研究结果，其所涵盖的范畴也已经从原发的呼吸慢病扩展到继发呼吸功能障碍的相关疾病如脑卒中、神经肌肉疾病等，以及危重症早期康复和围术期加速康复领域，并且引领着脏器康复的发展。呼吸康复是疾病从早期到危重症治疗全过程中不可或缺的重要组成部分，越早期的干预越能够减轻呼吸困难的症状，提高活动耐力，改善身心状态，提升生活质量，减少致残率和医疗费用与资源占用，延长患者寿命。

这部由意大利摩德纳大学Enrico Clini教授、澳大利亚拉筹伯大学Anne E. Holland教授、巴西州立隆德里纳大学Fabio Pitta教授和比利时鲁汶大学Thierry Troosters教授共同主编的呼吸康复专业教科书，基于大量的循证医学证据，阐述了呼吸康复各相关领域的最新知识与技术，不仅可以直接指导呼吸与危重症医学科、ICU以及胸外科的呼吸康复临床工作，并且可用于呼吸与危重症医学科医生、全科医生、专科护士、呼吸康复治疗师及其他医疗技术人员的培训。

该书从呼吸康复的发展历史、患者选择、呼吸康复的评估技术与方法、评估流程、项目组成、组织架构等方面进行了详实的介绍，系统讲解了呼吸康复"评估－计划－实施－评估随访"的全过程，以及临床医生、专科护士、治疗师、营养学家、心理学家、运动教练等专业人员在呼吸康复过程中的角色与价值；突出了以患者为中心，并且充分考虑到患者特定情况下的呼吸康复，如肺癌手术、肺移植、ICU、临终关怀，以及远程医疗的应用和未来展望。

呼吸康复首先应用于呼吸疾病，特别是慢性呼吸疾病，但远不限于呼吸疾病。慢性呼吸疾病与心脑血管疾病、肿瘤、糖尿病被世界卫生组织（WHO）并称为"四大慢病"，是我国最为常见、疾病负担最为严重的慢病之一，仅慢阻肺患者数量就达一亿。"肺为娇脏,邪必先伤","外引大气,内接百脉",饱受"内忧外患",无论是发病率、患病率、病死率、死亡率还是总体疾病负担,呼吸疾病防治均面临着最为严峻的形势,呼吸学界担负着艰巨的呼吸疾病预防、诊断、治疗、康复重任,特别是在呼吸慢病管理方面,任重而道远。巨大的挑战和重大的发展机遇并存。呼吸康复作为呼吸慢病治疗与管理不可或缺的方面正待发挥其应有的作用。我国呼吸康复起步较晚,因此我们要充分应用国际研究成果,学习其先进经验,并在实践中探索出适合我国国情的呼吸康复体系。相信本书将会发挥其基础性重要作用。

王辰

2019 年 6 月 6 日于北京

前言

套用 Charles Dickens 的一句话来说,现在是呼吸康复最好的时代也是最坏的时代。有力的科研基础使呼吸康复无可争议地成为我们可以提供给肺部疾病患者的最有效的治疗手段。然而,大多数患者很难接触到它,大大减小了它的影响力。这对于慢性阻塞性肺疾病(chronic obstructive pulmonary disease, COPD)患者来说是显而易见的,而对于其他慢性肺部疾病患者来说更甚如此。此书正是对这些问题来做一个清楚的解释说明,同时也希望会给这个领域带来进步与提升。

呼吸康复已经不是一个新鲜的学科了。它起源于 Alvan Barach 在 60 多年以前提出的学说:锻炼对于肺气肿患者来说是有效的康复手段。Tom Petty 将这个假说细化,他在大约 50 年前组织了第一支跨学科的呼吸康复团队。那些懂得它的好处的从业者继续将其发展,建立了多个项目并开始进行公众宣传。认识到这一学科的运动科学家们建立了呼吸康复的核心运动项目的科学基础,他们引入了例如肢体肌肉功能障碍和动态过度充气等,来帮助运动项目的设计进行新的合理调整。然后它被每一个相关专业组织当作标准护理在专业文件中进行推广。2016 年 GOLD 指南中总结"……所有的 COPD 患者都从康复和保持体力活动中受益,提高运动耐力,降低呼吸困难和疲劳感受。"

值得深思的是为什么呼吸康复如此有效,但在现实中却很少被使用。这三种主要的治疗方法被广泛认为是治疗 COPD 的有效方法:支气管扩张剂、氧疗和呼吸康复。尽管我们不大可能进行头对头的临床试验,但或许也可以得出结论,比起前两种,康复在提高运动耐力、减少呼吸困难和提升健康相关的生活质量等以患者为中心的益处方面,有着更为显著的优势。然而 COPD 患者对于这三种疗法的采纳情况却相反。支气管扩张剂,尤其是长效药品,几乎是最通用的选择。氧疗广泛用于临床上有明显低氧的患者。一项 2013 年的调查(Desveaux et al., J. COPD)指出:在调查的国家中,"每年的国家呼吸康复能力……平均是低于 COPD 患者人数 1.2% 的"。在美国,一项最近的关于 Medicare 的数据调查(Nishi et al. J Cardiopulm Rehabil, 2016)显示,在 Medicare 受益人中,呼吸康复的参与度从 2003 年的 2.6% 至 2012 年仅仅提升到 3.7%。由于很多 COPD 患者缺少 Medicare 的覆盖,这个数据很可能高估了美国整体 COPD 人群的呼吸康复参与度。2015 年一项美国胸科学会 / 欧洲呼吸学会(American Thoracic Society/ European Respiratory Society, ATS/ERS) 政 策 公 告(Rochester et al., Am J Respir

Crit Care Med）对提升呼吸康复实际应用的总结为："ATS 和 ERS 承诺要对合适的患者提供和实施 PR 服务采取行动。他们呼吁所有成员和其他专业健康组织、付款人、患者及患者支持团体（patient advocacy groups）来加入这个承诺。"但这个呼吁没有得到多少回应。

尽管这三种治疗方式一直是通用的控制 COPD 症状的标准治疗方法，然而这种呼吸康复参与度低的情况持续存在。这是由于费用不同导致的吗？显然不是，标准的支气管扩张药物治疗，长期的氧气治疗，和完整疗程呼吸康复的年支出几乎是相同的。事实上，英国胸科协会（BTS Reports, 2012）的很多分析指出，呼吸康复按健康调整生命年（quality-adjusted life-year, QALY）实际费用是低于支气管扩张剂治疗费用的。可能会被问及：什么（因素?）是支气管扩张剂治疗和氧疗具备而肺康复治疗缺乏的，从而可以解释这些治疗方法选用比例的差异。分析认为，支气管扩张药物疗法的选择受到了直接面向患者和医护人员的大量市场营销策略的影响。氧气治疗，尽管没有市场营销，但它的使用几乎是强制性的，因为人们普遍认为，不为低氧血症的慢性阻塞性肺疾病患者提供长期的氧疗，会导致死亡率的大幅上升。这个结论是从两个小范围的，大约 35 年前的随机临床试验（总计大约 300 位患者）中得出的。尽管如此，对于氧气治疗会提高存活率的认知得到了认可（和经济支持），或多或少地对于在临床试验中达到指标的患者成为了必需治疗手段。事实上，或许可以宣称所有可以有效延长患者生命的治疗手段都应拥有高优先级。

呼吸康复看起来永远不会得到广泛市场营销的支持，但应该关注康复是否降低了 COPD 死亡率。这些信息并不存在也是可以理解的。目前几乎没有大规模、多中心的呼吸康复研究。尽管可以假设一个切实存在的生存受益，因为在稳定的 COPD 患者中，短期内死亡的可能性很低，但这需要一个很庞大的随机临床试验（需要成千上万名患者参与）证实。一个更加可行的实验设计是研究 COPD 患者住院治疗短期内开始康复。因为出院后的患者有相对高的死亡率，接受充分调查的患者中，假定的死亡率可能会显著降低。

当我们展望未来时，在我们的呼吸康复模型中融入"下一代"的特点看起来是非常重要的。正式的行为改善技术可以增加依从性，尤其是宣传在日常生活中增加体育活动。保持计划，有可能融入远程医疗，有助于延长获益。这些机制的额外的好处也可能会增加患者的生存优势，它的建立可以预见性地改变患者、医疗提供者和经济支持者的态度，从而带来对于呼吸康复服务的需求增加和更多的支持。

Richard Casaburi, Ph. D., M. D.
UCLA School of Medicine, Rehabilitation Clinical Trials Center
Los Angeles Biomedical Research Institute,
Torrance, CA, USA
翻译：刘芳瑶，M. A.
NYU Gallatin School of Individualized Studies

目录

第一篇
介　　绍

第 1 章　呼吸康复：历史与展望

Bartolome R. Celli and Roger S. Goldstein

1.1　概述

很早以前人们就已经意识到健康的躯体促进头脑的灵活。罗马诗人 Juvenal 曾经在他的诗集里（Niall Rudd 的英文翻译版, http://books.google.ca/books?id=ngJemlYfB4MC&pg=PA86）提出了一句在西方家喻户晓的谚语 "Mens sana in corpore sano"，意为 "健康的灵魂必然存在于健康的躯体里。" 确实，在罗马的历史文化长河里，人们普遍赞同健壮的身体便是健康的象征，故而健身训练成为了他们生命中不可或缺的一部分。

1.2　前期

遗憾的是，应对健康状况下降最好的办法被认为是休息，或许这对感染性疾病或者外伤是有益的，但这曾是直到近代为止导致死亡的最频繁因素。事实上，东方是最早开始创建针对于患者的 "疗养机构" 的，斯里兰卡的 "Ayurvedic hospitals" 可以算最早的一批收容和治愈患者的实体地点。尽管在希腊文化中也有供奉医神 Asclepius 的灵疗圣殿，但罗马人却是最早在西方兴建叫做 "Valetudinaria" 的疗养机构来收容和帮助患者的，最早用来照护生病的奴隶、格斗者和战士（Medicine. An Illustrated History. Lyons A. S. and Petrucelli R. J. Aberdale Press, NY, 1987. pp.175 and 205）。这对于维护帝国正常运转是必需的，且保证罗马军团的健康是此举的核心目的。卧床休息是一种治疗手段这个观点在 19 世纪达到了史上最高的普遍认同度，尤其在患者患有多种不同的疾病被要求绝对卧床，并被动地接受辅助医疗人员或护士的照顾。这种治疗手段在肺结核患者中尤为适用（图 1-1），"疗养院（sanatoriums）" 被修建出来专门用于为患者提供休息、新鲜空气和充足的营养[1]。值得注意的是，现在众所周知的美国胸科学会（American Thoracic Society, ATS），一个致力于治疗呼吸系统疾病、呼吸危重症和睡眠呼吸障碍的组织，前身是成立于 1905 年的美国疗养院协会（American Sanatorium Association），旨在协助照顾结核病患者。

1.3　呼吸康复的诞生

人们认为休息结合良好的营养供给这种治疗给肺结核患者提供了最好的疗效，可以增强他们自身的免疫系统功能由此来控制感染。1863 年，第一家疗养院在欧洲（现波兰）

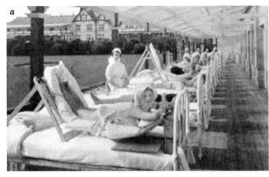
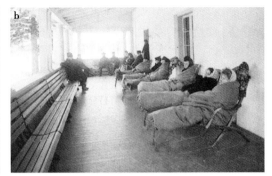
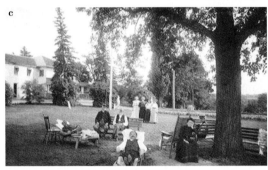

图 1-1　a. 结核病患者接受卧床休息，营养和新鲜空气治疗[1]。b. 患有结核病的患者，1905 年冬至[2]。c. 结核病患者在橡树下进行治愈，1906 年夏天[2]。

开业用于治疗肺结核。当时被普遍接受的想法是在高海拔地区修养、呼吸新鲜空气、外加充足的营养有助于疾病的缓解和控制。疗养院变得非常受欢迎并被迅速地传播到世界各地，1885 年美国第一家疗养院在纽约州萨拉纳克湖的阿迪朗达克地区开放，1897 年加拿大第一家疗养院在安大略省马斯科卡开放（图 1-1）[2]。这些位置的山区特征代表了结核患者疗养胜地的完美地理特点，许多疗养院都是在这些地区建造的。在科罗拉多州的丹佛的一个地方引起了 Charles Denison 博士（1849~1909）的注意，他是佛蒙特州出生的肺病专家同时还是气候学家（图 1-2）。他在康涅狄格州哈特福特市患上结核病后，曾短暂地搬到得克萨斯州，最后定居到丹佛，在那里康复之后，他直到去世之前都是一名非常成功的医学教授。Denison 博士非常有好奇心并且注意到自己在运动后的感觉好于平静休息。被这个观察点醒他写了一本名为《肺部患者的运动和食物》（Exercise and Food for Pulmonary Invalids）的书，该书成为了呼吸康复研究的第一个书面的科学证据（图 1-2）。

在他的书中，Denison 博士写道："需要理解的是在建议呼吸系统疾病患者运动时，急性肺病和肺炎患者是被排除在外的。"实际上，他建议运动训练成为疾病"恢复"期的一部分，同时卧床休息被限定于疾病的急性期。在整本书中，他扩展到列举呼吸训练的优点，特别强调了上肢运动训练和胸廓扩张训练。他还补充说"步行、爬山、骑自行车和划船都是很好的帮助恢复的锻炼。"他随后表示"这些形式的训练都是为了逐渐的让参与医生了解一个特定的患者在特定时间内应该走多远。"换言之，他认为通过医疗专业人员进行某种程度上的监督来制定针对不同患者的个性化治疗方案是非常明智的。这就是促使我们如今所知的呼吸康复的诞生的内幕。不久之后，20 世纪初，Alvan Barach 博士在纽约便开始进行观察，并完成了被誉为最早将呼

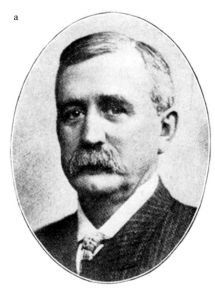
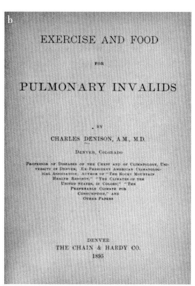

图 1-2　a. Charles Denison 博士的照片，他是第一本关于在呼吸疾病患者中使用运动的书的作者。b.《肺部疾病患者的运动和食物》。Charles Denison The Chain and Hardy Co., Denver, Colorado, 1895

吸康复的知识体系巩固成为一门科学的研究。Barach 对呼吸系统疾病主要症状之一的呼吸困难非常感兴趣。实际上，他是第一个发现保持前倾位置改善了肺气肿患者症状的人，并撰写了一系列的呼吸运动方法来改善这些患者的症状[3,4]。通过表达和撰写他关于这个话题的观点，他引起了特定群体的一些兴趣，而他的批评者由于他的看法过于玄奥而选择忽略。然而，他的最终观察结果增加了人们对呼吸运动潜在获益的兴趣，且多项临床研究都开始将这些观察结果延伸到全身运动中。他于 1969 年发表了肺气肿患者治疗手册（图 1-3），强调了运动训练作为 COPD 综合性管理中一部分。大约同一时间，同样在纽约工作的 Albert Haas 博士细化了呼吸系统疾病康复的概念。他原是匈牙利人，于 1940 年从布达佩斯大学获得医学博士学位。有趣的是，像 Denison 一样，他也是在年轻时候患上了结核病，最后完全康复。在纳粹入侵匈牙利后，他移居法国，并在法国加入反抗组织。后来，他不幸被捕、被俘，并被送往达豪集中营。由于他有医疗相关的培训

经历，但并未做过外科医生，他被迫为患者进行手术治疗，这使他获得足够在之后的职业生涯中使用的外科专业知识。他最终到达纽约，在那里完成了在 Bellevue 的培训；他还根据自己在患结核病期间的运动疗法经验在他的学术和临床工作中发表了一系列的研究。在这个前提下，他顺理成章的研究有关胸廓成形术患者和其他胸外科手术患者的呼吸与全身运动的关系[5~7]。这些先驱科学家为后来的研究奠定了基础，他们运用先进的方法探索了不同医学领域的科学应用问题，做出了很多、很重要的贡献。新的方向涵盖了呼吸力学、气体交换、运动心肺反应的相关内容[8,9]。

在这个呼吸康复早期阶段的第二重要事件就是关于补充氧疗可应用于呼吸系统疾病患者的治疗的新鲜想法。英格兰的 Joseph Priestley、瑞典的 Carl Scheele 以及法国的 Antoine Lavoisier 都被认为是在 18 世纪最后 1/4 时间内发现氧气的功臣，但之后差不多过了两个世纪，美国的 Alvan Barach[10-12] 和英格兰的 J.E. Cotes[13,14] 几乎在同一时间又提

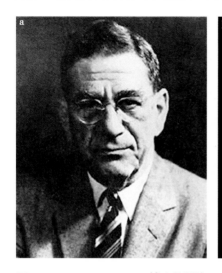

图 1-3　a. Alvan L. Barach 博士的照片。b.《肺气肿患者的治疗手册》Alvan L. Barach, Grune & Stratton, 纽约, 1969

出了补充氧疗对肺气肿患者和呼吸衰竭患者的有效性。这些有效性包括了首次提到便携式氧疗可以改善这些患者的身体功能[15]。

1.4　领域发展初期

　　20 世纪中期, 一组呼吸科医生试图将这些治疗经验融合为一个综合的信息体系。在这些尝试中, 和这些历史回顾最相关的是在科罗拉多州丹佛市举行的 Eight Aspen Emphysema Conference。指导和运营此次会议的是当时年轻的来自丹佛市的 Thomas Petty 博士 (图 1-4), 他的研究兴趣集中在将当时的先进研究理念融入到临床实践中, 并整合了药物疗法甚至可能加入外科治疗方法, 这就是 Otto C. Brantigan 提出了对晚期肺气肿患者进行手术治疗的效果的会议, 来自达拉斯的、已经开始发表其对于肺气肿患者进行运动试验的结果的 William F. Miller 博士也出席了[16], 还有 Ben V. Branscomb, Gordon L. Snider 和 Reuben Cherniack 均出席了本届会议。大多数与会者讨论了一个有趣的观察现象, 就是在此之前进行的临床研究中报告了患者的症状显著改善, 但却没有患者肺功能改善的客观证据, 这也是几十年来一直困扰着诸多研究者的问题。事实上, Theodore Noehren 博士在会议总结中提出, 此类棘手且充满矛盾的问题需要更多的研究来分析解决, 他甚至提出将这个未知因素标记为因子 "R" (Factor "R")。因此, Petty 博士等人申请并获得一份来自美国公共卫生署 (Public Health Service) 的慢性呼吸系统疾病控制计划 (chronic respiratory disease control program) 关于开发和探索综合呼吸康复项目的科学依据和收益项目的资助合同。实际上两个这样的示范项目获得资助, 其中一个在丹佛市, 另一个在明尼阿波里斯市。Petty 博士提供的描述与现代呼吸康复组成要素相似, 因为它涵盖了患者及家庭教育、药学疗法、呼吸再训练、身体休养和优化氧疗。该项目始于 1966 年, 截至 1968 年已经收集了 180 多名患者, 其研究结果于 1969 年发表在较高影响力的《内科年鉴》(Annals of Internal Medicine) (图 1-4)[17]。这一突破带领该领域达到一个新的高度, 呼吸康复开始被认为是治疗慢性阻塞性肺疾病患者的重要治疗手段。

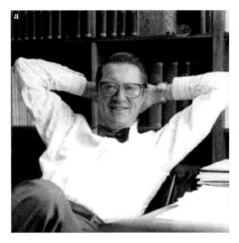

ANNALS OF

INTERNAL MEDICINE

Volume 70　　June 1969　　Number 6

A Comprehensive Care Program for Chronic Airway Obstruction

Methods and Preliminary Evaluation of Symptomatic and Functional Improvement

THOMAS L. PETTY, M.D., LOUISE M. NETT, R.N., MICHAEL M. FINIGAN, M.D., GLEN A. BRINK, B.S., AND PHILIP R. CORSELLO, M.D.

Denver, Colorado

图 1-4　a. Thomas Petty 博士在科罗拉多大学的办公室照片。Petty 博士组织协调了第八次阿斯彭肺病会议，是第一次讨论慢阻肺患者多学科治疗概念的会议。b. 最初的康复研究之一"慢性阻塞性气道病的综合照护计划——方法和对症状和功能改善的初步评估"[17]

另外一个重要的推动，发生在由 Edward Glaser 博士，在美国加利福尼亚州的人类互动研究所（Human Interaction Research Institute），组织的一次特别计划会议上。会议记录于同年发布，它可能代表了第一个结构完善且良好的呼吸康复科学信息。在其他参与者中，还有一位冉冉升起的新星，来自加利福尼亚州罗马琳达的 John Hodgkin 博士，他的任务是负责组织收集呼吸康复研究进展和与会人员的讨论并把这些信息组织成一系列连贯的资讯。在收集了 29 位作者的多样的版本、数据和想法后，他将摘要发表在《美国医学协会杂志》（*Journal of the American Medical Association*）"[18]并成为呼吸康复领域综合信息的最佳来源。呼吸康复已经从一种被认为是骗人的模糊疗法转变为一种有足够的医学证据的医学概念，并可以将其原则发表在最负盛名的医学期刊上。在 20 世纪 70 年代，这个研讨会的内容得到了进一步扩展，同时美国胸科医师协会（American College of Chest Physicians, ACCP）出版了一本呼吸康复相关内容更为全面的书。对呼吸康复研究的增加和兴趣并不仅限于美国，它开始在世界范围内展开。在法国南锡和西班牙的研究小组由 Manuel Gimenez 领导，发表了有关慢性支气管炎患者呼吸再训练的有效性的研究[19, 20]。与此同时，态度积极的进行关于氧疗的潜在获益的研究使得此领域到达了新的高度。两项随机临床试验，对慢阻肺低氧血症患者分别进行 12 小时氧疗、24 小时氧疗或无氧疗的干预，并以死亡率为研究终点，在北美和英国进行[21, 22]。此试验研究的结果具有革命性，因为两边都首次提供了一种能够改善慢性病患者生存率的治疗方案，而之前人们对此类疾病的治疗已达成共识且认为不存在改善生存率的选择。有趣的是，两项试验研究均在综合治疗的背景下进行，非常类似于呼吸康复治疗。通过引入随机试验的研究设计来测试任何新的干预手段的获益和风险，这些研究结果使呼吸康复得到进一步的发展。呼吸康复成熟发展的地基已经打牢。

1.5　呼吸康复的成熟

呼吸康复的发展从充满激情的先驱者的口头经验和治疗获益到被认为是慢性呼吸道

疾病的标准治疗方案,与临床医学诸多方面的需求类似,即需要充足的科学证据。从20世纪80年代初到现在的四十年间,呼吸康复相关研究的数量和质量都出现了爆炸式的增长。这种快速的增长可被有效性、可重复性、可解释性和可评价性的发展所预示,结果测量手段能够将临床观察转化为科学理论,从而为随机对照试验奠定了研究基础。这些进展中的关键点是Gordon Guyatt等人引入了一项具有疾病特异性的COPD问卷调查,研究涵盖了呼吸困难、疲劳、情绪和自我管理相关的领域(图1-5)[23]。

其他调查问卷,如圣·乔治呼吸问卷(St. George respiratory questionnaire, SGRQ)关注症状的活动及几年后的影响[24]。现在至少有20种针对COPD的问卷,关键是要知道它们的心理测量特质,并能将所得到的结果与临床设计所提出的问题相匹配[25]。另一个重要的发展领域是距离运动试验,因为大多数呼吸康复患者并不能接受正规的心肺运动试验进行评估。6分钟步行试验(6-minute walking test, 6MWT)来源于12分钟跑步试验(图1-6)[26-28],曾用于评估美国军队招募新兵的健康状况,并发现其测试结果可与在实验室进行的递增负荷运动测试中最大摄氧量的结果类似。几年后,最初用于测试英国警察申请人员健康状况的递增步行试验和穿梭步行试验,也被用于COPD患者(图1-6)[29-31]。

最小临床重要差异[32]的概念使测试可解读性超越统计学意义来实现临床意义。172篇原稿发布于1980年,而到了2016年数量就增加到了1190篇,论文不仅在数量上大幅增加,在质量上也有大幅提升。要引用所有对领域发展有重要作用的文献和研究是不现实的。然而,我们可以尝试去反映最重要的进展。1980年,Sahn等人发表了10年的丹佛患者群研究经验[33]。在该研究中,生存获益在对丹佛地区相同程度的肺气肿患者的对比中被观察出。这为该领域内的科学家提供了更多的动力去研究所观察和报道的呼吸康复相关获益的潜在机制。这是美国胸科学会(American Thoracic Society, ATS)[34]第一次客观地承认呼吸康复获益的证据,至少对COPD患者来说确实有效,但结构、方法和结果评价仍是模糊的。

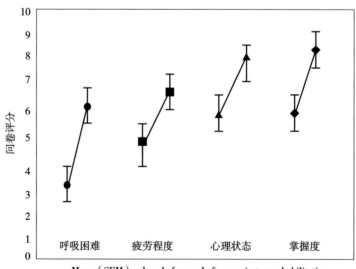

图1-5 衡量慢阻肺患者生活质量的指标。呼吸康复前后的平均值(SEM)。Guyatt等人开发的慢性呼吸系统疾病问卷(chronic respiratory disease questionnaire, CRDQ)[23]

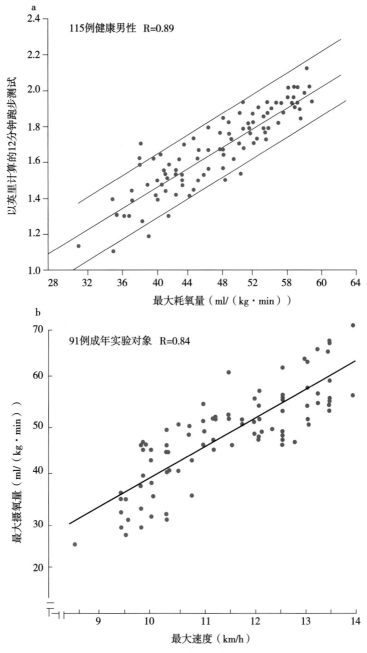

图 1-6　a. 12 分钟跑步公里数和最大耗氧量,取自健康男性,请注意其紧密关联[26-28]。b. 穿梭跑步运动和最大耗氧量,请注意其紧密关联[29-31]

综合项目中的条目是通过在康复方面有所著述的、已出版的书籍中逐渐形成的,而且还在不断的修改和完善。这些书籍是由对呼吸康复领域做出贡献的专家授权编辑出版的,包括了《呼吸康复:成功指南》(Pulmonary Rehabilitation: Guidelines to

Succes)一书。在 John Hodgkin 博士的领导下,这本书第一版由 Butterworth 在 1984 年在波士顿编辑,第 4 版由 Elsevier 于 2009 年出版。Richard Casaburi 和 Thomas Petty 在美国对《呼吸康复的原则和实践》(Principles and Practice of Pulmonary Rehabilitation)一书进行

了编辑,同时有关于呼吸康复获益的文章已在全球逐渐扩展开来,不同国家的其他书籍也随之而来。在这些发展的同时,大家对研究证据的推荐等级越来越感兴趣。这一概念促进了指南的发展,新的指南旨在为医护人员提供帮助并改善患者整体健康状况。这也显现在呼吸康复中。独立国际社或单独或联合共同颁布了一系列的指南包括了呼吸康复方面积累的大量数据。国际层面上,国际组织如欧洲呼吸学会(European Respiratory Society,ERS)和美国胸科学会(American Thoracic Society, ATS)的合作共识声明对呼吸康复的支持证据和未解答的问题进行了非常详细的总结[35-38]。最重要的历史因素是支持推荐要素的证据的高级别。正因为证据级别足够高,Vogelmeier[39]在最新的慢性阻塞性肺疾病全球倡议(global initiative for chronic obstructive lung disease,GOLD)修订中,将呼吸康复作为关键的治疗方法之一。他们认为:"呼吸康复可改善稳定期患者呼吸困难、健康状况和运动耐受性(证据 A)。呼吸康复可减少慢阻肺急性加重患者近期(距离上次住院时间 ≤4 周)的住院率(证据 B)。"倡议中增加了低氧血症患者的氧疗获益(证据 A),没有其他治疗方案可以达到与其相同的证据级别。

1.6　近期重大进展

大多数医学进步是小增量发生的,特别是需要在分子水平阐明的复杂生物学问题,其进步程度只能以"微米"来衡量。呼吸康复领域亦是如此。然而,过去的三十年里呼吸康复取得了重大进展,让我们回顾其中的部分。

早期呼吸康复的随机对照试验[40-42]一致地反映出呼吸康复与改善呼吸困难和生活质量相关(图 1-7)[43]。

鉴于对呼吸困难的敏感性是 COPD 患者进行呼吸康复后的自我舒适度改善的重要因

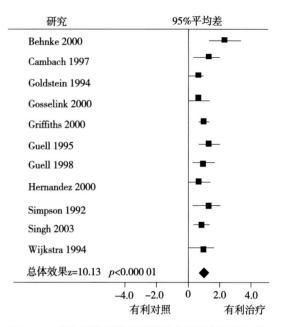

图 1-7　慢性呼吸系统疾病问卷中呼吸康复前后的呼吸困难程度变化[43]

素[44],研究记录了接受运动训练的 COPD 患者的股外侧肌内的氧化酶含量增加,这为接受呼吸康复后患者运动耐力增加的现象提供了新的生物学证据[45]。这些严格实施的生理学研究证明了 COPD 患者可以承受强化训练,并在减少乳酸产生、降低通气需求和呼吸模式重建方面有重要的获益。而这也有助于解释相同的工作强度下,接受呼吸康复的患者会增加运动耐受性和降低呼吸困难评分(图 1-8)[46]。

测量呼吸困难敏感性的量表得到进一步验证[47,48],并且其优势扩展到其他领域[49,50],对于进行呼吸康复后患者健康状况的改善程度变得有据可依[23-25,51-53]。COPD 患者进行康复后多方面改善的指标也被开发出来且进行了测试[54,55]。在 COPD 管理中,没有治疗可以与进行呼吸康复后所展现出来的益处相匹配。配合对呼吸康复获益机制的理解的提升,我们对运动训练中推荐的类型和持续时间也有所提高[56-59]。伴随着下肢运动带来的获益提升,上肢运动对呼吸功能带来不利影响的证据随之出现[60,61]且当上肢运动被纳入锻炼时可以观察到改善[62,63]。既往患

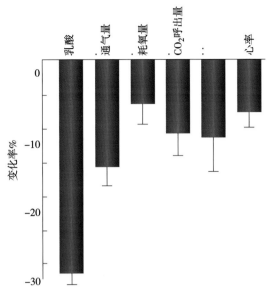

图 1-8　慢阻肺患者运动训练后在相同负荷下训练的变化。源自 Casaburi 等人的原创研究[46]

者需要在医院这样具有良好监管的地方接受训练，但是一些控制良好的研究表明在良好的家庭康复方案中也可以实现类似的受益[64~66]。越来越多的近期证据积累表明使用电子通信技术进行的远距离康复也会带来类似于门诊康复的生活质量和运动能力的改善[67]。这为有需要的患者提供了更及时、经济实惠、且公平的获得呼吸康复的机会。人们正在积极探索增强运动耐力的不同方法，例如间歇训练[68]。使用电刺激[69]、呼吸机

支持[70]、氧疗[71]以及吸入氦氧混合气来减少呼吸做功，增加训练内容[72,73]。使用交替单腿运动的分区训练方案需要较少的中枢刺激，但同时又能够保持较高的特定肌肉训练负荷。它还被证实可以增加最大耗氧量、运动能力和生活质量[74]，同时也是呼吸康复运动方案的可行性补充[75]。随机试验在康复研究中很常见，所有这些试验都显示出以患者为中心的结果会有所改善，有些已经显示出在医疗资源利用方面的益处[76]。我们现在可以更好地理解慢阻肺导致活动能力下降的问题，特别是在急性加重后活动能力下降更为严重（图 1-9）[77]；同时，我们也深刻理解了活动和 COPD 发病与死亡的预测关系[78,79]。

因此，呼吸康复在 COPD 急性加重后早期介入已显示出改善呼吸功能和生活质量的希望，但是减少住院治疗时间[80,81]的证据却不足。为了减少随着时间的增加而脱离随访造成的获益逐渐减少，目前已经使用增加训练内容方案、重复训练方案、手机督导以及培训社区健康教练参加慢阻肺持续运动训练方案等方法[56,82-84]。另一个重要进步是将患者的自我管理融入到整合照护管理中，从而减少了急性加重导致的住院（图 1-10）[85-87]。将呼吸康复引入患者综合管理的框架中，将使慢阻肺患者在改善健康状态和减少医疗资源利用方面有更大获益。

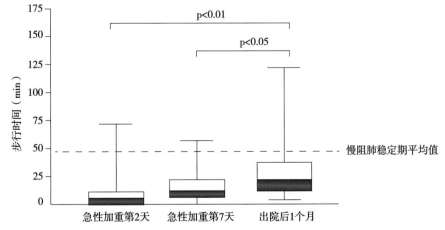

图 1-9　慢阻肺急性加重后的住院时间和日常活动能力。注意一次急性加重后产生较长的低水平活动影响[77]

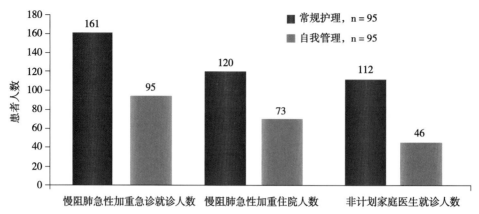

图 1-10　慢阻肺的自我管理教育。注意随机化后一年内的医疗资源利用率下降[85]

COPD 患者通过呼吸康复后得到获益，使呼吸康复成为了内科和外科治疗慢性呼吸系统疾病的标准治疗方案，外科将呼吸康复也应用于肺减容手术和肺移植患者中[88,89]。呼吸康复的有效性引起了大家对不同于 COPD 的其他疾病中探索应用相同技术的兴趣。囊性纤维化、肺动脉高压、间质性肺疾病、哮喘和肺癌患者的研究结果证实了 Denison 博士对从结核病中康复的患者的原始观察结果。这些疾病不仅是肺部疾病，而是有全身性影响的，可以通过改善整个身体的状况来改善疾病。通过这种典型案例，我们甚至可以考虑将专业名称从呼吸康复改为呼吸系统疾病患者康复。

1.7　展望

呼吸康复的历史发展很具有趣味性。五十年前，似乎是一个获益不明的领域，现在却得到了评级专家为"A"级的证据支持。这是许多人共同努力的结果，他们观察到患者随着时间的推移而病情恶化，并且有远见地寻求新的治疗方法来改善患者的病情。我们希望未来几年能提供更多的令人兴奋的治疗途径。也许，在所有疾病的早期阶段能够防止衰老并促进新组织生长，将会成为"预防性康复"的未来愿景。本书是呼吸康复领域已有证据的集锦，还需要年青一代继续努力，将愿景变为可能。

（赵红梅　译）

参考文献

1. DAVOS PLATZ: II. Sanatoriums and hotels. Br Med J. 1906;2:1407–10.
2. Baston A. Curing tuberculosis in Muskoka. Canada's First Sanatoria. Canada: Old Stone Books Limited; 2013.
3. Barach AL. Diaphragmatic breathing in pulmonary emphysema. J Chronic Dis. 1955;1:211–5.
4. Barach AL. Physiologic therapy of respiratory disease; with special reference to the management of pulmonary emphysema. N Y Med. 1946;2:21–6.
5. Dacso MM, Luczak AK, Haas A, Rusk HA. Bracing and rehabilitation training. Effect on the energy expenditure of the elderly hemiplegic; preliminary report. Postgrad Med. 1963;34:42–7.
6. Haas A, Rusk HA, Goodman WN. Rehabilitation in thoracic surgery. J Thorac Surg. 1952;24:304–22.
7. Haas A, Rusk HA, Zivan M. The results of a combined medical and rehabilitative program in tuberculosis; a preliminary report. Arch Phys Med Rehabil. 1954;35:77–86.
8. Mead J, Martin H. Principles of respiratory mechanics. Phys Ther. 1968;48:478–94.
9. Wasserman K. Breathing during exercise. N Engl J Med. 1978;298:780–5.
10. Barach AL. Physical exercise in breathless subjects with pulmonary emphysema, including a discussion of cigarette smoking. Dis Chest. 1964;45:113–28.
11. Barach AL. Ambulatory oxygen therapy: oxygen inhalation at home and out-of-doors. Dis Chest. 1959;35:229–41.
12. Barach AL. Increased effectiveness for oxygen therapy. Mod Hosp. 1946;67:90–2.

13. Cotes JE, Gilson JC. Improved portable oxygen apparatus with detachable cylinders for domiciliary use. Lancet. 1956;271:823.

14. Cotes JE, Gilson JC. Effect of oxygen on exercise ability in chronic respiratory insufficiency; use of portable apparatus. Lancet. 1956;270:872–6.

15. Barach AL. A Treatment Manual for Patients with Pulmonary Emphysema. New York, NY: Grune & Stratton, Inc.; 1969.

16. Miller WF. Physical therapeutic measures in the treatment of chronic bronchopulmonary disorders; methods for breathing training. Am J Med. 1958;24:929–40.

17. Petty TL, Nett LM, Finigan MM, Brink GA, Corsello PR. A comprehensive care program for chronic airway obstruction. Methods and preliminary evaluation of symptomatic and functional improvement. Ann Intern Med. 1969;70:1109–20.

18. Hodgkin JE, Balchum OJ, Kass I, Glaser EM, Miller WF, Haas A, Shaw DB, Kimbel P, Petty TL. Chronic obstructive airway diseases. Current concepts in diagnosis and comprehensive care. JAMA. 1975;232:1243–60.

19. Gimenez M. Physiotherapy of patients with severe chronic respiratory insufficiency. La Revue du Praticien. 1987;37:1017–22.

20. Gimenez M, Servera E, Vergara P, Bach JR, Polu JM. Endurance training in patients with chronic obstructive pulmonary disease: a comparison of high versus moderate intensity. Arch Phys Med Rehabil. 2000;81:102–9.

21. Continuous or nocturnal oxygen therapy in hypoxemic chronic obstructive lung disease: a clinical trial. Nocturnal Oxygen Therapy Trial Group. Ann Intern Med. 1980;93:391–8.

22. Long term domiciliary oxygen therapy in chronic hypoxic cor pulmonale complicating chronic bronchitis and emphysema. Report of the Medical Research Council Working Party. Lancet. 1981;1:681–6.

23. Guyatt GH, Berman LB, Townsend M, Pugsley SO, Chambers LW. A measure of quality of life for clinical trials in chronic lung disease. Thorax. 1987;42:773–8.

24. Jones PW, Quirk FH, Baveystock CM, Littlejohns P. A self-complete measure of health status for chronic airflow limitation. The St. George's Respiratory Questionnaire. Am Rev Respir Dis. 1992;145:1321–7.

25. Guyatt GH, King DR, Feeny DH, Stubbing D, Goldstein RS. Generic and specific measurement of health-related quality of life in a clinical trial of respiratory rehabilitation. J Clin Epidemiol. 1999;52:187–92.

26. Cooper KH. A means of assessing maximal oxygen intake. Correlation between field and treadmill testing. JAMA. 1968;203:201–4.

27. McGavin CR, Gupta SP, McHardy GJ. Twelve-minute walking test for assessing disability in chronic bronchitis. Br Med J. 1976;1:822–3.

28. Butland RJ, Pang J, Gross ER, Woodcock AA, Geddes DM. Two-, six-, and 12-minute walking tests in respiratory disease. Br Med J (Clin Res Ed). 1982;284:1607–8.

29. Leger LA, Lambert J. A maximal multistage 20-m shuttle run test to predict VO2 max. Eur J Appl Physiol Occup Physiol. 1982;49:1–12.

30. Singh SJ, Morgan MD, Scott S, Walters D, Hardman AE. Development of a shuttle walking test of disability in patients with chronic airways obstruction. Thorax. 1992;47:1019–24.

31. Revill SM, Morgan MD, Singh SJ, Williams J, Hardman AE. The endurance shuttle walk: a new field test for the assessment of endurance capacity in chronic obstructive pulmonary disease. Thorax. 1999;54:213–22.

32. Redelmeier DA, Guyatt GH, Goldstein RS. Assessing the minimal important difference in symptoms: a comparison of two techniques. J Clin Epidemiol. 1996;49:1215–9.

33. Sahn SA, Nett LM, Petty TL. Ten year follow-up of a comprehensive rehabilitation program for severe COPD. Chest. 1980;77:311–4.

34. Hodgkin JE, Farrell MJ, Gibson SR, Kanner RE, Kass I, Lampton LM, Nield M, Petty TL. American thoracic society. Medical section of the American lung association. Pulmonary rehabilitation. Am Rev Respir Dis. 1981;124:663–6.

35. Pulmonary rehabilitation: joint ACCP/AACVPR evidence-based guidelines. ACCP/AACVPR Pulmonary Rehabilitation Guidelines Panel. American College of Chest Physicians. American Association of Cardiovascular and Pulmonary Rehabilitation. Chest. 1997;112:1363–96.

36. Nici L, Donner C, Wouters E, Zuwallack R, Ambrosino N, Bourbeau J, Carone M, Celli B, Engelen M, Fahy B, Garvey C, Goldstein R, Gosselink R, Lareau S, MacIntyre N, Maltais F, Morgan M, O'Donnell D, Prefault C, Reardon J, Rochester C, Schols A, Singh S, Troosters T. American Thoracic Society/European Respiratory Society statement on pulmonary rehabilitation. Am J Respir Crit Care Med. 2006;173:1390–413.

37. Spruit MA, Singh SJ, Garvey C, ZuWallack R, Nici L, Rochester C, Hill K, Holland AE, Lareau SC, Man WD, Pitta F, Sewell L, Raskin J, Bourbeau J, Crouch R, Franssen FM, Casaburi R, Vercoulen JH, Vogiatzis I, Gosselink R, Clini EM, Effing TW, Maltais F, van der Palen J, Troosters T, Janssen DJ, Collins E, Garcia-Aymerich J, Brooks D, Fahy BF, Puhan MA, Hoogendoorn M, Garrod R, Schols AM, Carlin B, Benzo R, Meek P, Morgan M, Rutten-van Molken MP, Ries AL, Make B, Goldstein RS, Dowson CA, Brozek JL, Donner CF, Wouters EF, Rehabilitation AETFP. An official American Thoracic Society/European Respiratory Society statement: key concepts and advances in pulmonary rehabilitation. Am J Respir Crit Care Med. 2013;188:e13–64.

38. Rochester CL, Vogiatzis I, Holland AE, Lareau SC, Marciniuk DD, Puhan MA, Spruit MA, Masefield S, Casaburi R, Clini EM, Crouch R, Garcia-Aymerich J, Garvey C, Goldstein RS, Hill K, Morgan M, Nici L, Pitta F, Ries AL, Singh SJ, Troosters T, Wijkstra PJ, Yawn BP, ZuWallack RL, Rehabilitation AETFPP. An Official American Thoracic Society/European Respiratory Society Policy Statement: enhancing implementation, use, and delivery of pul-

monary rehabilitation. Am J Respir Crit Care Med. 2015;192:1373–86.

39. Vogelmeier CF, Criner GJ, Martinez FJ, Anzueto A, Barnes PJ, Bourbeau J, Celli BR, Chen R, Decramer M, Fabbri LM, Frith P, Halpin DM, Victorina Lopez Varela M, Nishimura M, Roche N, Rodriguez-Roisin R, Sin DD, Singh D, Stockley R, Vestbo J, Wedzicha JA, Agusti A. Global strategy for the diagnosis, management, and prevention of chronic obstructive lung disease 2017 report. GOLD executive summary. Am J Respir Crit Care Med. 2017;195(5):557–82.

40. Goldstein RS, Gort EH, Stubbing D, Avendano MA, Guyatt GH. Randomised controlled trial of respiratory rehabilitation. Lancet. 1994;344:1394–7.

41. Wijkstra PJ, Van Altena R, Kraan J, Otten V, Postma DS, Koeter GH. Quality of life in patients with chronic obstructive pulmonary disease improves after rehabilitation at home. Eur Respir J. 1994;7:269–73.

42. Ries AL, Kaplan RM, Limberg TM, Prewitt LM. Effects of pulmonary rehabilitation on physiologic and psychosocial outcomes in patients with chronic obstructive pulmonary disease. Ann Intern Med. 1995;122:823–32.

43. Lacasse Y, Goldstein R, Lasserson TJ, Martin S. Pulmonary rehabilitation for chronic obstructive pulmonary disease. Cochrane Database Syst Rev. 2006;2:CD003793.

44. Belman MJ, Kendregan BA. Exercise training fails to increase skeletal muscle enzymes in patients with chronic obstructive pulmonary disease. Am Rev Respir Dis. 1981;123:256–61.

45. Maltais F, LeBlanc P, Simard C, Jobin J, Berube C, Bruneau J, Carrier L, Belleau R. Skeletal muscle adaptation to endurance training in patients with chronic obstructive pulmonary disease. Am J Respir Crit Care Med. 1996;154:442–7.

46. Casaburi R, Patessio A, Ioli F, Zanaboni S, Donner CF, Wasserman K. Reductions in exercise lactic acidosis and ventilation as a result of exercise training in patients with obstructive lung disease. Am Rev Respir Dis. 1991;143:9–18.

47. Mahler DA, Waterman LA, Ward J, McCusker C, ZuWallack R, Baird JC. Validity and responsiveness of the self-administered computerized versions of the baseline and transition dyspnea indexes. Chest. 2007;132:1283–90.

48. Nishimura K, Izumi T, Tsukino M, Oga T. Dyspnea is a better predictor of 5-year survival than airway obstruction in patients with COPD. Chest. 2002;121:1434–40.

49. Aldred MA, Comhair SA, Varella-Garcia M, Asosingh K, Xu W, Noon GP, Thistlethwaite PA, Tuder RM, Erzurum SC, Geraci MW, Coldren CD. Somatic chromosome abnormalities in the lungs of patients with pulmonary arterial hypertension. Am J Respir Crit Care Med. 2010;182:1153–60.

50. Singh SJ, Puhan MA, Andrianopoulos V, Hernandes NA, Mitchell KE, Hill CJ, Lee AL, Camillo CA, Troosters T, Spruit MA, Carlin BW, Wanger J, Pepin V, Saey D, Pitta F, Kaminsky DA, McCormack MC, MacIntyre N, Culver BH, Sciurba FC, Revill SM, Delafosse V, Holland AE. An official systematic review of the European Respiratory Society/American Thoracic Society: measurement properties of field walking tests in chronic respiratory disease. Eur Respir J. 2014;44:1447–78.

51. Roflumilast: APTA 2217, B9302-107, BY 217, BYK 20869. Drugs R&D. 2004;5:176–81.

52. Jones PW, Harding G, Berry P, Wiklund I, Chen WH, Kline Leidy N. Development and first validation of the COPD assessment test. Eur Respir J. 2009;34:648–54.

53. Guyatt GH, Townsend M, Keller J, Singer J, Nogradi S. Measuring functional status in chronic lung disease: conclusions from a randomized control trial. Respir Med. 1989;83:293–7.

54. Celli BR, Cote CG, Marin JM, Casanova C, Montes de Oca M, Mendez RA, Pinto Plata V, Cabral HJ. The body-mass index, airflow obstruction, dyspnea, and exercise capacity index in chronic obstructive pulmonary disease. N Engl J Med. 2004;350:1005–12.

55. Cote CG, Celli BR. Pulmonary rehabilitation and the BODE index in COPD. Eur Respir J. 2005;26:630–6.

56. Guell MR, Cejudo P, Ortega F, Puy MC, Rodriguez-Trigo G, Pijoan JI, Martinez-Indart L, Gorostiza A, Bdeir K, Celli B, Galdiz JB. Benefits of long-term pulmonary rehabilitation maintenance program in severe COPD patients: 3 year follow-up. Am J Respir Crit Care Med. 2017;195(5):622–9.

57. Guell R, Casan P, Belda J, Sangenis M, Morante F, Guyatt GH, Sanchis J. Long-term effects of outpatient rehabilitation of COPD: a randomized trial. Chest. 2000;117:976–83.

58. Griffiths TL, Burr ML, Campbell IA, Lewis-Jenkins V, Mullins J, Shiels K, Turner-Lawlor PJ, Payne N, Newcombe RG, Ionescu AA, Thomas J, Tunbridge J. Results at 1 year of outpatient multidisciplinary pulmonary rehabilitation: a randomised controlled trial. Lancet. 2000;355:362–8.

59. Troosters T, Gosselink R, Decramer M. Short- and long-term effects of outpatient rehabilitation in patients with chronic obstructive pulmonary disease: a randomized trial. Am J Med. 2000;109:207–12.

60. Celli BR, Rassulo J, Make BJ. Dyssynchronous breathing during arm but not leg exercise in patients with chronic airflow obstruction. N Engl J Med. 1986;314:1485–90.

61. Velloso M, do Nascimento NH, Gazzotti MR, Jardim JR. Evaluation of effects of shoulder girdle training on strength and performance of activities of daily living in patients with chronic obstructive pulmonary disease. Int J Chron Obstruct Pulmon Dis. 2013;8:187–92.

62. Martinez FJ, Vogel PD, Dupont DN, Stanopoulos I, Gray A, Beamis JF. Supported arm exercise vs unsupported arm exercise in the rehabilitation of patients with severe chronic airflow obstruction. Chest. 1993;103:1397–402.

63. Costi S, Crisafulli E, Antoni FD, Beneventi C, Fabbri LM, Clini EM. Effects of unsupported upper extremity exercise training in patients with COPD: a randomized clinical trial. Chest. 2009;136:387–95.

64. Effing T, Zielhuis G, Kerstjens H, van der Valk P, van der Palen J. Community based physiotherapeutic exercise in COPD self-management: a randomised controlled trial. Respir Med. 2011;105:418–26.

65. Maltais F, Bourbeau J, Shapiro S, Lacasse Y, Perrault H, Baltzan M, Hernandez P, Rouleau M, Julien M, Parenteau S, Paradis B, Levy RD, Camp P, Lecours R, Audet R, Hutton B, Penrod JR, Picard D, Bernard S. Effects of home-based pulmonary rehabilitation in patients with chronic obstructive pulmonary disease: a randomized trial. Ann Intern Med. 2008;149:869–78.

66. Strijbos JH, Postma DS, van Altena R, Gimeno F, Koeter GH. A comparison between an outpatient hospital-based pulmonary rehabilitation program and a home-care pulmonary rehabilitation program in patients with COPD. A follow-up of 18 months. Chest. 1996;109:366–72.

67. Stickland M, Jourdain T, Wong EY, Rodgers WM, Jendzjowsky NG, Macdonald GF. Using Telehealth technology to deliver pulmonary rehabilitation in chronic obstructive pulmonary disease patients. Can Respir J. 2011;18:216–20.

68. Beauchamp MK, Nonoyama M, Goldstein RS, Hill K, Dolmage TE, Mathur S, Brooks D. Interval versus continuous training in individuals with chronic obstructive pulmonary disease—a systematic review. Thorax. 2010;65:157–64.

69. Maddocks M, Nolan CM, Man WD, Polkey MI, Hart N, Gao W, Rafferty GF, Moxham J, Higginson IJ. Neuromuscular electrical stimulation to improve exercise capacity in patients with severe COPD: a randomised double-blind, placebo-controlled trial. Lancet Respir Med. 2016;4:27–36.

70. Dolmage TE, Goldstein RS. Proportional assist ventilation and exercise tolerance in subjects with COPD. Chest. 1997;111:948–54.

71. O'Donnell DE, D'Arsigny C, Webb KA. Effects of hyperoxia on ventilatory limitation during exercise in advanced chronic obstructive pulmonary disease. Am J Respir Crit Care Med. 2001;163:892–8.

72. Eves ND, Sandmeyer LC, Wong EY, Jones LW, MacDonald GF, Ford GT, Petersen SR, Bibeau MD, Jones RL. Helium-hyperoxia: a novel intervention to improve the benefits of pulmonary rehabilitation for patients with COPD. Chest. 2009;135:609–18.

73. Dolmage TE, Evans RA, Brooks D, Goldstein RS. Breathing helium-hyperoxia and tolerance of partitioned exercise in patients with COPD. J Cardiopulm Rehabil Prev. 2014;34:69–74.

74. Dolmage TE, Goldstein RS. Effects of One-Legged Exercise Training of Patients With COPD. Chest. 2008;133:370–6.

75. Evans RA, Hill K, Dolmage TE, Blouin M, O'Hoski S, Brooks D, Goldstein RS. Properties of self-paced walking in chronic respiratory disease: a patient goal-oriented assessment. Chest. 2011;140:737–43.

76. Griffiths TL, Phillips CJ, Davies S, Burr ML, Campbell IA. Cost effectiveness of an outpatient multidisciplinary pulmonary rehabilitation programme. Thorax. 2001;56:779–84.

77. Pitta F, Troosters T, Probst VS, Spruit MA, Decramer M, Gosselink R. Physical activity and hospitalization for exacerbation of COPD. Chest. 2006;129:536–44.

78. Garcia-Aymerich J, Hernandez C, Alonso A, Casas A, Rodriguez-Roisin R, Anto JM, Roca J. Effects of an integrated care intervention on risk factors of COPD readmission. Respir Med. 2007;101:1462–9.

79. Waschki B, Kirsten A, Holz O, Muller KC, Meyer T, Watz H, Magnussen H. Physical activity is the strongest predictor of all-cause mortality in patients with COPD: a prospective cohort study. Chest. 2011;140:331–42.

80. Man WD, Polkey MI, Donaldson N, Gray BJ, Moxham J. Community pulmonary rehabilitation after hospitalisation for acute exacerbations of chronic obstructive pulmonary disease: randomised controlled study. BMJ. 2004;329:1209.

81. Puhan MA, Gimeno-Santos E, Cates CJ, Troosters T. Pulmonary rehabilitation following exacerbations of chronic obstructive pulmonary disease. Cochrane Database Syst Rev. 2016;12:CD005305.

82. Beauchamp MK, Francella S, Romano JM, Goldstein RS, Brooks D. A novel approach to long-term respiratory care: results of a community-based post-rehabilitation maintenance program in COPD. Respir Med. 2013;107:1210–6.

83. Hill K, Bansal V, Brooks D, Goldstein RS. Repeat pulmonary rehabilitation programs confer similar increases in functional exercise capacity to initial programs. J Cardiopulm Rehabil Prev. 2008;28:410–4.

84. Foglio K, Bianchi L, Ambrosino NI. it really useful to repeat outpatient pulmonary rehabilitation programs in patients with chronic airway obstruction? A 2-year controlled study. Chest. 2001;119:1696–704.

85. Bourbeau J, Julien M, Maltais F, Rouleau M, Beaupre A, Begin R, Renzi P, Nault D, Borycki E, Schwartzman K, Singh R, Collet JP. Chronic Obstructive Pulmonary Disease axis of the Respiratory Network Fonds de la Recherche en Sante du Q. Reduction of hospital utilization in patients with chronic obstructive pulmonary disease: a disease-specific self-management intervention. Arch Intern Med. 2003;163:585–91.

86. Casas A, Troosters T, Garcia-Aymerich J, Roca J, Hernandez C, Alonso A, del Pozo F, de Toledo P, Anto JM, Rodriguez-Roisin R, Decramer M. members of the CP. Integrated care prevents hospitalisations for exacerbations in COPD patients. Eur Respir J. 2006;28:123–30.

87. Rice KL, Dewan N, Bloomfield HE, Grill J, Schult TM, Nelson DB, Kumari S, Thomas M, Geist LJ, Beaner C, Caldwell M, Niewoehner DE. Disease management program for chronic obstructive pulmonary disease: a randomized controlled trial. Am J Respir Crit Care Med. 2010;182:890–6.

88. Ries AL, Make BJ, Lee SM, Krasna MJ, Bartels M, Crouch R, Fishman AP, National Emphysema Treatment Trial Research G. The effects of pulmonary rehabilitation in the national emphysema treatment trial. Chest. 2005;128:3799–809.

89. Langer D, Gosselink R, Pitta F, Burtin C, Verleden G, Dupont L, Decramer M, Troosters T. Physical activity in daily life 1 year after lung transplantation. J Heart Lung Transplant. 2009;28:572–8.

第2章　当前的概念和定义

Martijn Spruit and Linda Nici

呼吸康复的独立组成部分被当作慢性呼吸疾病患者标准治疗的一部分已经有很长的时间。从 20 世纪 60 年代起，临床医生开始意识到将这些独立的技术手段组织成一个综合性治疗方案可以为患者带来更大的获益[1]。这些集束化干预手段（通常是步行训练、补充氧疗、支气管廓清技术和呼吸再训练）在 1974 年被美国胸科医师协会（American College of Chest Physicians，ACCP）正式授予呼吸康复的标签，随后在 1981 年美国胸科学会（American Thoracic Society，ATS）发表了第一份有关呼吸康复的声明[2]。在随后的 35 年，无论是我们对慢性呼吸疾病的全身效应的理解还是呼吸康复进展引起的变化，都展现出大量的科学进步且使得呼吸康复在更广阔的领域中得到了更广泛的应用，为个人和社会带来了显著获益。

最新的美国胸科学会 / 欧洲呼吸学会呼吸康复声明（American Thoracic Society/European Respiratory Society statement on pulmonary rehabilitation）中定义呼吸康复为以下："一个建立在患者全面评估的基础上的综合治疗方案，随后是为患者量身打造的治疗，其中包括但不限于，运动训练、教育和行为改变，旨在改善慢性呼吸疾病患者的生理和心理状况，同时推广对于促进健康行为的长期坚持"[3]。

呼吸康复由它的多学科、多层面的综合治疗手段所定义，它为患者提供个体化、目标导向的治疗。呼吸康复的首要原则是尽量减轻患者的症状并提高其运动能力，从而最大限度地提高患者的独立性和社交功能。虽然呼吸康复有多个组成部分（运动训练、自我管理教育、营养和心理社会支持），但它自身就是一个整体。每个组成部分都会为患者带来好处，但是如果由具有该领域专业知识和经验的人员进行集束化治疗时，呼吸康复治疗会超过其各部分单独治疗的效果的总和。这需要一个专门的跨学科团队，其中包括医生、护理人员、执业护士、物理治疗师、运动生理学家、呼吸治疗师、作业治疗师、心理学家、社会工作者和营养师。

呼吸康复带来在减轻呼吸困难，提高运动能力，改善健康相关生活质量和节省医疗资源使用中的实际收益[3]。这些获益通常比其他治疗方法（如支气管扩张剂）更大，但在传统的生理功能障碍评价指标上却没有明显的改善，如 FEV_1。这种显而易见的矛盾的解释为，这种干预手段提出了慢性呼吸疾病患者的全身效应，包括外周肌肉功能障碍，生理静止导致的去适应作用，焦虑和抑郁，以及适应不良的行为如久坐的生活方式和较差的治疗依从性。

一项全面的患者评估对于识别和治疗慢性呼吸疾病患者的复杂且独特的并发症是

至关重要的[4]。例如,运动受限可能由多种因素引起,包括通气功能障碍、肺气体交换异常、外周肌肉功能障碍、心功能不全、焦虑、抑郁、缺乏动力或上述因素的任意组合。识别出每个患者身上的独特因素,就可以进行有针对性、高效且有效的治疗。对于这种情况下的运动训练效果的有效性的解释也同样复杂。例如,运动训练可以导致运动肌肉中的氧化酶含量增加,进而在任何额定的工作负荷下乳酸的产生更少,通气的要求更低。相反,在此特定工作负荷下导致呼吸频率更慢,呼气时间更长,肺排空增加,从而减少肺过度充气。肌肉的适应性变化和肺过度充气的减少,结合更强的自我效能和降低与活动后呼吸困难相关的焦虑症状,会带来减少劳力性呼吸困难和提升生活质量的结果。虽然运动训练是直接针对性改善运动限制状态的,但认为仅仅通过6~12周的运动训练会为健身带来长期的实质性影响这个想法就太幼稚了。这低估了将运动训练与促进自我管理技能提高和健康行为改变相结合的必要性。

呼吸康复可以在任何一位患者的疾病进程中的多个时间节点中实施,尽管其关注点和实施方法会根据患者的目标和功能障碍,以及疾病分期而不同。历史上,呼吸康复已经应用于稳定期的中重度COPD患者中,以门诊为患者典型。然而,越来越多的科学证据质疑了这个狭窄的适用范围并支持其应用于非传统的应用范畴。例如,患有轻度至中度呼吸气流受限的患者似乎与患有更严重气流受限的患者获益相似。这似乎至少有一部分原因是由于下肢肌肉无力和日常活动能力水平低下所致[5-7]。在COPD患者急性加重期提供呼吸康复可减少其住院天数,再入院率,甚至可能是死亡率[8]。现在有证据支持呼吸康复对于非COPD呼吸疾病患者有效且经常是等效的,这很可能是由于慢性呼吸疾病的去功能化过程存在相似性[9]。最后,以家庭为基础的呼吸康复,经过精心设计,可以获得与以医院为中心的传统治疗方案类似的获益[10]。

尽管我们对慢性呼吸疾病的复杂系统性影响和对呼吸康复获益机制的理解有所进展,但是在进一步确定其有效性和改善其可获得性方面仍然存在挑战。虽然呼吸康复在改善呼吸困难、增强运动能力和提高健康相关生活质量方面提供实质获益,但这些获益在正式干预后的数月至数年内逐渐趋于减少。这种获益的逐渐减少可能是由几个因素造成的,包括疾病自身的进展(急性加重的频发),呼吸康复干预的急性特性,和未达到最佳标准的行为改变。需要更多的研究来确定如何改进呼吸康复的治疗手段会延长获益,包括延长康复方案,坚持实施康复方案和成功的行为学改变。需要更多信息来更好地了解患者的学习方式,以及其适应教育和行为技术指导的方式,来促进其提高自我效能。

低水平的日常活动能力提示COPD患者的预后不良,与疾病严重程度无关。尽管在呼吸康复期间达到的较高水平的运动能力是患者在家庭环境中增加生理活动所必需的,其他因素,例如动力、行走的自我效能和文化问题毫无疑问在调节基线日常活动中起一定的作用。我们必须在呼吸康复期间更加注重日常活动的促进和评估的标准化。

呼吸康复在社区的有效实施的显著障碍是缺乏患者转诊,可能是由于许多医务人员对这种干预措施的性质和获益缺乏认识。对社区医生、住院医师和其他卫生专业人员,包括护理人员、执业护士、物理治疗师、作业治疗师和呼吸治疗师的教育是必要的,以提高呼吸康复的利用率。更新的数据表明呼吸康复可以降低医疗资源的使用率,这有助于提高对呼吸康复的知晓。

对患有慢性呼吸疾病的复杂患者进行最佳治疗往往需要医疗照护系统的多学科协作。这是整合医疗照护的概念,它可以被定义为"为慢性疾病患者提供以患者为中心的医疗照护连续服务的价值链,来实现让每一位患者达到最佳日常功能和健康状况的目标,并达到和维护个体的独立性和社区功能性"[11]。这种整合医疗照护的实质是在适当的时间为合适的患者提供恰当的治疗,这就需要在疾病的过程中,实现整个环境(医院,康复区,社区)和学科(基层医疗,专科治疗,家庭照护)之间的无缝衔接[12]。由于呼吸康复是一种综合的、跨学科的慢性呼吸疾病患者的管理方法,它完美契合了整合医疗照护的理念。呼吸康复还可包括在必要时提供戒烟治疗,促进居家和社区的定期训练和身体活动,培养协作性的自我管理策略,优化药物治疗,提高治疗依从性,以及在需要时提供姑息治疗和临终关怀照护。这需要医务人员、患者及其家人之间的合作、沟通和协调。

（高连军　译）

参考文献

1. Petty TL, Nett LM, Finigan MM, et al. A comprehensive care program for chronic airway obstruction. Methods and preliminary evaluation of symptomatic and functional improvement. Ann Intern Med. 1969;70:1109–20.
2. Casaburi R. A brief history of pulmonary rehabilitation. Respir Care. 2008;53:1185–9.
3. Spruit MA, Singh SJ, Garvey C, et al. An official American Thoracic Society/European Respiratory Society statement: key concepts and advances in pulmonary rehabilitation. Am J Respir Crit Care Med. 2013;188:e13–64.
4. Evans RA, Morgan MDL. The systemic nature of chronic lung disease. Clin Chest Med. 2014;35:283–03.
5. Seymour JM, Spruit MA, Hopkinson NS, Natanek SA, Man WD, Jackson A, Gosker HR, Schols AM, Moxham J, Polkey MI, Wouters EF. The prevalence of quadriceps weakness in copd and the relationship with disease severity. Eur Respir J. 2010;36:81–8.
6. Ofir D, Laveneziana P, Webb KA, Lam YM, O'Donnell DE. Mechanisms of dyspnea during cycle exercise in symptomatic patients with gold stage I chronic obstructive pulmonary disease. Am J Respir Crit Care Med. 2008;177:622–9.
7. Berry MJ, Rejeski WJ, Adair NE, Zaccaro D. Exercise rehabilitation and chronic obstructive pulmonary disease stage. Am J Respir Crit Care Med. 1999;160:1248–53.
8. Puhan MA, Gimeno-Santos E, Scharplatz M, Troosters T, Walters EH, Steurer J. Pulmonary rehabilitation following exacerbations of chronic obstructive pulmonary disease. Cochrane Database Syst Rev. 2011;10:CD005305.
9. Rochester CL, Fairburn C, Crouch RH. Pulmonary rehabilitation for respiratory disorders other than chronic obstructive pulmonary disease. Clin Chest Med. 2014;35:369–89.
10. Holland AE, Mahal A, Hill CJ, et al. Benefits and costs of home-based pulmonary rehabilitation in chronic obstructive pulmonary disease- a multi-center randomized controlled equivalence trial. BMC Pulm Med. 2013;13:57.
11. Nici L, ZuWallack R. An official American Thoracic Society workshop report: the integrated care of the COPD patient. Proc Am Thorac Soc. 2012;9:9–18.
12. Grone O, Garcia-Barbero M. Integrated care. A position paper of the WHO European office for integrated healthcare services. Int J Integr Care. 2001;1:1–15.

第二篇
研究对象

第3章 呼吸康复的患者选择

Thierry Troosters

3.1 概述

呼吸康复是呼吸疾病患者基于循证的治疗选择。需要治疗的患者中大约每三名里有一位成功的参与者可以从中获益。如此低的数字虽然可以证实呼吸康复的整体有效性，但仍有许多患者没有从呼吸康复中获益，他们要么从未开始治疗，要么中途停止治疗。在本章，我们将总结康复患者选择的现行状态。

呼吸康复是以患者为中心的，基于全面的和多学科的评估、为患者量身定制的，包含不同组成部分的干预措施。因此，假设呼吸康复是根据患者的需求量身订制的，理论上所有患者都是某种形式康复的潜在候选人。然而，在临床实践中，康复项目并不是无限灵活的，且患者都是基于明确的临床需求而选择的，如健康状况不佳、有临床症状或缺乏体育运动等。

所以选择过程关键是确定存在于个体患者中的可以通过康复干预治疗解决的问题。随后，治疗方案应该被调整来适用于所识别的问题。由于呼吸康复通常会包含运动训练，因此在文献中提到最多的是能进行运动干预的患者。但是，呼吸康复仍可以发现或解决患者的一些其他问题。此外，还应了解哪些康复治疗的候选患者愿意接受康复干预，以及对康复计划进行怎样的改进以使更多患者成为有效实施康复治疗的候选人。

指南中的康复标准通常相对宽松。有趣的是，大多数推荐意见仅仅考虑由症状（通常仅是呼吸困难）和肺功能异常评估出的疾病严重程度。对于急性加重转诊患者的推荐也一样。表3-1列出了相关的一些指南以及其在"患者选择标准"话题上的引述。在地方或区域层面，当地政策可以确定哪些患者（如果有的话）有资格接受康复治疗。例如在比利时，符合以下标准的患者有资格在门诊进行高度专业化的呼吸康复治疗，FEV_1 和（或）肺弥散容量 <50% 预测值，且至少符合以下五项标准中的两项：①呼吸肌；②外周肌力小于预测值的 70%；③ 6 分钟步行距离（6-minute walking distance，6MWD）小于正常预测值的 70%；④峰值运动功率小于 90W；⑤慢性呼吸系统疾病问卷（chronic respiratory disease questionnaire，CRDQ）评分总分低于 100 分或呼吸困难评分低于 20 分。疾病较轻的患者被允许在相对简易的项目中进行康复（FEV_1<60% 或运动时出现明显氧合水平下降）。这些选择标准由美国联邦卫生部（Federal Ministry of Health）提出，试图管理被认为有最大需求的 COPD 患者的康复以及进行成本抑制。然而，目前仍没有证据能支持这些标准是"最佳选择标准"。

一些临床实践文献建议对肺部疾病患者

进行呼吸康复。通常,这些文献只对谁可能是呼吸康复的候选人进行表面化的研究。典型情况是,这类指南的循证依据不足且相当宽泛。此外,指南将所有"呼吸康复"计划混合在一起。中临床现实中,应该尽可能地尝试将在提供的治疗项目和可能的候选人之间进行匹配。荷兰物理治疗师学会(Dutch physiotherapist society, KNGF,图 3-1)的临床实践指南在这方面做出了努力。这些实践指南指导相对较轻的患者做更简单的——第一线或基于社区的——项目,而更复杂的患者则被建议参加多学科治疗计划[1]。

表 3-1 呼吸康复相关指南以及患者选择

推荐呼吸康复作为治疗策略的相关文件
2007ACCP/AACVPR[2]:运动训练计划是 COPD 患者呼吸康复治疗的必要组成部分。推荐等级:1A
2010 年加拿大胸科学会临床实践指南[3]:对于已行支气管舒张剂治疗但仍有症状的 COPD 患者来说,呼吸康复是标准治疗手段。强烈推荐中度,重度和极重度 COPD 患者纳入呼吸康复计划(1C 级);轻度 COPD 患者尚无足够的数据支持推荐。强烈建议急性加重期 COPD 患者在病情缓解后进行呼吸康复治疗
2017GOLD 指南[4]:呼吸康复适用于大多数 COPD 患者;尽管中至重度患者的支持证据特别强,但已证实所有程度的 COPD 患者其运动能力和健康相关的生活质量得到明显改善。伴有高碳酸血症的患者也受益。应鼓励症状频发和急性发作高风险的患者(B,C,D 组)参与完整的呼吸康复计划
2016NICE 指南[5]:为所有合适的 COPD 患者提供呼吸康复计划,包括近期急性发作入院的患者(更新推荐)。为所有认为自己因 COPD 而存在功能障碍的患者提供呼吸康复治疗。呼吸康复治疗不适用于无法行走、不稳定心绞痛或近期心肌梗死发作的患者
英国胸科学会 PR 指南[6]:医学研究理事会(MRC)呼吸困难量表评分为 3~5 的患者,存在呼吸功能受限,应进行门诊呼吸康复治疗。A 级,MRC 呼吸困难量表评分为 2 的患者,存在呼吸困难功能受限,应进行呼吸康复治疗。D 级,MRC 呼吸困难量表评分为 5 分的居家患者,不应在家进行常规监督性呼吸康复治疗。B 级,应考虑用灵活和实用的方法,对轻症 COPD 且存在呼吸困难的患者进行运动训练

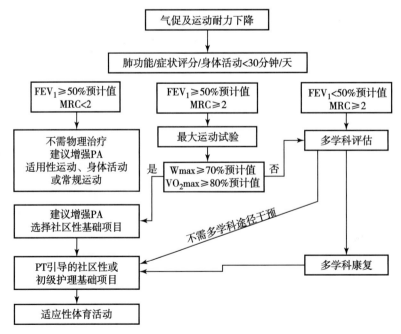

图 3-1 荷兰实践指南流程图,用于患者转诊至不同的呼吸康复计划(改编自荷兰 COPD 指南)

3.2　呼吸康复的适应证

由欧洲呼吸学会（European Respiratory Society, ERS）和美国胸科学会（American Thoracic Society, ATS）于 2013 年提出的呼吸康复的定义在对呼吸康复的疗效预期上相当模糊[7]。该定义指出呼吸康复是"旨在改善慢性呼吸系统疾病患者的心理和生理状况，并增加患者对改善健康行为的长期依从性。"因此，存在身体或心理功能障碍和对健康促进行为依从性不佳的患者都是康复的候选人。显然，实施合理的药物干预（例如支气管扩张剂治疗）后这些问题应该成为残留，随之呼吸康复应该成为整合医疗的一部分来

提供给患者。并发症是 COPD 的典型特征。很少有 COPD 患者没有并发症。并发症通常不是呼吸康复的禁忌证，但应该清楚的是，呼吸疾病患者的康复项目必须考虑并发症的康复建议。相关指导是存在的，例如，对于心血管疾病[8,9]、骨质疏松症[10]、糖尿病[11]、肥胖人群[12]、关节疾病、认知功能障碍和抑郁症患者[13]。特别是围绕这些共病的药物治疗和自我管理，应采取重要的措施。有趣的是，有很多——不是所有的——症状都被建议进行运动训练。对于营养状况不良和（或）身体局部出现紊乱的患者，能随时纳入呼吸康复计划的有针对性的指导会提供给他们[14]。

表 3-2 对上述概念提出能够用于临床实践中评估患者是否具有康复治疗的指征的操

表 3-2　评估项目及评估工具举例

概念	测试类型	复杂性	评估工具举例
身体状况	运动耐力	A	6 分钟步行试验
		B	峰值氧耗量
		B	全身耐力
	职业表现	B	肺功能评估及呼吸困难量表
	骨骼肌功能障碍	B	早期乳酸性酸中毒
		B	股四头肌肌力
		B	呼吸肌肌力
	营养状态	A	体重指数
		B	无脂质量指数
	症状	A	呼吸困难评分（mMRC, CRDQ）
		B	疲劳指数（CRDQ）
	医疗资源的高度利用	A	入院次数
		A	病情频繁加重次数
心理状况	应对技巧	B	访谈
	抑郁症状	B	医院焦虑及抑郁量表
	焦虑（呼吸困难引起的）	B	呼吸困难信念问卷
	自信心不足	B	步行量表的自信心评估
健康促进行为	依从性	B	围绕用药和健康行为进行访谈
	体力活动少	B	加速度测试 >4 天
	自我管理技巧	B	访谈
	吸烟	B	访谈

几乎所有医疗保健机构都能进行筛查的简单测试用"A"表示，其他特定测试用"B"表示

作的定义。这些评估可以在几乎所有机构（用 A 表示）或特定的机构（用 B 表示）中进行，必要时可进行初步及完全的筛查。因此一名候选患者在参与呼吸康复项目之前需要进行全面评估。肺功能通常不被当作一个较好的评估标准。轻度肺功能障碍的患者可以从呼吸康复中获益，极重度障碍的患者同样获益。显然，每个亚组的治疗内容有所不同，而且治疗重点和终点或康复目标也可能不同。

某些事件提示患者需要转诊至呼吸康复。考虑到 COPD 患者入院进行呼吸康复会有显著效果[15]，所有入院的 COPD 加重期患者进行康复治疗非常重要。同样，需行肺移植和肺减容手术的患者围术期可进行康复治疗，以确保运动耐力和体力活动的快速恢复[16]。

3.3 呼吸康复的候选人

要想成为呼吸康复的候选人，患者需要先转诊再进行康复治疗。转诊是相当重的第一步但却遭遇瓶颈[17]。应努力使不同卫生保健领域的临床医生了解转诊途径和康复计划的效果。

不可避免地是，关于呼吸康复的临床研究会因招募患者的不同而有偏倚。很少有研究去调查哪些患者拒绝接受康复治疗。一项系统性回顾研究调查了患者接受（接受呼吸康复治疗的提案）和完成的相关因素[18]。只有五项研究（主要是定性研究）调查患者没有接受康复治疗提议的原因。最多报道的是日常生活的中断，旅行及所在地的不方便，以及缺乏从自己的医生或不熟悉的医生处得到的足够有说服力的论据，或患者不认为康复能带来重要的益处。其他因素被确定为社会因素（如离婚或丧偶的患者）和当前吸烟者。一项对 700 名受邀参与呼吸康复患者的大型调查研究显示，69% 的患者接受了康复提议，但近 30% 的患者不遵守康复计划[19]。当前

吸烟者以及缺乏社会支持再次被确定为不能坚持康复治疗的预测因子。距离也是患者不能参加康复计划的主要影响因素。没有发现哪些生理指标与较差的坚持性有关，虽然研究发现疾病加重后坚持康复计划的患者比例非常低[20]。一项近期的系统回顾[21]证实，阻碍康复转诊、开始和完成治疗的最受关注的因素是环境和资源。系统因素也可能需要考虑，因为英国最近的一项研究发现，来自较贫困地区的人不太可能完成呼吸康复治疗[22]。这种在医疗照护机构中体现出的社会不平等性，可能表明了针对这些人群需要采取特定的行动来吸引其加入康复计划。对于哪些患者更能从呼吸康复中获益的问题，还需要考虑到尚有许多患者从未参与过呼吸康复。

需要提出的一个问题是，计划实施的灵活性是否可以使计划对更广泛的患者更具吸引力而不会失去效力。此外，在心脏康复中，已设计了特定的干预措施来帮助增加患者的招募。包括结构化的以护士或治疗师为主导鼓励患者参与，出院后提前预约下次治疗，设置鼓励信件，性别特定项目和老年患者的中短期治疗项目[23]。

呼吸康复带来显著改善的一组特定患者是急性发作后的患者。在这一类患者中，参加康复的比例虽然低于稳定期患者，但对于参与者来说潜在益处是惊人的[15]。近期一项针对 19 名患者的定性研究发现他们拒绝 PR 的原因有以下四个方面：①COPD 及其并发症或其他并发症；②感觉没有相关性（患者感觉很好或很不好）；③治疗时间不合适或患者有更优先要做的事情；④转诊程序[24]。值得注意的是，患者有时在出院时不记得曾被建议开始康复治疗。因此，重复邀请可能有利于患者招募。这与近期另一项研究中提出的观点不谋而合，随着时间的推移，多次邀请能吸引更多急性发作期的患者进行康复治疗[25]。

呼吸康复的工作要点仍然是提高患者参与度与依从性。不管有多少患者应该参与康

复治疗,很明显,只是一小部分有可能从干预中获益的患者入选到康复计划中。这种差距部分与康复计划不适用有关,部分是由于缺乏成功招募患者的方法,即使理论上患者能够参与。

因此,如果对患者的预期结果进行适当的建议,并且在合理的交通距离内患者可以获得康复计划,他们就有可能成为呼吸康复的候选人。应该更加关注主动吸烟者和社会支持不佳的患者,因为这些患者可能会拒绝康复。

为了在未来能取得更大成功,欧洲呼吸学会和美国胸科学会[17]提出了一项综合行动计划,该计划涉及:①提高健康机构医疗保健人员对呼吸康复的认识;②增加康复项目财政支持,为呼吸康复参与者提供奖励;③通过公开宣传提高患者的意识;④为患者提供充分的治疗计划来改善接受呼吸康复的接受度。理想情况下,患者身边的医疗工作者都应多次提供呼吸康复的建议,包括全科医生,护士和专科医生。优先从患者亲属的认可开始。当患者在日常生活中仍有症状,每个医疗机构的联系人应该在病情稳定或(特别是)急性加重治疗后,将呼吸康复明确提出来。

3.4　呼吸康复的禁忌证

推荐患者参与呼吸康复的禁忌证很少[7]。只有当运动训练会使患者发生不良事件的风险增加时,才考虑不要转诊去进行康复。但是这些患者仍然可以从多学科计划的其他组成部分中获益。患者可以从作业治疗师提供的日常适应性训练或呼吸康复的自我管理部分提供的疾病管理技能中受益。同样,临床医生可能更局限于将姑息治疗的患者也转入传统的康复计划。这个问题存在争议,最好提前验证这些患者是否合适。当疾病预后受限时,应该仔细平衡进行康复计划的利与弊。许多国家都有专门的姑息治疗小组,尽管他

们也通常使用康复治疗的一些手段,但这些小组能够更好更全面应对临终关怀问题。也就是说,重要的是高级护理在康复计划中占有一席之地,因为它为患者及家属提供了面对危及生命的心理安慰及安全应对措施。Janssen 等人近期撰写了关于该主题的优秀述评[26]。

3.5　运动训练的候选人

3.5.1　常规运动训练的候选人

运动训练能改善骨骼肌功能,运动耐量和运动引起的症状。这些效应在骨骼肌功能的组织学和分子生物学水平(肌纤维横截积,氧化酶能力)及宏观水平(骨骼肌力量和耐力的增加,相同氧耗及做功情况下通气需求的降低,运动耐量的改善)方面得到了令人信服的证明。尽管有大量运动训练证据[27],但人们也普遍认识到并非所有患者都能从运动训练计划中获益。有些患者获益颇大,有的患者即便参与培训也未能提高运动耐量(图 3-2)。

遗传因素:在健康受试者中,训练反应的变异性被广泛接受,某些特定结果(通常在阻力训练后峰值 VO_2 或骨骼肌力量)的训练反应在某种程度上可由受试者的基因型解释[28]。850 名接受心脏康复的患者也有类似的发现[29]。对患有呼吸疾病的患者,迄今为止没有研究发现哪些候选基因会影响患者的训练效果。也许在未来,表观遗传学的基因筛查可以针对不同人群制订有针对性的培训计划。更多的研究集中在运动训练成功的生理决定因素上。

骨骼肌功能障碍:由于运动训练计划旨在恢复心血管以及骨骼肌功能,因此很明显,基础肌肉功能异常的患者更适合进行运动训练计划。几年前我们调查过运动训练反应的

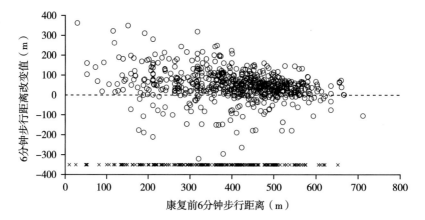

图 3-2 呼吸康复反应的改变。图示为呼吸康复治疗后 6 分钟步行距离的改变量与患者基础值的函数关系。调查 616 名 COPD 患者，平均改变距离为（47±81）米，其中 63% 的患者经重新评估达到最小重要差值（minimal important difference, MID）为 30m。6MWD 较少的患者能从运动训练显著获益。中途退出该计划的患者标记为"x"。观察到基础 6MWD 较少（<350m）的患者更有可能退出计划

预测因子，实际上骨骼肌无力是训练干预成功的重要预测指标[30,31]。随后的两项研究调查了骨骼肌的哪些特征与运动训练的改善最相关。运动训练或力竭运动时患有股四头肌疲劳的患者更有可能达到显著的训练效果[32,33]。重要的是，对支气管扩张剂反应更敏感的患者具"相反"表型：单次运动后肌肉疲劳程度较轻[34]。这些观察结果有助于选择患者，当患者有疲劳感时，运动训练的目标是改善疲劳；当患者没有疲劳感时，运动训练的目标是改善肺功能。

其他因素：显然基础体能不佳更能通过训练来改善。如果患者能完成运动计划，通常运动能力受损较大的患者获益更多[35]。图 3-2 强调了许多最初 6 分钟步行距离较短的患者非常适合进行运动训练。然而值得一提的是，运动耐力较差（任意 6MWD<350m）的患者（37%）与耐力较好的患者（20% 中途停止）相比，退出计划的可能性更高（p<0.001）。在另一大样本量的研究中也观察到类似情况[36]。6MWD 较差可能提示患者体能不佳，其他研究也证实他们的中途放弃概率增加了两倍[37]。这对这些体能不佳

的患者来说，可能应该更多地关注他们是否出现训练不耐受的迹象，且当患者因此错过一个疗程时可能需要更密切的监测（通常是因为间歇性恶化引起）。

运动受限已被提出作为与运动训练反应相关的因素。明显通气功能受限的患者对常规运动训练的反应较小。当训练计划不适用于这些患者时确实如此（见下文），这些患者可以给予对通气功能需求不太大的训练方式。

最近，巴塞罗那的一项研究对峰值耗氧量的变化进行评估，发现非贫血性铁缺乏症（铁蛋白水平 <1000μg/ml）的患者对运动训练反应较差。该亚组患者占所有研究招募患者的 48%[38]。数据需要进一步确认，不知道这类患者用铁补充剂治疗是否会产生更好的训练效果。

一些因素与运动训练结果无关。包括性别、年龄、肺功能损害程度、并发症、缺氧与 COPD 患者运动训练结果很少或根本不相关。

3.5.2 综合康复的最佳候选人

当患有肺部疾病的患者同时伴有肺外的

系统性损害,或者没有足够的知识或自我管理技能来应对疾病时,就是多学科康复的候选人。影响患者疾病负担的肺外问题包括症状控制和疾病应对方法;对肺病的认识和自我管理;心理问题(如抑郁症);社会问题(社会支持不佳或社会条件差);营养问题(例如体重过重或不足,摄入卡路里困难或不健康的营养习惯);言语问题;日常生活活动;以及处于不良的生活节奏及条件。如果出现上述任何一种情况,应将患者转诊进行多学科康复。康复团队成员来自多学科,可以针对患者量身订制个体化治疗来解决这些问题。本书第四部分将详细讨论。

3.6　提高治疗计划的可接受性

3.6.1　根据患者的偏好组织计划

患者选择和转诊的挑战之一是确保患者与治疗计划之间的良好契合。如本书第四部分所述,不同计划在内容、持续时间、位置

和监督方面可能有所不同。虽然有些患者可能难以在特定环境中进行治疗,但可能是其他类型计划的适合人选。有多个并发症的重症患者可能难以在基于社区的计划中进行管理,但这类患者可以在医院的三期康复计划中获益。据我们所知,没有研究调查过哪种分类方法可以使患者真正获益,但显然这种分类方法具有临床意义。这样的系统需要考虑患者的复杂性、康复中心的专业知识,患者的花费以及患者的偏好。图 3-3 概述了康复过程中需要考虑的以及需与患者一起商榷的问题[39]。虽然没有提供确切的建议,但我们和其他的一些中心已经为不同类型的患者建立了中心和选择网络。我们积极参与研究生培养,以确保跨区域标准的照护。“网络组成”包括三级康复设施,邻近城市的二级中心,初级物理治疗机构,健身中心和自我保健小组,主要在当地的体育俱乐部进行管理并维持运动。经过筛选的患者需要兼顾最适合的计划以及患者的偏好给予推荐。患者也可以从一个计划转换到另一个计划,以确保能坚持以门诊为核心的治疗计划。

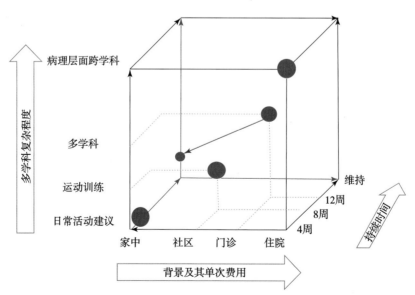

图 3-3　患者可能的康复形式,根据计划的持续时间、复杂性和背景进行组织。不同的康复计划选择,包括背景及其单次费用,多学科团队的参与以及计划的持续时间[38]

各种变化的康复方式不断涌现。例如，为患者提供在家中的运动训练，同时应用远程医疗进行监测，就可以解决可及性问题[40]。这类形式的康复应用于大规模人群中的有效性尚未被证实。需要更多真实世界的研究来证实这些新型改变的益处。到目前为止，小规模研究显示出非常令人鼓舞的结果。

3.6.2　调整呼吸康复计划

对于重度或体弱的患者来说，"经典"的计划可能不适用。对**通气功能严重受损、肌无力或气体交换异常**的患者可以使用其他一些策略。非常适合通气受限的患者且相对容易实施的训练方式包括间歇训练，单腿训练，阻力训练或离心训练（例如下山行走[41]或离心骑行[42]）。严重肌无力的患者可能适合进行阻力训练或神经肌肉电刺激治疗。其中后者成功地应用于那些因体弱而无法定期参加康复、但能在家中接受这种干预的患者[43]。对有气体交换异常的患者，可以在训练时吸氧以缓解训练期间通气负担并改善氧合状况。

通过提供更适合患者的训练模式，使运动训练变得更加可行。研究显示，如果训练效果跟传统的康复训练效果一致，患者意外中断的次数越少，症状越少，训练的完成率越高[44~47]。对患者进行适当的评估，以深入了解运动受限的原因，有助于确定最适合患者的训练方式。

3.6.3　调整呼吸康复的其他方面

虽然运动训练通常在患者群体中进行，但其他学科通常会对个别患者进行干预。因此这些干预措施是个体化的。然而，当患者患有除 COPD 外的其他肺疾病或者需要考虑其他重要的并发症时，有时这些情况可能比呼吸疾病本身更能影响患者，需要调整常规干预方法。例如，慢阻肺的宣教并不适合其他肺病患者，自我管理的技术也不同。

3.7　总结

虽然仍缺乏循证医学证据提出哪些患者应成为呼吸康复候选者，但一般认为，接受最佳药物治疗后仍有症状出现或身体活动受限以及经历疾病急性加重期的患者应转诊进行呼吸康复。遗憾的是，很少有候选者最终接受并完成这种高效的干预。医务人员需要反复、持续地建议患者接受康复治疗。这需要整个医疗照护系统认识到康复治疗的益处，并能提供足够的康复治疗选择，同时让患者认识到康复治疗的重要性。

包括运动训练在内的多学科康复可以进行调整并且个体化，以便患者接受康复计划并有效处理生理和其他问题。这需要训练计划的不断调整以及个体化的多学科方法。

（徐诗行　译）

参考文献

1. Langer D, Hendriks E, Burtin C, Probst V, van der Schans C, Paterson W, Verhoef-de WM, Straver R, Klaassen M, Troosters T, et al. A clinical practice guideline for physiotherapists treating patients with chronic obstructive pulmonary disease based on a systematic review of available evidence. Clin Rehabil. 2009;23:445–62.
2. Ries AL, Bauldoff GS, Carlin BW, Casaburi R, Emery CF, Mahler DA, Make B, Rochester CL, ZuWallack R, Herrerias C. Pulmonary rehabilitation: joint ACCP/AACVPR evidence-based clinical practice guidelines. *Chest.* 2007;131:4S–42S.
3. Marciniuk DD, Brooks D, Butcher S, Debigare R, Dechman G, Ford G, Pepin V, Reid D, Sheel AW, Stickland MK, et al. Optimizing pulmonary rehabilitation in chronic obstructive pulmonary disease—practical issues: a Canadian Thoracic Society Clinical Practice Guideline. Can Respir J. 2010;17:159–68.
4. Vogelmeier CF, Criner GJ, Martinez FJ, Anzueto A, Barnes PJ, Bourbeau J, Celli BR, Chen R, Decramer M, Fabbri LM, et al. Global strategy for the diagnosis, management, and prevention of chronic obstructive

lung disease 2017 report: gold executive summary. Eur Respir J. 2017;49(3):1700214.

5. National institute for Health and Care Excellence (NICE). Chronic obstructive pulmonary disease in adults. 2016. Ref Type: Online Source.

6. Bolton CE, Bevan-Smith EF, Blakey JD, Crowe P, Elkin SL, Garrod R, Greening NJ, Heslop K, Hull JH, Man WD, et al. British thoracic society guideline on pulmonary rehabilitation in adults. Thorax. 2013;68(Suppl 2):ii1–30.

7. Spruit MA, Singh SJ, Garvey C, ZuWallack R, Nici L, Rochester C, Hill K, Holland AE, Lareau SC, Man WD, et al. An official American Thoracic Society/European Respiratory Society statement: key concepts and advances in pulmonary rehabilitation. Am J Respir Crit Care Med. 2013;188:e13–64.

8. Piepoli MF, Conraads V, Corra U, Dickstein K, Francis DP, Jaarsma T, McMurray J, Pieske B, Piotrowicz E, Schmid JP, et al. Exercise training in heart failure: from theory to practice. A consensus document of the Heart Failure Association and the European Association for Cardiovascular Prevention and Rehabilitation. Eur J Heart Fail. 2011;13:347–57.

9. Piepoli MF, Corra U, Adamopoulos S, Benzer W, Bjarnason-Wehrens B, Cupples M, Dendale P, Doherty P, Gaita D, Hofer S, et al. Secondary prevention in the clinical management of patients with cardiovascular diseases. Core components, standards and outcome measures for referral and delivery: a policy statement from the cardiac rehabilitation section of the European Association for Cardiovascular Prevention & Rehabilitation. Endorsed by the Committee for Practice Guidelines of the European Society of Cardiology. Eur J Prev Cardiol. 2014;21:664–81.

10. Giangregorio LM, Papaioannou A, Macintyre NJ, Ashe MC, Heinonen A, Shipp K, Wark J, McGill S, Keller H, Jain R, et al. Too fit to fracture: exercise recommendations for individuals with osteoporosis or osteoporotic vertebral fracture. Osteoporos Int. 2014;25:821–35.

11. Colberg SR, Sigal RJ, Fernhall B, Regensteiner JG, Rubin RR, Chasan-Taber L, Albright AL, Broun B, American College of Sports Medicine; American Diabetes Association. Exercise and type 2 diabetes: the American College of Sports Medicine and the American Diabetes Association: Joint Position Statement. Diabetes Care. 2010;33:e147–67.

12. Executive Summary: Guidelines. For the management of overweight and obesity in adults: a report of the American College of Cardiology/American Heart Association Task Force on Practice Guidelines and the Obesity Society published by the Obesity Society and American College of Cardiology/American Heart Association Task Force on Practice Guidelines. Based on a systematic review from the obesity expert panel, 2013. Obesity (Silver Spring). 2013;22(Suppl 2):S5–39.

13. Qaseem A, Barry MJ, Kansagara D. Nonpharmacologic versus pharmacologic treatment of adult patients with major depressive disorder: a clinical practice guideline from the American college of physicians. Ann Intern Med. 2016;164:350–9.

14. Schols AM, Ferreira IM, Franssen FM, Gosker HR, Janssens W, Muscaritoli M, Pison C, Rutten-van MM, Slinde F, Steiner MC, et al. Nutritional assessment and therapy in COPD: a European Respiratory Society statement. Eur Respir J. 2014;44:1504–20.

15. Puhan MA, Gimeno-Santos E, Cates CJ, Troosters T. Pulmonary rehabilitation following exacerbations of chronic obstructive pulmonary disease. Cochrane Database Syst Rev. 2016;12:CD005305.

16. Langer D, Burtin C, Schepers L, Ivanova A, Verleden G, Decramer M, Troosters T, Gosselink R. Exercise training after lung transplantation improves participation in daily activity: a randomized controlled trial. Am J Transplant. 2012;12:1584–92.

17. Rochester CL, Vogiatzis I, Holland AE, Lareau SC, Marciniuk DD, Puhan MA, Spruit MA, Masefield S, Casaburi R, Clini EM, et al. An official American Thoracic Society/European respiratory society policy statement: enhancing implementation, use, and delivery of pulmonary rehabilitation. Am J Respir Crit Care Med. 2015;192:1373–86.

18. Keating A, Lee A, Holland AE. What prevents people with chronic obstructive pulmonary disease from attending pulmonary rehabilitation? A systematic review. Chron Respir Dis. 2011;8:89–99.

19. Hayton C, Clark A, Olive S, Browne P, Galey P, Knights E, Staunton L, Jones A, Coombes E, Wilson AM. Barriers to pulmonary rehabilitation: characteristics that predict patient attendance and adherence. Respir Med. 2013;107:401–7.

20. Jones SE, Green SA, Clark AL, Dickson MJ, Nolan AM, Moloney C, Kon SS, Kamal F, Godden J, Howe C, et al. Pulmonary rehabilitation following hospitalisation for acute exacerbation of COPD: referrals, uptake and adherence. Thorax. 2014;69:181–2.

21. Cox NS, Oliveira CC, Lahham A, Holland AE. Pulmonary rehabilitation referral and participation are commonly influenced by environment, knowledge, and beliefs about consequences: a systematic review using the theoretical domains framework. J Physiother. 2017;63:84–93.

22. Steiner MC, Lowe D, Beckford K, Blakey J, Bolton CE, Elkin S, Man WD, Roberts CM, Sewell L, Walker P, et al. Socioeconomic deprivation and the outcome of pulmonary rehabilitation in England and Wales. Thorax. 2017;72:530–7.

23. Karmali KN, Davies P, Taylor F, Beswick A, Martin N, Ebrahim S. Promoting patient uptake and adherence in cardiac rehabilitation. Cochrane Database Syst Rev. 2014;6:CD007131.

24. Mathar H, Fastholm P, Lange P, Larsen NS. Why do patients decline participation in offered pulmonary rehabilitation? A qualitative study. Clin Rehabil. 2017:269215517708821.

25. Ko FW, Cheung NK, Rainer TH, Lum C, Wong I, Hui DS. Comprehensive care programme for patients with chronic obstructive pulmonary disease: a randomised controlled trial. Thorax. 2016;72(2):107–8.

26. Janssen DJ, McCormick JR. Palliative care and pulmo-

nary rehabilitation. Clin Chest Med. 2014;35:411–21.

27. McCarthy B, Casey D, Devane D, Murphy K, Murphy E, Lacasse Y. Pulmonary rehabilitation for chronic obstructive pulmonary disease. Cochrane Database Syst Rev. 2015;2:CD003793.

28. Bouchard C. Genomic predictors of trainability. Exp Physiol. 2012;97:347–52.

29. Thomaes T, Thomis M, Onkelinx S, Fagard R, Matthijs G, Buys R, Schepers D, Cornelissen V, Vanhees L. A genetic predisposition score for muscular endopheno-types predicts the increase in aerobic power after train-ing: the CAREGENE study. BMC Genet. 2011;12:84.

30. Troosters T, Gosselink R, Decramer M. Exercise training in COPD: how to distinguish responders from nonresponders. J Cardpulm Rehabil. 2001;21:10–7.

31. Walsh JR, Morris NR, McKeough ZJ, Yerkovich ST, Paratz JD. A simple clinical measure of quadriceps muscle strength identifies responders to pulmonary rehabilitation. Pulm Med. 2014;2014:782702.

32. Burtin C, Saey D, Saglam M, Langer D, Gosselink R, Janssens W, Decramer M, Maltais F, Troosters T. Effectiveness of exercise training in patients with COPD: the role of muscle fatigue. Eur Respir J. 2012;40:338–44.

33. Mador MJ, Mogri M, Patel A. Contractile fatigue of the quadriceps muscle predicts improvement in exer-cise performance after pulmonary rehabilitation. J Cardiopulm Rehabil Prev. 2014;34:54–61.

34. Saey D, Debigare R, LeBlanc P, Mador MJ, Cote CH, Jobin J, Maltais F. Contractile leg fatigue after cycle exercise: a factor limiting exercise in patients with chronic obstructive pulmonary disease. Am J Respir Crit Care Med. 2003;168:425–30.

35. Vagaggini B, Costa F, Antonelli S, De SC, De CG, Martino F, Santerini S, Paggiaro P. Clinical predic-tors of the efficacy of a pulmonary rehabilitation programme in patients with COPD. Respir Med. 2009;103:1224–30.

36. Selzler AM, Simmonds L, Rodgers WM, Wong EY, Stickland MK. Pulmonary rehabilitation in chronic obstructive pulmonary disease: predictors of program completion and success. COPD. 2012;9:538–45.

37. Maddocks M, Kon SS, Canavan JL, Jones SE, Nolan CM, Labey A, Polkey MI, Man WD. Physical frailty and pulmonary rehabilitation in COPD: a prospective cohort study. Thorax. 2016;71:988–95.

38. Barberan-Garcia A, Rodriguez DA, Blanco I, Gea J, Torralba Y, Arbillaga-Etxarri A, Barbera JA, Vilaro J, Roca J, Orozco-Levi M. Non-anaemic iron defi-ciency impairs response to pulmonary rehabilitation in COPD. Respirology. 2015;20:1089–95.

39. Troosters T, Demeyer H, Hornikx M, Camillo CA, Janssens W. Pulmonary rehabilitation. Clin Chest Med. 2014;35:241–9.

40. Paneroni M, Colombo F, Papalia A, Colitta A, Borghi G, Saleri M, Cabiaglia A, Azzalini E, Vitacca M. Is telerehabilitation a safe and viable option for patients with COPD? A feasibility study. COPD. 2015;12:217–25.

41. Camillo CA, Burtin C, Hornikx M, Demeyer H, De BK, van RH, Osadnik CR, Janssens W, Troosters T. Physiological responses during downhill walking: a new exercise modality for subjects with chronic obstructive pulmonary disease? Chron Respir Dis. 2015;12:155–64.

42. MacMillan NJ, Kapchinsky S, Konokhova Y, Gouspillou G, de Sousa SR, Jagoe RT, Baril J, Carver TE, Andersen RE, Richard R, et al. Eccentric ergom-eter training promotes locomotor muscle strength but not mitochondrial adaptation in patients with severe chronic obstructive pulmonary disease. Front Physiol. 2017;8:114.

43. Neder JA, Sword D, Ward SA, Mackay E, Cochrane LM, Clark CJ. Home based neuromuscular electri-cal stimulation as a new rehabilitative strategy for severely disabled patients with chronic obstructive pulmonary disease (COPD). Thorax. 2002;57:333–7.

44. Puhan MA, Busching G, Schunemann HJ, van Oort E, Zaugg C, Frey M. Interval versus continuous high-intensity exercise in chronic obstructive pul-monary disease: a randomized trial. Ann Intern Med. 2006;145:816–25.

45. Puhan MA, Schunemann HJ, Buesching G, van Oort E, Spaar A, Frey M. COPD patients' ability to follow exercise influences short-term outcomes of rehabilita-tion. Eur Respir J. 2008;31:304–10.

46. Vogiatzis I, Nanas S, Roussos C. Interval training as an alternative modality to continuous exercise in patients with COPD. Eur Respir J. 2002;20:12–9.

47. Vogiatzis I, Terzis G, Nanas S, Stratakos G, Simoes DC, Georgiadou O, Zakynthinos S, Roussos C. Skeletal muscle adaptations to interval training in patients with advanced COPD. Chest. 2005;128:3838–45.

第4章　呼吸疾病患者的复杂性

Lowie E. G. W. Vanfleteren

尽管慢性阻塞性肺疾病（chronic obstructive pulmonary disease，COPD）是由出现慢性气流受限定义的，它仍被认为是一种复杂的、异质性和多元化的疾病。异质性和复杂性表现在疾病的肺部表达。诸如从慢性支气管炎不伴有肺气肿到肺气肿不伴有支气管炎，有或没有急性加重，是否需要与哮喘鉴别，是否存在并发症和肺外表现。这些对疾病的表型、疾病负担及生存率都有重要影响。

4.1　异质性

大多数 COPD 诊断和治疗的指南都与慢性阻塞性肺疾病全球倡议（global initiative for chronic obstructive lung disease，GOLD）的发布相关。GOLD 共识于 1997 年启动，旨在提高全球对 COPD 的关注度，视其为一个新的问题并进行有效的预防和管理[1]。该共识提出，COPD 的定义基于一维的肺生理参数，即第 1 秒用力呼气容积（forced expiratory volume in the first second，FEV$_1$）小于该患者用力肺活量的 70%（FEV$_1$/FVC<0.7）。根据与参考值比较的 FEV$_1$ 损伤进一步确定疾病的严重程度。在过去几十年中，越来越清楚的是，FEV$_1$ 在评估个体患者的疾病严重程度方面存在重要缺陷。需要有更多细节来估计

COPD 患者的实际疾病负担。这些年提出了多种联合指数，其提供了比仅肺功能或 FEV$_1$ 更好的预后预测。一个众所周知的例子是 BODE 指数也是将体重指数，呼吸困难程度和运动障碍，及肺功能异常作为评估指标[2]。这是第一次采用疾病的肺外表现，即体重来预测患者的预后。在第一份 GOLD 共识发布的十年后，2007 年出版了第一份修订版，修订后的 COPD 定义补充了肺外因素可能影响个体患者的疾病严重程度[3]。此外，强调了 FEV$_1$ 是划分气流受限严重程度的指标，而不是用来确定疾病严重程度的。

COPD 异质性在 COPD 纵向评估以确定预测替代终点研究中也有展现。呼吸困难程度，健康状况，并发症的发生，运动能力和急性发作次数的分布，在该研究的前一年里，在每个 GOLD 阶段都范围很广[1]。图 4-1 很好地阐释了这种异质性。对于给出的 FEV$_1$，患者运动能力或健康相关的生活质量仍是不可预测的。

2013 年更新的 GOLD 共识中，附加特征被提出用于评估和治疗 COPD[2]。除了气流限制的严重程度之外，还包括急性发作的频率和患者的主观幸福感/症状（通过有效的 COPD 问卷来测定）。多个维度产生四个象限（A–B–C–D）。2017 年 GOLD 指南更新[3]中进一步完善了象限与气流受限程度的组合。

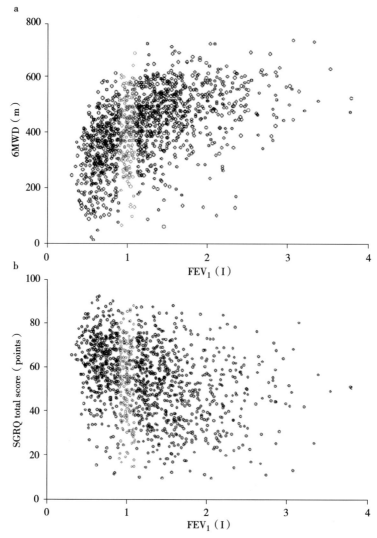

图 4-1 来自 CIRO® 数据的 1326 名 COPD 患者。a. 第 1 秒用力呼气容积
（FEV_1）与 6 分钟步行距离（6MWD）的相关性。b. FEV_1 与圣乔治呼吸问卷
（St. George respiratory questionnaire，SGRQ）的相关性（Dr. Martijn Spruit 提供）

4.2 异质性与复杂性：疾病的表型

对 COPD 异质性的认知通向了对具有相似特征的患者的分层。这种所谓的分层医学是由于 COPD 患者对治疗可能有不同反应或不同临床结局与预后。一组研究人员根据患者预后、结局和治疗反应的特征，将不同的患者群体识别定义为不同"临床表型"[4]。Agusti 正当地提到，虽然分层医学有助于临床研究及识别对治疗反应较好的患者群体，但 COPD 患者的个体性也很复杂，并且在同一名患者中可能识别出多种"临床表型"[5]。

图 4-2 提供了 COPD 异质性和复杂性的图表。每种颜色代表一种临床特征。COPD 个体患者的可治疗和不可治疗的多种特征导致特定的临床表型；具有可比较性的"临床表型"或"可治疗性状"的 COPD 患者归在一起，产生一种独特的表型。因此，深入表征研究似乎是 COPD 患者个体化治疗的基础。

4.3　肺的异质性

COPD 是一个涵盖了慢性气流受限患者的许多临床亚型的概括性术语。如上所述,气流受限的一维(病理)生理描述不足以表达呼吸病患者的复杂性。在更广泛的 COPD 流行病学背景下,我们需要考虑到患者持续的气流受限可能具有明显不同的临床表现及潜在的病理状态。也有临床疾病如慢性支气管炎或肺气肿,而没有气流受限。此外,一个明显不同的疾病如不受控的严重过敏性哮喘也可能与持续的气流受限有关,但其被称为 COPD 这点存在争议。因此,当面对 COPD 患者时我们需要考虑肺的异质性和复杂性。下文我们将讨论与 COPD 相关的一些肺部疾病表现,以及相关的特定治疗方案(图 4-3)。

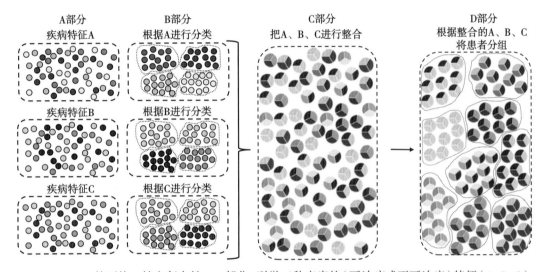

图 4-2　COPD 的不均一性和复杂性。A 部分:列举三种疾病的(可治疗或不可治疗)特征(A、B、C)。可能缺失疾病特征或以不同的方式来表现。B 部分:根据单一疾病的特征对患者评估并分组。C 部分:所有特征在每个患者身上都有或多或少的表现。D 部分:根据不同疾病特征的表现给患者分组

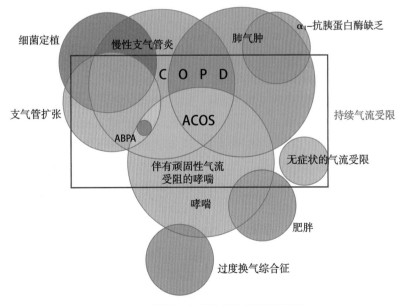

图 4-3　肺部疾病的持续气流受限概况

4.3.1　慢性支气管炎、支气管扩张、细菌定植

慢性支气管炎或连续两年且每年至少3个月出现咳嗽、咳痰的症状，通常被临床描述为COPD。然而，要认识到慢性咳嗽咳痰（慢性支气管炎）是一种可能在气流受限的发展之前或之后的独立的疾病这点是很重要的。慢性气管炎也存在于肺功能正常的患者中。患有COPD及慢性支气管炎的患者，产生大量痰液，可能有潜在的支气管扩张，也增加了细菌定植和感染的风险，甚至出现病情恶化。对病情频繁恶化和慢性支气管炎的受试者来说，罗氟司特可有效降低恶化频率[6]。此外，支气管炎频繁加重的患者可选择新大环内酯类药物治疗[7]，特别存在支气管扩张或细菌定植的时候[8]。

4.3.2　肺气肿

肺气肿是指肺实质的破坏过程，其特征是由于吸入有毒物质而使末段细支气管远端的间隙永久地扩大。它被认为是一种独特的疾病实体，也可能没有气流限制的表现。它的病理改变导致肺过度充气，可能在运动时加重（动态过度充气），并且与呼吸困难有重要关系。支气管扩张疗法在这些患者中疗效甚微。对于严重的肺气肿和肺过度膨胀的患者，可采用特殊治疗如外科或经支气管肺减容术。美国国家肺气肿治疗试验（national emphysema treatment trial，NETT）指出具有基础运动能力受限的、上叶主导型肺气肿患者进行肺减容手术的反应较好，但代价是相对较高的并发症和死亡率[9]。在过去的十年中，已经开发出创新的支气管内治疗策略，可以促进肺容积的减少，精确区分肺气肿表型是有必要的，能为肺气肿患者提供个体化的治疗[10]。

4.3.3　哮喘-COPD重叠综合征

COPD和哮喘是两种不同的疾病。但它们的症状目前都被认为是异质的并且通常存在重叠的表现。术语"哮喘-COPD重叠综合征（asthma-COPD overlap syndrome，ACOS）"用来描述同时存在哮喘和COPD的临床特征的患者[11]。大多数情况下，哮喘和COPD很容易鉴别诊断，但在年龄较大的患者群中，如果有大量毒性气体接触史，他们的临床表现可能非常相似。实际上，哮喘患者可能会因为气道重塑而随着时间发展出现不可逆的气道阻塞。另一方面，COPD患者通常表现为符合哮喘诊断标准的支气管扩张可逆的气道改变。气道高反应性是哮喘的关键特征，也见于COPD患者[11]。嗜酸性粒细胞性气道炎症传统上与哮喘相关，最近已成为COPD吸入糖皮质激素反应的生物标志物[12]。最近，全球哮喘倡议（global initiative for asthma，GINA）和GOLD发布了一份联合文件，将ACOS定义为一个临床实体，并建议临床医生汇总最能表现患者哮喘和COPD的临床症状，并对各自的特征进行比较来确定诊断结果[13]。

4.4　COPD的并发症和肺外表现

多项近期研究阐释了COPD患者的肺外表现和（或）并发症的重要性和高发性，其频繁发生导致COPD的异质性[14]。COPD患者频繁出现并发症可能需要多种原因来解释。由于易感基因的不同，似乎不同的慢性疾病以不同的速度在进展，以应对共同的风险因素，如吸烟、酗酒、营养缺乏、暴露于空气污染、缺乏运动等[15]（图4-4）。从肺部炎症释放进入全身血液循环并导致其他器官受累的理论越来越被弃用[16]。研究发现COPD

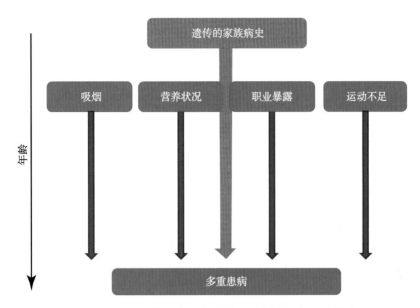

图 4-4　由于常见的风险因素,并发症在易感患者中进展不一

的患者存在全身性炎症[17],但是异质性的[18],通常也不持续存在[19]。由于呼吸道和血液之间的炎症细胞缺乏相关性,在稳定期这种炎症并不是肺源性的[20]。通常炎症不是 COPD 的特定表现,而是与患者吸烟,高龄和脂肪的增加有关[19,21]。

　　无论如何,并发症对 COPD 患者的健康状况、主观感受、入院次数和生存率都有重要影响[22~24]。鉴于并发症在 COPD 中的高患病率和影响,GOLD 委员会认识到其重要性,并在 2011 年第二次修订中包括并发症在 COPD 定义中的作用[2]。在最近的 2017 年的修订版里,并发症不再包含在定义中,但仍然强调其重要性[3]。

　　并发症目前不包括在 COPD 的分类系统中。目前证实在以往的 B 类中并发症的发生最高,该类别是指症状严重但气流受限并不严重的患者[25,26]。因此,临床症状也与是否出现并发症相关。在 COPD 严重程度的评估上,其他因素是否需要列入评估,在何种程度上可能会影响到评估,以及如何将并发症纳入疾病的评估体系[27],仍然需要去探讨。

　　GOLD 认识到并发症对个体患者疾病负担的重要影响,并将其纳入 COPD 的定义中是向前迈出了重要的一步[2]。其直接结果是使 COPD 的治疗不仅限于支气管扩张剂及预防疾病急性加重,而应该是一种全面综合的治疗,包括准确的诊断及 COPD 相关的全身症状和并发症的管理,在药物治疗及非药物治疗方面都需要考虑到[28]。

4.5　脆弱性和多重性

　　COPD 是其他可能会额外地对患者和医疗机构系统产生影响的慢性疾病网络中的一员。除了病情以外,治疗的费用,医疗就诊的预约,计划外的就诊,住院治疗等等,都可能影响患者的健康和生活质量。COPD 患者通常都达到虚弱的标准[29]。需要仔细考虑,平衡药物和非药物治疗,并遵循患者的意见。COPD 患者的治疗通常不限于吸入疗法。事实上,在 COPD 中确定了多发病群[14],并且这些多种病症的治疗可能相互干扰,并可能增加不良事件发生的风险[30]。如果遵循每个慢性疾病的指南,可能导致多重疾病患者的复杂用药模式,出现药物累积副作用、相互作用及较差的治疗依从性[30,31]。给予多重疾病患者多种用药不仅是因为用药能减轻每日的症状,也是希望用药能减少未来的发病率和死亡率。使用此类药物的情况因预期寿命的缩短而减弱。最近发表的关于多重疾病管理方面的 NICE 指南指出,临床医生不应盲目遵循指南对患者单个病情的推荐意见,因为治疗方案始终应该根据患者的个体情况而定。应当先对未诊断的有关联的并发症进行准确的评估后,再重新对患者的治疗方案进行判断。

4.6 结论

COPD 有多种且复杂的患者群体,且可以根据可治疗和不可治疗的特征来进行分层。不仅肺部临床分层非常多样化,而且不同健康状态的患者也可以基于其共病概况识别进行分层。在我们描述 COPD 个体患者的特征和管理方法中,需要认识到共存的慢性非传染性疾病和其他身体和心理表现。COPD 的系统表现和并发症也有助于区别不同的临床表型,并且需要将个体化方法作为综合疾病管理的一部分。

（葛慧青 译）

参考文献

1. Agusti A, et al. Characterisation of COPD heterogeneity in the ECLIPSE cohort. Respir Res. 2010;11:122.
2. Vestbo J, et al. Global strategy for the diagnosis, management, and prevention of chronic obstructive pulmonary disease: GOLD executive summary. Am J Respir Crit Care Med. 2013;187(4):347–65.
3. From the global strategy for the diagnosis, management and prevention of COPD, global initiative for chronic obstructive lung disease (GOLD) 2017. http://goldcopd.org.
4. Han MK, et al. Chronic obstructive pulmonary disease phenotypes: the future of COPD. Am J Respir Crit Care Med. 2010;182(5):598–604.
5. Agusti A. The path to personalised medicine in COPD. Thorax. 2014;69(9):857–64.
6. Martinez FJ, et al. Effect of roflumilast on exacerbations in patients with severe chronic obstructive pulmonary disease uncontrolled by combination therapy (REACT): a multicentre randomised controlled trial. Lancet. 2015;385(9971):857–66.
7. Uzun S, et al. Azithromycin maintenance treatment in patients with frequent exacerbations of chronic obstructive pulmonary disease (COLUMBUS): a randomised, double-blind, placebo-controlled trial. Lancet Respir Med. 2014;2(5):361–8.
8. Miravitlles M, et al. Pharmacological strategies to reduce exacerbation risk in COPD: a narrative review. Respir Res. 2016;17(1):112.
9. Fishman A, et al. A randomized trial comparing lung-volume-reduction surgery with medical therapy for severe emphysema. N Engl J Med. 2003;348(21):2059–73.
10. Shah PL, et al. Lung volume reduction for emphysema. Lancet Respir Med. 2016;
11. Postma DS, Rabe KF. The asthma-COPD overlap syndrome. N Engl J Med. 2015;373(13):1241–9.
12. Pascoe S, et al. Blood eosinophil counts, exacerbations, and response to the addition of inhaled fluticasone furoate to vilanterol in patients with chronic obstructive pulmonary disease: a secondary analysis of data from two parallel randomised controlled trials. Lancet Respir Med. 2015;3(6):435–42.
13. http://ginasthma.org/asthma-copd-and-asthma-copd-overlap-syndrome-acos.
14. Vanfleteren LE, et al. Clusters of comorbidities based on validated objective measurements and systemic inflammation in patients with chronic obstructive pulmonary disease. Am J Respir Crit Care Med. 2013;187(7):728–35.
15. Clini EM, Beghe B, Fabbri LM. Chronic obstructive pulmonary disease is just one component of the complex multimorbidities in patients with COPD. Am J Respir Crit Care Med. 2013;187(7):668–71.
16. Fabbri LM, Rabe KF. From COPD to chronic systemic inflammatory syndrome? Lancet. 2007;370(9589):797–9.
17. Gan WQ, et al. Association between chronic obstructive pulmonary disease and systemic inflammation: a systematic review and a meta-analysis. Thorax. 2004;59(7):574–80.
18. Vanfleteren LE, et al. Arterial stiffness in patients with COPD: the role of systemic inflammation and the effects of pulmonary rehabilitation. Eur Respir J. 2014;43(5):1306–15.
19. Agusti A, et al. Persistent systemic inflammation is associated with poor clinical outcomes in COPD: a novel phenotype. PLoS One. 2012;7(5):e37483.
20. Sinden NJ, Stockley RA. Systemic inflammation and comorbidity in COPD: a result of 'overspill' of inflammatory mediators from the lungs? Review of the evidence. Thorax. 2010;65(10):930–6.
21. Breyer MK, et al. Highly elevated C-reactive protein

levels in obese patients with COPD: a fat chance? Clin Nutr. 2009;28(6):642–7.

22. Mannino DM, et al. Prevalence and outcomes of diabetes, hypertension and cardiovascular disease in COPD. Eur Respir J. 2008;32(4):962–9.

23. Divo M, et al. Comorbidities and risk of mortality in patients with COPD. Am J Respir Crit Care Med. 2012;186(2):155–61.

24. Vanfleteren LE, et al. Frequency and relevance of ischemic electrocardiographic findings in patients with chronic obstructive pulmonary disease. Am J Cardiol. 2011;108(11):1669–74.

25. Lange P, et al. Prediction of the clinical course of chronic obstructive pulmonary disease, using the new GOLD classification: a study of the general population. Am J Respir Crit Care Med. 2012;186(10):975–81.

26. Agusti A, et al. Characteristics, stability and outcomes of the 2011 GOLD COPD groups in the ECLIPSE cohort. Eur Respir J. 2013;42(3):636–46.

27. Agusti A, et al. FAQs about the GOLD 2011 assessment proposal of COPD: a comparative analysis of four different cohorts. Eur Respir J. 2013;42(5):1391–401.

28. Wouters EF. COPD: a chronic and overlooked pulmonary disease. Lancet. 2007;370(9589):715–6.

29. Maddocks M, et al. Physical frailty and pulmonary rehabilitation in COPD: a prospective cohort study. Thorax. 2016;

30. Boyd CM, et al. Clinical practice guidelines and quality of care for older patients with multiple comorbid diseases: implications for pay for performance. JAMA. 2005;294(6):716–24.

31. Doos L, et al. Multi-drug therapy in chronic condition multimorbidity: a systematic review. Fam Pract. 2014;31(6):654–63.

第三篇

评　　估

第5章　运动能力的评估

Ioannis Vogiatzis, Paolo Palange,
and Pierantonio Laveneziana

5.1　运动能力的限制因素

　　运动不耐受指患者无法进行适当强度的体力活动和（或）无法耐受符合其目前年龄及身体状况的体力活动。当运动能力的丧失是由于机体的一个或多个生理系统（如中心血流动力系统、呼吸系统、外周肌肉组织）的功能受损而引起的时候，结果则是呼吸困难的感觉加剧，并常伴由外周肌肉的疲劳引起的外周肌肉不适感的加重[1]。

　　呼吸困难通常为吸气不充足而带来的痛苦感觉（如神经机械偶联）[2]。呼吸困难感受加剧的机制跟呼吸中枢传出驱动与呼吸运动肌群反应之间的平衡失调有关。在患有慢性肺部疾病的患者中，运动过程中呼吸困难感受的加剧是继发于两个方面引起的呼吸效能的降低，一方面是通气结构的退变恶化而另一方面是通气需求的增加。

　　外周肌肉收缩疲劳，与腿部不适的主观感觉相关，其表现为肌肉输出力量的下降，这是因为氧的输送受限，或是（同时存在）线粒体利用氧的障碍[3]。一项研究结果也支持该发现：在COPD患者中，运动引起的股四头肌疲劳程度与氧利用的峰值呈负相关关系[4]。根据这个设想，细胞的氧需求要么是超过了正常状态下的氧输送链中转运氧的最大能

力（如当最大的氧消耗可以达到的时候），要么是由于生理系统损伤或机制障碍而难以达到真正的最大氧消耗（如COPD患者中氧消耗峰值不等于正常状态下的最大氧消耗）[5]。在后一种情况下，一系列的在心血管系统及呼吸系统水平层面的功能障碍将损害正常的外周肌肉氧输送能力和氧传递能力[3,6]。因此，限制健康个体（开始提到的例子）运动耐力的因素，与制约心血管、呼吸系统疾病患者（后边的例子）运动能力的因素是不同的。

5.1.1　肺部疾病的运动试验

　　心肺运动试验（cardiopulmonary exercise testing, CPET）被认为是评估运动耐受情况的金标准。CPET可以同时评估客观参数（如心肺的反应情况，动态肺容积等）和主观指标（如呼吸困难的严重程度与腿部不适的感觉的强弱程度）。最大增量试验与恒定工作效率试验是常用的两种运动试验方案，可分别在平板或踏车上实施。

　　最大增量试验是将运动强度逐渐递增到患者无法耐受的过程中，所有与运动有关的生理系统都将随着平滑的、阶梯式的递增压力而产生反应。增量试验不仅可以测定在机体可耐受强度范围内的各种生理反应（如氧摄取峰值），在运动剧烈程度从次最大强度增加到可耐受的

最大强度的过程中还可以使趋势的分析成为可能。类似的趋势,如与因氧摄取(VO_2)或二氧化碳产生(VCO_2)导致的分钟通气量反应有关的趋势,反映了"通气效率"。还有,与VO_2变化有关的VCO_2的变化速率常常被用于非侵入性确定"无氧阈值"。类似的,当该试验在踏车上进行的时候,VO_2的变化率与工作效率的关系可以反映"有氧工作的效率"(图5-1)[7]。

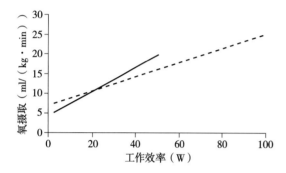

图5-1 健康个体(虚线)与COPD患者(实线)在踏车试验中,氧摄取的改变与工作效率关系的比较

在恒定功率试验中,工作效率预先设定为一个最大(或峰值)工作效率的恒量分数(一般是50%~80%),受试者被要求在当前施加的负荷下尽可能久的去运动到无法耐受为止,测量极限的运动时间。在这些试验过程中,一个稳定状态的反应(参与运动的肌肉的能量需求等于能量供给时)是否能实现取决于运动强度和受试个体运动能力下降的水平。然而,尽管一个心肺反应的稳定状态能够达到,这个稳态也不是瞬间出现的,而是经历了一段时间才会出现。因此,该时间段内的心肺动态调整和代谢反应情况提供了有价值的信息,用以反映呼吸系统及心肺功能的动态变化,以及机体达到稳态氧利用的能力[1,5]。

除了可对试验过程中机体的生理学反应提供较为充足的信息的心肺运动试验之外,还有其他一些虽然只能提供有限的生理学数据信息但依然可以作为一种可以测评机体运动受限程度的手段的运动试验。这些是6分钟步行试验[8]和增量和耐力穿梭步行测

试[9,10],它们提供了关于运动不耐受的量化信息、症状强度以及动脉血氧饱和度降低程度的信息。6分钟步行试验被证明是次最大强度的、常被用于评估对患者运动耐受能力干预效果的试验[11,12]。患者被准许按照自己的速度行走,并被鼓励尽可能多次的在一组地面上的定位锥体间行走。一个研究证明[11]6分钟步行试验可使机体产生高而持续的氧摄取,因此预测价值较高。

在增量往返步行试验中,患者的步行速度被要求不断地增加至可耐受的最大速度。就其本身而言,增量往返步行试验被认为是等效于在踏车上进行的最大增量试验。增量往返步行试验可以评估患者耐力步行试验的强度,部分反映了患者的最大运动能力。尽管维持的运动强度是次最大的(如75%和85%的强度)[10],但患者通常可以达到他们所能耐受的水平。

5.1.2 决定健康青年个体运动耐量的因素

在健康的受试者中,运动耐量指的是在逐渐增加到最大强度的测试过程中个体所能达到的最大运动量的能力。在这种情况下,运动耐量是通过受试个体的氧转运跟氧利用(如单位时间的最大氧摄取VO_2max)的最大能力进行评估的。而获得的VO_2max则是取决于传导对流的氧输送以及肌肉的氧利用[3]。

过去几十年中,以探索在健康受试者中达到VO_2max的限制因素为目标进行了一些研究[13-15]。用来确立限制因素一个基本的方法是,在增量运动中比较久坐不动的群体与训练有素的群体的生理反应记录。类似的研究已经很清晰地证明了健康的久坐不动的受试者与训练有素的运动员相比,主要限制了VO_2max的变量是心排出量[16-19]。实际上,已进行的试验结果表明VO_2max与最大心排出量之间是存在线性关系的,久坐不动的受试者每升VO_2需要平均约5.0~6.0L/min的心排出量,然而在训练有素的受试者中,同样的每

升 VO_2 则可达到 6.0~7.0L/min 的心排出量。久坐不动的受试者与训练有素的受试者在最大的心排出量及 VO_2 的不同主要是前者的心脏每搏输出量较低[15]。此外，久坐不动个体的血红蛋白浓度低被也认为是另一个导致了 VO_2max 不同的原因[16-19]，因为低血红蛋白浓度影响了动脉血氧含量。实验性的降低最大心排出量与动脉血氧含量（前者通过降低血容量实现，后者通过降低血红蛋白浓度实现）将导致全身的氧输送下降[20-24]。

除了全身的氧输送，骨骼肌的氧摄取与线粒体的耗氧率也被证明了在获取更高 VO_2max 的潜在能力方面，久坐不动的个体与训练有素的个体是存在差异的。具体来说，骨骼肌氧摄取的限制可能是由于：①从红细胞到线粒体之间的氧弥散传递的限制；②与代谢率有关的灌注的非均一性；和（或）③小动静脉间血液的分流绕过了肌纤维[1]。氧弥散传递的限制导致了氧的摄取受限，是限制氧转运的主要因素[1,3]。

最后，VO_2max 也可以被肺泡通气/血流比（V_A/Q）的失调[25]与肺内分流[26]的因素影响，虽然该因素的影响较其他因素相比较小，但对动脉氧合下降产生的作用仍然是显而易见的[27]。因此在健康的受试者中，决定运动能力的重要限制因素为氧转运以及参与运动的肌肉的氧利用能力。氧转运与氧利用机制的障碍也决定了慢性肺病患者的运动不耐受的程度。

5.1.3　决定健康老年个体运动耐量的因素

老年人的心血管与呼吸系统的反应在运动过程中均有不同程度的减弱。重要的是，肺结缔组织基质的显著变化使弹性回缩力降低，致使气道受到径向牵拉，因此将导致呼气流速受限以及气体陷闭[28]。这就是为什么在临床研究中常见的方法是比较肺部疾病的患者与那些年龄相仿的健康个体的反应。因此在老年健康个体中，单独的去分析运动能力的限制因素是很重要的。

心血管系统的结构与功能[29,30]同线粒体含量及质量[31]一样，存在着与年龄相关的改变，这说明了老年人增加氧对流输送及提高肌肉氧利用的能力是受损的。与年轻个体相比，这两个因素可能是导致老年个体对肌肉氧消耗适应能力降低及早期出现代谢性酸中毒的原因[32,33]。此外，衰老与最大心率的减少[34]、左室功能的下降[30]、总外周阻力的增加[29]，毛细血管密度减低[35]、内皮功能障碍及毛细血管血流动力学改变[36]有关，以上这些因素都会使运动过程中相关肌肉的传递性氧输送受限。另外，随着年龄的增长，下述因素也与老年人运动能力受限有关，包括肺血管的硬度、阻力及压力增加，肺泡通气与肺血流灌注的不均一性增加，肺毛细血管的血容量下降，呼吸膜的弥散能力下降以及肺泡毛细血管的表面积减小[37]。

研究发现，除了上述肺血流动力学的改变，衰老还与肺弹性回缩力减低、胸廓顺应性下降、呼吸肌肉退化等[38-40]很多的结构与功能上的改变有关。胸廓的顺应性下降程度超过了肺顺应性增加的程度导致了胸廓的扩张受限，因此与 40 岁的年轻受试者相比，老年受试者需要额外增加 20% 的弹力功才能完成一个给定水平的通气[38]。结果是，由于高龄受试者的呼吸肌肉需要在胸壁更坚硬的条件下工作，因此需要更多地做功[41-43]。这很可能需要占用心排出量额外的份额，因此可能限制了血液流向下肢[43,44]。

基于这样的证据，胸廓容积的调节在健康老年人与年轻人之间是不同的。在健康的年轻人群中，运动过程中正常胸壁容积的调节反应是早就被广泛描述的。虽然年轻健康受试者[45,46]在增量运动过程中呼气末期胸廓容积的降低[47]模型在老年健康受试者中也可以观察到，但在运动峰值时老年受试者的吸气末胸廓容积常达到肺总量（total lung capacity,TLC）胸廓容积的约80%,而在年轻受试者中吸气末肺容积占TLC的比例则小于70%[43,46]。这个不同的存在是因为年轻受试者能够通过呼气肌肉参与来降低呼气末的胸廓容积,因此潮气量的增加可以在补吸气及补呼气中获得。在高龄的受试者中由于气流受限,呼气末的胸壁容积仅仅是稍微下降,因此潮气量的增加主要是从补吸气量中获得（288）,因此当吸气末肺容积达到接近TLC的时候,弹性功也随之增加至接近TLC[47]。当机械通气限制到潮气量通气时,老年个体与年轻个体相比,在运动过程中通气需求的增加显著地加剧了劳力性呼吸困难的程度[41,42]。

5.1.4 慢性肺部疾病导致运动耐量受损的因素

慢性肺部疾病患者的运动不耐受是多因素的,包含通气、换气、心血管及外周肌肉的异常。

5.1.4.1 通气受限

在运动强度逐渐增加的过程中,健康的老年人可以通过增加呼吸频率及潮气量来提供10~15倍的分钟通气量的增加,这对于满足机体增加的氧需求及清除产生的二氧化碳是必要的[41-43,48]。在这种情况下,通气功能通常不是限制因素,至少在未达到最大运动强度时的一个较宽泛的范围内,分钟通气量（V_E）都可以被很好地维持在最大通气量（MVC）之下[49]。但通气受限是可能在健康的老年人中发生的,尤其是女性[50],在极限的运动过程中的分钟通气量与最大通气量比（V_E/MVC）可以接近甚至是超过85%[33,51]。

在大多数呼吸疾病患者中,即使只是进行中等强度的运动,V_E/MVC也常常超过85%,这通常反映了通气能力的降低[48,52]。实际上,在慢性肺病的患者中通气能力的下降与通气需求及运动负荷的增加之间是不协调的,具体表现为最大通气能力的下降与自主维持通气能力的受损,直至在运动中无法增加足够的分钟通气量。这种不协调导致了严重呼吸困难感觉的产生,而呼吸困难则是慢性肺病患者中很大一部分人运动受限的原因[53,54]。导致通气能力下降或者是通气需求/运动负荷增加的因素将在下面进行简要阐述。

运动时的通气能力下降是由呼吸系统结构异常跟参与呼吸的肌肉功能紊乱所导致的。在慢性肺病患者,呼吸时气道阻力增加伴或不伴顺应性降低,使产生气流所需的压力显著增加,因此呼吸功增加[54-56]。由于肺过度充气和（或）肌肉功能失调/低灌注的存在,使呼吸肌逐渐虚弱无法维持充足的通气。

在运动过程中通气的需求是增加的,这是因为气体交换的异常（如恶化的V_A/Q比例失调与无效腔通气增加）导致了低氧血症与高碳酸血症[51]。运动过程中的通气需求不仅通过代谢率调节,还通过动脉血二氧化碳分压及呼吸的生理无效腔分数来调节[7]。代谢性酸中毒也可以增加运动过程中的通气需求[57]。因此在慢性肺病患者中,对于一个给定的二氧化碳生成速率（VCO_2）与二氧化碳分压的水平,V_E常常是增加的,这是由于无效腔通气的增加[1]。此外,由于运动过程中的动态通气力学是异常的,因此通气的工作负荷也将增加。

5.1.4.2 气体交换的限制

肺循环存在着年龄相关的改变,这将使老年个体在运动过程中更容易出现气体交换的异常。然而,尽管通气的储备功能随着年龄增加而退化,但健康的老年人仍然是可以将肺泡通气维持在一个适当的水平,这个水平下的通气即使在剧烈运动的时候[49,51,58,59],仍可以将动脉血气维持在正常范围内。此外,在健康的老年个体中,运动诱导的潮气量(V_T)的增加发生在相对固定的解剖无效腔(V_D)的情况下,因此 V_D/V_T 的比值下降,有效的肺泡通气量可以随着分钟通气量的提高成比例的增加。

相比之下,慢性肺部疾病患者气体交换的调节功能有着不同程度的受损,包括气道、肺血管结构与肺泡－毛细血管表面的受损,因此在运动或休息的过程中产生了不同程度的通气血流比例的失调、弥散障碍及低氧血症[13, 28, 54, 60]。实际上,很多患有严重的肺部疾病的患者在运动过程中的动脉血氧饱和度会下降。此外,慢性肺部疾病会影响肺部血管的结构,由于无效腔的增加导致了分钟通气量的下降,因此动脉血二氧化碳分压可能会比健康人的水平更高[61~63]。

5.1.4.3　中心与外周的血流动力学因素

健康老年受试者的心排出量在运动中是可以成倍增加的[29, 30, 49, 51, 58]。在大多数健康老年受试者中,心排出量常常是运动中的"限速步骤",正常情况下最大的运动量通常是伴随着心率达到最大的预计值。相比之下在慢性肺病患者中,如下的涉及氧转运的机制通常是受损的,这就导致了心血管功能的降低。首先,右和(或)左室功能异常可能直接导致运动能力下降,因为心脏输出能力的下降常常导致了氧输送的减低,易在早期发展为代谢性酸中毒。类似的,影响心脏功能的心律失常也可以导致心排出量无法按照运动强度递增[49, 51, 58, 64]。其次,在慢性肺病尤其是肺血管异常的患者中,肺动脉高压与右室功能受损可能发生[65]。受损的右室功能可能导致心排出量的增加受限。在伴有低氧血症的时候,这些情况可能变得更加严重。低氧血症可以增加肺血管的阻力,导致肺动脉高压,最终引起右心衰[60, 65~71],这些结果都限制了心排出量的增加,加之血氧含量降低,进一步减少了向含骨骼肌在内的身体各个器官的氧输送。有趣的是,由于呼吸功在慢性肺病患者中常常是有着较大增加的,因此参与呼吸的肌肉有可能从运动相关的肌肉中"偷"走一部分血供,这也导致了外周肌肉功能的进一步下降[44, 72]。

5.1.4.4　骨骼肌的异常

呼吸功能不全将导致静止,参与运动的肌肉负荷下降,这与肌肉含量的减低以及肌纤维成分的改变有关,尤其是 I 型(慢氧化收缩型)肌纤维[73~79]所占的比例下降。氧化肌纤维的含量降低引起了肌肉的氧化潜能下降,这可能导致高强度运动过程中肌肉更容易疲劳。毛细血管密度也会下降,导致局部血流供应减少,氧气及营养物质的输送受限。降低了氧输送。这种四肢肌肉的结构与代谢异常将导致更早出现的乳酸酸中毒,受试者无法完成运动任务[73~77]。

5.2　心肺运动试验

在临床实践中经常通过心肺运动试验来研究运动能力受限的机制及影响程度(表 5-1)。

表 5-1　慢性肺病患者限制运动耐量的机制

1	呼气流速受限
2	运动诱导的动态过度充气
3	呼吸功增加
4	通气血流比例失调
5	心功能受损
6	外周肌肉功能障碍

这项试验允许在运动过程中,在严格控制的试验条件下同时研究三个系统的器官功能:心血管系统、呼吸系统、肌细胞的代谢[80]。同时,心肺运动试验(CPET)允许记录受试者主观因素如呼吸困难、肌肉的不适等。当通过一个详尽的呼吸系统或心脏血流

动力学的评估仍无法明确患者运动能力受限的原因时，CPET 有助于判断患者运动受限的原因[64, 81]。CPET 的应用如表 5-2 所示。

表 5-2　运动试验的诊断用途

1	心肌缺血
2	外周血管疾病
3	运动诱发性哮喘
4	体力下降
5	精神性呼吸困难
6	肌肉磷酸化酶缺乏症

在患者的临床评估中应用最广泛的运动试验是直到患者耐受极限的增量运动试验和以一定比例的峰运动负荷进行的恒定负荷运动试验。大多数这类试验都是在一个电磁制动的踏车测试器上进行的[82]。

5.2.1　心肺运动试验的类型

5.2.1.1　增量运动

这个试验让患者在运动过程中所有生理系统的负荷逐渐增加。强度增加直至出现呼吸困难症状和（或）肌肉不适感无法继续增加运动负荷。这个试验可以测定在运动耐量极限的时候氧转运与氧消耗的生物学效应（如氧摄取的峰值 VO_2peak）。此外，当在踏车测试器上进行该试验的时候，氧摄取（VO_2）率的改变与工作效率（work rate，WR）

的关系反映了在外部负荷增加的情况下，参与调节氧转运与氧输送的脏器调控生理系统的效率[7, 80, 81]。（图 5-1）

5.2.1.2　恒定负荷运动

在恒定负荷运动试验中，患者被要求按照自己一个适当比例的峰运动能力（通常是 50%~75%）持续运动到无法耐受的呼吸困难或肌肉不适症状出现（图 5-2）。动态适应直至心血管与代谢反应达到稳态，此时能提供对于给定的运动负荷呼吸系统、心血管系统、代谢系统调控反应能力的有用信息[82, 83]。表 5-3 显示了 COPD 患者进行恒定负荷运动时不同干预措施的影响效果[7]。

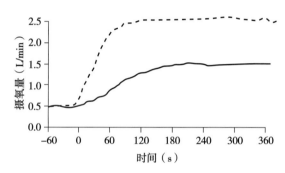

图 5-2　从无负荷运动过渡到恒定负荷运动，健康人（虚线）与 COPD 患者（实线）氧摄取的对比

除了上述提及的两种试验，还有一些可以提供生理系统反应信息的试验，虽然这些试验能提供的信息相对有限，但仍然可以在一定程度上确定患者的运动耐量。其中被应用最广泛的试验就是 6 分钟步行试验，该试

表 5-3　COPD 患者在恒定负荷运动中不同干预手段的效果

干预手段的类型	药物（噻托溴铵）	50% 氧供应	79% 氦气与21% 氧气供应	康复
运动强度预计值（%）	75	75	80	75
运动耐受时间的改变（%）	+21	+145	+115	+224
深吸气量的改变（%）	+12	+24	+12	+15
呼吸困难感觉的改变（%）	−14	−40	−25	−30

验可以在次最大运动强度下评估药物或非药物的干预手段的效果[7]。

5.2.2　在心肺运动试验中记录的变量

最大摄氧量（VO2peak）　记录氧摄取的峰值提供了确定运动耐量与心肺功能的经典标准。在一个执行良好的增量测试中，氧摄取的峰值反映了最大有氧运动的能力。这个指标反映了肺泡水平的血红蛋白分子的氧结合能力，通过调节心血管系统转运氧到外周的能力，以及骨骼肌线粒体利用氧来进行外部做功的能力。低于 80% 的预计值被认为是异常的，低于 50% 预计值则反映了上述生理系统严重的功能紊乱（表 5-4）[7,81]。

无氧阈（anaerobic threshold，AT）　无氧阈常常被认为是运动中动脉血乳酸升高引起的代谢性酸中毒开始出现的指标[83]。无氧阈的正常值至少是 45%~50% 的最大摄氧量（表 5-4）。

氧脉搏（oxygen pulse）　反映了在每一次心跳中从外周肌肉摄取的氧量。根据改良的 Fick 方程，氧脉搏等于每搏输出量（SV）与动静脉血氧含量差（C（a-v）O2）的乘积，即：VO2/HR=SV × C（a-v）O2，氧脉搏常常被用作在运动过程中反映每搏输出量的指标[7]。

呼吸储备（breathing reserve）　通气限制

的程度与运动耐量受损密切相关，可以通过呼吸储备来评估，反映了呼吸需求与呼吸能力的关系。对于大多数健康的成年人来说，运动过程中最大肺通气量（VE）不超过最大自主通气量（MVV）的 70%，这个分数增加（VE/MVV>0.75），提示了慢性心肺疾病中呼吸储备的受损[7,80,81]。

5.2.3　病理生理表现

5.2.3.1　慢性阻塞性肺疾病

COPD 患者中，下降的运动耐量通常表现为下降的最大摄氧量（图 5-3a），过早出现的无氧阈也意味着更早出现的代谢性酸中毒。过早终止运动试验与最大通气量（VE）降低（图 5-3b）以及呼吸困难（图 5-3c）与肌肉不适的感觉有关[80]。

充分的证据表明在踏车上进行持续负荷试验时，运动耐量很大程度上取决于施加的负荷，随着输出功的增加，COPD 患者达到耐受极限的时间成比例地缩短。研究显示，与 COPD 患者（大约 75 秒）相比，健康人（大约 35 秒）从无负荷的踏车运动过渡到恒定负荷运动氧摄取的变化速度更快[83]（图 5-2）。氧摄取的动力学反应下降导致了更早与更大程度的无氧代谢的依赖，引发代谢产物蓄积使肌肉的疲劳加速[83]。

表 5-4　COPD 患者在递增运动试验中的生理反应参数

变量	预计值	测量值	测量值占健康人预计值百分比（%）
最大摄氧量（L/min）	1.67	0.90	54
最大心率（beats/min）	151	136	90
最大功率（W）	60	30	50
氧脉搏（ml/beats）	11.1	6.6	60
氧摄取变化 / 功率变化比值 $\Delta VO_2 / \Delta WR$（ml/（min·W））	10.3	8.9	—
无氧阈（L/min）	1.0	0.5	50
最大通气量（L/min）	90	40	45

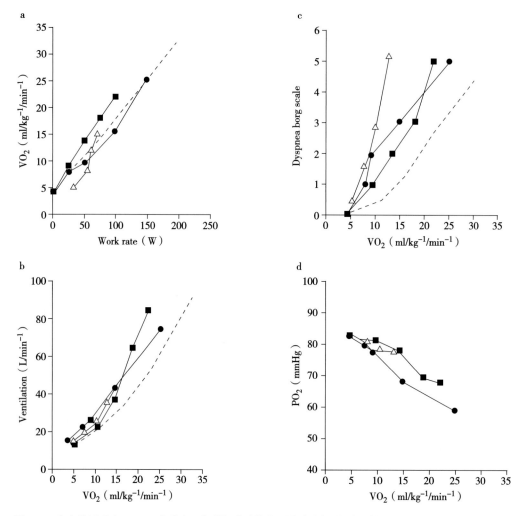

图5-3　在心肺试验中，COPD 患者（三角形）、肺动脉高压患者（方形）、间质性肺疾病患者（圆形）与年龄
相仿的健康人（虚线）的动脉血氧摄取（a）、肺通气量（b）、呼吸困难的感觉（c）、氧分压（d）的反应[80]

5.2.3.2　间质性肺疾病

与健康个体相比，间质性肺疾病的患者在心肺运动试验的过程中，最大功率与摄氧量（图 5-3a）、动脉血氧分压（图 5-3d）与呼吸系统储备均有下降。与年龄相仿的健康人相比，在一定的氧消耗下间质性肺疾病患者的肺通气（V_E）增加率是不成比例的（图 5-3b）。在达到运动耐量峰值的时候，随着心率峰值的下降，可以观察到显著的心率储备。

在恒定负荷运动的过程中，在一个给定的负荷或氧消耗下，间质性肺疾病的患者的肺通气（V_E）与二氧化碳产出量（VCO_2）的数值是增加的，这是因为无效腔通气的增加。在这类患者中，分钟通气量与氧摄取（VO_2）跟二氧化碳产出量（VCO_2）的比值是异常高的。在心肺运动试验中，当低氧血症出现时，通常与动静脉血氧差值的增加跟组织氧合下降有关。这些因素都是在次最大强度的运动中导致代谢性酸中毒早期出现的重要原因。因此，运动耐量的受限通常是由于呼吸困难的症状与下肢不适的症状共同导致的[7, 80, 81]。

5.2.3.3　肺动脉高压

与年龄相仿的健康个体相比，在心肺

运动试验中,肺动脉高压患者的最大摄氧量（VO$_2$）（图 5-3a）与最大功率均有下降。然而,氧消耗与功率比值的斜率是正常的（图 5-3a）。在运动耐量达峰值时,心率达到最大预计值,同时肺通气量超过了最大通气量的 85%（图 5-3b）,因此心血管与呼吸因素共同成为这类患者的运动限制因素[7,80]。

在次最大强度的运动中,这些患者由于肺血管阻力的增加以及随之发生的右心室后负荷增加导致了心动过速,限制了每搏输出量的增加。另一方面,动静脉血氧分压差的过度增加跟肺通气与二氧化碳产出量的比率显著升高意味着无效腔通气的增加,这是由于肺泡通气/血流比值（V$_A$/Q）重度失调导致了严重低氧血症（图 5-3d）。这种心肺疾病模型促使代谢性酸中毒更早的发生,限制了外周肌肉可用的氧量,因此引发了外周肌肉疲劳的更早出现[7,80,81]。

5.3　CPET：评估预后的工具

心肺运动试验是用来评估肺部疾病患者预后的有效工具。最大摄氧量不仅是慢阻肺患者 5 年死亡率最重要的预测因素,同时也是肺动脉高压患者生存率的重要预测子[7,81],它还在预测间质性肺疾病患者预后方面发挥重要作用。最大耗氧量、达到无氧阈所对应的耗氧量、肺通气与二氧化碳生成量之比的变化斜率等指标是慢性呼吸疾病患者生存率的有效预测因子,除此以外,还有更多对生存率产生影响的其他因素需要加以考虑[7,64,82]。

5.4　CPET：评估劳力性呼吸困难的工具

呼吸困难是否值得被记录并准确地评估？答案是"毫无疑问,是的",原因至少有以下几点：①对于就诊的心肺疾病的患者来说,活动相关的呼吸困难经常是最早也是最影响生活的主诉；②随着疾病的进展,这种症状会持续的加重,最终导致活动的减少,随之会出现骨骼肌去适化,影响生活质量；③据估计正常人群中有 1/4、重症患者中有半数受此症状的影响；④呼吸困难也是多种情况下生活质量、运动耐量以及死亡率的重要预测因子。在 COPD 患者中,呼吸困难比第 1 秒用力呼气容积（forced expiratory volume in the first second, FEV$_1$）能更好地预测死亡率。在接受运动测试的心脏疾病患者中,呼吸困难对死亡率的预测强于心绞痛；⑤呼吸困难也与居家老人的功能状态下降及心理健康恶化相关；⑥在久坐的成年人及 COPD 患者中呼吸困难也是导致运动锻炼计划依从性差的因素；⑦对劳力性呼吸困难的有效管理仍然是医护人员的巨大挑战,目前基于逆转原发慢性疾病的治疗方案只部分有效[83~89]。

呼吸困难的知觉涉及皮质水平的传入及传出冲动的整合,并受到心理/情绪/行为等多方面因素的影响。美国胸科学会[90]及欧洲呼吸学会[83]最近的声明强调了呼吸困难多种维度的性质：①感觉 - 知觉方面；②情感的不适性；③症状影响或负担。

呼吸困难是一个复杂的、多方面的并且高度个体化的感觉体验,其来源及机制尚未完全清楚：这一症状并没有唯一的中枢或外周的来源。最新 ATS 声明的定义（一种呼吸不适的主观体验,由多种不同性质且强度可变化的感觉组成）强调了呼吸困难一词所涵盖的不同性质（描述词）的重要性,并强调了呼吸困难是多种关于呼吸、情感及行为的神经传入信号的皮质整合[90]。更特异的是,呼吸困难被认为源自于一种不协调的感觉,即大脑的预期（通过"伴随放电"传递,即下行的神经元活动向感觉区的投照）与来自呼吸系统、呼吸肌、外周化学感受器及骨骼肌的神经冲动的不匹配[90]。当然,并不是所有的关于呼吸的意识都被标记为呼吸困难,因为大脑能够过滤所有关于呼吸的感觉,只让其中的一部分达到意识的水平[83]。这种感觉准入的机制确保大脑不会持续的被无关紧要的感觉信息所占满。人类具有随时感知呼吸运动的能力。另外,在被需要的时候,呼吸可以自发的被感觉到(准入)。这种准入过程对监测重要的生物学及生理状态并采取适当的行为至关重要。有学者提出,呼吸的感觉是来自呼吸的传入信号进入大脑皮质所引发的关于呼吸的体感认知和情感反应[83]。

用一种很简单但很利于教学的方法总结,呼吸困难是来自于2种过程:①一种判断的过程,确认来自呼吸异常的传入神经信号,把信号传递给意识(感觉成分:强度及性质);②一种情感过程,把有意识的感觉标记为不愉快或受威胁,即呼吸困难(图5-4)。

呼吸困难不是单一的一种感觉,我们的大脑可以区分不同的传入信息,给每种信息一个单独的认知感觉,即:①费力("呼吸需要更大的力气");②胸部紧缩感("胸部有一种受限制、紧缩的感觉");③气短("吸气不满意,空气不足,渴望呼吸,像屏气一样")。目前通常认为这些感觉有相同的生理机制[83,90]。其中的一些感觉,如呼吸费力及气短可能在同一个个体或试验条件下独立存在并变化。虽然呼吸困难的类型有很多种,但它们到底是不同神经生理机制的主观表达还是同一种神经生理机制因语言、心理、文化和(或)社会背景不同而产生的不同表达并不清楚,还需要进一步的研究。

呼吸困难可以定量化("强度")。劳力性呼吸困难可以简单的定义为"在正常情况下不会导致呼吸不适的活动水平下产生的呼吸不适的感觉"。所以,可以用产生呼吸困难时的活动水平来评估呼吸困难的强度(比如休息时的呼吸困难比爬楼梯时的呼吸困难更严重)[83]。

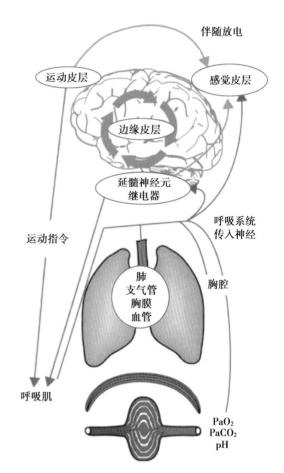

图5-4　关于呼吸困难来源的整合机制。呼吸的运动信号来自运动皮层及延髓。这些信号在脊髓水平被整合,并传递至呼吸系统中骨骼肌效应器。随后呼吸肌肉的活动会产生传入信号,反馈至呼吸命令中枢及躯体感觉皮层。伴随放电与随后的传入反馈信号的比较可能会产生不匹配,由于这种不匹配,边缘系统会产生一种负面情感的感觉,即呼吸困难,这一过程也受到记忆及环境的影响及调节[83]

因此,呼吸困难可以在体力活动时,比如心肺运动试验(CPET)时评估[83,90]。出于这种目的,可以用10分Borg量表评估某种特定的呼吸困难(比如吸气困难、呼吸费力、呼气困难、气短等)或更广义的呼吸困难的感觉。量表中0分代表没有呼吸不适,而10分代表个体曾经体验过的或能够想象到的最大限度的呼吸困难。视觉模拟评分(VAS)也是另一种被证实有效的可以在CPET时评估呼吸困难的工具。VAS和Borg评分被证实都可以在 CPET 中、健康人以及 COPD 患者中提供相似的结果[82]。应用 Borg 或 VAS 评分的优势是可以可靠地评估不同的个体在相同水平的活动下（CPET 时标准的功率、氧耗或通气）或在药物和（或）非药物治疗前后"劳力性呼吸困难的强度"[82]。对心肺疾病的研究已经表明在 CPET 时呼吸努力的强度（及持续时间）（通过潮气呼吸与最大呼吸时食管压的比值）与呼吸困难的强度（通过 Borg 评分）之间存在密切的相关性，能够减少呼吸费力的强度（和持续时间）的药物治疗也与呼吸困难强度的下降相关[82,83]。

CPET 时呼吸困难的性质和强度可以一起测量。一些研究表明，中到重度的 COPD 甚至轻度稳定的哮喘患者能够"感觉到"运动时呼吸力学的动态变化：一旦达到一定的补吸气量（IRV）（0.3L~0.5L），潮气量的扩张就会受到严重的限制，呼吸困难的强度也突然升高，用来描述呼吸困难的词语也从做功/用力变为吸气困难/不满意[83]。这些发现的临床意义是在一阵运动结束后可以询问患者呼吸困难的强度，就可以明确患者已经达到了一定的吸气困难（difficult/unsatisfied inspiration）或还没有做功/用力（work/effort），从而评估患者出现运动相关容量受限的可能性[83]。

在慢性心功能不全的患者中情况有些不同。心衰患者的运动限制症状可以单独是呼吸困难，也可以和腿部不适一起。在心衰患者中，对于引起其运动受限的主要主诉是呼吸受限还是腿部不适，并不存在可以将两者进行区分的血流动力学或呼吸的指标。这些问题并没有得到解决，还需进一步研究[83]。

因此心肺运动试验（CPET）可以让我们更好地理解研究或临床条件下运动时呼吸困难的机制。CPET 也可以帮助临床医生识别某一疾病的患者在其明显的病理生理学的异常之外，是否存在其他的可以导致呼吸困难强度增加的潜在机制。

我们希望我们已经向读者说明了评估劳力性呼吸困难的重要性。因此，此章将主要介绍 CPET 的临床应用，以探索并解释许多心肺疾病中运动时呼吸困难的机制。

5.4.1　呼吸困难可被认为是一种呼吸努力的感觉

在通气量自发增加的过程中，运动皮质向呼吸肌传出的运动信号增加，同时将信号投射（中枢伴随放电）并通过皮质中间神经元传递给感觉/关联皮质，从而感知到为了增加通气的主观努力。也有可能是呼吸努力的感觉来自于感觉皮质和肌肉收缩的同时兴奋：许多肌肉受体向中枢神经系统提供关于肌肉的力和张力的反馈，来自这些受体的信息可能导致呼吸努力的感觉。出于临床目的，呼吸努力的程度用潮式呼吸的食管压（P_{oes}）与呼吸肌能产生的最大压力（P_{imax}）的比值表示。在健康个体中，呼吸努力与肺/胸壁的运动（即潮气量 V_T 与肺活量 V_C 的比例）相关，来自外周的本体感觉信息监测呼吸运动，并通过迷走神经、舌咽神经、脊神经和膈神经将信息传递至感觉皮质，进一步加工并整合，从而达到神经冲动与机械运动的协调，避免呼吸的不适感。

5.4.2　呼吸困难可被认为是一种气短的感觉

在一些临床和实验环境下，呼吸困难与呼吸努力之间的关系并不明显。如果正常的个体降低通气至化学驱动（CO_2）可感知的水平，呼吸困难的感觉会增加，而不会有呼吸努力的感觉[83,90]。同样的，在实验或临床条件下，当外周的牵张受体被抑制后，感觉皮质不能感知通气的反应。在这种情况下，呼吸困难被感知为一种气短的感觉，其强度取决于化学刺激驱动的水平与当前通气条件下肺的机械感受器的抑制信号之间的不匹配[83,90]。所以,当外周的传入反馈改变时,呼吸困难的强度也会增加并随之变化,吸气神经元的输出也会增加或保持稳定[83,90]。

5.4.3　正常非运动员个体活动时的呼吸困难

在运动中,呼吸与肌肉及心血管的需求密切相关。在健康的、非运动员个体中,运动对心血管及骨骼肌的挑战要大于其对呼吸系统的挑战。因此,引起健康个体运动中断的原因通常是四肢肌肉疲劳,高水平的运动员在运动时才可能会遇到呼吸受限[83]。健康个体的呼吸困难随着通气和呼吸肌收缩力的增加而增强;呼吸肌收缩力可以用潮式食管压力与最大压力的比值来测量。健康的青年人在其症状限制的运动高峰时通常将呼吸困难的强度评为"中度"或"严重"(图 5-5),描述为一种明显的呼吸"费力"或"沉重"的感觉。

在这部分人群中这种感觉并不产生威胁性,因为基于学习及经验,这种感觉是对锻炼的正常预期反应[83]。目前接受的理论

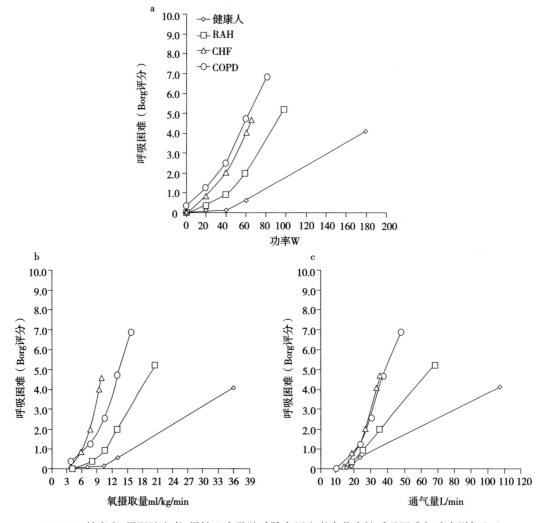

图 5-5　健康人、慢阻肺患者、慢性心衰及肺动脉高压患者中劳力性呼吸困难与功率增加(a)、氧气摄入(b)及分钟通气量(c)的关系。数据来自位于法国巴黎的作者们的实验室[83]

认为呼吸困难来自大脑预期与其接受的来自呼吸肌、肺、气道及胸壁的外周感受器传入信息间的不匹配。这种来自外周的传入信号可以使大脑能够评估其发送至呼吸肌的运动输出的有效性。当呼吸系统机械/肌肉的反应和呼吸中枢运动驱动的水平符合时，呼吸困难的强度直接和驱动的水平相关，被描述为强烈的呼吸努力或呼吸沉重感[83,90]。

5.4.4 心肺疾病中的呼吸困难

呼吸及心血管疾病患者经常在运动过程中感到呼吸受限，虽然四肢肌肉的疲劳也是运动受限的重要原因。对于呼吸困难和四肢肌肉疲劳各自的作用是否会受到测试条件的影响仍有争议。当与年龄匹配的对照者比较时，心肺疾病患者在给定的功率、氧摄入及分钟通气量水平下的呼吸困难强度明显增加（图 5-5）。在下文中我们会进一步讨论其潜在的机制。

5.4.5 COPD

COPD 患者在体力活动时经常用两类性质的词语来描述呼吸困难[2,91~93]。COPD 患者常用的一类描述词语指的是呼吸做功/呼吸努力增加（"呼吸需要更大力气"）。呼吸做功/用力感的增加与发送至呼吸肌的运动驱动增加及因运动过程中进行性的代谢和通气/灌注紊乱导致的中枢神经驱动增加（有化学刺激引起）有关。因此，运动时的呼吸做功/用力感增加部分反映了应对运动增加的通气需求。另外，任意通气水平下的呼吸肌做功也增加了，因为：①突然增加的内源性（弹性/阈值）机械负荷；②功能性的呼吸肌无力。这种呼吸机械/肌肉的异常部分是由于安静及运动时的动态过度通气，后者导致了 P_{imax} 的减低，或 $Peos/P_{imax}$ 的增加。因为这

种作用，要产生一个呼吸运动就需要更强的神经冲动或呼吸肌的电刺激。而且，因为边缘系统的激活，这种神经冲动可被感知为异常，产生不适的感觉。

另一类描述的词语代表的意思是吸气不满意。结构异常（慢性支气管炎及肺气肿）导致异常的生理过程，即呼气流速受限和动态肺过度充气，最终导致呼吸困难[94]。高肺容量下的呼吸会产生严重的后果。动态肺过度充气使得潮气量（V_T）只能在补吸气量范围内变化，并逐渐下降（即接近肺总量（TLC）和呼吸系统压力 - 容量曲线的上部非线形部分）。这种情况下吸气肌的弹性负荷很显著。随着肺的过度充气，在吸气开始时，吸气肌必须克服肺和胸壁的弹性回缩力，才能产生吸气气流。动态肺过度充气缩短了吸气肌肉的工作长度，从而影响了它们产生压力的能力。过度的弹性回缩力、肌肉收缩的阈值和阻抗负荷共同导致了功能性的肌肉无力，使得吸气肌在潮式呼吸时也不得不产生更大的力量。其结果就是食管压的比值（食管压比最大吸气压）对潮气量（V_T 占 TLC 或 V_C 的比值）的反应明显增加。肺过度充气的机械性后果是潮气量增加严重受限，胸腔扩张也明显减少（V_T 对 TLC 或 V_C 的反应减少或接近平台），即使患者能够产生接近最大的吸气动力输出（食管压比最大吸气压升高）。动态过度充气产生的神经机械或神经通气的不匹配是导致 COPD 患者呼吸困难强度和性质的重要原因[2,83,91~95]。

患者的生理活动导致了中枢神经系统呼吸冲动的增加与受损的呼吸机械/肌肉反应之间的不协调。这种不协调，以上我们称之为神经通气失调，被认为至少是吸气不满意的部分神经生理学基础。在临床中，神经通气失调的斜率（即做功比位移）更陡，相比正常个体向上移动。在任何呼吸做功条件下，更陡的斜率会导致更严重的呼吸困难。特别是，患者在运动中因潮气量增加受

限（因动态肺过度通气或已经明显减少的静息时吸气容量引起）而体验到无法忍受的呼吸困难[94]。这种呼吸困难的阈值似乎在当补吸气量（IRV）接近 0.5L 时出现。一旦 IRV 达到这种水平，做功－容量位移比（$Poes/P_{imax}$：V_T/V_C）急剧增加，呼吸困难强度也增加至不能忍受的水平[2,91~93]，无论应用何种运动测试方法（递增或稳定功率）[91]。另外，潮气量增加的明显受限也是患者的主诉从呼吸努力到吸气不满意的转折点[91]（图 5-6）。

COPD 患者运动时呼吸困难强度和性质的产生有不同的原因，并受到潮气量扩张机械限制的显著影响[91,92]。这些数据支持机械性限制在 COPD 患者呼吸困难产生中的中心地位[95]。

5.4.6　神经肌肉疾病

神经肌肉疾病（neuromuscular disease，NMD）患者表现为神经运动的输出增强，并且随着呼吸肌肉的努力而被感知，这也可能是神经肌肉疾病患者呼吸困难的主要机制[96]。呼吸困难程度每增加一单位与通气和动态弹性阻力之间的显著正相关关系影响了呼吸努力与位移之间的耦合[96]。

5.4.7　间质性肺疾病

与 COPD 的情况相似，限制性通气障碍患者的动态呼吸力学限制了间质性肺疾病（interstitial lung disease，ILD）患者通过增加通气来适应运动过程中的代谢增加[97]。间

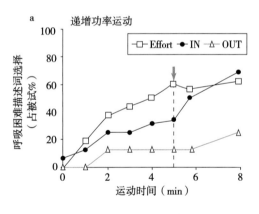

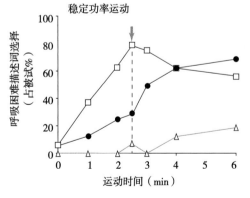

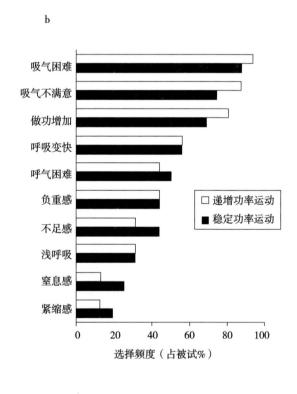

图 5-6　a. 在递增功率（INCR）及稳定功率（CWR）运动中呼吸困难描述词的选择：呼吸费力（Effort）、吸气不满意（IN）及呼气不满意（OUT）。灰色箭头代表潮气量与分钟通气量关系的转折点。b. 运动测试结束时呼吸困难描述词的选择[91]

质性肺疾病的特点之一是肺顺应性及肺容积的降低，以上特点主要造成以下两个后果：①呼吸肌需要产生更高的压力来达到给定的潮气量；②与健康受试者相比，间质性肺疾病患者静息时的肺总量及补吸气量常减低，因此在运动早期潮气量的增加即受到限制（反映减少的肺总量和补吸气量），导致只能通过增加呼吸频率来增加通气量。包括呼气气流受限在内的动态呼吸力学差异导致了间质性肺疾病患者显著的感知上的差异，即吸气困难 / 不足和浅快呼吸[97]。由于动态弹性阻力和传出神经冲动的增加，吸气困难 / 吸气不足有其神经生理学基础，使得患者能有意识地感知道呼吸驱动增加但呼吸系统的机械反映受到限制，例如当患者面临呼吸驱动增强时但潮气量并不能相应的增加[97]。反过来，也有人提出，与吸气努力指数相比，间质性肺疾病患者劳力性呼吸困难的强度与肺容量增加的机械限制关系更密切[97]。

5.4.8 慢性心力衰竭

关于慢性心力衰竭（chronic heart failure，CHF）患者的治疗干预研究表明，运动中表现的劳力性呼吸困难的缓解与过度通气需求的减少（继发于中枢驱动的减少）、呼吸力学和肌肉功能的改善以及运动过程中呼吸系统神经 – 机械偶联的增强是一致的。据报道，压力支持模式减少了潮式变化的吸气相胸内压压力 – 时间斜率，而不影响次最大的呼吸困难等级，但允许患者在不感觉明显的呼吸困难加重的情况下进行额外的锻炼[98]。由于一项在心肺运动试验中使用双心室起搏来增加心排血量的研究，对 CHF 患者劳力性呼吸困难机制的又有了新的认识[99]。Laveneziana 等人的研究表明，双心室起搏能在既定 V_E 和 VO_2 的情况下改善呼

吸困难强度，由于心脏起搏的激活，运动期间的呼吸困难 /V_E 斜率持续下降约 50%[99]。与非激活起搏模式相比，激活起搏能通过以下方式改善呼吸困难：①由于氧供、氧利用或两者均改善导致的代谢性酸中毒延迟出现（即持续增加无氧阈），和通过改善运动时的肺血流而减少生理无效腔，从而优化通气 – 血流比值（即改善 V_E/VO_2 斜率和比值）；②通过减少动态肺过度充气（反映在用力时增加吸气能力）或改善呼吸肌肉功能或两者共同作用改善动态肺容积，增加运动中的潮气量[99]。现有资料表明，通气需求增加、动态呼吸力学异常和呼吸肌肉功能障碍是引起严重心脏功能障碍患者劳力性呼吸困难的重要因素[99]。

5.4.9 肺动脉高压

劳力性呼吸困难目前是肺动脉高压（pulmonary arterial hypertension，PAH）患者的主要临床症状[100-102]。最近关于肺动脉高压的研究均表明一些肺动脉高压（高达 60%）患者可能表现出潮式呼吸范围内的呼气流量降低，从而可能促进运动诱导的动态肺过度充气（图 5-7）[100]。Laveneziana 等人首次研究了患有特发性和遗传性肺动脉高压的非吸烟年轻患者在接受症状限制的渐进性心肺运动试验中，潜在的动态肺过度充气诱导的机械限制对呼吸困难强度的影响。他们提出，在绝大多数特发性及 PAH 患者中，即使 FEV_1/FVC 能维持在正常范围内，患者仍然在 CPET 出现呼气流量降低[100]。当通气 / 血流比例失调叠加在原有的异常气道功能上时，将引起更严重的劳力性呼吸困难。尽管这些患者的呼吸困难是多因素造成的，但以上研究结果表明，PAH 患者[100]呼吸困难的机制不应该考虑为呼吸肌功能障碍或肺总量改变，而是通气需求增加[102]或异常的 TLC[100]。

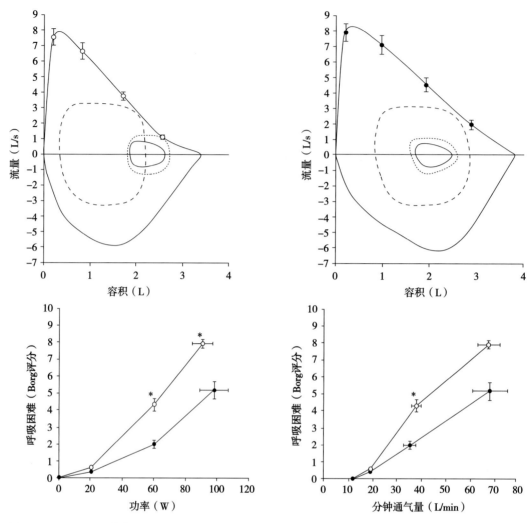

图 5-7　上图：肺动脉高压（PAH）伴运动诱发高血压（PAH-H；n=15，年龄 40 ± 11 岁；左上图）与无高血压（PAH-NH；n=10，年龄 35 ± 13 岁；右上图）的患者的最大及潮气呼气流速 – 容积环（实线表示）。流速 – 容积环分别表示早期锻炼（小虚线）和峰值锻炼（虚线）时的情况。左上图中呼气力量的降低提示动态肺过度充气存在。下图：PAH-H（空心圆圈）和 PAH-NH（实心圆圈）患者在进行增量蹬车运动时随着功率增加（左下图）或分钟通气量增加（右下图）劳力性呼吸困难的程度变化（使用 Borg 量表评定）。分别显示在静息状态、20w、60w 及峰值运动量时的数据，PAH-H 比 PAH-NH * $p < 0.05$ [100]

5.4.10　肥胖

　　神经驱动增加被认为是肥胖和消瘦受试者呼吸困难增加的共同原因[103]。然而，不同的潜在机制可能影响肥胖受试者的呼吸困难。肥胖受试者的运动能力在使用去脂体重矫正后，与正常体重健康人相比是受损的[104]，但如果只使用理想预计体重的百分比来表达，那么无论是"肺过度充气"还是"肺低通气"的肥胖患者的运动表现相似[105]。在"肺过度通气者"中，动态肺过度充气与吸气储备容积降低共同增加呼吸肌负荷、呼吸驱动和对呼吸不适的感受[105]。相反，"肺低通气者"的静息状态下呼气末肺容量（EELV）与呼吸困难指数成负相关：EELV 越低，Borg 呼吸困难评分越高[105]。锻炼时，低静息 EELV

有三个重要的后果：①降低呼气储备容积；②动态气道受压；③气道跨壁压改变引起的气道受压。因此，由于上气道机械感受器传入活动引起的呼吸中枢驱动传导至呼吸肌改变也可能导致肥胖受试者呼吸困难。

5.4.11 哮喘

从运动诱发性支气管痉挛到体育锻炼，哮喘患者主要有以下三种呼吸困难的定性描述：①胸部紧缩感；②呼吸做功 / 努力增加（需要更多的肌肉做功 / 努力来保持呼吸）；③吸气不足（无法吸入足够的气体）[106-108]。最近有试验通过研究乙酰甲胆碱激发试验中感觉 – 机械关系[108-110] 使我们能从强度[107, 111, 112] 和质量[107, 109, 113] 两个方面来评估从轻微支气管痉挛到严重肺过度充气范围内的生理变化引起的感觉[107, 108]。包括与肺过度充气相关的呼吸肌负荷及活动在内的机械因素[108, 114]，被认为会影响哮喘发作急性支气管痉挛时呼吸困难的感知[108, 115]。除此以外，肺过度充气对呼吸困难强度和质量的影响也已被纳入哮喘患者蹬车训练的评估中[106]。呼吸困难的语言是监测急性哮喘患者使用支气管扩张剂后反应时呼吸困难整体评估的一个有力补充[116]。

许多用来描述支气管哮喘特征的词语表明不同病理生理机制可能起作用，因此可以通过不同症状来区分识别其可能的机制[113]。基于气道阻塞和动态肺过度充气在乙酰甲胆碱激发试验呼吸困难的对比效应，以及先前的研究发现[108, 109]，在短时间运动中，肺容积的增加似乎并不是影响严重哮喘患者运动限制和呼吸困难强度的关键因素[117]，Laveneziana 与合作者[107] 已经假设，无论呼吸困难强度的总体评分如何，哮喘患者在短周期运动和乙酰甲胆碱激发试验中可能使用不同的词来描述呼吸困难（图 5-8）。在乙酰甲胆碱激发试验中，以 IC 降低为测量指标来反映的气道阻塞及动态肺过度充气与呼吸困难的相关性最好[108]。胸闷是在吸入乙酰甲胆碱后最常见的呼吸困难（68%）[107]。在短程踏车锻炼中，V_E 是预测呼吸困难最好的指标，而呼吸做功 / 用力增加是最常被报告的描述语言（72%）[107]。有 8 名患者在踏车锻炼中出现 IC 降低，有趣的是，这 8 名患者在激发试验中表现出相似程度的过度充气，但是他们对呼吸困难的描述在踏车锻炼和激发试验中并不相同：在激发试验中，60% 表现为胸闷，10% 表现为吸气用力，30% 表现为呼气用力；而在蹬车锻炼中，90% 表现为吸气用力，10% 表现为胸闷（图 5-8）[107]。

最近，Laveneziana 等人[106] 认为，在静息状态和运动中存在呼气流量受限可能解释了在一组轻症哮喘患者在进行高强度持续踏车运动中观察到的 IC（例如动态肺过度充气）显著减少的现象。呼气流量受限程度与运动中 IC 降低量（表示为预测 TLC 的 %）呈显著相关（$r=-0.82$, $p=0.04$）[106]。但是，由于缺乏基于食管压来源的测量数据，因此做着无法排除其他机械因素对动态肺过度充气的影响。

在同一个研究中，对哮喘患者呼吸困难进行定性甚至定量的评估（$n=16$）[106]。研究者发现即使是稳定的轻症哮喘患者在运动过程中可能感受到明显的潮气量增加受限[106]。他们发现在 37.5% 的被试者中，潮气量增加受限是在显著减少的吸气储备容积下存在动态肺过度充气造成的，这表明存在一个点，患者可能出现突然增加的呼吸困难强度以及从呼吸做功 / 用力增加转变至吸气困难 / 不足[106]。相反，62.5% 的被试者在保留吸气储备容积时潮气量增加进入平台，这并不标志着伴有严重感官后果的机械事件。其推论是，即便是在稳定的轻症哮喘患者中，通过治疗性干预措施来有效延迟在低吸气储备容积下潮气量受限的出现，可能在理论上减少运

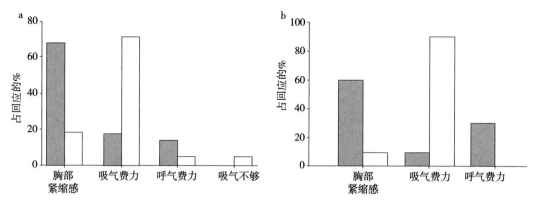

图 5-8　乙酰甲胆碱诱导的呼吸困难描述词（灰色柱）和心肺运动试验（白色柱）的选择（图 a）。
b. 显示指标，但仅限于在测试结束时具有相似程度肺过度充气受试者[107]

动过程中伴随的呼吸困难。即便仍需要更大样本量的研究来证实以上结论，但这些发现的临床意义是，通过询问患者在运动后出现的呼吸困难性质，我们可以判断是否达到临界吸气储备容积（从做功 / 用力转变至吸气困难 / 不足），即发现哮喘患者发生运动相关严重容量受限的可能[106]。

5.4.12　干预措施对呼吸困难的影响

有效改善劳力性呼吸困难是针对心肺疾病患者最具挑战性的治疗目标之一。传统上用于改善心肺疾病劳力性呼吸困难的方法有：①降低通气需求（通过减少呼吸驱动）；②改善通气能力；③改善呼吸力学指标（通过降低机械负荷）；④增加衰弱或无效呼吸肌的功能强度；⑤解决呼吸困难相关的情绪问题以及⑥以上因素的任意组合。值得注意的是，因为不同疾病之间存在明显差异，这些干预措施的选择应当基于其特定疾病本身的病理生理特点而开展。然而，有时需要联合应用多种干预手段来达到附加甚至协同的效应。

这些干预措施中的一部分包括支气管扩张剂、氧疗、氦氧混合气、运动锻炼、双心室起搏（尤其针对心衰患者）、呼吸肌锻炼、生物反馈技术、无创通气、肺减容手术以及内镜技术等，也包括以上方法的多种组合形式。上述策略被证明对心肺疾病患者具有有益的感官影响。在部分患者中，阿片类药物（口服或吸入）可降低呼吸驱动并改善患者因呼吸困难产生的负面情绪。最近有研究表明，吸入呋塞米可以通过改变肺部迷走神经受体的传入输入来调节呼吸感觉。心理咨询、认知 / 行为调整和抗焦虑药物对慢性呼吸困难的情感方面有积极影响。

5.4.13　小结

呼吸困难是一种多方面的症状，涉及生理、心理和环境等各个因素的相互作用。对呼吸困难的理解必须从多学科出发，从多个维度来分析。虽然机械因素是引起呼吸困难的重要因素，但呼吸困难的确切机制仍不清楚。研究呼吸困难这个症状的方法之一就是明确其性质的主要定性维度，从而来解释可能的潜在神经生理机制。用来描述限制性和阻塞性通气障碍患者呼吸困难的定性描述词具有很高的相似性，提示它们可能具有一些共同的潜在机制。

5.5　结论

静息状态下的功能测量并不能够总是提

供准确的诊断和合理的严重程度的分类。心肺运动试验作为静息功能检测的补充,在运动能力、运动受限的生物学机制的综合评价方面提供有用的信息。

（于歆　译）

参考文献

1. Whipp BJ, Wagner PD, Agusti A. Determinants of the physiological systems responses to muscular exercise in healthy subjects. In: European respiratory monograph. United Kingdom: European Respiratory Society; 2007. p. 30–4.

2. O'Donnell DE, et al. Qualitative aspects of exertional breathlessness in chronic airflow limitation: pathophysiologic mechanisms. Am J Respir Crit Care Med. 1997;155(1):109–15.

3. Wagner PD. Determinants of maximal oxygen transport and utilization. Annu Rev Physiol. 1996;58:21–50.

4. Mador MJ, Kufel TJ, Pineda L. Quadriceps fatigue after cycle exercise in patients with chronic obstructive pulmonary disease. Am J Respir Crit Care Med. 2000;161(2 Pt 1):447–53.

5. Roca J, et al. Guidelines for interpretation. In: Roca J, Whipp BJ, editors. European respiratory monograph. United Knigdom: European Respiratory Society; 1997. p. 88–114.

6. Killian KJ. Limitation to muscular activity in chronic obstructive pulmonary disease. Eur Respir J. 2004;24(1):6–7.

7. Palange P, et al. Recommendation on the use of exercise testing in clinical practice. Eur Respir J. 2007;29:185–209.

8. ATS Committee on Proficiency Standards for Clinical Pulmonary Function Laboratories. ATS statement: guidelines for the six-minute walk test. Am J Respir Crit Care Med. 2002;**166**(1):111–7.

9. Singh SJ, et al. Development of a shuttle walking test of disability in patients with chronic airways obstruction. Thorax. 1992;47(12):1019–24.

10. Revill SM, et al. The endurance shuttle walk: a new field test for the assessment of endurance capacity in chronic obstructive pulmonary disease. Thorax. 1999;54(3):213–22.

11. Troosters T, et al. Physiological responses to the 6-min walk test in patients with chronic obstructive pulmonary disease. Eur Respir J. 2002;20(3):564–9.

12. Onorati P, et al. Non-invasive evaluation of gas exchange during a shuttle walking test vs. a 6-min walking test to assess exercise tolerance in COPD patients. Eur J Appl Physiol. 2003;89(3–4):331–6.

13. Rice AJ, et al. Pulmonary gas exchange during exercise in highly trained cyclists with arterial hypoxemia. J Appl Physiol. 1999;87(5):1802–12.

14. Richardson RS, et al. Determinants of maximal exercise VO2 during single leg knee-extensor exercise in humans. Am J Phys. 1995;268(4 Pt 2):H1453–61.

15. Saltin B, Calbet JA, Wagner PD. Point: in health and in a normoxic environment, VO2 max is limited primarily by cardiac output and locomotor muscle blood flow. J Appl Physiol. 2006;100:744–8.

16. Ekblom B, Hermansen L. Cardiac output in athletes. J Appl Physiol. 1968;25(5):619–25.

17. Grimby G, Nilsson NJ, Saltin B. Cardiac output during submaximal and maximal exercise in active middle-aged athletes. J Appl Physiol. 1966;21(4):1150–6.

18. Mitchell JH, Sproule BJ, Chapman CB. The physiological meaning of the maximal oxygen intake test. J Clin Invest. 1958;37(4):538–47.

19. Saltin B. Circulatory response to submaximal and maximal exercise after thermal dehydration. J Appl Physiol. 1964;19:1125–32.

20. Koskolou MD, et al. Cardiovascular responses to dynamic exercise with acute anemia in humans. Am J Phys. 1997;273(4 Pt 2):H1787–93.

21. Stenberg J, Ekblom B, Messin R. Hemodynamic response to work at simulated altitude, 4,000 m. J Appl Physiol. 1966;21(5):1589–94.

22. Roach RC, et al. Arterial O2 content and tension in regulation of cardiac output and leg blood flow during exercise in humans. Am J Phys. 1999;276(2 Pt 2):H438–45.

23. Ekblom B, Wilson G, Astrand PO. Central circulation during exercise after venesection and reinfusion of red blood cells. J Appl Physiol. 1976;40(3):379–83.

24. Krip B, et al. Effect of alterations in blood volume on cardiac function during maximal exercise. Med Sci Sports Exerc. 1997;29(11):1469–76.

25. Torre-Bueno JR, et al. Diffusion limitation in normal humans during exercise at sea level and simulated altitude. J Appl Physiol. 1985;58(3):989–95.

26. Gledhill N, Froese AB, Dempsey JA. Ventilation to perfusion distribution during exercise in health. In: Dempsey JA, Reed CE, editors. Muscular exercise and the lung. Wisconsin: University of Wisconsin; 1977. p. 325–44.

27. Powers SK, et al. Effects of incomplete pulmonary gas exchange on VO2 max. J Appl Physiol. 1989;66(6):2491–5.

28. O'Donnell DE, Ofir D, Laveneziana P. Patterns of cardiopulmonary response to exercise in lung diseases. In: European respiratory monograph. United Kingdom: European Respiratory Society; 2007. p. 69–92.

29. Lakatta EG, Levy D. Arterial and cardiac aging: major shareholders in cardiovascular disease enterprises: Part I: aging arteries: a "set up" for vascular disease. Circulation. 2003a;107(1):139–46.

30. Lakatta EG, Levy D. Arterial and cardiac aging: major shareholders in cardiovascular disease enterprises: Part II: the aging heart in health: links to heart disease. Circulation. 2003b;107(2):346–54.

31. Marcinek DJ, et al. Reduced mitochondrial coupling in vivo alters cellular energetics in aged mouse skeletal muscle. J Physiol. 2005;569(Pt 2):467–73.

32. DeLorey DS, Paterson DH, Kowalchuk JM. Effects of ageing on muscle O2 utilization and muscle oxygenation during the transition to moderate-intensity exercise. Appl Physiol Nutr Metab. 2007;32(6):1251–62.

33. DeLorey DS, Babb TG. Progressive mechanical ventilatory constraints with aging. Am J Respir Crit Care Med. 1999;160(1):169–77.

34. Stathokostas L, et al. Longitudinal changes in aerobic power in older men and women. J Appl Physiol. 2004;97(2):781–9.

35. Coggan AR, et al. Histochemical and enzymatic comparison of the gastrocnemius muscle of young and elderly men and women. J Gerontol. 1992;47(3):B71–6.

36. Russell JA, et al. Effects of aging on capillary geometry and hemodynamics in rat spinotrapezius muscle. Am J Physiol Heart Circ Physiol. 2003;285(1):H251–8.

37. Taylor BJ, Johnson BD. The pulmonary circulation and exercise responses in the elderly. Semin Respir Crit Care Med. 2010;31(5):528–38.

38. Turner JM, Mead J, Wohl ME. Elasticity of human lungs in relation to age. J Appl Physiol. 1968;25(6):664–71.

39. Walsh J, et al. Structural change of the thorax in chronic obstructive pulmonary disease. J Appl Physiol. 1992;72:1270–8.

40. Tolep K, et al. Comparison of diaphragm strength between healthy adult elderly and young men. Am J Respir Crit Care Med. 1995;152(2):677–82.

41. Johnson BD, Badr MS, Dempsey JA. Impact of the aging pulmonary system on the response to exercise. Clin Chest Med. 1994;15(2):229–46.

42. Johnson BD, et al. Flow limitation and regulation of functional residual capacity during exercise in a physically active aging population. Am Rev Respir Dis. 1991;143(5 Pt 1):960–7.

43. Johnson BD, et al. Mechanical constraints on exercise hyperpnea in a fit aging population. Am Rev Respir Dis. 1991;143(5 Pt 1):968–77.

44. Harms CA, et al. Respiratory muscle work compromises leg blood flow during maximal exercise. J Appl Physiol. 1997;82(5):1573–83.

45. Aliverti A, et al. Human respiratory muscle actions and control during exercise. J Appl Physiol. 1997;83(4):1256–69.

46. Vogiatzis I, et al. Respiratory kinematics by optoelectronic plethysmography during exercise in men and women. Eur J Appl Physiol. 2005;93(5–6):581–7.

47. Vogiatzis I, et al. Chest wall volume regulation during exercise in COPD patients with GOLD stages II to IV. Eur Respir J. 2008;32(1):42–52.

48. Gallagher C. Exercise limitation and clinical exercise testing in chronic obstructive pulmonary disease. Clin Chest Med. 1994;15(2):305–26.

49. American Thoracic Society; American College of Chest Physicians. ATS/ACCP Statement on cardiopulmonary exercise testing. Am J Respir Crit Care Med. 2003;167(2):211–77.

50. Harms CA. Does gender affect pulmonary function and exercise capacity? Respir Physiol Neurobiol. 2006;151(2–3):124–31.

51. Wasserman K, et al. Exercise testing and interpretation: an overview. In: Weinberg WR, editor. Principles of exercise testing and interpretation. Baltimore, PA: Lippincott Williams & Wilkins; 2005. p. 1–9.

52. Dillard TA, Piantadosi S, Rajagopal KR. Prediction of ventilation at maximal exercise in chronic airflow obstruction. Am Rev Respir Dis. 1985;132:230–5.

53. Laveneziana P, Parker CM, O'Donnell DE. Ventilatory constraints and dyspnea during exercise in chronic obstructive pulmonary disease. Appl Physiol Nutr Metab. 2007;32(6):1225–38.

54. MacIntyre NR. Mechanisms of functional loss in patients with chronic lung disease. Respir Care. 2008;53(9):1177–84.

55. Levison H, Cherniack RM. Ventilatory cost of exercise in chronic obstructive pulmonary disease. J Appl Physiol. 1968;25(1):21–7.

56. MacIntyre NR, Leatherman NE. Mechanical loads on the ventilatory muscles. A theoretical analysis. Am Rev Respir Dis. 1989;139(4):968–73.

57. Casaburi R, et al. Reductions in exercise lactic acidosis and ventilation as a result of exercise training in patients with obstructive lung disease. Am Rev Respir Dis. 1991;143(1):9–18.

58. O'Donnell DE. Exercise limitation and clinical exercise testing in chronic obstructive pulmonary disease. In: Weisman I, Zeballos R, editors. Progress in respiratory research. Basel: Karger; 2002. p. 138–58.

59. West JB. State of the art: ventilation-perfusion relationships. Am Rev Respir Dis. 1977;116(5):919–43.

60. Agusti A, Cotes J, Wagner P. Responses to exercise in lung diseases. In: European respiratory monograph. UK: ERS Journals; 1997. p. 32–50.

61. Hyatt RE. Expiratory flow limitation. J Appl Physiol. 1983;55(1 Pt 1):1–7.

62. Martinez FJ, et al. Lung-volume reduction improves dyspnea, dynamic hyperinflation, and respiratory muscle function. Am J Respir Crit Care Med. 1997;155(6):1984–90.

63. O'Donnell DE, Revill S, Webb K. Dynamic hyperinflation and exercise intolerance in COPD. Am J Respir Crit Care Med. 2001;164:770–7.

64. Ferrazza A, et al. Cardiopulmonary exercise testing in the functional and prognostic evaluation of patients with pulmonary diseases. Respiration. 2009;77:3–17.

65. Naeije R. Pulmonary hypertension and right heart failure in chronic obstructive pulmonary disease. Proc Am Thorac Soc. 2005;2(1):20–2.

66. Agusti AG, et al. Hypoxic pulmonary vasoconstriction and gas exchange during exercise in chronic obstructive pulmonary disease. Chest. 1990;97(2):268–75.

67. Agusti AG, et al. Mechanisms of gas-exchange impairment in idiopathic pulmonary fibrosis. Am Rev Respir Dis. 1991;143(2):219–25.

68. D'Alonzo GE, et al. Comparison of progressive exercise performance of normal subjects and

patients with primary pulmonary hypertension. Chest. 1987;92(1):57–62.

69. Dantzker DR, D'Alonzo GE. The effect of exercise on pulmonary gas exchange in patients with severe chronic obstructive pulmonary disease. Am Rev Respir Dis. 1986;134(6):1135–9.

70. Dantzker DR, et al. Pulmonary gas exchange during exercise in patients with chronic obliterative pulmonary hypertension. Am Rev Respir Dis. 1984;130(3):412–6.

71. Janicki JS. Influence of the pericardium and ventricular interdependence on left ventricular diastolic and systolic function in patients with heart failure. Circulation. 1990;81(2 Suppl):III15–20.

72. Dempsey JA, Harms CA, Ainsworth DM. Respiratory muscle perfusion and energetics during exercise. Med Sci Sports Exerc. 1996;28(9):1123–8.

73. Gosselink R, Troosters T, Decramer M. Peripheral muscle weakness contributes to exercise limitation in COPD. Am J Respir Crit Care Med Sci Sports Exerc. 1996;153(3):976–80.

74. Hamilton AL, et al. Muscle strength, symptom intensity, and exercise capacity in patients with cardiorespiratory disorders. Am J Respir Crit Care Med. 1995;152(6 Pt 1):2021–31.

75. Bernard S, et al. Peripheral muscle weakness in patients with chronic obstructive pulmonary disease. Am J Respir Crit Care Med. 1998;158(2):629–34.

76. Serres I, et al. Impaired skeletal muscle endurance related to physical inactivity and altered lung function in COPD patients. Chest. 1998;113(4):900–5.

77. Booth F, Gollnick P. Effects of disease on the structure and function of skeletal muscle. Med Sci Sports Exerc. 1983;15(5):415–20.

78. Coyle EF, et al. Effects of detraining on responses to submaximal exercise. J Appl Physiol. 1985;59(3):853–9.

79. Mainguy V, et al. Peripheral muscle dysfunction in idiopathic pulmonary arterial hypertension. Thorax. 2010;65(2):113–7.

80. Vogiatzis I, Zakynthinos S. Factors limiting exercise tolerance in chronic lung diseases. Compr Physiol. 2012;2(3):1779–817.

81. Johnson B. ATS/ACCP Statement on cardiopulmonary exercise testing. Am J Respir Crit Care Med. 2003;167(2):211–77.

82. Puente-Maestu L, et al. Use of exercise testing in the evaluation of interventional efficacy: an official ERS statement. Eur Respir J. 2016;47(2):429–60.

83. Laviolette L, Laveneziana P. Dyspnoea: a multidimensional and multidisciplinary approach. Eur Respir J. 2014;43(6):1750–62.

84. Banzett RB, O'Donnell CR. Should we measure dyspnoea in everyone? Eur Respir J. 2014;43(6):1547–50.

85. Gronseth R, et al. Predictors of dyspnoea prevalence: results from the BOLD study. Eur Respir J. 2014;43(6):1610–20.

86. Nishimura K, et al. Dyspnea is a better predictor of 5-year survival than airway obstruction in patients with COPD. Chest. 2002;121(5):1434–40.

87. Abidov A, et al. Prognostic significance of dyspnea in patients referred for cardiac stress testing. N Engl J Med. 2005;353(18):1889–98.

88. Ho SF, et al. Dyspnoea and quality of life in older people at home. Age Ageing. 2001;30(2):155–9.

89. Hayton C, et al. Barriers to pulmonary rehabilitation: characteristics that predict patient attendance and adherence. Respir Med. 2013;107(3):401–7.

90. Parshall MB, et al. An official American Thoracic Society statement: update on the mechanisms, assessment, and management of dyspnea. Am J Respir Crit Care Med. 2012;185(4):435–52.

91. Laveneziana P, et al. Evolution of dyspnea during exercise in chronic obstructive pulmonary disease: impact of critical volume constraints. Am J Respir Crit Care Med. 2011;184(12):1367–73.

92. Laveneziana P, et al. Does expiratory muscle activity influence dynamic hyperinflation and exertional dyspnea in COPD? Respir Physiol Neurobiol. 2014;199:24–33.

93. O'Donnell DE, Hamilton AL, Webb KA. Sensory-mechanical relationships during high-intensity, constant-work-rate exercise in COPD. J Appl Physiol. 2006;101(4):1025–35.

94. Guenette JA, Webb KA, O'Donnell DE. Does dynamic hyperinflation contribute to dyspnoea during exercise in patients with COPD? Eur Respir J. 2012;40(2):322–9.

95. Hudson AL, Laveneziana P. Do we "drive" dyspnoea? Eur Respir J. 2015;45(2):301–4.

96. Lanini B, et al. Perception of dyspnea in patients with neuromuscular disease. Chest. 2001;120(2):402–8.

97. O'Donnell DE, Chau LK, Webb KA. Qualitative aspects of exertional dyspnea in patients with interstitial lung disease. J Appl Physiol. 1998;84(6):2000–9.

98. O'Donnell DE, et al. Ventilatory assistance improves exercise endurance in stable congestive heart failure. Am J Respir Crit Care Med. 1999;160(6):1804–11.

99. Laveneziana P, et al. Effect of biventricular pacing on ventilatory and perceptual responses to exercise in patients with stable chronic heart failure. J Appl Physiol. 2009;106(5):1574–83.

100. Laveneziana P, et al. Dynamic respiratory mechanics and exertional dyspnoea in pulmonary arterial hypertension. Eur Respir J. 2013;41(3):578–87.

101. Laveneziana P, et al. Mechanisms of exertional dyspnoea in pulmonary veno-occlusive disease with EIF2AK4 mutations. Eur Respir J. 2014;44(4):1069–72.

102. Laveneziana P, et al. Inspiratory muscle function, dynamic hyperinflation and exertional dyspnoea in pulmonary arterial hypertension. Eur Respir J. 2015;45(5):1495–8.

103. DeLorey DS, Wyrick BL, Babb TG. Mild-to-moderate obesity: implications for respiratory mechanics at rest and during exercise in young men. Int J Obes. 2005;29(9):1039–47.

104. Ofir D, et al. Ventilatory and perceptual responses to cycle exercise in obese women. J Appl Physiol. 2007;102(6):2217–26.

105. Romagnoli I, et al. Role of hyperinflation vs. deflation on dyspnoea in severely to extremely obese subjects. Acta Physiol (Oxford). 2008;193(4):393–402.

106. Laveneziana P, et al. Tidal volume inflection and its sensory consequences during exercise in patients with stable asthma. Respir Physiol Neurobiol. 2012;185(2):374–9.

107. Laveneziana P, et al. Mechanisms of dyspnoea and its language in patients with asthma. Eur Respir J. 2006;27(4):742–7.

108. Lougheed MD, Fisher T, O'Donnell DE. Dynamic hyperinflation during bronchoconstriction in asthma: implications for symptom perception. Chest. 2006;130(4):1072–81.

109. Moy ML, et al. Quality of dyspnea in bronchoconstriction differs from external resistive loads. Am J Respir Crit Care Med. 2000;162(2 Pt 1):451–5.

110. Lougheed MD, et al. Breathlessness during acute bronchoconstriction in asthma. Pathophysiologic mechanisms. Am Rev Respir Dis. 1993;148(6 Pt 1):1452–9.

111. Ottanelli R, et al. Do inhaled corticosteroids affect perception of dyspnea during bronchoconstriction in asthma? Chest. 2001;120(3):770–7.

112. Ottanelli R, et al. Perception of bronchoconstriction and bronchial hyper-responsiveness in asthma. Clin Sci (Lond). 2000;98(6):681–7.

113. Killian KJ, et al. Symptom perception during acute bronchoconstriction. Am J Respir Crit Care Med. 2000;162(2 Pt 1):490–6.

114. Gorini M, et al. Chest wall hyperinflation during acute bronchoconstriction in asthma. Am J Respir Crit Care Med. 1999;160(3):808–16.

115. Filippelli M, et al. Overall contribution of chest wall hyperinflation to breathlessness in asthma. Chest. 2003;124(6):2164–70.

116. Moy ML, et al. Language of dyspnea in assessment of patients with acute asthma treated with nebulized albuterol. Am J Respir Crit Care Med. 1998;158(3):749–53.

117. Barreiro E, et al. Dyspnoea at rest and at the end of different exercises in patients with near-fatal asthma. Eur Respir J. 2004;24(2):219–25.

第 6 章　　　肢体肌肉功能评估

Roberto A. Rabinovich, Kim-Ly Bui, André Nyberg,
Didier Saey, and François Maltais

6.1 COPD 患者的肢体肌肉功能障碍：一个临床相关的课题

肢体肌肉功能障碍在 COPD 中很常见，并且是导致其发病和死亡的重要原因。肢体肌肉功能障碍几种表现包括肌肉萎缩和虚弱、肌肉疲劳的易感性、机体氧化能力降低和线粒体功能障碍。根据所使用的标准，多达 1/3 的 COPD 患者表现出某种形式的肌肉功能障碍，包括萎缩和虚弱[1]。虽然在病程后期肌肉萎缩和虚弱的程度更大，但重要的是要认识到肌肉功能障碍也可能在早期疾病中发生[1,2]。典型的 COPD 患者在进入呼吸康复计划时已经失去了约 30% 的肌肉质量和力量[3]。肢体肌肉功能障碍的一个重要特点是它服从治疗，最有效的方法是运动训练[4-7]。可以说，肌肉功能障碍最坏的后果是它对预期寿命的负面影响。大腿中段横截面积减少[8]，去脂肪质量降低[9]，股四头肌肌力减退[10]和股四头肌纤维减少[11]等参数是 COPD 患者死亡率的预测指标。除了对生存的负面影响外，肢体肌肉功能障碍还会导致 COPD 患者运动不耐受和生活质量的下降。例如，股四头肌力量是运动能力的重要决定因素[12]。腿部过早疲劳会降低支气管扩张剂增强运动耐量的功效[13,14]。肢体肌肉功能与 COPD 相关临床结果之间存在的联系强调了临床医生在评估 COPD 患者时应仔细监测身体成分和肌肉功能的重要性，特别是在呼吸康复治疗之前，其中一个目标是预防和改善肢体肌肉功能。

6.2 评估肌肉质量和身体成分

根据研究人群，17%~35% 的 COPD 患者存在体重减轻[15-19]，并且与慢性呼吸系统疾病如 COPD 的死亡率有关[8,20]。然而，仅评估体重或体重指数（body mass index, BMI）不足以量化这些人群中不同的身体成分，并且不能够提供有关身体成分变化或脂肪分布的信息[9]。肌肉质量减少是该人群体重减轻的主要原因[16]，与肌肉力量[3,21,22]和运动耐量[16,23,24]有关，与气道阻塞程度无关[25]。因此，与体重或 BMI 相比，肌肉萎缩是健康相关生活质量[26]和生存率[8]的更好预测指标[23]。

身体成分的两种模型提供了更准确的方法来评估慢性病如 COPD 对不同身体成分的影响，特别是对肌肉质量的影响。该模型将体重分为去脂肪质量（fat-free mass, FFM）和脂肪质量（fat mass, FM）。反过来，FFM 可以分为细胞内成分（包括肌肉质量、骨矿物质和其他代谢组织）和细胞外液。在临床稳定的患者中，FFM 通常被用作肌肉质量的替代物。这些患者中有 18%~36% 存在 FFM 丢失，6%~21% 的体重正常患者可见明显改变[15-17]。去脂肪质量指数（fat-free mass index，FFMI）低于 $16kg/m^2$（男性）或 $15kg/m^2$（女性），COPD 死亡率会增加约 2 倍[9,27,28]。其他适用于 COPD 的临界值也已经建立起来了（表 6-1）。

表 6-1 用于 COPD 的 FFMI 临界值

研究	解释	男性（ kg/m^2 ）	女性（ kg/m^2 ）
Schols et al.[16]	根据大都市健康保险，FFM 应 <90% 理想体重	<16	<15
Vestbo et al.[143]	哥本哈根市心脏研究中 FFM 的 10%	<17.1	<14.6
Coin et al.[144]	在 60~69 岁年龄段人群中 10% 的 FFM	<17.8	<14.6

有许多技术可用来估计身体成分。这些方法都没有实际测量 FM；真正衡量它的唯一直接方法是剖析和化学分析体内组织。因此，估算 FM（FFM 同理）的技术是通过间接定义并基于 FM 和其他可以精确测量的因素之间的关系（表 6-2）。许多人认为氧化氘或氧 -18 标记的水稀释技术是目前的黄金标准。这种方法用于估计总体内水（total body water，TBW），并且需要在同位素施用之前和之后对生物液体（血液，唾液或尿液）进行取样。FFM 由等式 TBW/0.73 计算。这些技术只在高度专业化的实验室使用导致了这些技术的受限。

在其他测试范围内，测量皮褶厚度是估量 FM 百分比的最常用测试之一。该方法简单，无创且价格经济；然而，与其他方法相比，它通常会高估 FFM[29,30]。该方法基于皮褶厚度与脂肪组织中的增益成比例的假设。皮褶厚度的准确评估取决于适当的皮褶部位的识别，用卡尺测量皮褶并选择足够的方程式将测量结果转换成脂肪组织的比例。

表 6-2 用于评估身体成分（FM/FFM）和肌肉质量的常用方法

氘稀释
皮褶厚度
静水称重
排气体积描记术
生物电阻抗分析
双光能 X 线吸收测定法
CT 检查
磁共振成像
超声

基于密度测量法估计身体组成的两种常用方法是静水称重（或水下称重）和气体排出体积描记法（例如 BodPod）。这些方法比测量皮褶厚度更准确，并且长期以来被认为是用于估计 FM 和身体组成的金标准。因此，它们被用作验证其身体组成方法的标准方法。然而，最近使用解剖学和化学模型的研究结果强调了光密度测定的局限性。物体的密度定义为其质量与体积的比率（质量 / 体积 = 密度）。该方法通过评估水的位移（基于阿基米德原理）或空气（依赖于波义耳定律的物理学）并随后计算体密度来测量身体的体积。脂肪组织的密度远小于肌肉（或骨骼）的密度，假设为 0.9kg/L。使用不同的方程式将脂肪密度转换成脂肪 / 无脂肪组织的百分比[31]。

到目前为止，已描述的方法都需要特殊设备和专业实验室来操作。两个合理的折中方法是生物电阻抗分析（bioelectrical impedance analysis，BIA）和双光能 X 线吸收测定法（dual-energy X-ray absorptiometry，DEXA）。BIA 基于通过 FFM 的电流比 FM 更高的电导率这一原理进行测量[32]。通过测量两个电极之间的电压，它可以确定电阻抗（或与通过人体组织的电流流动相反）来估算 TBW。当需要纵向评估时，建议在相同的流体平衡条件下，在一天的同一时间进行 BIA 测量。虽然存在多频分析仪，但大多数 BIA 设备使用 50kHz 的单频电流。BIA 是一种低成本、非侵入性、快速的、不需要患者配合的方法。BIA 的准确性已经通过 COPD 中氘稀释评估的全身水分进行了验证[33]。用 BIA 获得的 FFM 低于在 COPD 患者中使用 DEXA 获得的 FFM，尤其是在男性人群中[29,30,34]。在使用 BIA 阻抗估算 FFM 时，使用现存所研究的群体中验证的方程式，并对制造商提供的内置方程式保持谨慎是非常重要的[29,34]。

依次的，DEXA 扫描基于两种不同能量的 X 线衰减的比较，测量总体成分和脂肪含量。与 BIA 相似，该方法不需要患者配合，并且被认为是评估 COPD 患者 FFM 中有效、可靠、安全和非侵入性技术[30,35]。然而，该方法比 BIA 更昂贵且更难以获得。与其他技术（如氘稀释）相比，DEXA 测出的 FFM 更高[36]。重要的是需要注意 DEXA 结果可能因不同的商业设备而有所差异，这在进行纵向评估时显得尤为重要。

下肢在运动中起主要作用，占体内大部分肌肉组织。测量大腿围是一种简单而廉价的方法，但它可能无法准确反映局部肌肉质量[8]。通过计算机断层扫描（CT 扫描），磁共振成像（MRI）和超声波（US）[8,37,38]（表 6-2）等成像技术可以直接估算 COPD 患者特定区域肌肉质量，使用这些技术量化肌肉量可得出相关结果（如力量和生存率）[8,38]。CT 扫描和 MRI 技术可以提供额外的信息，如肌肉脂肪浸润，这可能会影响肌肉的表现[39-41]。此外，由于区域和全身肌肉质量之间的相关性较差，直接测量大腿肌肉质量可能更妥当，并且结果可能对与治疗干预相关的反映（如运动训练）更敏感[38]。

6.3　肌肉力量评估

肢体肌肉力量，定义为肌肉的用力能力，当与年龄匹配的对照组相时在 COPD 患者中明显降低[1]切最常通过最大自主收缩来评估。可以通过便携式装置（例如应变仪和手持式测力计），更复杂的评估系统为等速肌力测试或称重机[42]来进行肌肉力量的评估。肌肉或其运动神经的电或磁刺激是另一种测量肌肉力量的方法，可不需要患者配合[43]。

收缩速度、收缩类型、关节角度位置和肌肉长度是肌肉力量的重要决定因素[35]。肌肉力量评估方式、技术（静态或动态）和设备必须根据其优势和局限以及所需信息进行选择[44,45]。静态测试确保肌肉长度和关节角度在整个收缩期间保持相同，因此被称为"等长收缩"。一些日常生活活动依赖于等长力量，例如携带杂货袋。然而，仅在用于测试的特定角度评估肌肉功能，这限制了其在其他功能活动中的适用性。等速（固定运动速度）和等张（运动期间应用于肌肉的固定阻力）测试是动态技术，可通过描述整个运动范围内和（或）不同速度下的肌肉功能来更好地反映功能活动。表 6-3 列出了常用于评估 COPD 患者肢体肌力的不同静态和动态策略。

肌肉力量评估值可以表示为基于性别和体重为健康受试者建立的参考值的百分比。对于使用应变仪[46]，手持式测力计[47]，等速肌力测试[48]和等张量测量、等长肌力测量，这些正常值是可用的（尽管尚未被广泛接受）[49]。为保证患者单次最大肌力纵向评估的精确性，应从第 1 次开始使用相同的设备和评估办法[50][51]。另一个需要考虑的重要因素是否应提供视觉和（或）口头反馈。使用一种或两种形式的反馈可显著增加各种群体中的峰值扭矩，具有不同的收缩类型（向心、离心、等长）[52~58]。如果提供，反馈应在频率和强度上保持一致，在此基础上再进行肌肉力量的纵向评估。

目前已经使用对周围神经的超大电流或磁刺激来以被动的方式评估肌肉力量[59]。测试结果表明 COPD 患者的股四头肌出现抽搐降低，该方法对健康人群使用可以获得正常值（尽管只报告了一个小的健康受试者样

表6-3　用于评估COPD患者肢体肌力、耐力和易疲劳的策略

测试设备	1. 应变计或手持系统	2. 程控测试系统	3. 最大负荷	4. 手柄量规	5. 电或磁神经刺激
收缩类型	等长	等长和等速	等张	等长	等长
测试设备图片					
COPD患者测试肢体肌力的姿势 [42,77,145]	膝关节和髋关节屈曲90°，肘关节屈曲90°	等长：肘关节屈曲90°，膝关节屈曲60°~120°；等速：膝关节屈曲90°至全膝关节伸展	在COPD中没有很好地描述	研究弓头弯曲90°，手臂不支持	膝盖和臂部弯曲90°
测试强度 [42,72]	执行3次MVC，每次持续3~5秒，尝试之间至少休息30秒。用手测量强度的最高值	执行3~5MVC（等长：3秒）每次收缩持续3秒，尝试之间1~2分钟休息。用于测量强度的最高值	在COPD研究中没有很好地描述。遵循ACSM建议+使用节拍器并控制开始和停止位置	执行3MVC，每次尝试之间至少持续3秒和30秒休息。用于测量强度的最高值	放松肌肉中100%刺激，刺激物输出的三次刺激。用于测量强度的最高值
测试时长 [49,77,96,97]	测量一组中可以维持的60%~80%MVC收缩的时间（仅在COPD中使用应变仪进行）	等长：以前没有用于COPD。等速：测量从1组30MVC在60°/s或90°/s下进行的总工作量	重执行的重复次数。一组动态收缩，在MVC的30%~40%直到疲劳收缩周期6~12收缩	之前没有在COPD中完成。应变计程序可能是可行的	一组重复的磁刺激使用一系列冲动，在MVC的20%~30%，直到力减少70%~80%
结果算法 [77,93,146]	计算并测量EMG中值频率和（或）均方根随时间的变化。在特定活动之前和之后测量肌肉力量	速度：测量一组30MVC在60°/s或90°/s下随时间下降的力的斜率	计算并测量EMG中值频率和（或）均方根随时间的变化。在特定活动之前和之后测量肌肉力量	无结果	测量特定肌肉活动前后的肌肉力量
优势 [62,69,72,147-149]	结果有效，可靠且可重复。易于使用、便携时，时间效率高且价格低廉	结果有效，易于标准化。可以测试不同的速度和角度	在整个运动范围内评估肌肉功能。可以使用可用设备执行	易于使用，易于标准化	受外部因素影响较小。比MVC的评估更低的日常变化
不足 [42,70,150,151]	仅以一个角度测量。标准化测试模式对于有效性和可靠性至关重要	低可用性。需要昂贵的设备。需要熟悉设备操作	标准化比等长测量更耗时且更难	仅测量手部力量	更多被使用在研究领域。需要经验丰富员的设备变化

本）[38]。磁刺激是相对非侵入性的，可获得更高的峰值扭矩并且相比于电刺激疼痛更少（平均比视觉模拟量表平均低约5个点），因为它避免刺激皮肤伤害感受器[60]。刺激输出需要缓慢增加，直到获得的抽搐力在减少之前达到峰值[35]，以确保最大，从而得到可靠的测量[61]，与最大自主收缩相比，日常变化更少[62]。刺激可以施加在休息的肌肉（未加强的抽搐）或最大自主收缩（加强抽搐）后几秒钟。然而，后者仍然需要患者的充分配合，而前者需要20分钟完全放松被测试的肌肉才能完成测试，这对于一些患者来说可能是困难的[35]。

6.3.1　徒手测试

Wright 等人首先于 1912 年描述了徒手肌力测试[63]。它允许从"完全没有收缩"到"正常"的肌肉力量的收缩能力进行快速和无需使用工具的定性评估。英国医学研究理事会（Medical Research Council, MRC）评分主要用于重症患者（12 个肌群评分的总和[64,65]）并将强度范围用 5 分制，从无可见或明显的收缩（0 分）到可对抗完全阻力正常的肌肉收缩（5 分）。然而，这种类型的测试取决于主观检查者的评级，因此观察者间的可靠性可能存在一些问题[66]。与手持式测力计相比，对肌肉无力的患者也无法提供准确的测试结果[67]。

6.3.2　静态测量：等长肌肉力量测试

等长强度评估提供固定关节角度肌肉功能的信息，肌肉长度没有任何变化。美国运动生理学家协会建议至少进行 3 次收缩测试，间隔 1 分钟休息，每次收缩持续 4~5 秒，并在第 1 秒内完全发力以达到扭矩"平台"[68]。

可以使用手持式测力计（例如 Medup™，MicroFET™）测量等长强度。这些设备便携，易于使用且价格相对便宜，可以在床边使用[48,69]。然而，它们需要对肢体和受试者姿势进行严格的标准化，以便给出可靠的结果[42,48,70]。结果还取决于受试者的技能和力量：如果受试者没有足够的力量将肢体测试保持在固定位置，测出的结果可能偏低[71]。

等距扭矩是另一种可靠、有效且可重复的静态肌肉力量测量方法[72,73]，可从计算机测力计（例如 Biodex™，Cybex™ 或 Kin-Com™）获得。然而，这些系统主要用于动态强度评估[42]和科学研究，因为它们的成本和相对复杂性限制了它们在临床中的广泛可用性。

6.3.3　动态测量：等速强度测试

等速强度评估应确保在最大收缩期间和整个关节运动范围内的固定角速度下进行测试。该程序安全可靠，并且在多个角速度下有效。在 COPD 研究中，60°/s 是用于股四头肌强度评估的最常用的角速度[42]，而在 90°/s 的向心收缩期间获得的强度测量与诸如定时测试相似。在临床中也常会使用蹬楼梯等功能测试以及 30 秒的从坐到站测试[74]。

6.3.4　动态测量：等张强度测试

等张强度测试是在测试负荷不变的情况下对肌肉功能进行评估的方式。它可以使用液压阻力装置，适用于重量机器的力传感器平台或单次最大负荷（one-repetition maximum, 1RM）测试[42]。1RM 指的是在整个可用运动范围内仅能完成一次的最大重量，并且是 COPD 患者使用的最常见的等张力量测量，即使它不是纯粹的等张运动[42]。美国运动医学学院推荐了一种标准化的程序[49]，但在 COPD 研究中并不总能获得有关姿势、热身、试验次数、运动速度、休息时间和熟练程度的信息[42]。节拍器也可用于设置运动的速度和幅度[44]，各种训练系统可用于等张测试

（计算机的动态测量仪、体育馆设备、自由重量、滑轮系统、弹力带）[42,44]，便于在各种环境中进行评估。在定位患者并给出适当的指令之后，应用随机初始负荷（接近预估最大值）并且在患者执行一次重复之后增加或减少。该方法必须反复尝试才能找到最佳负荷，以致肌肉疲劳，从而低估真正的最大负荷。内部测试的可靠性尚未针对 COPD 患者进行研究，但发现 1RM 对呼吸康复有应用价值，并且与该群体中的 30 秒和 1 分钟的坐立测试相关[75]。对于 COPD 患者，这也是一种安全且耐受良好的方法[76]。

6.4 肌肉耐力评估

肢体肌肉耐力是指肌肉随着时间的推移维持或重复特定的任务的能力[49]。它反映了执行少量次极量最大收缩任务次数（例如 15~20 次）的能力，比如完成爬上一组楼梯或骑自行车以及步行一段距离所需要肌肉重复收缩的次数。即使使用两种类型的任务来评估肌肉的耐力质量，显然，不同的评估方法可能也不能完全评估肌肉的性能[49,77]。在对 COPD 患者的研究中，用执行任务的强度评估肢体肌肉耐力是高度可变的，持续时间可以从 1 分钟到 20 分钟，根据任务进行不同的选择[78,79]。肢体耐力评估测试中引起的肌肉疲劳是可逆的。在一个特定的任务中，减少肌肉产生的力，即可以减少这种肌肉疲劳[80,81]。目前并没有数据支持确定对 COPD 患者进行肌肉耐力评估的最佳方法。此外，肌肉耐力的临床相关性尚未确立。

肢体肌肉耐力可以用非自主和自主以及用静态（等长）或动态（等速、等张）等不同策略进行持续或重复次数的评估[77]（表6-3）。此外，进行所有评估最重要的是要使用标准化条件，包括常数、运动速度、固定姿势、在测试前对设备的熟悉度。在进行第 1 次评估时，需进行预热[49,51]。是否提供视觉或言语反馈也应纳入考虑范围。

6.4.1 非自主性措施

在对 COPD 患者评估中，采用非自主性措施评估肢体肌肉耐力的方法主要是通过重复刺激一块放松的肌肉进行等长收缩。一项具有参考意义的方案应包括 20%~30%MVC 的刺激强度，频率为 30Hz，Rabinovich 等人认为占空比为 0.4（2 秒开，3 秒关）[82]，直到肌肉力量减少 70%~80% 为止[82-84]。在 MVC 中减少到这个程度，然后测量肌肉耐力，在此期间，较短的时间内达到目标下降程度，这就相当于所涉及肌肉的耐力能力的降低[82]。另一种方法是在完成特定任务（如步行或骑自行车）后测量肌力[13,82,85]。使用这种方法，通过测量特定任务中发生的肌肉收缩能力下降来量化肌肉疲劳的程度[86]。对于 COPD 患者肢体肌肉内膜非自主性评估的一个局限性是，除了股四头肌外[77]，它们不能轻易应用于其他肌肉。最后，这项方法的可靠度（信度）有待证实。

6.4.2 静态肌肉耐力评估

肢体肌肉耐力可以通过持续的收缩来评估，在此期间，患者需要保持指定强度的 MVC，直到精疲力竭[78]。在 COPD 患者中，一次试验就足以获得有效的评估，其强度与单个 MVC 的 50%~80% 相对应[62,78,87,88]。张力感受器[77]或手持式动力计已被用于对抗肌肉收缩过程中[88]。

6.4.3 动态肌肉耐力评估：等速与等张

在最大收缩时和整个关节运动范围内以固定角速度进行等速耐力测试和疲劳评估。肢体肌肉耐力等速评估常用于评估 COPD 患者的股四头肌耐力[77]，但它也被用于其他肌群,如肱三头肌[89]、三角肌前束和三角肌后束[89,90]。在对 COPD 患者研究中,角速度范围很广,从 60°/s 到 300°/s 都是可以的,形成 25~30N 的最大收缩[89-93]。等速肌肉耐力测试的结果可以表示为过程中总的做功,因为存在疲劳指数(如前 10 次和最后 10 次的做功肯定是不同的,肌肉工作能力肯定是下降的)[91,94]。高信度的 T 检验法已经报道了在角速度为 90°/s 和 180°/s 时总的做功具有意义[91,93,95],而工作疲劳指数只有在角速度为 90°/s 时才认为是有意义的[91]。因此,等速评估推荐使用角速度为 90°/s 评估 COPD 患者的肌肉耐力和疲劳。

评估肢体四肢肌肉耐力评估的另一个常用方法是进行外部负荷恒定的测试(即等张收缩测试)。在 COPD 患者中,外界负荷相当于 10%~50% 的单个 MVC 强度[79,96-98]。使用这种方法,肢体肌肉耐力可以通过不断重复收缩直到不能完成收缩[77,98]。测试中需要控制运动的范围和速度,以尽量减少测试中的变量,例如使用节拍器[44]。等张收缩测试相对于等长和等速测试技术的一个优点是,它可以使用多种设备进行,如弹性阻力带[98]、运动平台[79,96,97]/长椅或滑轮系统[99]。等张四肢肌肉耐力评估针对的是股四头肌,但其他肌肉群,包括腘绳肌、肩、胸、肱二头肌和上背部肌肉也可以进行测试[77,98,99]。基于所有以上原因,我们更倾向于使用等张收缩而不是等速或者等长技术来评估肌肉耐力。

6.4.4　四肢肌肉耐力测试替代方法

在进行动态或静态测量时监测表面肌电图(electromyography,EMG)是量化 COPD 患者肌肉疲劳的一种替代方法[78,79]。然而,肌电图测量肌肉疲劳的可行性和临床应用目前来说还不是完全可靠,因为该设备需要专业知识并且该过程比标准方法更耗时。与上述静态和动态测试程序相比,EMG 是否提供了

额外的信息也是不确定的[100]。肢体肌肉耐力也可以通过功能测试来评估,不管是否有外部负荷,比如仰卧起坐和上楼梯或踮脚[99,101]。然而,谨慎使用功能测试作为肢体肌肉力量或耐力的替代。虽然这些测试可能与肌肉的力量或耐力性质有关,但其结果比较特殊,并不适用于其他条件。

6.5　四肢肌肉训练

呼吸康复是一种多学科、循证和综合的方法,用于促进患者对疾病更好地自我管理,减轻症状和医疗负担,优化功能状态,增加日常生活活动的参与[102]。虽然呼吸康复的范围可能会因医疗系统、资源、人员或环境等因素的不同而有所不同,但单独的运动训练被认为是呼吸康复的关键[102,103]。在康复背景下的运动训练也被认为是提高四肢肌肉力量和耐力的最佳和最有效的手段[102]。参与康复计划的 COPD 患者的"常规"运动模型主要包括:有氧/耐力训练和力量/阻力训练以及这两种训练方式的结合[35,102,104]。连续或间歇有氧训练可以提高肌肉有氧能力[7],而特异性阻力训练比全身有氧训练更有可能改善肌肉质量、力量和功能[6,105]。

6.6　呼吸康复的肌力训练/有氧训练

有氧训练可能是 COPD 患者最常见的运动方式。这种训练方式的主要目的是提高有氧运动能力,因为有氧运动是许多日常任务的一部分,可以提高健康状况和体质。在健康受试者中有氧训练的一般指南也适用于肺损伤患者。运动训练的频率、持续时间和强度非常重要。即使 COPD 患者运动训练的最佳强度仍然存在争议,与低强度(最大工作效率低于 50%)相比,高强度(最大工作效

率 >60%）训练可以获得更好的生理学效应和肌肉训练的反应以及次级量运动耐力的改善[106,107]。一般建议有氧训练包括每周 3 次的持续 20~30 分钟的训练课程，为期 8~12 周。然而，与低强度运动项目相比，高强度训练项目的这些额外的生理益处并不一定会转化为生活质量的额外获益[107]，高强度训练的目标并不能在所有患者身上实现[108]。因此，训练强度应个体化。在大多数残疾患者中，间隔训练，即在 2~3 分钟的高强度训练中穿插较低强度的运动甚至休息时间，可以使患者达到足够的训练刺激[109,110]。根据美国胸科学会（American Thoracic Society，ATS）和欧洲呼吸学会（European Respiratory Society，ERS）的最后建议[102]，表6-4 总结了连续和间歇耐力训练的最佳特征。

表 6-4 持续和间歇耐力训练的最佳特征

	持续耐力训练	间歇耐力训练
频率	3~4 次 / 周	3~4 次 / 周
模式	持续	间歇
		运动 30 秒，休息 30 秒
		运动 20 秒，休息 40 秒
强度	开始 60%~70% 的最大功率	开始 80%~100% 的最大功率（前 3~4 组）
持续时间	最开始 3~4 组为 10~15 分钟	最开始 3~4 组为 10~15 分钟
进阶	● 每次增加 5%~10% 强度	● 每次增加 5%~10% 强度
	● 尝试 80%~90% 的基线功率	● 尝试 150% 的基线功率
	● 尝试训练时间达到 30~40 分钟	● 尝试训练时间达到 45~60 分钟（包括休息时间）
自感用力度	Borg 疲劳指数 4~6 分	Borg 疲劳指数 4~6 分

有氧训练的主要生理反应是心血管和肢体肌肉系统的结构变化；这带来了运输和利用氧气的能力和运动能力的提高[111]。有氧运动，无论是间歇运动还是持续运动，都可以增加所有纤维类型的肌肉横截面积[7,112~114]，并减少 Ⅱ 型纤维在股四头肌中的比例[7,113,114]。研究者发现，在慢阻肺患者接受有氧训练后，可以出现代谢适应，如股四头肌氧化能力的增加以及运动诱导乳酸产生的减少。从功能上来说，COPD 患者[4,6,104,105,111,115~119]在有氧训练后能持续提高肌肉的力量和耐力[7,35,113]。所有这些积极的肌肉适应都为提升运动耐受量，减轻呼吸困难（如降低特定工作负载中对呼吸机的依赖）和腿部疲劳感觉，并且提升呼吸康复之后的健康相关的生活质量[102,103,120]。

6.7 抗阻肌肉训练

目前 ATS/ERS 推荐在呼吸康复中肌力训练的频率为 4 组，每组 6~12 次，强度为 1RM 的 50%~85%，每星期 2~3 天[102,121]。然而，考虑到患者的肢体肌肉功能障碍，不仅会导致肌肉无力，而且还会降低耐力或增加肌肉疲劳。因此，根据患者的具体要求调整肌力训练方案非常重要。通过使用相对较大的重量（1RM 的 60%~70%）和少量重复次数（通常是 5~8 次）的抗阻训练方案[122,123]，可以增加肌肉的总量和力量。相反，四肢肌肉抗疲劳的能力可以通过使用相对较小的重量（1RM 的 45%~65%）和高重复次数（通常是 15~25 次）的训练策略得到最大限度的提高。美国运动医学院[124]总结出肌力训练方案的具体标准，如表 6-5。

在 COPD 患者中，阻力训练对内在肌肉变化的影响很少被研究[125]，对于中度或重度 COPD 但是肌力正常的患者来说，抗阻训练增加了肌肉 IGF-1 的表达，以及 IGF-1 系

表 6-5　抗阻训练的最佳方案

	肌力	肌耐力	耐力
负荷	80%~100% 的 1RM	70%~85% 的 1RM	30%~80% 的 1RM
次数	1~3 组，每组 8 次	3 组，每组 8~12 次	1~3 组，每组 20~30 次
组间休息	2~3 分钟	1~2 分钟	1 分钟
频率	4~6 次/周	2~4 次/周	2~4 次/周
进阶	2%~10% 强度	初学者：60%~70% 强度	
期望效果	提高肌肉总量和肌力以及骨密度	肥厚，改善肌肉量和力量和骨密度	改善肌肉氧化能力和毛细血管化
		提高肌耐力和运动能力	提高肌耐力和运动能力

统其他组分的表达还有其他肌源性调节因子的表达[126]。COPD 患者接受抗阻训练后，大腿中部的 CSA 增加，炎症减轻，卫星细胞受到刺激（卫星细胞可以维持肌肉的总量和肌肉纤维的再生）[127]。分别来自 O'Shead[122]，Puhan[128] 和 Lepsen[129] 发表的三篇综述证实，使用自由负重或运动器械进行的抗阻训练对 COPD 患者是可行的[4,6,105,122,128~132]。患者具有很高的依从性，几乎在干预期间没有发生不良事件。抗阻训练的耐受性也被认为优于有氧训练，因为抗阻训练减少了运动引起的呼吸困难，使更多的患者达到有针对性的运动强度，从而优化了训练效果。从功能上来说，与单独的有氧训练相比，抗阻训练结合有氧运动可以最大限度改善 COPD 患者四肢肌力和肌耐力[102,119,129,132]（图 6-1）。有趣的是，抗阻训练改善肌肉功能可能是提高日常生活活动能力的途径之一[122]，与有氧

训练相比，抗阻训练引起的肌肉功能的改善可以转化为一些日常生活的更好表现，以及健康相关生活质量的更大改善[6,133]。

因为在病情恶化和住院期间，肢体肌肉功能很可能受损，一些预防或应对病情恶化期间肌肉损伤的干预措施已经成功践行[86,103,125]。而且在住院期间进行抗阻训练可以防止肢体肌肉功能的进一步恶化[125]。一项研究报道了在住院期间开始进行运动训练干预时，股四头肌力量和 6 分钟步行距离增加[125]。这与肌肉更高效的合成分解代谢平衡有关。出院后一个月，训练组的功能状态和肌力均保持良好。尽管抗阻训练对肌肉质量和力量的短期影响在慢阻肺中已得到公认，然而单独的抗阻训练或居家的维持训练的长期影响仍有待确定[134]。

6.7.1　神经肌肉电刺激肌力训练

神经肌肉电刺激（neuromuscular electrical stimulation, NMES）作为一种新型的康复治疗方法，在过去的 10 年里引起了临床医师的兴趣。由于 NMES 对通气需求和呼吸困难的影响有限，因此在晚期 COPD 患者中，NMES 似乎是一种很有前途的常规物理治疗的替代方法。尽管需要明确最佳参数（刺激频率、强度和持续时间），NMES 对严重的 COPD 卧床患者也依然有效[135~137]。现在已经证实，NMES 可以增加大腿肌肉量和 2 型纤维横截面积，降低 1 型纤维面积，改变 1 型肌纤维分布区域，降低肌肉氧化前刺激，有利于代谢平衡[137~139]。从功能上来说，与对照组相比，发现 COPD 患者中 NMES 训练导致股四头肌力量和耐力增加了 20%~30%[137,140~142]。在 NMES 之后，步行障碍的改善程度与肌肉强度的增加和对更高刺激强度的耐受能力有关，似乎也存在一定的 NMES 强度阈值，低于该阈值，此次干预的效果可能会降低[137]。

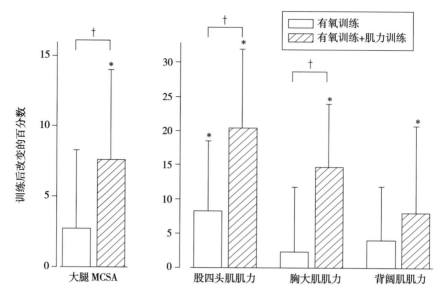

图 6-1　有氧训练组与有氧训练结合抗阻训练组训练前后的大腿肌肉中部横截面积（MCSA）、胸大肌及背阔肌肌力的对比。图中数值均为均数 ± 标准差百分比。结果显示具有统计学意义，有氧训练 + 抗阻训练的 MCSA 及其他三组肌力包括股四头肌有显著增强改善。可以看到，MCSA 股四头肌和胸大肌的变化大小和肌肉强度显著大于有氧运动组（* 每组治疗前后的 $p<0.05$；有氧训练和有氧训练 + 抗阻训练 $p<0.05$）[4]

6.8　总结

　　四肢肌肉功能障碍是 COPD 患者常见的一种临床全身表现，因为很大程度上影响到了临床结局，如运动能力、健康相关生活质量甚至生存。肌肉功能障碍评估与 COPD 患者密切相关，且可以通过多种方法来实践。COPD 相关并发症也可以通过运动训练成功治疗，这也是呼吸康复的基础。因此鼓励临床医生进行 COPD 患者的肌肉功能状况的评估。

（喻鹏铭　译）

参考文献

1. Seymour JM, Spruit MA, Hopkinson NS, Natanek SA, Man WD, Jackson A, Gosker HR, Schols AM, Moxham J, Polkey MI, Wouters EF. The prevalence of quadriceps weakness in COPD and the relationship with disease severity. Eur Respir J. 2010;36:81–8.
2. Shrikrishna D, Patel M, Tanner RJ, Seymour JM, Connolly BA, Puthucheary ZA, Walsh SL, Bloch SA, Sidhu PS, Hart N, et al. Quadriceps wasting and physical inactivity in patients with COPD. Eur Respir J. 2012;40:1115–22.
3. Bernard S, Leblanc P, Whittom F, Carrier G, Jobin J, Belleau R, Maltais F. Peripheral muscle weakness in patients with chronic obstructive pulmonary disease. Am J Respir Crit Care Med. 1998;158:629–34.
4. Bernard S, Whittom F, Leblanc P, Jobin J, Belleau R, Bérubé C, Carrier G, Maltais F. Aerobic and strength training in patients with COPD. Am J Respir Crit Care Med. 1999;159:896–901.
5. Sala E, Roca J, Marrades RM, Alonso J, Gonzalez de Suso JM, Moreno A, Barbera JA, Nadal J, de Jover L, Rodriguez-Roisin R, Wagner PD. Effects of endurance training on skeletal muscle bioenergetics in chronic obstructive pulmonary disease. Am J Respir Crit Care Med. 1999;159:1726–34.
6. Ortega F, Toral J, Cejudo P, Villagomez R, Sánchez H, Castillo J, Montemayor T. Comparison of effects of strength and endurance training in patients with chronic obstructive pulmonary disease. Am J Respir Crit Care Med. 2002;166:669–74.
7. Vogiatzis I, Terzis G, Nanas S, Stratakos G, Simoes DC, Georgiadou O, Zakynthinos S, Roussos C. Skeletal muscle adaptations to interval training in patients with advanced COPD. Chest. 2005;128:3838–45.
8. Marquis K, Debigaré R, LeBlanc P, Lacasse Y, Jobin J, Carrier G, Maltais F. Mid-thigh muscle cross-sectional area is a better predictor of mortality than body mass index in patients with COPD. Am J Respir Crit Care Med. 2002;166:809–13.

9. Schols AM, Broekhuizen R, Weling-Scheepers CA, Wouters EF. Body composition and mortality in chronic obstructive pulmonary disease. Am J Clin Nutr. 2005;82:53–9.

10. Swallow EB, Reyes D, Hopkinson NS, Man WD, Porcher R, Cetti EJ, Moore AJ, Moxham J, Polkey MI. Quadriceps strength predicts mortality in patients with moderate to severe chronic obstructive pulmonary disease. Thorax. 2007;62:115–20.

11. Patel MS, Natanek SA, Stratakos G, Pascual S, Martinez-Llorens J, Disano L, Terzis G, Hopkinson NS, Gea J, Vogiatzis I, et al. Vastus lateralis fiber shift is an independent predictor of mortality in chronic obstructive pulmonary disease. Am J Respir Crit Care Med. 2014;190:350–2.

12. Hamilton AL, Killian KJ, Summers E, Jones NL. Muscle strength, symptom intensity and exercise capacity in patients with cardiorespiratory disorders. Am J Respir Crit Care Med. 1995;152:2021–31.

13. Saey D, Debigaré R, LeBlanc P, Mador MJ, Côté C, Jobin J, Maltais F. Contractile leg fatigue after cycle exercise: a factor limiting exercise in patients with COPD. Am J Respir Crit Care Med. 2003;168:425–30.

14. Deschênes D, Pepin V, Saey D, LeBlanc P, Maltais F. Locus of symptom limitation and exercise response to bronchodilation in chronic obstructive pulmonary disease. J Cardiopulm Rehabil Prev. 2008;28:208–14.

15. Engelen MPKJ, Schols AMWJ, Baken WC, Wesseling GJ, Wouters EFM. Nutritional depletion in relation to respiratory and peripheral skeletal muscle function in out-patients with COPD. Eur Respir J. 1994;7:1793–7.

16. Schols AMWJ, Soeters PB, Dingemans MC, Mostert R, Frantzen PJ, Wouters EFM. Prevalence and characteristics of nutritional depletion in patients with stable COPD eligible for pulmonary rehabilitation. Am Rev Respir Dis. 1993;147:1151–6.

17. Eid AA, Ionescu AA, Nixon LS, Lewis-Jenkins V, Mathews SB, Griffiths TL, Shale DJ. The inflammatory response and body composition in chronic obstructive pulmonary disease. Am J Respir Crit Care Med. 2001;164:1414–8.

18. Braun SR, Keim NL, Dixon RM, Clagnaz P, Anderegg A, Shrago ES. The prevalence and determinants of nutritional changes in chronic obstructive pulmonary disease. Chest. 1984;86:558–63.

19. Gray-Donald K, Gibbons L, Shapiro SH, Martin JG. Effect of nutritional status on exercise with chronic obstructive pulmonary disease. Am Rev Respir Dis. 1989;140:1544–8.

20. Schols AMWJ, Slangen J, Volovics L, Wouters EFM. Weight loss is a reversible factor in the prognosis of chronic obstructive pulmonary disease. Am J Respir Crit Care Med. 1998;157:1791–7.

21. Gosselink R, Troosters T, Decramer M. Peripheral muscle weakness contributes to exercise limitation in COPD. Am J Respir Crit Care Med. 1996;153:976–80.

22. Engelen MP, Schols AM, Does JD, Wouters EF. Skeletal muscle weakness is associated with wasting of extremity fat-free mass but not with airflow obstruction in patients with chronic obstructive pulmonary disease. Am J Clin Nutr. 2000;71:733–8.

23. Baarends EM, Schols AM, Mostert R, Wouters EF. Peak exercise response in relation to tissue depletion in patients with chronic obstructive pulmonary disease. Eur Respir J. 1997;10:2807–13.

24. Kobayashi A, Yoneda T, Yoshikawa M, Ikuno M, Takenaka H, Fukuoka A, Narita N, Nezu K. The relation of fat-free mass to maximum exercise performance in patients with chronic obstructive pulmonary disease. Lung. 2000;178:119–27.

25. Schols AMWJ, Mostert R, Soeters PB, Wouters EFM. Body composition and exercise performance in patients with chronic obstructive pulmonary disease. Thorax. 1991;46:695–9.

26. Mostert R, Goris A, Weling-Scheepers C, Wouters EFM, Schols AMW. Tissue depletion and health related quality of life in patients with chronic obstructive pulmonary disease. Respir Med. 2000;94:859–67.

27. Collins PF, Elia M, Stratton RJ. Nutritional support and functional capacity in chronic obstructive pulmonary disease: a systematic review and meta-analysis. Respirology. 2013;18:616–29.

28. van Wetering CR, Hoogendoorn M, Broekhuizen R, Geraerts-Keeris GJ, De Munck DR, Rutten-van Molken MP, Schols AM. Efficacy and costs of nutritional rehabilitation in muscle-wasted patients with chronic obstructive pulmonary disease in a community-based setting: a prespecified subgroup analysis of the INTERCOM trial. J Am Med Dir Assoc. 2010;11:179–87.

29. Steiner MC, Barton RL, Singh SJ, Morgan MD. Bedside methods versus dual energy X-ray absorptiometry for body composition measurement in COPD. Eur Respir J. 2002;19:626–31.

30. Lerario MC, Sachs A, Lazaretti-Castro M, Saraiva LG, Jardim JR. Body composition in patients with chronic obstructive pulmonary disease: which method to use in clinical practice? Br J Nutr. 2006;96:86–92.

31. Siri WE. Body composition from fluid spaces and density: analysis of methods. 1961. Nutrition. 1993;9:480–91; discussion 480, 492.

32. Lukaski HC, Johnson PE, Bolonchuk WW, Lykken GI. Assessment of fat-free mass using bioelectrical impedance measurements of the human body. Am J Clin Nutr. 1985;41:810–7.

33. Schols AMWJ, Wouters EFM, Soeters PB, Westerterp KR. Body composition by bioelectrical-impedance analysis compared with deuterium dilution and skinfold anthropometry in patients with chronic obstructive pulmonary disease. Am J Clin Nutr. 1991;53:421–4.

34. Rutten EP, Spruit MA, Wouters EF. Critical view on diagnosing muscle wasting by single-frequency bio-electrical impedance in COPD. Respir Med. 2010;104:91–8.

35. Maltais F, Decramer M, Casaburi R, Barreiro E, Burelle Y, Debigare R, Dekhuijzen PN, Franssen F,

Gayan-Ramirez G, Gea J, et al. An official American Thoracic Society/European Respiratory Society statement: update on limb muscle dysfunction in chronic obstructive pulmonary disease. Am J Respir Crit Care Med. 2014;189:e15–62.

36. Engelen MP, Schols AM, Heidendal GA, Wouters EF. Dual-energy X-ray absorptiometry in the clinical evaluation of body composition and bone mineral density in patients with chronic obstructive pulmonary disease. Am J Clin Nutr. 1998;68:1298–303.

37. Mathur S, Takai KP, Macintyre DL, Reid D. Estimation of thigh muscle mass with magnetic resonance imaging in older adults and people with chronic obstructive pulmonary disease. Phys Ther. 2008;88:219–30.

38. Seymour JM, Ward K, Sidhu PS, Puthucheary Z, Steier J, Jolley CJ, Rafferty G, Polkey MI, Moxham J. Ultrasound measurement of rectus femoris cross-sectional area and the relationship with quadriceps strength in COPD. Thorax. 2009;64:418–23.

39. Maddocks M, Shrikrishna D, Vitoriano S, Natanek SA, Tanner RJ, Hart N, Kemp PR, Moxham J, Polkey MI, Hopkinson NS. Skeletal muscle adiposity is associated with physical activity, exercise capacity and fibre shift in COPD. Eur Respir J. 2014;44:1188–98.

40. Robles PG, Sussman MS, Naraghi A, Brooks D, Goldstein RS, White LM, Mathur S. Intramuscular fat infiltration contributes to impaired muscle function in COPD. Med Sci Sports Exerc. 2015;47:1334–41.

41. Roig M, Eng JJ, MacIntyre DL, Road JD, Reid WD. Deficits in muscle strength, mass, quality, and mobility in people with chronic obstructive pulmonary disease. J Cardiopulm Rehabil Prev. 2011;31:120–4.

42. Robles PG, Mathur S, Janaudis-Fereira T, Dolmage TE, Goldstein RS, Brooks D. Measurement of peripheral muscle strength in individuals with chronic obstructive pulmonary disease: a systematic review. J Cardiopulm Rehabil Prev. 2011;31:11–24.

43. WDc M, Moxham J, Polkey MI. Magnetic stimulation for the measurement of respiratory and skeletal muscle function. Eur Respir J. 2004;24:846–60.

44. Nyberg A, Saey D, Maltais F. Why and how limb muscle mass and function should be measured in patients with COPD. Ann Am Thorac Soc. 2015;12(9):1269–77.

45. Saey D, Troosters T. Measuring skeletal muscle strength and endurance, from bench to bedside. Clin Invest Med. 2008;31:307–11.

46. Meldrum D, Cahalane E, Conroy R, Fitzgerald D, Hardiman O. Maximum voluntary isometric contraction: reference values and clinical application. Amyotroph Lateral Scler. 2007;8:47–55.

47. Andrews AW, Thomas MW, Bohannon RW. Normative values for isometric muscle force measurements obtained with hand-held dynamometers. Phys Ther. 1996;76:248–59.

48. Danneskiold-Samsøe B, Bartels EM, Bülow PM, Lund H, Stockmarr A, Holm CC, Wätjen I, Appleyard M, Bliddal H. Isokinetic and isometric muscle strength in a healthy population with special reference to age and gender. Acta Physiol. 2009;197:1–68.

49. Thompson WR, Gordon NF, Pescatello LS, et al. ACSM's guidelines for exercise testing and prescription. Philadelphia: Wolters Kluwer/Lippincott Williams & Wilkins; 2010.

50. Levinger I, Goodman C, Hare DL, Jerums G, Toia D, Selig S. The reliability of the 1RM strength test for untrained middle-aged individuals. J Sci Med Sport. 2009;12:310–6.

51. Wallerstein LF, Barroso R, Tricoli V, Mello MT, Ugrinowitsch C. The influence of familiarization sessions on the stability of ramp and ballistic isometric torque in older adults. J Aging Phys Act. 2010;18:390–400.

52. Andreacci JL, LeMura LM, Cohen SL, Ea U, Sa C, Von Duvillard SP. The effects of frequency of encouragement on performance during maximal exercise testing. J Sports Sci. 2002;20:345–52.

53. Peacock B, Westers T, Walsh S, Nicholson K. Feedback and maximum voluntary contraction. Ergonomics. 1981;24:223–8.

54. Kellis E. Resistive eccentric exercise: effects of visual feedback on maximum moment of knee extensors and flexors. J Orthop Sports Phys Ther. 1996;23(2):120–4.

55. Hald RD, Bottjen EJ. Effect of visual feedback on maximal and submaximal lsokinetic test measurements of normal quadricem—and hamstrings. J Orthop Sports Phys Ther. 1987;9:86–93.

56. Jung MC, Hallbeck MS. Quantification of the effects of instruction type, verbal encouragement, and visual feedback on static and peak handgrip strength. Int J Ind Ergon. 2004;34:367–74.

57. Amagliani RM, Peterella JK, Jung AP. Type of encouragement influences peak muscle force in college-age women. Int J Exerc Sci. 2015;3(4):165–73.

58. Campenella B, Mattacola CG, Kimura IF. Effect of visual feedback and verbal encouragement on concentric quadriceps and hamstrings peak torque of males and females. Isokinet Exerc Sci. 2000;8:1–6.

59. Man WDC, Soliman MGG, Nikoletou D, Harris ML, Rafferty GF, Mustfa N, Polkey MI, Moxham J. Non-volitional assessment of skeletal muscle strength in patients with chronic obstructive pulmonary disease. Thorax. 2003;58:665–9.

60. Han T-R, Shin H-I, Kim I-S. Magnetic stimulation of the quadriceps femoris muscle: comparison of pain with electrical stimulation. Am J Phys Med Rehabil. 2006;85:593–9.

61. Polkey MI, Kyroussis D, Hamnegard CH, Mills GH, Green M, Moxham J. Quadriceps strength and fatigue assessed by magnetic stimulation of the femoral nerve in man. Muscle Nerve. 1996;19:549–55.

62. CR J, Chen RC. Quadriceps strength assessed by magnetic stimulation of femoral nerve in patients with chronic obstructive pulmonary disease. Chin Med J. 2011;124:2309–15.

63. Wright W. Muscle training in the treatment of infan-

tile paralysis. Boston Med Surgery. 1912;167:567.

64. Hermans G, Clerckx B, Vanhullebusch T, Segers J, Vanpee G, Robbeets C, Casaer MP, Wouters P, Gosselink R, Van Den Berghe G. Interobserver agreement of Medical Research Council sum-score and handgrip strength in the intensive care unit. Muscle Nerve. 2012;45:18–25.

65. Hough CL, Lieu BK, Caldwell ES. Manual muscle strength testing of critically ill patients: feasibility and interobserver agreement. Crit Care. 2011;15:R43.

66. Frese E, Brown M, Norton BJ. Clinical reliability of manual muscle testing. Phys Ther. 1987;67:1072–6.

67. Bohannon RW. Measuring knee extensor muscle strength. Am J Phys Med Rehabil. 2001;80:13–8.

68. Brown L, Weir JP. ASEP procedures recommendation I: accurate assessment of muscular strength and power. J Exerc Physiol Online. 2001;4:1–21.

69. O'Shea SD, Taylor NF, Paratz JD. Measuring muscle strength for people with chronic obstructive pulmonary disease: retest reliability of hand-held dynamometry. Arch Phys Med Rehabil. 2007;88:32–6.

70. Bachasson D, Villiot-Danger E, Verges S, Hayot M, Perez T, Chambellan A, Wuyam B. Maximal isometric voluntary quadriceps strength assessment in COPD. Rev Mal Respir. 2014;31:765–70.

71. Visser J, Mans E, De Visser M, Van Den Berg-Vos RM, Franssen H, JMBV DJ, Van Den Berg LH, JHJ W, De Haan RJ. Comparison of maximal voluntary isometric contraction and hand-held dynamometry in measuring muscle strength of patients with progressive lower motor neuron syndrome. Neuromuscul Disord. 2003;13:744–50.

72. Vieira L, Bottaro M, Celes R, Viegas CA, Silva C. Isokinetic muscle evaluation of quadriceps in patients with chronic obstructive pulmonary disease. Rev Port Pneumol. 2010;16:717–36.

73. Mathur S, Makrides L, Hernandez P. Test-retest reliability of isomeric and isokinetic torque in patients with chronic obstructive pulmonary disease. Physiother Can. 2004;56:94–101.

74. Butcher SJ, Pikaluk BJ, Chura RL, Walkner MJ, Farthing JP, Marciniuk DD. Associations between isokinetic muscle strength, high-level functional performance, and physiological parameters in patients with chronic obstructive pulmonary disease. Int J Chron Obstruct Pulmon Dis. 2012;7:537–42.

75. Zanini A, Aiello M, Cherubino F, Zampogna E, Azzola A, Chetta A, Spanevello A. The one repetition maximum test and the sit-to-stand test in the assessment of a specific pulmonary rehabilitation program on peripheral muscle strength in COPD patients. Int J COPD. 2015;10:2423–30.

76. Kealin ME, Swank AM, Adams KJ, Barnard KL, Berning JM, Green A. Cardiopulmonary responses, muscle soreness, and injury during the one repetition maximum assessment in pulmonary rehabilitation patients. J Cardpulm Rehabil. 1999;19:366–72.

77. Ra E, Kaplovitch E, Beauchamp MK, Dolmage TE, Goldstein RS, Gillies CL, Brooks D, Mathur S. Is quadriceps endurance reduced in COPD? Chest. 2015;147:673.

78. Allaire J, Maltais F, Doyon JF, Noel M, Leblanc P, Carrier G, Simard C, Jobin J. Peripheral muscle endurance and the oxidative profile of the quadriceps in patients with COPD. Thorax. 2004;59:673–8.

79. Coronell C, Orozco-Levi M, Mendez R, Ramirez-Sarmiento A, Galdiz JB, Gea J. Relevance of assessing quadriceps endurance in patients with COPD. Eur Respir J. 2004;24:129–36.

80. Enoka RM, Duchateau J. Muscle fatigue: what, why and how it influences muscle function. J Physiol. 2008;1:11–23.

81. Bigland-Ritchie B, Furbush F, Woods JJ. Fatigue of intermittent submaximal voluntary contractions: central and peripheral factors. J Appl Physiol. 1986;61:421–9.

82. Swallow EB, Gosker HR, Ward KA, Moore AJ, Dayer MJ, Hopkinson NS, Schols AM, Moxham J, Polkey MI. A novel technique for nonvolitional assessment of quadriceps muscle endurance in humans. J Appl Physiol. 2007;103:739–46.

83. Man WD, Natanek SA, Riddoch-Contreras J, Lewis A, Marsh GS, Kemp PR, Polkey MI. Quadriceps myostatin expression in COPD. Eur Respir J. 2010;36:686–8.

84. Natanek SA, Gosker HR, Slot IG, Marsh GS, Hopkinson NS, Moxham J, Kemp PR, Schols AM, Polkey MI. Pathways associated with reduced quadriceps oxidative fibres and endurance in COPD. Eur Respir J. 2013;41:1275–83.

85. Rossman MJ, Venturelli M, McDaniel J, Amann M, Richardson RS. Muscle mass and peripheral fatigue: a potential role for afferent feedback? Acta Physiol (Oxford). 2012;206:242–50.

86. Burtin C, Saey D, Saglam M, Langer D, Gosselink R, Janssens W, Decramer M, Maltais F, Troosters T. Effectiveness of exercise training in patients with COPD: the role of muscle fatigue. Eur Respir J. 2012;40(2):338–44.

87. Zattara-Hartmann MC, Badier M, Guillot C, Tomei C, Jammes Y. Maximal force and endurance to fatigue of respiratory and skeletal muscles in chronic hypoxemic patients: the effects of oxygen breathing. Muscle Nerve. 1995;18:495–502.

88. Shah S, Nahar P, Vaidya S, Salvi S. Upper limb muscle strength & endurance in chronic obstructive pulmonary disease. Indian J Med Res. 2013;138:492–6.

89. Clark CJ, Cochrane LM, Mackay E, Paton B. Skeletal muscle strength and endurance in patients with mild COPD and the effects of weight training. Eur Respir J. 2000;15:92–7.

90. Nyberg A, Lindstrom B, Rickenlund A, Wadell K. Low-load/high-repetition elastic band resistance training in patients with COPD: a randomized, controlled, multicenter trial. Clin Respir J. 2015;9(3):278–88.

91. Ribeiro F, Lepine PA, Garceau-Bolduc C, Coats V, Allard E, Maltais F, Saey D. Test-retest reliability of lower limb isokinetic endurance in COPD: a comparison of angular velocities. Int J Chron Obs

Pulmon Dis. 2015;10:1163–72.

92. Malaguti C, Nery LE, Dal Corso S, Napolis L, De Fuccio MB, Castro M, Neder JA. Scaling skeletal muscle function to mass in patients with moderate-to-severe COPD. Eur J Appl Physiol. 2006;98:482–8.

93. Janaudis-Ferreira T, Wadell K, Sundelin G, Lindstrom B. Thigh muscle strength and endurance in patients with COPD compared with healthy controls. Respir Med. 2006;100:1451–7.

94. Pincivero DM, Lephart SM, Karunakara RA. Reliability and precision of isokinetic strength and muscular endurance for the quadriceps and hamstrings. Int J Sports Med. 1997;18:113–7.

95. Pincivero DM, Gear WS, Sterner RL. Assessment of the reliability of high-intensity quadriceps femoris muscle fatigue. Med Sci Sports Exerc. 2001;33:334–8.

96. Couillard A, Koechlin C, Cristol JP, Varray A, Prefaut C. Evidence of local exercise-induced systemic oxidative stress in chronic obstructive pulmonary disease patients. Eur Respir J. 2002;20:1123–9.

97. Couillard A, Maltais F, Saey D, Debigaré R, Michaud A, Koechlin C, LeBlanc P, Préfaut C. Exercise-induced quadriceps oxidative stress and peripheral muscle dysfunction in patients with COPD. Am J Respir Crit Care Med. 2003;167:1664–9.

98. Nyberg A, Saey D, Martin M, Maltais F. Acute effects of low-load/high-repetition single-limb resistance training in COPD. Med Sci Sports Exerc. 2016;48:2353–61.

99. Clark CJ, Cochrane L, Mackay E. Low intensity peripheral muscle conditioning improves exercise tolerance and breathlessness in COPD. Eur Respir J. 1996;9:2590–6.

100. Nyberg A, Saey D, Martin M, Maltais F. Muscular and functional effects of partitioning exercising muscle mass in patients with chronic obstructive pulmonary disease - a study protocol for a randomized controlled trial. Trials. 2015;16:194.

101. Clark AL, Poole-Wilson PA, Coats AJ. Exercise limitation in chronic heart failure: central role of the periphery. J Am Coll Cardiol. 1996;28:1092–102.

102. Spruit MA, Singh SJ, Garvey C, ZuWallack R, Nici L, Rochester C, Hill K, Holland AE, Lareau SC, Man WD, et al. An official American Thoracic Society/European Respiratory Society statement: key concepts and advances in pulmonary rehabilitation. Am J Respir Crit Care Med. 2013;188:e13–64.

103. McCarthy B, Casey D, Devane D, Murphy K, Murphy E, Lacasse Y. Pulmonary rehabilitation for chronic obstructive pulmonary disease. Cochrane Database Syst Rev. 2015;2:CD003793.

104. Troosters T, Gosselink R, Janssens W, Decramer M. Exercise training and pulmonary rehabilitation: new insights and remaining challenges. Eur Respir Rev. 2010;19:24–9.

105. Spruit MA, Gosselink R, Troosters T, De Paepe K, Decramer M. Resistance versus endurance training in patients with COPD and peripheral muscle weakness. Eur Respir J. 2002;19:1072–8.

106. Casaburi R, Patessio A, Ioli F, Zanaboni S, Donner CF, Wasserman K. Reductions in exercise lactic aci-

dosis and ventilation as a result of exercise training in patients with obstructive lung disease. Am Rev Respir Dis. 1991;143:9–18.

107. Puente-Maestu L, Sanz ML, Sanz P, Cubillo JM, Mayol J, Casaburi R. Comparison of effects of supervised versus self-monitored training programmes in patients with chronic obstructive pulmonary disease. Eur Respir J. 2000;15:517–25.

108. Maltais F, Leblanc P, Jobin J, BÇrubÇ C, Bruneau J, Carrier L, Breton MJ, Falardeau G, Belleau R. Intensity of training and physiologic adaptation in patients with chronic obstructive pulmonary disease. Am J Respir Crit Care Med. 1997;155:555–61.

109. Coppoolse R, Schols AMWJ, Baarends EM, Mostert R, Akkermans MA, Janssen PP, Wouters EFM. Interval versus continuous training in patients with severe COPD: a randomized clinical trial. Eur Respir J. 1999;14:258–63.

110. Vogiatzis I, Nanas S, Roussos C. Interval training as an alternative modality to continuous exercise in patients with COPD. Eur Respir J. 2002;20:12–9.

111. O'Donnell DE, McGuire M, Samis L, Webb KA. General exercise training improves ventilatory and peripheral muscle strength and endurance in chronic airflow limitation. Am J Respir Crit Care Med. 1998;157:1489–97.

112. Whittom F, Jobin J, Simard PM, Leblanc P, Simard C, Bernard S, Belleau R, Maltais F. Histochemical and morphological characteristics of the vastus lateralis muscle in COPD patients. Comparison with normal subjects and effects of exercise training. Med Sci Sports Exerc. 1998;30:1467–74.

113. Vogiatzis I, Stratakos G, Simoes DC, Terzis G, Georgiadou O, Roussos C, Zakynthinos S. Effects of rehabilitative exercise on peripheral muscle TNFalpha, IL-6, IGF-I and MyoD expression in patients with COPD. Thorax. 2007;62:950–6.

114. Vogiatzis I, Terzis G, Stratakos G, Cherouveim E, Athanasopoulos D, Spetsioti S, Nasis I, Manta P, Roussos C, Zakynthinos S. Effect of pulmonary rehabilitation on peripheral muscle fiber remodeling in patients with COPD in GOLD stages II to IV. Chest. 2011;140:744–52.

115. Troosters T, Gosselink R, Decramer M. Short- and long-term effects of outpatient rehabilitation in patients with chronic obstructive pulmonary disease: a randomized trial. Am J Med. 2000;109:207–12.

116. Mador MJ, Kufel TJ, Pineda LA, Steinwald A, Aggarwal A, Upadhyay AM, Khan MA. Effect of pulmonary rehabilitation on quadriceps fatiguability during exercise. Am J Respir Crit Care Med. 2001;163:930–5.

117. Skumlien S, Aure Skogedal E, Skrede Ryg M, Bjortuft O. Endurance or resistance training in primary care after in-patient rehabilitation for COPD? Respir Med. 2008;102:422–9.

118. Man WD, Kemp P, Moxham J, Polkey MI. Exercise and muscle dysfunction in COPD: implications for pulmonary rehabilitation. Clin Sci (Lond). 2009;117:281–91.

119. Vonbank K, Strasser B, Mondrzyk J, Marzluf

BA, Richter B, Losch S, Nell H, Petkov V, Haber P. Strength training increases maximum working capacity in patients with COPD--randomized clinical trial comparing three training modalities. Respir Med. 2012;106:557–63.

120. Spruit MA, Troosters T, Trappenburg JC, Decramer M, Gosselink R. Exercise training during rehabilitation of patients with COPD: a current perspective. Patient Educ Couns. 2004;52:243–8.

121. Nici L, Donner C, Wouters E, Zuwallack R, Ambrosino N, Bourbeau J, Carone M, Celli B, Engelen M, Fahy B, et al. American Thoracic Society/European Respiratory Society statement on pulmonary rehabilitation. Am J Respir Crit Care Med. 2006;173:1390–413.

122. O'Shea SD, Taylor NF, Paratz J. Peripheral muscle strength training in COPD: a systematic review. Chest. 2004;126:903–14.

123. O'Shea SD, Taylor NF, Paratz JD. Progressive resistance exercise improves muscle strength and may improve elements of performance of daily activities for people with COPD: a systematic review. Chest. 2009;136:1269–83.

124. Kraemer WJ, Adams K, Cafarelli E, Dudley GA, Dooly C, Feigenbaum MS, Fleck SJ, Franklin B, Fry AC, Hoffman JR, et al. American College of Sports Medicine position stand. Progression models in resistance training for healthy adults. Med Sci Sports Exerc. 2002;34:364–80.

125. Troosters T, Probst VS, Crul T, Pitta F, Gayan-Ramirez G, Decramer M, Gosselink R. Resistance training prevents deterioration in quadriceps muscle function during acute exacerbations of chronic obstructive pulmonary disease. Am J Respir Crit Care Med. 2010;181:1072–7.

126. Lewis MI, Fournier M, Storer TW, Bhasin S, Porszasz J, Ren SG, Da X, Casaburi R. Skeletal muscle adaptations to testosterone and resistance training in men with COPD. J Appl Physiol. 2007;103:1299–310.

127. Menon MK, Houchen L, Singh SJ, Morgan MD, Bradding P, Steiner MC. Inflammatory and satellite cells in the quadriceps of patients with COPD and response to resistance training. Chest. 2012;142:1134–42.

128. Puhan MA, Schunemann HJ, Frey M, Scharplatz M, Bachmann LM. How should COPD patients exercise during respiratory rehabilitation? Comparison of exercise modalities and intensities to treat skeletal muscle dysfunction. Thorax. 2005;60:367–75.

129. Lepsen UW, Jorgensen KJ, Ringbaek T, Hansen H, Skrubbeltrang C, Lange P. A systematic review of resistance training versus endurance training in COPD. J Cardiopulm Rehabil Prev. 2015;35:163–72.

130. Puente-Maestu L, Sanz ML, Sanz P, Ruiz de Ona JM, Rodriguez-Hermosa JL, Whipp BJ. Effects of two types of training on pulmonary and cardiac responses to moderate exercise in patients with COPD. Eur Respir J. 2000;15:1026–32.

1. Mador MJ, Bozkanat E, Aggarwal A, Shaffer M, Kufel TJ. Endurance and Strength Training in Patients With COPD. Chest. 2004;125:2036–45.

epsen UWJK, Ringbaek T, Hansen H, Skrubbeltrang C, Lange PA. Combination of resistance and endurance training increases leg muscle strength in COPD: an evidence-based recommendation based on systematic review with meta-analyses. Chron Respir Dis. 2015;12:13.

133. Normandin EA, McCusker C, Connors M, Vale F, Gerardi D, ZuWallack RL. An evaluation of two approaches to exercise conditioning in pulmonary rehabilitation. Chest. 2002;121:1085–91.

134. Houchen L, Steiner MC, Singh SJ. How sustainable is strength training in chronic obstructive pulmonary disease? Physiotherapy. 2009;95:1–7.

135. Vivodtzev I, Lacasse Y, Maltais F. Neuromuscular electrical stimulation of the lower limbs in patients with chronic obstructive pulmonary disease. J Cardiopulm Rehabil Prev. 2008;28:79–91.

136. Sillen MJ, Speksnijder CM, Eterman RM, Janssen PP, Wagers SS, Wouters EF, Uszko-Lencer NH, Spruit MA. Effects of neuromuscular electrical stimulation of muscles of ambulation in patients with chronic heart failure or COPD: a systematic review of the English-language literature. Chest. 2009;136:44–61.

137. Vivodtzev I, Debigare R, Gagnon P, Mainguy V, Saey D, Dube A, Pare ME, Belanger M, Maltais F. Functional and muscular effects of neuromuscular electrical stimulation in patients with severe COPD: a randomized clinical trial. Chest. 2012;141(3):716–25.

138. Dal Corso S, Napolis L, Malaguti C, Gimenes AC, Albuquerque A, Nogueira CR, De Fuccio MB, Pereira RD, Bulle A, McFarlane N, et al. Skeletal muscle structure and function in response to electrical stimulation in moderately impaired COPD patients. Respir Med. 2006;101(6):1236–43.

139. Abdellaoui A, Prefaut C, Gouzi F, Couillard A, Coisy-Quivy M, Hugon G, Molinari N, Lafontaine T, Jonquet O, Laoudj-Chenivesse D, Hayot M. Skeletal muscle effects of electrostimulation after COPD exacerbation: a pilot study. Eur Respir J. 2011;38:781–8.

140. Zanotti E, Felicetti G, Maini M, Fracchia C. Peripheral muscle strength training in bed-bound patients with COPD receiving mechanical ventilation: effect of electrical stimulation. Chest. 2003;124:292–6.

141. Neder JA, Sword D, Ward SA, Mackay E, Cochrane LM, Clark CJ. Home based neuromuscular electrical stimulation as a new rehabilitative strategy for severely disabled patients with chronic obstructive pulmonary disease (COPD). Thorax. 2002;57:333–7.

142. Maddocks M, Nolan CM, Man WD, Polkey MI, Hart N, Gao W, Rafferty GF, Moxham J, Higginson IJ. Neuromuscular electrical stimulation to improve exercise capacity in patients with severe COPD: a randomised double-blind, placebo-controlled trial. Lancet Respir Med. 2016;4:27–36.

143. Vestbo J, Prescott E, Almdal T, Dahl M, Nordestgaard BG, Andersen T, Sorensen TI, Lange P. Body mass, fat-free body mass, and prognosis in patients with chronic obstructive pulmonary disease from a random population sample: findings from the copenha-

gen city heart study. Am J Respir Crit Care Med. 2006;173:79–83.

144. Coin A, Sergi G, Minicuci N, Giannini S, Barbiero E, Manzato E, Pedrazzoni M, Minisola S, Rossini M, Del Puente A, et al. Fat-free mass and fat mass reference values by dual-energy X-ray absorptiometry (DEXA) in a 20-80 year-old Italian population. Clin Nutr. 2008;27:87–94.

145. Bachasson D, Wuyam B, Pepin JL, Tamisier R, Levy P, Verges S. Quadriceps and respiratory muscle fatigue following high-intensity cycling in COPD patients. PLoS One. 2013;8:e83432.

146. Franssen FM, Broekhuizen R, Janssen PP, Wouters EF, Schols AM. Limb muscle dysfunction in COPD: effects of muscle wasting and exercise training. Med Sci Sports Exerc. 2005;37:2–9.

147. Stark T, Walker B, Phillips JK, Fejer R, Beck R. Hand-held dynamometry correlation with the gold standard isokinetic dynamometry: a systematic review. PM R. 2011;3:472–9.

148. Hartmann A, Knols R, Murer K, De Bruin ED. Reproducibility of an isokinetic strength-testing protocol of the knee and ankle in older adults. Gerontology. 2009;55:259–68.

149. Dourado VZ, Antunes LC, Tanni SE, de Paiva SA, Padovani CR, Godoy I. Relationship of upper-limb and thoracic muscle strength to 6-min walk distance in COPD patients. Chest. 2006;129(3):551–7.

150. Burns SP, Spanier DE. Break-technique handheld dynamometry: relation between angular velocity and strength measurements. Arch Phys Med Rehabil. 2005;86:1420–6.

151. Burns SP, Breuninger A, Kaplan C, Marin H. Hand-held dynamometry in persons with tetraplegia: comparison of make- versus break-testing techniques. Am J Phys Med Rehabil. 2005;84:22–9.

第7章　患者报告结果评估

Anja Frei and Milo Puhan

7.1　患者报告结果：呼吸康复中的悠久期传统

患者报告结果（patient-reported outcome，PRO）是"患者本人对自身健康状况、功能状态以及治疗感受的报告，不含临床医生或其他任何人的解释说明"[1]。PRO含义广泛，从针对某个特定症状（如气短）的独立问题到多方面评估患者生活质量的调查问卷，都属于PRO的范畴。PRO在呼吸康复的评估方面有着较长的历史，在进入临床研究之前，在包括心血管、癌症或糖尿病等的其他领域中应用已久。早在1969年，Petty在他著名的研究中评价了患者在日常生活和步行试验时的呼吸困难情况[2]。由McGavin发表的第一个随机对照试验（randomized controlled trial，RCT）中，患者被问及在整个试验过程中他们的呼吸困难、整体状况、日常活动、咳嗽或咳痰是否有所改善[3]。直到现在，在稳定期COPD患者中对比呼吸康复以及常规治疗的65项RCT及20项COPD急性加重后患者呼吸康复的RCT里，大部分都是使用PRO作为研究的主要结局或次要结局[4,5]。

虽然早期的研究使用单独的问题或访谈及日记的形式来描述特定的症状或功能受损[2,3]，一个衡量健康相关生活质量方面有了关键性进展是1987年公布的慢性呼吸系统疾病问卷（chronic respiratory disease questionnaire，CRDQ）和1992年公布的圣·乔治呼吸问卷（St. George respiratory questionnaire，SGRQ）调查，它们能够更标准而有效地评估患者的感受[6,7]。这些问卷促使了PRO进入临床研究且远远不止用于呼吸康复和COPD的领域。Gordon Guyatt是CRDQ的发明者，他在1993年撰写了关于健康相关生活质量的开创性论文，强调了PRO对以患者为中心的研究的重要性，描述了普适性和特异性PRO工具之间的区别以及关键的方法学[8]。因此，PRO进入临床研究的领域大部分应归功于呼吸病学和呼吸康复的RCT，是这些研究开发并首次将PRO用于研究中。

PRO有若干种不同的用途。在呼吸康复领域，最常用的用途是评估康复计划开始和结束时的差异，以量化其效果（以"评估"为目的）。以评估为目的时，PRO工具需要能够重复评分（即良好的重测信度），同时能够在呼吸康复开始和结束的时间点比较出差异（即响应）。PRO工具在响应方面差异很大，选择一个敏感的PRO工具以尽量避免假阴性结果尤为重要。PRO还可以用于预测（以"预测"为目的）整体的呼吸康复成功率或预测COPD患者的预后（例如急性加重、死亡率）。虽然目前的证据不足以支持使用 PRO 来预测患者个体进行呼吸康复的成功率或识别哪些患者最可能从中获益，但一些 PRO（如呼吸困难，日常活动，焦虑或抑郁症状）是患者结局的预测指标，并被纳入预后评分（例如 BODE, ADO)[9,10]。

实际上，在呼吸康复和临床研究中使用的所有 PRO 工具都是结构化问卷，即固定的问题和有限的回答选项。大多数问卷可以由患者自己完成，而有些则需要有访谈人员参与。图 7-1 显示了与接受呼吸康复患者相关的 PRO。它们包括特定情况下的特定症状（例如行走时气短），到疾病特异性或普适性（即非疾病特异性）与健康相关生活质量等。单个项目（例如确定的问题及其对应的答案选项）可用于描述特定的症状，例如改良英国医学研究理事会（Medical Research Council, MRC）呼吸困难评分。然而，许多症状（例如气短或乏力）是多方面的，因此需要一定数量的指标来描述它，并通过域得分的形式来量化这些症状的严重程度。例如，

CRDQ 标准的呼吸困难评分在五种情况下分别描述患者的气短程度（日常生活，行走，做家务，参与社交活动，生气或不安）。因此，提出的五个具体问题共同反映了患者气短的感受。

随着更多症状或功能受限被发现，需要更多项目来描述量化相应的问题，这些项目通常存在于不同的域评分中（例如 SGRQ 中的症状评分、活动评分和影响评分），或者包含在综合量表中（例如健康调查简表 36［SF-36］机体功能或 SGRQ 总分）。后者反映了更为抽象的概念，例如健康相关生活质量，这些概念并非直接测量，而是反映了患者对健康（普适性健康相关生活质量）或特定疾病相关的机体、心理和社会负担的感知（即特定疾病的健康相关生活质量）。值得一提的是这些抽象的概念在不同患者中很难进行标准化地评估与量化，因此大多数量表工具是针对特定的症状或功能受损进行提问，而不是直接针对这些更抽象的概念进行提问。

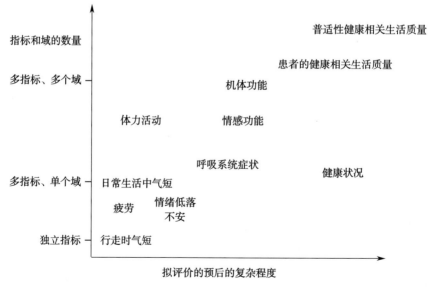

图 7-1　呼吸康复使用的患者报告结局，根据复杂程度、指标和域的数量进行划分（Quality of Life and Pharmacoeconomics in Clinical Trials. Editor: Bert Spilker. 2 Sub Edition. Lippincott Williams & Wilkins; ISBN-13: 978-0781703321)

7.2　呼吸康复领域常用的 PRO 工具

目前已经有大量的 PRO 工具，并且有数个盈利或非盈利数据库将其整理列出（如 https://eprovide.mapi-trust.org/, www.testzentrale.de, http://www.healthmeasures.net/explore-measurement-systems/promis）[11]。已有几篇综述讨论了常用于 COPD 领域的 PRO 工具[12-14]。本书中我们将介绍呼吸康复领域中常用的 PRO 工具。后文还将讨论这些工具重要的测值特性，包括它们的最小重要差值（minimal important difference, MID）以及研究和临床实践中如何选择 PRO。

7.2.1　评测 COPD 患者主要症状的 PRO 工具

呼吸康复研究中最常用的呼吸困难的工具是 CRDQ 呼吸困难评分（最新的 Cochrane 回顾中所纳入的 65 项 RCT 中有 24 项使用了此评分）[4]。在其原始的个体化版本中，患者被要求选择出现呼吸困难的五种情况或活动。然后，他们需要根据 Likert 量表将呼吸困难的程度进行量化评分，1（非常严重）至 7（完全不严重）分别对应不同的严重程度。这一个体化的 CRDQ 呼吸困难评分对呼吸康复过程中的症状变化非常敏感，因为它是根据个人量身订制的。2003 年出现了一个完全标准化的呼吸困难评分，大多数研究随即开始使用这一标准化版本[15]。五个问题分别询问患者在五种情况下的呼吸困难程度（日常生活，散步，做家务，参加社交活动，生气或不安）。SGRQ 的症状评分也被广泛用于呼吸康复的研究中，包括但不限于呼吸困难的评估。它向患者询问了咳嗽，咳痰，喘息，气短和急性加重的频率和严重程度。

其他的 PRO 有时也作为终点指标来量化呼吸困难的程度，用于评价呼吸康复的效果，其中包括 MRC 呼吸困难指数评分（MRC dyspnoea scale）、基线呼吸困难指数（baseline dyspnea index, BDI）和过渡性呼吸困难指数（transitional dyspnea index, TDI）。最原始的 MRC 呼吸困难评分可以追溯到 20 世纪 50 年代针对煤矿工人、邮递员和邮局员工的研究中[16]。患者被要求选出最符合他们呼吸困难症状的描述。这些症状的描述对应分值为 1 分（"仅在用力运动时才会出现喘息"）到 5 分（致残性呼吸困难，"严重呼吸困难以至于不能离开家，或在穿衣服、脱衣服时出现呼吸困难"）。改良后的 MRC 量表得分范围变为从 0 到 4，但内容与原始 MRC 量表相同[17]。MRC 的实施并不简单。在访谈人员使用时，访谈人员需要确保患者理解每一个描述以及 0~4 分别对应的呼吸困难和功能障碍程度。自我评分时，患者有时无法选出符合他们的描述。五项描述中有四项列出了两种不同的情况，因而含糊不清容易混淆，一种情况可能符合患者的症状而另一种情况则不符合。在不同情况下或不同人群或不同环境中进行评分时，这些易混淆之处可能导致评分误差，甚至系统性的回答偏倚。

BDI 是一个将呼吸困难量化的 PRO 工具，分为三类（功能损害，任务，努力），0~4 级，最终得分为 0~12[18, 19]。其目的是区分不同严重程度的呼吸困难患者。TDI 量化了这三个相同类别下呼吸困难与基线状态的变化。它使用从 −3（严重恶化）到 3（重大改善）的等级，0 表示没有变化，最终得分为 −9~9。这一工具最初是为医生患者访谈而设计，后来开发出电脑版和纸版自我评价的量表工具。呼吸康复领域常用的呼吸困难评分是 Borg 量表。但是需指出的是，使用 Borg 量表的主要目的是指导运动训练的强度。在运动期间和运动后及运动试验中，要求患者以 0~10 的等级来描述他们的呼吸困难程度（版本较多,不同版本有不同的赋值)。

COPD 研究中使用的另一种呼吸系统症状评分是慢性肺病加重评估工具(exacerbations of chronic pulmonary disease tool,EXACT-PRO),但在呼吸康复中并不常见。EXACT-PRO 是一项包含 14 项日常 PRO 测值的工具,用于评估 COPD 急性加重症状的频率、严重程度和持续时间[20]。因此,EXACT-PRO 在呼吸康复领域的潜在用途是作为急性加重后试验的一部分,以便详细评估症状如何随着加重后的康复而变化,或作为将急性加重作为重要结果的监测工具。呼吸困难,咳嗽和痰的量表也可用于评估呼吸道症状(呼吸困难,咳嗽和咳痰)的严重程度,可用于记录日常日记[21]。但与 EXACT-PRO 和其他 PRO 一样,它很少用于接受呼吸康复治疗的患者中。

最后,心理健康对 COPD 患者和呼吸康复计划非常重要。大部分 COPD 患者患有抑郁症和焦虑症。当然,无论 COPD 严重程度如何,COPD 患者都会出现严重的抑郁和焦虑症,但大多数患者是由于长期患病而存在抑郁和焦虑的症状,与患有其他慢性疾病的患者相似。已经证明呼吸康复可以将抑郁和焦虑的症状减轻到临床上有意义的程度。最常用的 PRO 工具是医院焦虑和抑郁量表(hospital anxiety and depression scale,HADS)[22]。包含的 14 项项目(抑郁和焦虑各 7 项)询问了患者关于抑郁症和焦虑症的症状,分值从 0 到 3,领域得分为从 0 到 21。患者可以简单快速地独立完成问卷。还有许多其他 PRO 来衡量评估心理健康,但 HADS 最常用于呼吸康复。

7.2.2　健康相关生活质量的 PRO 工具

2/3 的对比呼吸康复和常规治疗的随机对照试验使用的是 CRDQ 或 SGRQ,研究人群包括稳定期 COPD 患者和急性加重恢复后的患者。两种 PRO 工具都是疾病特异性的,因为它们突出了 COPD 或慢性呼吸道疾病患者的典型症状和功能受限。CRDQ 有 20 个项目和 4 个领域。呼吸困难和疲劳领域突出体现 COPD 患者的常见症状,而情绪功能域则记录了心理健康,主要是抑郁症的症状。最后,融会领域询问患者如何应对 COPD。CRDQ 的开发人员建议分别报告四个 CRDQ 领域,并建议不要进行总分加和,因为它可能会掩盖领域分数中的重要信息。然而,许多研究者仍然使用总分加和,但计算结果不同(作为 20 项的总和或作为四个领域分数的平均值)。如今,CRDQ 的自我管理标准化版本被广泛使用,这有助于跨研究的比较[15]。

SGRQ 最初有 50 个项目,以测量评估存在慢性气流受限的患者的健康相关生活质量[7]。精制的 40 项版本是为 COPD 患者开发的,即现在广泛使用的版本。SGRQ 有三个领域(症状,活动和影响)和总分,每个领域都是根据不同加权的特定项目计算得出的。症状领域记录呼吸系统症状的频率和严重程度,包括咳嗽,咳痰,喘息,呼吸急促和急性加重。活动领域询问患者日常生活活动的受限情况,影响领域则反映了患者日常生活中的呼吸疾病症状和疾病对活动受限的影响。CRDQ 主要关注了症状和患者的应对情况,这两方面作为主要且疾病特异的决定因素影响了健康相关生活质量,与之相比,SGRQ 还考虑了患者日常生活中的背景因素。

还有其他的 COPD 特异性的 PRO 工具,但它们在呼吸康复方面使用较少。临床 COPD 问卷(clinical COPD questionnaire,CCQ)有 10 个项目,患者可以自己完成并给出领域分数,包括症状,功能状态和精神状态[23]。它是为初级保健机构开发的,但它确实具有测量属性,因而是评估呼吸康复的合适工具。同样,COPD 评估测试(CAT)是一个简单的

PRO 工具,可以量化 COPD 患者的症状,并且能够检测出呼吸康复的影响[24]。

最后,还有非 COPD 专用的 PRO 来衡量健康相关生活质量。简化健康调查可能是医疗领域中使用最广泛的 PRO 工具,已用于呼吸康复[25]。其中 36 项版本和 12 项版本可以得出不同的领域得分,但这些分数并没有突出体现 COPD 患者的具体问题。简化健康调查已被开发修订为一种识别工具,它能够区分轻度,中度或重度疾病患者健康相关生活质量的差异,但由于其检测响应能力有限,难以对呼吸康复的疗效进行评估。对于常规的健康相关生活质量评估工具而言,其响应能力不如疾病特异性的 CRDQ 或 SGRQ[26]。值得注意的是,一个叫做"感觉温度计(FT)"的简单的 PRO 工具是例外,因为它能比其他的常规评估工具更敏感地响应出变化。FT 是一种经过修改的视觉模拟量表,其数值范围从 0(能想象到的最差的健康状态)到 100(能想象到的最佳的健康状态)。要求患者在 FT 上绘制 0~100 之间的线,以反映他们在过去 7 天的健康状况。FT 是 EuroQol-5D[27] 的一部分,后者是一个包含五个项目并且可用于成本分析的常用工具,已经反复用于呼吸康复领域[26,28]。

7.3　呼吸康复结果报告量表的关键测量属性

PRO 量表必须能够有效地评估研究者计划评估的内容、并且要求评估结果具有一致性,同时有明确的特定目标(如评估性、区别性或预测性)。在呼吸康复的背景下,评定性质可能是最重要的,并且量表需要能够随着时间变化检测出变化,因患者康复而引发的改变。另外,令临床医生和研究人员感兴趣的是,康复前后 PRO 量表评估得分的变化是否真实地反映了患者相关的差异。这些需

要由 PRO 量表的测量属性、信度、效度、反应度、具有意义的最小重要差值来表示。但是,测量属性不仅与其验证过程相关,而且为新 PRO 量表的整个开发过程提供了基础。

7.3.1　患者自我评估量表的发展

PRO 量表的开发是一个迭代过程,可以使用不同的策略和方法。然而,发展的最初阶段,开发人员应该明确地定义:PRO 所需评估事物的概念,它所针对的人群,它应该实现的目标(如能够发现随时间发生的变化或区分不同的人群)以及依据调查形式(例如自我管理的或访谈的,完成所需的最长时间的,等等),PRO 量表是否需要满足特定要求。量表的预期目的决定了所需的验证方法。例如,具有区分目的的量表,其有效性应横向评估,而具有评估目标的量表的有效性应在纵向设计中进行测试。

在过去的几年中,美国食品药品管理局(US Food and Drug Administration, FDA)和欧洲药品管理局(European Medicines Agency, EMA)都已制定了 PRO 量表的开发、验证和使用的指导性文件或建议[1,29,30]。这表明监管机构在评估治疗方面越来越认可 PRO 的测量结果的重要性,即患者是否真正感知到他或她的状态有所改善。FDA 指导文件描述了 FDA 如何审查和评估被用作标签声明结束点的 PRO 量表的充分性。除了评估量表的测量属性外,FDA 评估的另一个主要方面是在项目生成和测试期间是否提供了患者输入的信息证据,以确保内容的有效性。此外,国际药物经济学和成果研究学会(International Society for Pharmacoeconomics and Outcomes Research, ISPOR)发布了关于建立新设计的 PRO 量表内容有效性的建议[31,32]。内容的有效性是指 PRO 的项目在多大程度上综合代表了感兴趣的内容。它只能在新量表的开发过程中建立。

　　FDA 评估的另一个主要方面是该量表是否基于概念框架。概念框架明确地定义了通过量表所测量内容的概念,并使用图表描述了单个项目(如在平地上行走时的呼吸困难),子域(如呼吸困难),域(如症状)和概念(如测量健康相关生活质量)以及从 PRO 量表获得的分数之间的关系。如果评估量表不充分或缺乏概念框架,将项目分组到域中以及 PRO 分数的分析和解释将会出现问题,并且可能不清楚其实际测量的内容[33]。概念框架应由开发人员在开始时就根据文献综述和专家意见初步确定,并且在量表的开发过程中,通常会根据患者信息的输入而不断地对量表进行调整和校准[29]。

　　许多用于呼吸康复的 PRO 量表是在 FDA 指南公布之前开发的,它们不太可能完全满足所有要求。最近,PRO 已经在更强烈的倡议中以及在 COPD 专家,量表开发专家和监管机构(如 daily diary EXACT PRO)的合作中得到了发展。另一个例子是创新药物倡议(innovative medicines initiative, IMI)患者主动报告结局指标(PRO active)项目由学术组织和 FDA 及 EMA 正规投入的制药公司联合会承担。

　　PRO active 项目的背景是基于 COPD 患者缺乏身体活动所造成负面影响的证据越来越多,特别是关于疾病进展,急性加重发生率和死亡率的[34]。用于获取与患者相关的身体活动维度的量表的需求的出现,满足了用于学术或工业临床试验的 PRO 量表的方法学要求。PRO active 的目的是开发和验证两种 PRO 量表,以获取 COPD 患者的肢体活动能力,一种用于每日身体功能活动评估,一种用于临床研究随访。这些量表,D-PPAC 和 C-PPAC(即 COPD 患者 PROactive 评估活动功能的每日记录版本和临床版本)也会在第 8 章 "体力活动的评估" 中介绍。简而言之,他们获取了两个领域的身体活动体验:"身体活动的数量" 和 "身体活动的困难程度"[35,36]。

　　这些量表是混合量表,结合了简短的 PRO 问卷和两个活动监测变量。D-PPAC 指(当天反馈),包括九项;C-PPAC 是指过去 7 天内的身体活动,包括 14 项。每个项目的评分从 0 到 4,原始评分按比例缩放到 0~100 之间的两个领域评分。尽管体力活动 PRO 量表在呼吸康复期间的应用存在局限性,但它们在未来患者日常生活中的呼吸康复的应用至关重要。

　　在下文中,我们通过对 PROactive 量表开发的描述来举例说明新的 PRO 的开发过程,因为在 PROactive 项目中,使用了系统方法并遵循了监管机构的建议。图 7-2 显示了新 PRO 的整个开发和验证过程。

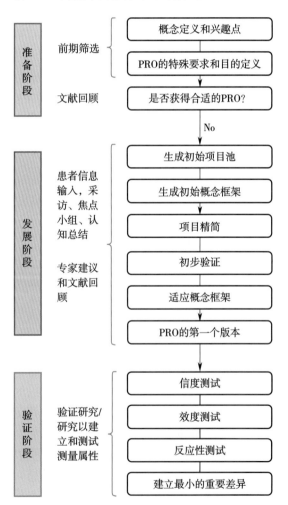

图 7-2　新 PRO 量表的开发和验证过程概述

7.3.1.1　开发和初始验证步骤：PROactive 量表说明

在消耗大量时间和金钱成本来进行新的 PRO 的开发之前，建议进行彻底甚至系统的文献检索，以了解是否已经有合适的 PRO 来评估感兴趣的概念并满足基于其目的的方法要求。

在 PROactive 项目中，对该项目的相关主题进行了若干系统的文献综述，包括了 PRO 量表的存在、特征和方法学质量以及评估身体活动功能的动态监测。系统评价显示，虽然有许多 PRO 量表可以用于评估慢性病患者或老年人的日常活动功能，且内容广泛，但对 PRO 的内容和格式却没有达成共识[37]。对于大多数 PRO 而言，开发过程缺乏重要方面，如为了识别和精简条目的患者输入过程，这将确保内容的有效性[38]。没有一种量表是基于日常活动能力的概念框架开发的[39]，并且初始验证的质量在不同的量表之间差异很大。特别是对于少数人的变化的反应性评估，和针对量表的一小部分内容的极小的重要的差别的反应性评估。因此，系统综述显示，尚没有根据最先进的方法开发的 PRO 量表，并且没有专门设计的用于检测 COPD 患者治疗中较小但重要的治疗差异的 PRO 量表。因此，这些综述说明了新的 PRO 开发的合理性。系统综述的结果也支持初始 PROactive 概念框架的草案，通知并添加到初始项目中。

量表的条目可以由不同来源构成，例如文献综述，专家（临床医生、研究人员），家庭成员或亲近人员，但最重要的是条目生成应包括来自目标患者群体的输入，以确保内容有效性。来自患者的输入对于告知新 PRO 的概念框架也是至关重要的。诸如当面访谈、小组讨论和认知教育等定性方法可用于检测相关概念并生成项目词汇，评估项目覆盖的完整性以及评估清晰度和可读性。理想的项目生成应包括广泛的患者输入，这些患者具有我们感兴趣的状态，能够代表患者特点的多样性，从而确保内容的有效性。

在 PROactive 项目中，所有这些定性方法都已经应用于来自四个欧洲国家 COPD 患者的研究。一对一访谈提供了患者如何亲自参与体力活动的信息。结果用于为项目小组制定初步概念框架和讨论指南。项目小组讨论是否缺少了与日常活动功能有关的任何其他主题，并讨论调查问卷的首选格式。根据访谈和项目小组的最终结果，生成一个项目清单，并将其整合到 e-PRO 的设备中，以便进行患者认知汇报。在认知汇报中，通过了解患者在完成 PRO 量表时的心理过程（即理解力、检索、判断和反应）来评估患者对项目和指令草案的理解。此信息用于修改条目和说明。定性研究中出现了三个主题：COPD 对体力活动量的影响；体力活动中出现的症状以及促进体力活动的适应性措施。无论国家、人口统计学或疾病特征如何，都出现了类似的这些主题。经过反复评估和提炼候选条目，最终产生 30 项需要每天获取的条目（每日记录版本草案）和 34 项需要每隔 7 天获取一次的条目（临床版本草案），这成为随后的以经验为基础的条目的删减和确证的关键性基础[35]。为了通过生活活动获得完整的患者体验，活动监测器也被认为有助于量表的开发。作为文献综述[40]和另外进行的实验室验证研究[41,42]的结果，两个活动监测器显示可准确评估目标人群 COPD 患者的生活活动，并被选择应用于随后的研究中。

开发过程的下一步是条目缩减。将最初生成的条目应用于目标患者群体，以便定量评估患者如何应答各个条目：使用诸如 Rasch 分析和经典项目反应理论的定量方法，评估条目的答案如何涵盖可能的反应的连续性，条目如何能够区分不同的患者或条目之间如何相互关联或者条目和总分之间如何相互关联。随后，析因分析可用于测试实际测量是否反映出了新 PRO 的假设维度。

这些定量方法的结果以及来自患者和专家的定性输入有助于项目缩减过程的实现。

在 PROactive 项目中，执行了一项初始验证研究以减少项目总量，以确定概念框架并初步验证 PROactive 量表。一项为期 6 周的随机，双向交叉，多中心的研究，以来自于 5 个欧洲分中心的 236 名 COPD 患者为研究对象，评估了 PROactive 量表草案的日常版本和临床版本并评估了两个选定的动态监测器[36]。根据几个统计标准，每日和临床版本草案的条目分别从 30 个减少到 7 个，从 35 个减少到 12 个，两个版本都补充了动态监测器获取的两个变量，从而得到了量表的最终版本：D-PPAC 和 C-PPAC。

随后，D-PPAC 和 C-PPAC 已在进行的六项队列研究中得到进一步验证，项目研究由学术界和 EFPIA 的合作伙伴，包括 1000 多名 COPD 患者完成。总之，概念框架已被确认，并且证明了两个 PPAC 量表的结构都是有效的。现有数据显示了反应度的指示，并允许识别具有意义的最小重要差值（minimal important difference，MID）。

7.3.2　验证研究中测试的关键测量属性

在下文中，我们将描述关键测量属性的可靠性、有效性、反应性和 MID，通过 COPD 中最常用的两种健康相关生活质量 PRO，即用 CRDQ 和 SGRQ 来说明。这两种量表已广泛用于 COPD 研究和呼吸康复试验中，是在 FDA 指导文件发布多年之前就已经公布使用。然而，这两种量表都被 EMA 推荐为适合的健康相关生活质量量表，可以适用于 COPD 药物开发计划和临床试验，并且 SGRQ 已被 FDA 作为 COPD 草案指南中的合适终点[12]。这些量表已在多项研究中得到验证。最近一篇关于 COPD 生活质量测量的心理测量特性的系统综述，检索到 23 篇评估 CRDQ 心理测量特性的论文和 26 篇评估 SGRQ 心理测量特性的论文，并且作者根据研究的数量、研究方法的质量和研究结果的一致性确定综述的结论[43]。

7.3.2.1　信度

信度是指度量的总体一致性，即量表在不同场合或不同观察者对稳定个体产生一致性结果的程度。信度的测量包括：内部一致性、重复测试信度，以及对于 PRO 的管理者的来说，评估者之间的信度。

内部一致性描述了 PRO 量表或 PRO 子量表的所有项目反映相同基本概念的程度。最常见的是通过 Cronbach α 值评估，它分别代表量表和（或）分量表项目之间的平均相关性。良好的内部一致性表现为 Cronbach α 值为 0.70~0.90 或 0.95。值太低表示在将项目概括为比例的问题之间缺乏相关性；非常高的值表示跨项目的信息冗余。Cronbach α 也依赖于量表中的条目数量；随着目标数量的增加，可靠性增加[44]。

重复测量的信度与固定人员的重复测量提供类似答案的程度有关。重复评估之间的时间间隔应该足够长，以防止召回；且足够短以确保没有发生真正的变化。重复测量信度通常通过类内相关系数（ICC）来评估，表示为 0 和 1 之间的比率（推荐 ≥ 0.7[44]）和 Bland–Altman 图。相关系数（如 Pearson 或 Spearman 等级）不足以评估重复测试可靠性，因为它们可能错过第一次和后续测量之间的系统差异。

CRDQ 和 SGRQ 均表现出良好的较高的内部一致性和重测试信度[12]。Weldam 等人评估了 CRDQ，认为其内部一致性有充足证据，重复测量信度有中等证据，以及评估 SGRQ 其内部一致性的中等证据和重复测量的充足证据[43]。

7.3.2.2　效度

效度描述了量表所欲想测量事物的程

度。正如之前所述,内容效度是指 PRO 的项目可以综合的代表获益的程度。它只能在新的量表的开发过程中建立。

CRDQ 的开发包括对现有文献的综述,和通过对临床呼吸专家和患者运用经典测试理论进行访谈所得的信息。SGRQ 的包括 50 项条目的原始版本是在患者信息输入的情况下开发的,40 项条目的版本来自原始版本的问卷进行了 COPD 的大型研究的数据并详细分析后得来。使用 Rasch 建模,删除了较弱的条目,并改进了量表的测量属性。对于这两种量表,归纳为有强证据证实其内容的有效性[12, 43]。

结构效度是衡量新量表的分数与患者的其他测量或特征相关的程度,与先前所述的关于关系强度的假设相符的程度的度量。具体假设通常是关于测量之间相关性的预期强度(例如 $r>0.6$,高; $r=0.4 \sim 0.6$,中等; $r<0.4$,弱)或"已知组"之间的分数的预期差异。(即已知组有效性)。

用来评估 CRDQ 和 SGRQ 的构造效度的测量措施,一方面 PRO 量表用于评估呼吸困难,如 BDI/TDI 或改良 MRC 呼吸困难程度,与健康相关的一般生活质量测量量表,如 SF-36 或心理评估,如 HADS。另一方面,使用诸如 FEV_1 的肺功能测量和诸如 6 分钟步行试验的运动能力测量。由于这两个量表评估了相似的功能,因此两者都被用于评估彼此的结构有效性。总之,两种量表通常都表现出良好的结构有效性,因为观察到的验证量表的相关性符合预期的相关性。Weldam 等评估后得出 CRDQ 对构造有效性和假设检验的有力证据,SGRQ 对构造有效性和假设检验的中等证据。

7.3.2.3　反应度

反应度描述了量表在多大程度上可以检测到随时间的变化。为了检测到真正的治疗效果,用于评估呼吸康复效果的 PRO 是至关重要的。反应度差可能反映治疗确实无效或治疗确实有效,但量表对检测变化并不敏感(假阴性结果)。反应度最好在强烈期望发生影响的情况下进行评估。由于许多随机试验已显示其效果,故而呼吸康复治疗得到了很好的实施[4]。如果 PRO 在这种情况下确实显示出相关的前后差异(如效果值 $\geqslant 0.5$),则认为它是有反应度的。

一项研究直接比较了肺部疾病患者(主要是 COPD 患者)呼吸康复前后 CRDQ 的反应度和 SGRQ 的反应度,并显示两种量表对康复都有响应性。然而,CRDQ 分量表比 SGRQ 分量表更具响应性,并且在 CRDQ 呼吸困难域中可以观察到总分和最高效应的大小[26]。

7.3.2.4　具有意义的最小重要差值

具有意义的最小重要差值(minimal important difference, MID)是指 PRO 测量得分的最小变化被患者感知并确认是有益或有害的变化。对于确定 PRO 的 MID 的最佳实践方法没有明确的共识,但是建立 MID 的常用方法是将基于锚的方法与基于分布的方法相结合,并对单个值或小范围的值进行三角测量。基于锚定的方法使用外部指示器(例如临床或另一个已建立的 PRO),在目标患者群体中具有已证实的 MID 作为锚,基于分布的方法包括统计标准,例如效应大小或测量的标准误差。特定 MID 中的信度通常随着时间的推移而变化,并且受到额外证据的影响,MID 可能因人口和背景而异[45]。

对于这两种量表,CRDQ 和 SGRQ MID 已经很成熟,CRDQ 领域的改进为 0.5 分,SGRQ 领域和总分提高了 4 分[12]。最近对 COPD 患者呼吸康复系统评价的结果[4]表明,与对照组的患者相比,康复后患者的 CRDQ 结构域和 SGRQ 结构域和总分有显著改善。荟萃分析表明,这些变化分别超过了 0.5 或 4 分的 MID。

7.4 呼吸康复的 PRO 选择

本节介绍如何为呼吸康复患者选择合适的 PRO 量表。没有单一的正确答案。我们建议选择方法基于几个预先确定的标准,并将使用假设的 RCT 的例子说明方法。让我们假设 RCT 旨在比较家庭监督呼吸康复计划与急性发作期 COPD 患者的门诊监督呼吸康复计划的效果。研究人员选择心理健康或心理健康作为主要结果,并需要选择该量表。对于心理健康或心理健康的评估,可以使用以下潜在的 PRO 量表:CRDQ 量表的情感部分、SGRQ 的症状部分、层面理论量表(FT)、健康状况调查问卷(SF-36)或医院焦虑和抑郁量表(HADS)。当然,还有许多其他量表,但为了简单起见,我们限制了为这些量表选择 PRO 的示例,因为它们已在上面描述过。

表 7-1 总结了建议的选择标准以及我们应用于该示例的评级,其中:+++ 意味着完全符合相应的标准;++,适度;+,部分;−,不满足。但是,我们想强调一些标准的相关性也取决于使用 PRO 的研究类型。与使用 PRO 评估干预的当前示例相反,旨在区分具有不同程度的心理健康的患者的研究将具有横断面或已知组有效性作为标准而不是反应性或建立 MID。

一个关键标准是 PRO 是否衡量其意图衡量的内容;对于我们的例子,这意味着 PRO 是否评估 COPD 患者的心理健康或心理健康.HADS 特别针对抑郁症和焦虑症的症状,并提供两个不同的域评分。虽然它没有专门为 COPD 患者开发,但它被广泛用于 COPD 研究中。CRDQ 和 SGRQ 都是特定疾病的健康相关生活质量量表,专门为 COPD 患者开发。然而,SGRQ 没有特定的心理健康或心理健康领域,尽管其中一些项目涉及心理障碍。相比之下,CRDQ 提供了一个个人的心理功能领域,其中包含 7 个项目,可以捕捉心理健康,主要是抑郁症的症状。FT 和 SF-36 都是通用量表。英国"金融时报"在过去 7 天内反映了整体健康状况,并不具备心理健康的特征。相比之下,SF-36 包括心理健康和角色情感分量表以及心理成分总分。

我们建议的第二个选择标准是指 PRO 是否与现有试验的测量相匹配的问题,这对于我们的例子来说是指特定量表是否以及多久经常应用于 RCT,包括接受呼吸康复设置的 COPD 患者。该标准对于确保将 RCT 的结果与现有证据体系进行比较非常重要。CRDQ 和 SGRQ 经常被用作稳定 COPD 患者和急性加重期患者的呼吸康复试验的结果量表[4,5]。HADS 是评估 COPD 患者研究中最常用的评估焦虑和抑郁症状的 PRO 量表,但

表 7-1 选择适用于结果心理健康 / 心理健康的 RCT 实例的 PRO 量表的标准

标准	CRDQ	SGRQ	SF-36	FT	HADS
测量出的和想要测量的匹配度	++	−	++	+	+++
匹配现有试验的标准	+++	+++	+	+	++
可以测量的信度	+++	+++	+++	++	+++
表现出的效度	+++	+++	+++	++	+++
反应性	+++	+++	+++	++	++
有成熟的 MID	+++	+++	+	++	++
衡量有效性	++	+	+	+++	++

CRDQ,慢性呼吸系统疾病问卷;SGRQ,圣乔治呼吸问卷;SF-36,短型健康调查;FT,感觉温度计;HADS,医院焦虑和抑郁量表

在 RCT 中作为 CRDQ 或 SGRQ 的结果测量较少使用。这也适用于在这些试验中更少使用的通用 SF-36 和 FT。

可以评估 PRO 是否可以可靠地测量以及是否已经显示有效性的标准可以被 CRDQ 和 SGRQ 评定为完全满足,如 7.3.2 章节中已经概述的那样。两种量表在 COPD 患者中表现出良好的高内部一致性和重测信度,并具有良好的结构有效性,并符合先前关于关系强度的假设。只有少数研究评估了 COP 在 COPD 患者中的可靠性和有效性,但显示出良好的重测信度和有效性。对于 SF-36 和 HADS,已经在不同的患者群体中显示出良好的内部一致性和结构有效性,但只有极少数研究特别包括 COPD 人群。

下一个标准是 PRO 是否对呼吸康复后的检测变化做出响应。通常疾病特定的量表比通用量表更能响应变化。疾病特异性 CRDQ 和 SGRQ 在包括 COPD 患者在内的呼吸康复试验中表现出良好的康复反应。相比之下,在 COPD 患者康复后检查 SF-36 反应性的少数研究表明,SF-36 分量表中的低至中度变化和组分总结得分或没有改善[46]。

在一项研究中也显示了这种模式,该研究直接比较了呼吸康复前后 COPD 患者 CRDQ、SGRQ、FT 和 SF-36 的反应度,其中发现疾病特异性 CRDQ 和 SGRQ 与通用 FT 相比具有更高的反应度。特别是 SF-36,CRDQ 心理功能域比 SF-36 心理综合评分显著更敏感[26]。只有少数研究评估了康复后 COP 患者对 FT 和 HADS 的反应度。然而,两种量表都表现出良好的响应能力;对于 HADS 领域,反应度甚至可与 SGRQ 总分相媲美[47]。

类似于反应度,MID 在 COPD 患者中使用基于锚和分布的方法在 CRDQ 和 SGRQ 中已经很好地建立。在 COPD 患者中也建立了用于 FT 和 HADS 的 MID,但研究较少。据我们所知,即使针对某些患者人群的 SF-36 分量表和组件汇总分数建立了 MID,迄今为止还没有针对 COPD 患者特别确定。

关于如何选择 PRO 的最终标准是,衡量哪些是指管理所需的时间,管理方式和分数的计算是否有效。所有这五种 PRO 都是完整的结构化问卷,有明确的管理指导。英国"金融时报"由一个单一评级组成,使用带有数值的修改后的视觉模拟评分,只需要很少的时间让患者进入并且不必进行评分。具有 14 个条目的 HADS,具有 20 个条目的 CRDQ,具有 36 个条目的 SF-36 和具有 40 个条目的 SGRQ 花费越来越多的时间来进入。可以容易地计算 HADS 的抑郁和焦虑域得分以及 CRDQ 域得分,对于 HADS,通过对特定域的项目进行平均来总结条目值和 CRDQ 域分数。SF-36 和 SGRQ 的得分稍微复杂一些。对于 SF-36,根据评分键重新编码条目值,以便每个条目在 0~100 范围内评分,然后将相同比例的项目一起平均。此外,在将权重分配给单个项目答案之后,SGRQ 域和总分数被转换为 0~100 的比例。但是,对于 SGRQ,作者提供了一个基于 Excel 的评分计算器,以便进行评分。

基于这些标准,CRDQ 的心理功能域或 HADS 似乎是 RCT 的合适选择。HADS 提供更全面的心理健康方面评估,并提供两个不同的领域,焦虑和抑郁,而 CRDQ 情感领域是一个简单的心理健康评估,仅代表抑郁症状。然而,CRDQ 还提供了对健康相关生活质量的其他方面的评估,这是针对 COPD 患者特别开发的,并且与 HADS 相比在该人群中得到更广泛的验证。同样,标准和判断需要适应所讨论的研究问题并且是主观的,但这种方法有助于根据要测量的结果,现有证据和实际考虑找到合适的量表。

7.5　结论

- PRO,从特定症状到与健康相关的质量生活,长期以来一直是呼吸康复的重要结果指标,并为其在临床研究中的应用铺平了道路。

- 彻底的开发过程为 PRO 的有效性和其他测量属性提供了必要的基础。
- 在呼吸康复及其评估的背景下,评估性 PRO 量表通常是对变化做出响应并具有已建立的 MID 的第一选择。像 CRDQ 或 SGRQ 这样的疾病特异性 PRO 更具响应性,因此比通用 PRO 更适合。
- 如果采用具有预先确定的内容,测量属性和实践方面标准的系统方法,则极大地促进了 PRO 量表的选择。

（高连军　译）

参考文献

1. US Department of Health and Human Services; Food and Drug Administration. Guidance for industry: patient-reported outcome measures: use in medical product development to support labeling claims. 2009. http://www.fda.gov/downloads/Drugs/Guidances/UCM193282.pdf. Accessed 24 Oct 2016.
2. Petty TL, et al. A comprehensive care program for chronic airway obstruction. Methods and preliminary evaluation of symptomatic and functional improvement. Ann Intern Med. 1969;70(6):1109–20.
3. McGavin CR, et al. Physical rehabilitation for the chronic bronchitic: results of a controlled trial of exercises in the home. Thorax. 1977;32(3):307–11.
4. McCarthy B, et al. Pulmonary rehabilitation for chronic obstructive pulmonary disease. Cochrane Database Syst Rev. 2015;2:CD003793.
5. Puhan MA, et al. Pulmonary rehabilitation following exacerbations of chronic obstructive pulmonary disease. Cochrane Database Syst Rev. 2016;1:CD005305.
6. Guyatt GH, et al. A measure of quality of life for clinical trials in chronic lung disease. Thorax. 1987;42(10):773–8.
7. Jones PW, et al. A self-complete measure of health status for chronic airflow limitation. The St. George's Respiratory Questionnaire. Am Rev Respir Dis. 1992;145(6):1321–7.
8. Guyatt GH, Feeny DH, Patrick DL. Measuring health-related quality of life. Ann Intern Med. 1993;118(8):622–9.
9. Celli BR, et al. The body-mass index, airflow obstruction, dyspnea, and exercise capacity index in chronic obstructive pulmonary disease. N Engl J Med. 2004;350(10):1005–12.
10. Puhan MA, et al. Expansion of the prognostic assessment of patients with chronic obstructive pulmonary disease: the updated BODE index and the ADO index. Lancet. 2009;374(9691):704–11.
11. Emery M-P, Perrier L-L, Acquadro C. Patient-reported outcome and quality of life instruments database (PROQOLID): frequently asked questions. Health Qual Life Outcomes. 2005;3:12.
12. Cazzola M, et al. A review of the most common patient-reported outcomes in COPD—revisiting current knowledge and estimating future challenges. Int J Chron Obstruct Pulmon Dis. 2015;10:725–38.
13. Ekström M, Sundh J, Larsson K. Patient reported outcome measures in chronic obstructive pulmonary disease: which to use? Expert Rev Respir Med. 2016;10(3):351–62.
14. Jones P, et al. Beyond FEV$_1$ in COPD: a review of patient-reported outcomes and their measurement. Int J Chron Obstruct Pulmon Dis. 2012;7:697–709.
15. Schünemann HJ, et al. A comparison of the original chronic respiratory questionnaire with a standardized version. Chest. 2003;124(4):1421–9.
16. Fletcher CM, et al. The significance of respiratory symptoms and the diagnosis of chronic bronchitis in a working population. Br Med J. 1959;2(5147):257–66.
17. Mahler DA, Wells CK. Evaluation of clinical methods for rating dyspnea. Chest. 1988;93(3):580–6.
18. Eakin EG, et al. Reliability and validity of dyspnea measures in patients with obstructive lung disease. Int J Behav Med. 1995;2(2):118–34.
19. Mahler DA, et al. The measurement of dyspnea. Contents, interobserver agreement, and physiologic correlates of two new clinical indexes. Chest. 1984;85(6):751–8.
20. Leidy NK, et al. Development of the EXAcerbations of Chronic Obstructive Pulmonary Disease Tool (EXACT): a patient-reported outcome (PRO) measure. Value Health. 2010;13(8):965–75.
21. Leidy NK, et al. The breathlessness, cough, and sputum scale: the development of empirically based guidelines for interpretation. Chest. 2003;124(6):2182–91.
22. Zigmond AS, Snaith RP. The hospital anxiety and depression scale. Acta Psychiatr Scand. 1983;67(6):361–70.
23. van der Molen T, et al. Development, validity and responsiveness of the Clinical COPD questionnaire. Health Qual Life Outcomes. 2003;1:13.
24. Jones PW, et al. Development and first validation of the COPD assessment test. Eur Respir J. 2009;34(3):648–54.
25. Tarlov AR, et al. The medical outcomes study. An application of methods for monitoring the results of medical care. JAMA. 1989;262(7):925–30.
26. Puhan MA, et al. Relative responsiveness of the Chronic Respiratory Questionnaire, St. Georges Respiratory Questionnaire and four other health-related quality of life instruments for patients with chronic lung disease. Respir Med. 2007;101(2):308–16.
27. The EuroQol Group. EuroQol-a new facility for the measurement of health-related quality of life. Health Policy. 1990;16(3):199–208. http://www.ncbi.nlm.nih.gov/pubmed/10109801.

28. Puhan MA, et al. Measurement of agreement on health-related quality of life changes in response to respiratory rehabilitation by patients and physicians—a prospective study. Respir Med. 2004;98(12):1195–202.

29. Bottomley A, Jones D, Claassens L. Patient-reported outcomes: assessment and current perspectives of the guidelines of the Food and Drug Administration and the reflection paper of the European Medicines Agency. Eur J Cancer. 2009;45(3):347–53.

30. European Medicines Agency. Committee for medicinal products for human use (CHMP). Reflection paper on the regulatory guidance for the use of health-related quality of life (HRQL) measures in the evaluation of medicinal products. 2005. http://www.ema.europa.eu/docs/en_GB/document_library/Scientific_guideline/2014/06/WC500168852.pdf. Accessed 24 Oct 2016.

31. Patrick DL, et al. Content validity—establishing and reporting the evidence in newly developed patient-reported outcomes (PRO) instruments for medical product evaluation: ISPOR PRO Good Research Practices Task Force report: part 1—eliciting concepts for a new PRO instrument. Value Health. 2011a;14(8):967–77.

32. Patrick DL, et al. Content validity—establishing and reporting the evidence in newly developed patient-reported outcomes (PRO) instruments for medical product evaluation: ISPOR PRO Good Research Practices Task Force Report: part 2—assessing respondent understanding. Value Health. 2011b;14(8):978–88.

33. Rothman ML, et al. Patient-reported outcomes: conceptual issues. Value Health. 2007;10:S66–75.

34. Garcia-Aymerich J, et al. Regular physical activity reduces hospital admission and mortality in chronic obstructive pulmonary disease: a population based cohort study. Thorax. 2006;61(9):772–8.

35. Dobbels F, et al. The PROactive innovative conceptual framework on physical activity. Eur Respir J. 2014;44(5):1223–33.

36. Gimeno-Santos E, et al. The PROactive instruments to measure physical activity in patients with chronic obstructive pulmonary disease. Eur Respir J. 2015;46(4):988–1000.

37. Williams K, et al. Patient-reported physical activity questionnaires: a systematic review of content and format. Health Qual Life Outcomes. 2012;10:28.

38. Frei A, et al. A comprehensive systematic review of the development process of 104 patient-reported outcomes (PROs) for physical activity in chronically ill and elderly people. Health Qual Life Outcomes. 2011;9:116.

39. Gimeno-Santos E, et al. Validity of instruments to measure physical activity may be questionable due to a lack of conceptual frameworks: a systematic review. Health Qual Life Outcomes. 2011;9:86.

40. Van Remoortel H, Giavedoni S, et al. Validity of activity monitors in health and chronic disease: a systematic review. Int J Behav Nutr Phys Act. 2012a;9:84.

41. Rabinovich RA, et al. Validity of physical activity monitors during daily life in patients with COPD. Eur Respir J. 2013;42(5):1205–15.

42. Van Remoortel H, Raste Y, et al. Validity of six activity monitors in chronic obstructive pulmonary disease: a comparison with indirect calorimetry. PLoS One. 2012b;7(6):e39198.

43. Weldam SWM, et al. Evaluation of Quality of Life instruments for use in COPD care and research: a systematic review. Int J Nurs Stud. 2013;50(5):688–707.

44. Terwee CB, et al. Quality criteria were proposed for measurement properties of health status questionnaires. J Clin Epidemiol. 2007;60(1):34–42.

45. Revicki D, et al. Recommended methods for determining responsiveness and minimally important differences for patient-reported outcomes. J Clin Epidemiol. 2008;61(2):102–9.

46. Limsuwat C, et al. Pulmonary rehabilitation improves only some domains of health-related quality of life measured by the Short Form-36 questionnaire. Ann Thorac Med. 2014;9(3):144–8.

47. Smid DE, et al. Responsiveness and MCID estimates for CAT, CCQ, and HADS in patients with COPD undergoing pulmonary rehabilitation: a prospective analysis. J Am Med Dir Assoc. 2017;18(1):53–8.

第 8 章　　　体力活动的评估

Heleen Demeyer and Henrik Watz

本章将介绍评估 COPD 患者体力活动的方法。我们将主要使用传统的（生理学）定义来测量体力活动，其中体力活动被定义为"由骨骼肌产生的任何导致能量消耗的身体运动"[1]。我们会提供一个主观的（问卷，A 部分）和客观的（活动监测，B 部分）测量患者体力活动的方法概述，以及它们在研究和临床实践中的优缺点。在最后一部分（C）中，将扩展超出纯生理定义的体力活动的测量。表 8-1 总结了量化体力活动的推荐工具的优缺点以及作者提供的建议。

表 8-1　慢性呼吸系统疾病体力活动测量仪器的优缺点概述及作者提供的建议

工具	优点	缺点	建议
问卷	● 低成本 ● 易于管理（可以远程完成）	● 有偏倚结果的风险 ● 反应性能差	调查问卷可用于在大型流行病学试验中对患者进行分类，并筛查严重的不活动情况。不建议用这些仪器测量个体患者的体力活动，尤其是测量随时间变化而发生改变时
双标水	● 准确测量总能量消耗	● 昂贵 ● 复杂测量设置 ● 需要针对休息能量消耗校正每日总能量消耗	用于特定的研究目的
计步器	● 便宜 ● 具有简单指标的即用型设备	● 不评估其他活动或步行强度 ● 没有评估穿戴的时间	好的激励工具
加速度计	● 更全面的体力活动评估，包括体力活动的持续时间和强度	● 购买成本 ● 所有可用设备都可能无法提供慢性呼吸道疾病患者的有效性	加速度计一般被推荐为一种客观和更全面的体力活动的评估方法
可穿戴设备	● 可用性，消费友好 ● 由于远程数据收集和传输而集成在远程教学中	● 在 COPD 中无法验证	由于智能手机的广泛使用，在临床实践中可能有所帮助；需要有慢性呼吸道疾病患者的进一步数据

8.1　测量体力活动量的调查问卷

通过使用问卷调查，可以通过经济且简单的方式进行身体活动的测量。这些优势使问卷广泛应用于流行病学研究和大型临床试验中[2]。调查问卷可以远程收集（如通过互联网发送），使其成为一种节省时间的信息收集方式。这种自我报告或主观数据收集的方式可用于在研究和临床实践中评价患者的体力活动情况。

许多调查问卷，经常以不同版本提供，已被用作日常活动的衡量标准。一项全面的系统评价得出，目前有 104 种不同的调查问卷可用于测量老年人和慢性病患者的体力活动或相关组成的特点[3]。这些患者报告的结果工具可以包括体力活动的不同方面，例如数量，类型，持续时间和强度，并且它们还可以捕获患者生活方式的其他方面以及可能无法通过客观活动监测捕获的与体力活动相关的限制[4]。

世界卫生组织（World Health Organization，WHO）提供的体力活动建议指出，健康成年人应在一周内进行至少 150 分钟的中等强度的有氧运动，每次的持续时间至少为 10 分钟[5]。当对基于这些推荐对患者进行分类时，选择的问卷至少要包括对体力活动的持续时间和频率的测量，而不是针对特定的环境（如仅工作或休闲时间活动）。然而，在其他环境中，人们可能对体力活动的相关组成（如患者进行日常生活活动的能力）更感兴趣。

在选择问卷时，重要的是要确保：
- 调查问卷符合目标人群的测量需求（"调查问卷的定性属性"）[4,6]。
- 就可靠性，有效性和敏感性而言，问卷具有很强的测量性能[3,7]。

在测量慢性呼吸道疾病患者如 COPD 患者的体力活动时，建议选择包含对轻度活动测量的问卷。这种测量在这类不活跃的人群中是必不可少的，因为大多数患者的活动都是轻度的[8,9]。问卷中缺乏这些信息会影响对患者的分类。有关更多的详细信息，Williams 等人的系统性回顾里详细描述了适用于老年人和慢性病患者的体力活动问卷[4]，Frei 等人的综述总结了这些问卷的测量属性[3]。在本章中，我们将重点关注旨在量化身体活动的自我报告问卷。

重要的是，体力活动问卷的使用带来了**一些限制**，这可能导致结果的偏差。这些偏差限制了问卷在临床实践中在个体评估中的使用。在健康的成年人中，据估计，体力活动问卷无法解释超过 45% 的体力活动测量变异[10]。最重要的限制是测量的准确性，社会期望的影响以及缺乏响应性。

8.1.1　测量的准确性

通过问卷获得的信息依赖于患者的**回忆能力**。调查问卷的回忆时间从短至 1 小时到长至一生[2]。测量的准确性取决于回忆期。与较长时间相比，具有较短回忆期的调查问卷往往在验证试验中显示出更好的结果[11]。当需要"一个平常"的 PA 行为时，询问上周的情况会得到更好的结果[12]。此外，必须回忆的活动的显著性影响着回忆的可靠性[10]。在成年人中，当比较体育活动的客观性指标时，剧烈活动的相关性比轻微活动的相关性更好[12]。重要的是，老年人更有可能从事轻至中等强度的体力活动，因此这是通过问卷调查评估的最困难的活动类型。最后，回忆偏差的程度取决于受试者的特征，如教育，年龄和性别。完成 1 天的活动日志后，与客观的体力活动测量相比，69% 的 COPD 患者高估了他们的步行时间[13]。有趣的是，当 COPD 患者在标准化的 1 小时方案后立即回忆他们的体力活动行为时，他们大大低估了坐着的时间[13]。这可能是由于 COPD 患者的较低的认知功能[14]以及社会期望（见下文）。

在 COPD 患者中进行过一些体力活动问卷的**验证研究**。有关这些问卷的更多信息，请参见表 8-2。Garfield 等人[15]比较了四个客观测量身体活动的问卷（Stanford 7 天体力活动回忆问卷，Baecke 问卷，老年人体力活动量表（PASE）和 Zutphen 问卷）。结果显示，Stanford 7 天体力活动回忆问卷是唯一与客观的体力活动测量显著相关的问卷，但就体力活动提出个体建议来说仍不够准确。然而，调查问卷能够识别身体活动范围极端的患者。

Donaire-Gonzalez 等人[16]使用 SenseWear Armband 分析了耶鲁体力活动调查（Yale physical activity survey，YPAS）与 7 天客观体力评估问卷之间的关系。与前一篇论文一致，作者得出结论，问卷是一种有效的工具，可用于分类但不能量化 COPD 患者的体力活动。问卷能够识别久坐患者（定义为每天 <30 分钟的活动），特别是在使用问卷的总结指数时，显示出最佳的有效性。

Depew 等人[17]旨在确定筛查严重不活动的 COPD 患者的工具。作者得出结论：a）用

表 8-2　本章所包含的体力活动问卷

问卷	特征
改良的 Baecke 老年人体力活动问卷	这个量表评估休闲，家务活动和体育活动。关于家务活动（如清洁，做饭）的部分由十个问题组成。此外，患者可以报告任何休闲或体育活动。强度代码用于将持续时间和频率转换为整体问卷分数。修改后的 Baecke 调查问卷询问"习惯性"体力活动，应该由访谈者进行
老年人体育活动量表（Physical activity scale for the elderly，PASE）	PASE 是一份简短的问卷，包括 12 个项目。问卷结合了休闲，家庭和职业活动的信息。PASE 分数是通过将每项活动所花费的时间（每天的小时数）乘以各自的权重来计算的（与体育活动相比，老年人所进行的活动的权重更多）。得分越高（范围 0~360），体力活动越高。PASE 有 1 周的回忆期，可以自我管理或访谈者管理
Zutphen 体力活动问卷（ZPAC）	ZPAC 询问过去一周步行和骑自行车的频率和持续时间，夏季和冬季每周花在爱好和园艺上的平均时间，以及每月在工作和运动上花费的平均时间。一天活动的小时数乘以强度代码。调查问卷的重点在于评估能量消耗和在轻度，中度和激烈活动中所花费的分钟数。这个问卷根据活动的频率，强度和持续时间提供一个简单的每天每公斤体重消耗的卡路里数值计算。回忆期间因问题而异；问卷是自我管理的
斯坦佛 7 天体力活动回忆问卷（YPas）	调查问卷基于对患者的 15~20 分钟访谈。在访谈期间，患者报告他们上周在中度，重度和极重度的体力活动和睡眠中花费的大致小时数。每日总能量消耗通过每个活动类别中每天花费的平均小时数乘以指定的 MET 值和体重（千克）来计算。Stanford 调查问卷使用了 7 天的回忆期，并由访谈者主导
耶鲁体力活动调查（SBAS）	YPAS 包括 32 个项目，包括不同的活动领域（工作，庭院工作，看护，锻炼，娱乐活动，激烈的活动，休闲散步，移动，站立，坐，飞行，季节性调整）。YPAS 反映了体力活动的量，频率和强度。从问卷中，可以检索若干总结参数（如每天活动时间，能量消耗，强度）。总指数基于七个问题，一般询问活动的频率和强度，范围在 0~137 之间（分数越高，活动越高）。调查问卷使用 4 周的回忆期并由访谈者进行管理
斯坦佛简易活动量表（SBAS）	SBAS 是一个两项体力活动问卷（侧重于休闲和职业活动）。患者在各种体力活动的描述中选择最能代表他 / 她的活动。该分数是分类的，范围从"不活动"到"非常强烈的活动"。问卷询问过去的一年

PASE 问卷和客观测量的体力活动评估的得分之间的存在着适度的关系;b) PASE 问卷可以用作筛查该患者群体中严重不活动的有效工具。作者还调查了相隔 5 天的重复测量的信度,发现 PASE 的可靠性非常好,斯坦福简易活动量表(Stanford brief activity scale, SBAS)的可靠性也较好。与 PASE 相比, SBAS 对严重不活动的预测能力较差。

值得注意的是,健康状况调查问卷,通常包含与体力活动相关的领域,仅与 COPD 患者的体力活动的客观测量结果有一定的相关,并且无法在个体患者水平上显示正确的体力活动水平[18]。

8.1.2　社会期望

社会期望是"个人提供社会所需信息的倾向"[19]。这种人格特质可能会影响体力活动的自我报告,并导致过度报告[19]。社会期望导致的一些偏差也可以表现在:例如,饮食信息的自我报告导致卡路里摄入的显著低估[20]。

8.1.3　反应性

反应性(或敏感性)是问卷的重要测量属性。反应性被定义为"能够检测已知的随时间发生的变化的能力"[6]。特别是当评估的目的是测量随时间的变化时,除了可靠性和有效性之外,对随时间变化的验证是关键的测量属性。在健康成人和老年人体力活动问卷测量属性的系统评价中,反应性被判定为差[7,12]。值得注意的是,仅在少数研究中报道了反应性[3,7,12]。在 COPD 患者中,迄今没有关于身体活动问卷的反应性的具体信息。

总之,应谨慎使用自我报告来测量慢性呼吸道疾病患者的体力活动。问卷可用于对患者进行分类,因为数据显示了能够识别体力活动范围极端的患者的能力。这使得问卷有效地用于流行病学研究,并使用问卷数据来揭示体力活动。与此相符,体力活动问卷可以用作严重不活动的筛查工具。本章总结了为此目的验证的问卷。但是,由于存在偏倚评估的风险,因此不建议使用问卷对个体患者的体力活动水平进行评估。特别是当人们测量随时间变化的信息时,缺乏反应性是不推荐这类问卷的原因。

8.2　客观的体力活动测量

8.2.1　双标水法

通常认为双标水技术是测量总能量消耗的最准确方法[21]。为了评估总能量消耗,摄取氘(^2H)和 ^{18}O。一旦摄入,^2H 作为水被消除,^{18}O 作为水和二氧化碳被消除[22]。^{18}O 相对于 ^2H 的超额消除率是二氧化碳生产率的测量指标,也是总能量消耗的直接测量指标[21]。通常,测量进行 2 周[21]。

双标水技术有几个缺点。首先,总能源消耗通过双标水技术测量,需要针对休息能量消耗进行校正,以量化与活动相关的能量消耗。休息的能量消耗(或基础代谢率)又需要通过例如休息时的间接热量测量法测量[21]。其次,双标水法不能量化所进行的体力活动的持续时间,频率和强度[2]。最后,这是一种非常昂贵的方法,具有相当复杂的设置。

8.2.2　活动监视器

8.2.2.1　计步器

计步器是一种小型的,相对便宜,通常佩戴在腰部记录每天步行的步数的装置[23,24]。散步是大多数人可以做的事情,每天的步数是评估体力活动的简单指标[25]。计步器在步数计算中最准确,但在距离或能量消耗估算方面不太准确[22]。重要的是,当使用计步器时,应该意识到计步器可能会低估慢速行走时的步数,这在健康老年人和 COPD 患者中已被证实[26~29]。

计步器越来越多地被用作提高体力活动水平的激励工具[22]。一般人群体力活动增加的一个重要预测因素是有每天走 10 000 步的目标[23],这不仅与体力活动的显著增加有关,而且与体重指数和血压的显著降低有关[23]。对于 COPD 患者,需要设定更多的个人逐步实现的目标。基于 12 周计步器的运动咨询策略有效地增强了未参加康复计划的 COPD 门诊患者的日常体力活动、身体适应性和健康相关生活质量[30]。与此一致的,4 个月计步器的互联网介导的步行计划增加了 COPD 患者的体力活动和生活质量[31]。Demeyer 等人最近证明了为期 12 周的半自动活动指导计划对 COPD 患者体力活动水平的有效性[32]。这种干预包括计步器和安装在智能手机上的项目定制应用程序[32]。患者根据自己的成绩获得了自动计算的目标,如果他们愿意还可以联系他们的教练[32]。在这些干预研究中,每日步数(通过计步器)被用作对患者的激励,以提供个体目标设定。后者可以通过在面对面接触[30]或使用远程指导方法[31,32]实现。

8.2.2.2　加速计

加速计是便携式电子设备,佩戴在身体上以检测加速度,从而反映身体的运动[22]。它们可以量化活动计数,并可以提供高于或低于预设活动水平、步数和能量消耗[2,22]。加速计的使用越来越受到关注,因为它们增加了无法通过问卷或计步器获得的客观数据[22]。加速度计已成为评估体育锻炼持续时间和强度的重要手段,并且作为主要结局指标应用于几个 COPD[24]以及其他慢性呼吸道疾病案例[33-35]。

几种类型(单轴,双轴或三轴加速计)的加速计可以产生不同的结局测量指标[2,22,24]。集成的多传感器系统将加速计与其他传感器相结合,这些传感器捕获身体对运动的反应(如心率或皮肤温度),以试图优化体力活动评估并

获得合理有效的能量消耗估计[24]。加速计用于评估 COPD 患者体力活动的有效性近年来已成为许多研究关注的重点[22]。三种设备,DynaPort MoveMonitor(McRoberts BV, Hague,荷兰)、Actigraph GT3X(Actigraph, Pensacola, FL, USA)和 SenseWear Armband(BodyMedia, Inc., Pittsburgh, PA, USA)(均采用三轴加速计),对 COPD 有效且反应灵敏[22,36,37]。

8.2.2.3　智能手机应用程序和可穿戴设备

智能手机和更适用于消费者的可穿戴设备正被越来越多的人群使用[38]并且可能在未来在 COPD 患者中扮演更重要的角色。由于其具有蓝牙或 USB 传输的能力,使上文中所强调的数据远程指导的干预成为可能。与直接观察步数相比,目前大多数现有的智能手机和可穿戴设备已被证明可以提供相对准确的步数估计[38]。然而,缺乏对这种装置在呼吸道疾病中的全面有效的研究。随着技术的进步,不同类型的活动,活动的强度和相关的能量消耗也可能成为这些设备的有效读数。

8.2.3　测量特性和数据的后处理

除了监测器的选择之外,当分析体力活动的客观测量数值时,测量特性、数据的后处理以及诠释结果的挑战是非常重要的。活动监测的使用为研究人员和临床医生提供了关于不同变量的大量数据,信号的变异性很大。处理这些数据的方式对于获得可解释、可靠和有效的体力活动数值非常重要。值得注意的是,不太复杂和较便宜的设备通常不包括关于佩戴时间的信息,这排除了基于此的任何对测量的质量控制。我们将讨论:①有效日的定义;②建议的测量天数;③体力活动数据解释中的挑战。

8.2.3.1　有效测量天数

在测量体力活动时,通常使用两个采样

框架；24 小时测量，包括睡眠和清醒时间，或清醒时间的测量[39]。这种选择主要取决于评估的目的。例如，如果一个人对久坐行为（"坐姿或斜躺姿势中以 <1.5MET 的能量消耗为特征的任何清醒行为"[40]）的评估感兴趣，要求患者在清醒时间佩戴监测仪会显得很充分和更恰当。

佩戴设备的依从性是获得可靠评估的先决条件。在基于人群的研究中，通常使用 10 小时 / 天的界定值作为定义有效日的最小佩戴时间[39]。这种界定值也适用于 COPD 研究[22]。一项研究表明，在上午 7 点到下午 8 点之间将佩戴时间的最小值定义为至少 8 小时，结果相似[41]。实际上，当从活动监视器获取数据时，删除佩戴时间不足（太低）的天数应该是数据处理的第一步。值得注意的是，许多计步器不包括输出中的穿戴时间。因此，临床医生应该注意到使用这些设备时不能进行这种重要的质量控制。

8.2.3.2 测量天数

由于体力活动的每日变化较大，测量体力活动的天数是影响评估可靠性的重要因素。在基于人群的研究中，活动监测器通常佩戴 7 天[39]。在 COPD 患者中，根据横断面数据估计所需的评估天数在 2~7 天之间[8,41-45]。两篇论文在此估算中排除了周末天数，并认为至少有 2 个工作日的测量才是可靠的[8,41]，而其他论文则定义了周末的评估期[42,43]。与一周的其他时间相比，COPD 患者在星期日活动明显较少[43]。因此，当人们对患者的体力活动水平的特征感兴趣时，建议包括周末。Watz 等人总结出，2~3 天的测量会产生 GOLD IV 期患者的可靠测量，而 GOLD I 期患者需要 5 天才能获得可靠的评估[43]。当目的是检测变化时，建议在康复后的中度至重度 COPD 患者中进行为期 4 天的测量（不包括周末）[41]。排除周末天数不会影响效果的大小，但会降低测量的可变性。因此，可以为此目的删除周末

日。筛选有效测量和删除无效评估是数据处理的重要的第二步。

一项多中心观察性研究采用连续 8 天的 24 小时监测，调查患者的依从性[46]。作者发现在该患者群体中对于佩戴活动监测器具有良好依从性。在超过 94% 的患者中，获得了有效的体力活动测量（定义为 5 个测量日，具有有效的至少 22 小时的佩戴时间）。

在体力活动测量开始时向患者提供清晰的指导是重要的。建议指导患者 24 小时除了泡澡或淋浴时都佩戴检测设备，如果目的是监测清醒时间的活动状态，建议除了个人护理活动之外的所有清醒时间内都要持续佩戴监测设备。即使在白天休息或出现健康问题时，也应鼓励患者佩戴设备。

8.2.3.3 体力活动数据解释中的挑战

8.2.3.3.1 测量季节的影响

体力活动水平高度依赖于外部影响，例如测量的季节（冬季体力活动最低）[47]。Sewell 等人表明，COPD 患者开始康复计划的季节影响了呼吸康复对体力活动的影响。更具体地说，在冬季开始并在较温和的季节完成康复治疗的患者显示出最大的干预效果[47]。与此相符，Alahmari 等人研究表明，对于 COPD 患者来说，在寒冷的日子里，每降低 1℃ 则降低 43.3 步 / 天，与晴天相比，雨天的活动比干燥天和阴天的活动要低[48]。因此，在调查干预效果时调整季节可能很重要，尤其是在考虑干预的患者内部效应时。一项研究表明，通过将白天持续时间作为协变量纳入调查呼吸康复对身体活动的影响分析中，可以获得更加稳健的结果，从而降低了样本量的要求[41]。

8.2.3.3.2 体力活动变量的选择

在回顾体力活动的文献时，可以很明显看出存在多个体力活动变量，并且这些变量

贯穿临床试验。经常使用的体力活动变量是每日步数，能量消耗，不同姿势（例如行走、坐着、躺着）的时间，以及高于特定强度阈值（例如中等强度活动）的时间。试验之间缺乏一致性使得结果比较变得非常困难。这已在 COPD 患者的呼吸康复综述中阐述了[49]。除了通过活动监测设备获得的变量的多样性之外，不同设备间变量定义的差异使可比性变得更加复杂[50]。

随着活动监视设备附带的几个软件程序提供了定义每个感兴趣强度阈值的选项（如 SenseWear Pro Armband（BodyMedia, Pittsburgh, PA, USA），Actigraph GT3X（Actigraph LLC Pensacola, FL, USA））。在这种情况下，在报告结果时要详细说明设置的参数。一项研究指出基于不同指南使用不同临界值来定义患者分类中的"中等强度"存在巨大差异[51]。值得注意的是，步数的使用对专有算法依赖较少，因此不同设备间可能具有更好的可比性。

最后，选择用作结果的变量可以影响得到的结果。一项研究得出结论，在调查康复对体力活动的影响时，与中等强度活动和每日平均 MET 水平的时间相比，较轻强度的每日步数和时间是更敏感的结果[41]。

8.2.3.3.3 体力活动数据的解释

当活动测量的目的是对患者进行分类时，可以将发现的结果与 TudorLocke 等人提出的步数分类进行比较[52]，世界卫生组织根据体力活动水平（PAL，整夜睡眠能量消耗与每日总能量消耗之比）[43]提出建议，或基于至少中等强度活动花费的时间提出建议[5]。2013 年，出版了性别和年龄特定的规范性步骤数据[53]。但是，应该注意的是，这些规范性值是基于 Actigraph GT3X 加速计收集的数据，并以特定的方式对计步器测量进行后处理，已知可能是低估的。

在调查体力活动的变化时，最小重要差值（minimal important difference, MID）是解释临床相关干预变化的标准方法。最近，作为康复计划的结果，客观测量 COPD 患者体力活动的第一个 MID 估计为每天 600~1100 步之间[54]。

8.3 患者视角下的体力活动

到目前为止，本章的重点是使用众所周知的体力活动定义来测量体力活动，即"由骨骼肌产生的导致能量消耗的任何身体运动"[1]。然而，应该承认，这种生理学定义忽略了患者的体力活动体验。

在最近的一篇综述中，已经证明，在测量 COPD 患者的体力活动大小或相关组成的 15 个调查问卷中，都没有基于从患者角度定义（即体力活动）的概念性框架[55]。2014 年 Dobbels 等人发表了一篇从患者角度定义体力活动的论文[56]。根据对患者的访谈和专家意见，作者得出结论，体力活动的概念框架包括体力活动的数量，体力活动期间经历的症状，以及促进身体活动的适应性[56]。

根据这一定义，同一组研究人员开发了一种患者报告的结果工具，从 COPD 患者的角度捕捉体力活动[57]。这些工具（一个具有每日回忆功能，另一个具有每周回忆功能）将经典项目（"问题"）与来自活动监视器的数据相结合。这些仪器由两个领域组成（即体力活动量和体力活动期间的困难），这两个领域是分别评分的，并且被证实是可靠和有效的[57]。

（梁辰 译）

参考文献

1. Caspersen CJ, Powell KE, Christenson GM. Physical activity, exercise, and physical fitness: definitions and distinctions for health-related research. Public Health Rep. 1985;100(2):126–31.
2. Pitta F, Troosters T, Probst VS, Spruit MA, Decramer M, Gosselink R. Quantifying physical activity in daily life with questionnaires and motion sensors in COPD. Eur Respir J. 2006;27(5):1040–55.

3. Frei A, Williams K, Vetsch A, Dobbels F, Jacobs L, Rudell K, et al. A comprehensive systematic review of the development process of 104 patient-reported outcomes (PROs) for physical activity in chronically ill and elderly people. Health Qual Life Outcomes. 2011;9:116.

4. Williams K, Frei A, Vetsch A, Dobbels F, Puhan MA, Rudell K. Patient-reported physical activity questionnaires: a systematic review of content and format. Health Qual Life Outcomes. 2012;10:28.

5. Haskell WL, Lee IM, Pate RR, Powell KE, Blair SN, Franklin BA, et al. Physical activity and public health: updated recommendation for adults from the American College of Sports Medicine and the American Heart Association. Circulation. 2007;116(9):1081–93.

6. Terwee CB, Mokkink LB, van Poppel MN, Chinapaw MJ, van Mechelen W, de Vet HC. Qualitative attributes and measurement properties of physical activity questionnaires: a checklist. Sports Med. 2010;40(7):525–37.

7. Forsen L, Loland NW, Vuillemin A, Chinapaw MJ, van Poppel MN, Mokkink LB, et al. Self-administered physical activity questionnaires for the elderly: a systematic review of measurement properties. Sports Med. 2010;40(7):601–23.

8. Pitta F, Troosters T, Spruit MA, Probst VS, Decramer M, Gosselink R. Characteristics of physical activities in daily life in chronic obstructive pulmonary disease. Am J Respir Crit Care Med. 2005;171(9):972–7.

9. Troosters T, Sciurba F, Battaglia S, Langer D, Valluri SR, Martino L, et al. Physical inactivity in patients with COPD, a controlled multi-center pilot-study. Respir Med. 2010;104(7):1005–11.

10. Durante R, Ainsworth BE. The recall of physical activity: using a cognitive model of the question-answering process. Med Sci Sports Exerc. 1996;28(10):1282–91.

11. Bonnefoy M, Normand S, Pachiaudi C, Lacour JR, Laville M, Kostka T. Simultaneous validation of ten physical activity questionnaires in older men: a doubly labeled water study. J Am Geriatr Soc. 2001;49(1):28–35.

12. van Poppel MN, Chinapaw MJ, Mokkink LB, van Mechelen W, Terwee CB. Physical activity questionnaires for adults: a systematic review of measurement properties. Sports Med. 2010;40(7):565–600.

13. Pitta F, Troosters T, Spruit MA, Decramer M, Gosselink R. Activity monitoring for assessment of physical activities in daily life in patients with chronic obstructive pulmonary disease. Arch Phys Med Rehabil. 2005;86(10):1979–85.

14. Inc A, Marra C, Giordano A, Calcagni ML, Cappa A, Basso S, et al. Cognitive impairment in chronic obstructive pulmonary disease--a neuropsychological and spect study. J Neurol. 2003;250(3):325–32.

15. Garfield BE, Canavan JL, Smith CJ, Ingram KA, Fowler RP, Clark AL, et al. Stanford seven-day physical activity recall questionnaire in COPD. Eur Respir J. 2012;40(2):356–62.

16. Donaire-Gonzalez D, Gimeno-Santos E, Serra I, Roca J, Balcells E, Rodriguez E, et al. Validation of the Yale Physical Activity Survey in chronic obstructive pulmonary disease patients. Arch Bronconeumol. 2011;47(11):552–60.

17. DePew ZS, Garofoli AC, Novotny PJ, Benzo RP. Screening for severe physical inactivity in chronic obstructive pulmonary disease: the value of simple measures and the validation of two physical activity questionnaires. Chron Respir Dis. 2013;10(1):19–27.

18. Demeyer H, Duenas-Espin I, De JC, Louvaris Z, Hornikx M, Gimeno-Santos E, et al. Can health status questionnaires be used as a measure of physical activity in COPD patients? Eur Respir J. 2016;47(5):1565–8.

19. Adams SA, Matthews CE, Ebbeling CB, Moore CG, Cunningham JE, Fulton J, et al. The effect of social desirability and social approval on self-reports of physical activity. Am J Epidemiol. 2005;161(4):389–98.

20. Hebert JR, Clemow L, Pbert L, Ockene IS, Ockene JK. Social desirability bias in dietary self-report may compromise the validity of dietary intake measures. Int J Epidemiol. 1995;24(2):389–98.

21. Manini TM, Everhart JE, Patel KV, Schoeller DA, Colbert LH, Visser M, et al. Daily activity energy expenditure and mortality among older adults. JAMA. 2006;296(2):171–9.

22. Watz H, Pitta F, Rochester CL, Garcia-Aymerich J, ZuWallack R, Troosters T, et al. An official European Respiratory Society statement on physical activity in COPD. Eur Respir J. 2014;44(6):1521–37.

23. Bravata DM, Smith-Spangler C, Sundaram V, Gienger AL, Lin N, Lewis R, et al. Using pedometers to increase physical activity and improve health: a systematic review. JAMA. 2007;298(19):2296–304.

24. Watz H. Physical activity. In: Kolb M, Vogelmeier CF, editors. Outcomes in clinical trials, European Respiratory Monographs. Lausanne: European Respiratory Society; 2013. p. 117–26.

25. Moy ML, Danilack VA, Weston NA, Garshick E. Daily step counts in a US cohort with COPD. Respir Med. 2012;106(7):962–9.

26. Furlanetto KC, Bisca GW, Oldemberg N, Sant'anna TJ, Morakami FK, Camillo CA, et al. Step counting and energy expenditure estimation in patients with chronic obstructive pulmonary disease and healthy elderly: accuracy of 2 motion sensors. Arch Phys Med Rehabil. 2010;91(2):261–7.

27. Karabulut M, Crouter SE, Bassett DR Jr. Comparison of two waist-mounted and two ankle-mounted electronic pedometers. Eur J Appl Physiol. 2005;95(4):335–43.

28. Melanson EL, Knoll JR, Bell ML, Donahoo WT, Hill JO, Nysse LJ, et al. Commercially available pedometers: considerations for accurate step counting. Prev Med. 2004;39(2):361–8.

29. Moy ML, Janney AW, Nguyen HQ, Matthess KR, Cohen M, Garshick E, et al. Use of pedometer and Internet-mediated walking program in patients with chronic obstructive pulmonary disease. J Rehabil Res Dev. 2010;47(5):485–96.

30. Mendoza L, Horta P, Espinoza J, Aguilera M, Balmaceda N, Castro A, et al. Pedometers to enhance physical activity in COPD: a randomised controlled trial. Eur Respir J. 2015;45(2):347–54.

31. Moy ML, Collins RJ, Martinez CH, Kadri R, Roman P, Holleman RG, et al. An internet-mediated pedometer-based program improves health-related quality-of-life domains and daily step counts in COPD: a randomized controlled trial. Chest. 2015;148(1):128–37.

32. Demeyer H, Louvaris Z, Frei A, Rabinovich RA, de Jong C, Gimeno-Santos E, et al. Physical activity is increased by a 12-week semiautomated telecoaching programme in patients with COPD: a multicentre randomised controlled trial. Thorax. 2017;72(5):415–23.

33. Bahmer T, Kirsten AM, Waschki B, Rabe KF, Magnussen H, Kirsten D, et al. Clinical correlates of reduced physical activity in idiopathic pulmonary fibrosis. Respiration. 2016;91(6):497–502.

34. Bahmer T, Watz H, Waschki B, Gramm M, Magnussen H, Rabe KF, et al. Reduced physical activity in lymphangioleiomyomatosis compared with COPD and healthy controls: disease-specific impact and clinical correlates. Thorax. 2016;71(7):662–3.

35. Bahmer T, Waschki B, Schatz F, Herzmann C, Zabel P, Kirsten AM, et al. Physical activity, airway resistance and small airway dysfunction in severe asthma. Eur Respir J. 2017;49(1):1601827.

36. Rabinovich RA, Louvaris Z, Raste Y, Langer D, Van RH, Giavedoni S, et al. Validity of physical activity monitors during daily life in patients with COPD. Eur Respir J. 2013;42(5):1205–15.

37. Van Remoortel H, Raste Y, Louvaris Z, Giavedoni S, Burtin C, Langer D, et al. Validity of six activity monitors in chronic obstructive pulmonary disease: a comparison with indirect calorimetry. PLoS One. 2012;7(6):e39198.

38. Case MA, Burwick HA, Volpp KG, Patel MS. Accuracy of smartphone applications and wearable devices for tracking physical activity data. JAMA. 2015;313(6):625–6.

39. Matthews CE, Hagstromer M, Pober DM, Bowles HR. Best practices for using physical activity monitors in population-based research. Med Sci Sports Exerc. 2012;44(1 Suppl 1):S68–76.

40. Gibbs BB, Hergenroeder AL, Katzmarzyk PT, Lee IM, Jakicic JM. Definition, measurement, and health risks associated with sedentary behavior. Med Sci Sports Exerc. 2015;47(6):1295–300.

41. Demeyer H, Burtin C, Van Remoortel H, Hornikx M, Langer D, Decramer M, et al. Standardizing the analysis of physical activity in patients with COPD following a pulmonary rehabilitation program. Chest. 2014;146(2):318–27.

42. Steele BG, Holt L, Belza B, Ferris S, Lakshminaryan S, Buchner DM. Quantitating physical activity in COPD using a triaxial accelerometer. Chest. 2000;117(5):1359–67.

43. Watz H, Waschki B, Meyer T, Magnussen H. Physical activity in patients with COPD. Eur Respir J. 2009;33(2):262–72.

44. Hecht A, Ma S, Porszasz J, Casaburi R. Methodology for using long-term accelerometry monitoring to describe daily activity patterns in COPD. COPD. 2009;6(2):121–9.

45. Sugino A, Minakata Y, Kanda M, Akamatsu K, Koarai A, Hirano T, et al. Validation of a compact motion sensor for the measurement of physical activity in patients with chronic obstructive pulmonary disease. Respiration. 2012;83(4):300–7.

46. Waschki B, Spruit MA, Watz H, Albert PS, Shrikrishna D, Groenen M, et al. Physical activity monitoring in COPD: compliance and associations with clinical characteristics in a multicenter study. Respir Med. 2012;106(4):522–30.

47. Sewell L, Singh SJ, Williams JE, Morgan MD. Seasonal variations affect physical activity and pulmonary rehabilitation outcomes. J Cardiopulm Rehabil Prev. 2010;30(5):329–33.

48. Alahmari AD, Mackay AJ, Patel AR, Kowlessar BS, Singh R, Brill SE, et al. Influence of weather and atmospheric pollution on physical activity in patients with COPD. Respir Res. 2015;16:71.

49. Mantoani LC, Rubio N, McKinstry B, MacNee W, Rabinovich RA. Interventions to modify physical activity in patients with COPD: a systematic review. Eur Respir J. 2016;48(1):69–81.

50. Butte NF, Ekelund U, Westerterp KR. Assessing physical activity using wearable monitors: measures of physical activity. Med Sci Sports Exerc. 2012;44(1 Suppl 1):S5–12.

51. Van Remoortel H, Camillo CA, Langer D, Hornikx M, Demeyer H, Burtin C, et al. Moderate intense physical activity depends on selected Metabolic Equivalent of Task (MET) cut-off and type of data analysis. PLoS One. 2013;8(12):e84365.

52. Tudor-Locke C, Craig CL, Thyfault JP, Spence JC. A step-defined sedentary lifestyle index: <5000 steps/day. Appl Physiol Nutr Metab. 2013;38(2):100–14.

53. Tudor-Locke C, Schuna JM Jr, Barreira TV, Mire EF, Broyles ST, Katzmarzyk PT, et al. Normative steps/day values for older adults: NHANES 2005-2006. J Gerontol A Biol Sci Med Sci. 2013;68(11):1426–32.

54. Demeyer H, Burtin C, Hornikx M, Camillo CA, Van RH, Langer D, et al. The minimal important difference in physical activity in patients with COPD. PLoS One. 2016;11(4):e0154587.

55. Gimeno-Santos E, Frei A, Dobbels F, Rudell K, Puhan MA, Garcia-Aymerich J. Validity of instruments to measure physical activity may be questionable due to a lack of conceptual frameworks: a systematic review. Health Qual Life Outcomes. 2011;9:86.

56. Dobbels F, de Jong C, Drost E, Elberse J, Feridou C, Jacobs L, et al. The PROactive innovative conceptual framework on physical activity. Eur Respir J. 2014;44(5):1223–33.

57. Gimeno-Santos E, Raste Y, Demeyer H, Louvaris Z, de Jong C, Rabinovich RA, et al. The PROactive instruments to measure physical activity in patients with chronic obstructive pulmonary disease. Eur Respir J. 2015;46(4):988–1000.

第9章   全面评估

Sally Singh

9.1 全面评估

患者的初次评估对呼吸康复的成功至关重要,与患者且如果可能的话和其照护者/配偶一起花时间对患者及其社会生活环境、康复参与意愿和障碍等进行全面评估是非常重要的。此外,该项目的训练和教育部分由多学科团队实施,需要详细的运动受限和症状负荷信息用于制定一个无论对个人还是项目提供方都可以使项目成功概率最大化的训练方案。

一个康复训练疗程前对个体进行的全面评估对项目的成功至关重要,无论在团队还是个人层面。多学科团队有责任确保参与者进行过项目适宜性的全面评估(包括患者安全、身体和心理健康状态、症状负荷)。在评估时收集的数据可能对参与者、医疗保健专业人员和服务提供者(付款方)有不同的含义(图9-1)。

本章将回顾评估中的各个方面,不一定完全包含前面章节专门讨论过的肌肉力量、运动能力、体力活动和情绪等生理功能。

评估的总体目标是医疗保健提供者与参与者合作来:

1. 确认患者了解与医护人员合作的康复过程、原则,及个人所需的参与程度

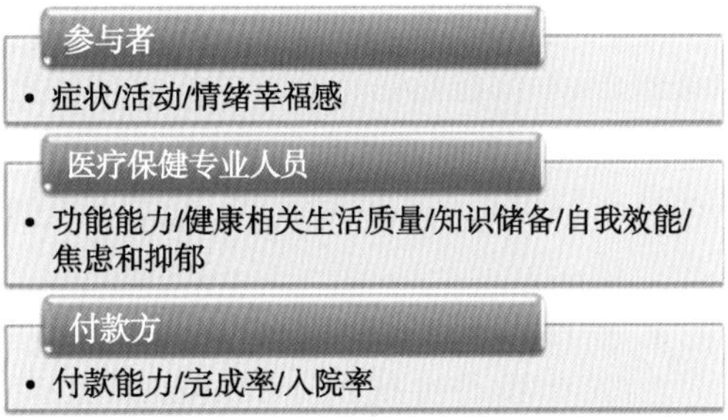

图9-1　参与者、医护专业人员和付款方在康复过程中评估测量的方面

2. 了解患者个体自身疾病的影响(症状、生理、心理、社会)

3. 了解患者目前所处的伤残水平

4. 了解患者既往病史,以及对参与康复计划的可能影响

5. 确定患者的目标/愿望,以及如何在康复计划中实现这一目标

6. 识别可能影响康复计划成功实施的其他重要疾病进程

7. 保证患者安全参与该康复计划

多学科团队评估的目的包括上述所有要点,但同时也应更深入地了解如下信息:

1. 患者的体力和运动耐受力、对运动测试的反应和运动限制

2. 患者的心理健康状况

3. 患者完成日常任务时所面临的挑战

4. 参与康复计划的主观能动性

5. 潜在的参与阻力

6. 参考患者基线的运动能力和重要并发症，其他影响运动处方的因素也需要考虑

此外，医疗保健专业人士会将初步评估视作收集康复前后的结果测量指标的适当且可行的机会，使得个人和服务方的干预价值在预定义时期后可以被评估。这个数据的收集工作应该纳入质控标准中。如果该中心是研究活跃性机构，初评的复杂性可以反映在一套更加精确的结果评价中，这也需要依赖更好的设备和专业人员来完成。

该服务的付费方可能对评估过程有不同的数据需求，并可能会预期一份更大范围的服务报告，不仅包括临床有效性的评估措施，而且也包括整个康复过程的数据。这个多学科团队将负责在评估期间收集'过程'数据，其中包括：

1. 初评需等待的时间

2. 医生推荐进行初评但未参加初评的患者数量

3. 项目进展的等待时间（作为项目容纳能力的衡量标准）

4. 每年评估的患者数量

5. 适合进行康复的患者数量在评估中占的百分比

6. 完成最终评估的患者数量（需要统计中途退出的患者人数）

7. 使用上述参数说明临床效果的数据

在康复计划的最后阶段完成的出院评估也可能是多学科的。所有初步评估中做过的测试在这一阶段不必全部重复但最重要的是需要确定一套核心措施，理想情况是在国家层面来作为一定程度上的基准。最后的评估对个体来说也很重要，它提供正式记录结果并与患者们分享的机会。某项训练测试中的成绩提升外加一个指标提升目标可能对个人有格外的激励作用。这将有助于多学科团队进行讨论来考虑康复后的选择并确定维持策略。

多学科团队有义务正式评价康复计划的治疗效果来确定项目的质量且识别可以改进的方面。这些项目结果可以使用多种方法进行描述。报告结果的平均变化值，同时确保项目能够达到的已公布的最小临床重要差异的预期变化是很常见的。一种替代方法是定义达到阈值的人数百分比。Spruit 等人描述了多元评估的重要性[1]。复杂的数学模型揭示了较复杂的反应矩阵。对于一套测试结局的反应是不一致的。有趣的是，患者对已实施的两项测试有不同的反应；因此如果只使用了一个测试的结果，反应率就会降低。另外，证明患者在日常生活评价量表中有阳性反应的数据并不适用于其他评价工具。

比较不同的结局测量指标的反应率会有挑战性，比如，生活质量的评价有不同的侧重和评分体系。使用效应量可以对测量的结果进行标准化比较（两组之间的平均差，将结果除以合并标准差）。Kon 等[2]在他们的康复项目中指出了这一点，圣·乔治呼吸问卷（St. George respiratory questionnaire，SGRQ）的有效值为 −0.33，但 COPD 评估测试（COPD assessment test，CAT）的有效值为 −0.25，慢性呼吸系统疾病问卷的有效值为 0.62。这在运动能力评估中也是常见现象；不同的测试会结果不同，一部分研究使用 6 分钟步行试验，同时递增和耐力穿梭步行试验也是常用的方法[3-5]。不同的运动测试及其差异值的原因将在其他章节进行讨论。简单地说，一个恒定功率的测试，无论是踏车还是步行（运动平板试验或耐力穿梭步行试验），比起递增的测试（踏车、运动平板或者穿梭步行试验）或者自我速度测试（6 分钟步行试验）敏感度更高[6]。

在开展呼吸康复疗程之前对参与者进行评估是该计划成功的关键，不仅对于个体也可以使机构能够更广泛地向项目的承保人或委员报告结果以确保高质量的服务被提供给所需的个人。对患者的整体状况进行全面

评估以制订治疗计划是非常重要的。由谁来指导初步评估并没有统一的国际标准，或者更有争议的是并没有预先设定的能力内容可以用于评价一个人是否经过全面训练且可以胜任评估。可以论证的是多学科团队中不只有一个人会参与初评。事实上，康复计划的实施是有许多变化的，不仅是结构，而且是内容、实施方法和转诊途径[7-9]。此外，也没有已知的专门为从事呼吸康复工作的专业人员提供培训的国家性项目。造成这种情况的原因很复杂且反映出在许多国家呼吸康复在整体康复照护投入中所占比例很小。

多学科团队的组成的差异不仅体现在不同医疗中心，更有显著的国际差异（图 9-2）。多学科团队的贡献在一项呼吸康复项目的国际调查中被体现。调查记录了很多医疗保健专业人员的参与；其中包括呼吸科医生、物理治疗师、作业治疗师、社会工作者、心理学家、营养师、运动生理学家、内科医师、心脏科医师，全科医生、药剂师、护士和呼吸治疗师，他们主要代表欧洲和北美的多学科团队组成；最常见的是医生、物理治疗师、作业治疗师、社会工作者、心理学家、药剂师和心脏科医生；而在团队中全科医生（可能是反映了计划实施的场所）和实习医师较少见到。调查中，参与多学科团队成员的平均数量在欧洲为 6 个，北美为 4 个。总体来说这些贡献令人鼓舞，但显然在任何一个中心都只有有限的操作权，如果有的话，多学科团队的贡献在关于呼吸康复的文献中会一直被重视[7]。

评估的各个方面将通过本章进行回顾，它通常都在地方一级医疗作为引导实行评估的最佳位置来决定，无论是全面或作为多学科评估的一部分。鉴于评估中特定组成的核心因素，因此显而易见谁应该履行这一专业角色。

转诊的基本要求是参与康复项目的安全因素之一。通常由具备医疗资质的专业人员（呼吸科医生 / 全科医生）监督该项目，但这

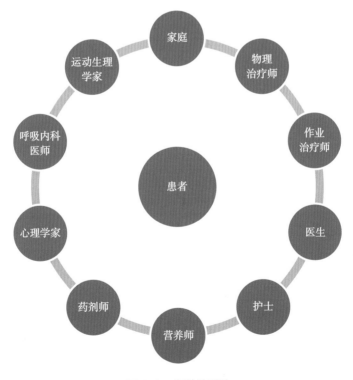

图 9-2　多科学团队

不是普遍情况。医疗团队的贡献对正式评估来说可能微不足道，但是安全转诊和优化治疗方案对整个项目的成功至关重要。医疗支持是评估期间的一项重要资源，专家认为在运动测试中会有不可预计的并发症。很多有实验室为基础进行心肺运动试验的中心，一名医生可能需要在场。

评估的核心组成会由呼吸康复团队的一名成员完成，但是对于具体问题的处理需要更大范围的团队支持，比如，营养师可能不是团队的核心成员，但却是团队的重要成员来确保对体重和营养的最佳管理，心理学家可以让患者获得幸福感、恢复动力和改善行为。

最初的评估包含患者的人口统计信息和人体测量数据（如果最近的病历没有记录）。这包括身高、体重、年龄、性别、种族（母语）、并发症和呼吸疾病的诊断。团队中的某位成员能够进行质量监督并保证肺功能测量并确认诊断（如果在医疗记录中未能找到）是对于进行这个很重要的一点，如果不能做到这一点个人将需要接受**呼吸生理**团队的评估。除以上特点之外，确认患者所在的社会环境、住房条件和社会支持系统也很重要。来自英国胸科学会国家呼吸康复审计（British Thoracic Society National Pulmonary Rehabilitation Audit）的数据表明，从较低的社会经济群体获得康复的机会似乎较低，但是在所有的社会经济群体中，康复的结果还是较为公平的[10]。

9.2　专项评估

以下各部分将讨论在多学科团队中最常见的专业人员的角色，不是按照重要性而是按照流程来探讨。

药剂师　在药物管理、装置使用和药物相互作用方面具有专业知识。在初步评估时，评估吸入药物的技术并进行纠正（所有多学科团队成员必备技能）；如果对于治疗策略有任何疑问，应将患者转回到医疗团队，或者转到有药剂师参与的康复项目中。在这一阶段，药剂师将评估患者，并参与到药物治疗的装置和剂量的决策中（包括的呼吸和非呼吸的药物），回顾患者的治疗依从性以及是否需要进一步治疗（如黏液溶解剂的治疗）。

物理治疗师　经常使用基于场地的运动测试、体力活动和肌肉功能（包括呼吸和四肢肌肉）来评估运动能力（在不同章节中描述）。测试通常是基于场地的运动测试，不是6分钟步行试验（6-minute walking test, 6MWT）就是递增穿梭步行测试（incremental shuttle walking test, ISWT）。耐力穿梭步行测试（endurance shuttle walking test, ESWT）是递增穿梭步行测试的补充。6MWT和ISWT用于测量运动能力，了解运动受限的原因，鉴别任何需要补救治疗的低血氧饱和度情况，并按照运动处方指导锻炼。ISWT和6MWT是不可互换的，6MWT是沿着30m长的走廊完成，并且是自定步速。而ISWT是按照外部的节拍运动，需要10m的走廊，每分钟的步行速度逐渐递增最终激发症状限制。ESWT与ISWT在相同的路线进行，并没有递增的速度，而是以外部节拍器提供恒定的速度。这个测试定义了恒定功率，有助于确定运动处方中的速度。对于运动测试来说，按照欧洲呼吸学会（ERS）的指南操作非常重要[11]。在基线前后的测量应该包括心率、血氧饱和度、呼吸困难指数和血压。运动后的测量应该包括所有之前收集的数据，和患者终止的原因。运动测试前应考虑并发症情况。

然而如果物理治疗师无法参与，那么团队中其他接受过培训且被团队领导确认能胜任评估工作的成员应主导这些测试。运动生理学家可以参与这个项目，但是需要具备处理复杂并发症的 COPD 患者的临床经验。每个中心都应该有一个技能构架来评估进行这些测试所需的技能和知识。

力量测试应包括在内；外周肌肉力量最常见的就是通过主力下肢股四头肌的力量来反映。测量可以相对简单（如使用手持式肌力测量仪），也可以使用更复杂的措施，使用等速肌力测量仪。抓握力量也需要测量，但是不太可能因为干预而改变结果。

对患者平衡能力和衰弱性的评估的重要性在增强。患者可能有平衡能力的困扰，因此有极大的跌倒风险；所以询问患者是否有跌倒史很重要。平衡可以使用一系列的量表来评估包括伯格平衡量表（Berg balance scale, BBS）[12] 或者活动 - 特定平衡信度量表（activities-specific balance confidence scale）[13]；同时跌倒担忧指数也可以被评估[14]。平衡的运动评估可以使用短时运动蓄能表现（short physical performance battery）[15] 测量，这项测量中有一项包含平衡。更复杂的步态干扰评估可以用加速计来测试，它可以检测体重转移的异常以及侧方运动导致的不稳定。

护士　在康复项目中的作用较为广泛；在许多单位中 COPD 专科护士可以参与初步的评估，其中的组成部分已在若干章节中概述。

初步评估阶段，特别是在患者急性加重之后，监测急性加重的建议和行动计划可能需要被重新强调。此外，检查药品和吸入技术也是评估的重要组成部分。

护士（和团队其他成员）应该准备好与康复患者及其伴侣讨论和处理性健康的问题。重要的是不要对讨论他们的性感觉或性行为作出假设[16]。Vincent 和 Singh[17] 重申，性表达是每个人身份认同的一个重要组成部分，护士应考虑不良性健康是否会对患者的生活质量有直接影响。如果这个话题够客观，那么不管对于医疗专业人员或患者都不应该尴尬。如果患者的伴侣愿意参与讨论，

可能会比较有帮助。护士可以很好地照顾和支持患者提前讨论护理计划，考虑患者的愿望，对未来的医疗照护与其护理者和亲人一起做出决定。门诊咨询很少讨论预后问题，可能在评估过程中产生，也可能在项目进行期间出现。

无论谁负责进行初评，这个人必须能够胜任正在进行的任务，并与多学科团队合作来确定何时可能需要进一步的结构化支持。许多方面将在本书的附带章节讨论。例如，**营养师**可能参与治疗超重或低体重患者。这由 BMI 评估而定。但在要求更高的中心，可能有测量去脂体重的选择。对患者的体重减少提出疑问是很重要的；一般定义为在过去 6 个月中有体重下降 5%[18]。

对患者教育需求的评估是多学科团队共同的责任。具体的教育需求可在康复方案本身的范围内评估。重要的是要记住，康复的教育成分通常在整个项目中占据与患者沟通时间的 50%，因此它应该在参与者的初步评估中反映出来。这应该是核心评估的一部分。常识是最容易获得的评估分数。有很少一部分问卷可以用于评估 COPD 患者的特定知识，布里斯托尔知识问卷（Bristol knowledge questionnaire）[19] 和肺信息需求问卷（lung information needs questionnaire）[20] 都已作为呼吸康复项目评估问卷，并在干预后显示出获益。这个阶段重要的是要考虑参与者的阅读年龄，并询问他们何时离开学校也可能会给一些教育资质方面的指导，但很显然不是一个完整的规划。个体参与以教育为基础的干预的能力要求对认知技能进行评估；这可以由许多团队成员完成。较为合适的量表可能包括蒙特利尔认知评估（Montreal cognitive assessment, MoCA）[21]，简易精神状态检查量表（mini-mental state exam, MMSE）[22, 23]。新出现的健康素养概念日趋重要，可对其进行评价，但并不普遍适用于呼吸康复领域。健康素养被定义为个人阅读、理解和践行医疗

保健信息的能力,并影响他们获得和使用医疗保健的能力,与护理提供者和卫生专业人员互动,为自己的健康做出正确的决定[24]。作为一种服务,有越来越多潜在的影响来评估个人对康复教育成分所期望的传播方式,例如,参加者是更喜欢团队会议,书面交流,还是在家中与家人一起使用 DVD 或数码产品扩大知识面。虽然未经验证,但随着康复范围的扩大,其他学习模式作为面对面教育课程的重要补充是完全可行的[25]。

除了患者的知识水平之外,我们还应努力澄清患者对康复项目获益的看法和他们自己的健康理念,这些想法可能为可能需要商榷的参与度设定了人为的界限。在文献[26,27]中描述了参与呼吸康复的阻碍和促成因素;参加体育活动可能激发一系列特定的信念和障碍限制参与的主动性,特别是超出监督方案的范围[28],这应该开诚布公地讨论,无论是作为初评的一部分还是在方案早期阶段嵌入教育的部分。这些障碍或误解可导致一系列与广泛干预相关的,与个体参与者相关的,与疾病相关的,与健康系统相关的问题,并受目前社会经济因素影响。澄清的目的是在开始时处理许多此类障碍,以改进对项目的坚持性,但这对多中心来说,显然是一项"正在进行的工作",目的是使个人的潜在获益最大化。

全面参与活动,支持积极行为变化,需要一定程度的自我效能。这个概念被认为是健康行为强有力的预测器[29]并可以在与呼吸康复相关的 COPD 中测量出来[30]。

教育课程的一个重要方面是帮助患者自我管理其疾病。自我管理的能力很少被评估。普遍的假设是知识传播会带来技能获得和行为改变。有问卷可供评估其他长期的自我管理能力,心力衰竭自我评估工具,如心力衰竭自我照顾指数(self-care of heart failure index,SCHFI)[31],心力衰竭自我管理工具

(self-management of heart failure instrument,SMHFI)[32]和欧洲心力衰竭自我护理行为量表(European heart failure self-care behavior scale,EHFScBS[33]),但这些在呼吸类文献中没有被广泛报道。改变行为的动力对康复项目即刻和持续成功至关重要。成功的行为改变有助于获得成功的健康结果;最明显的例子就是戒烟和参与运动计划。尽管在文献[34,35]中出现报道,但对于动机的大范围讨论很少被测量,这可能成为未来多学科团队重要的结果测量。

考虑参与康复的人口组成特点是很重要的。例如,虽然康复的效果已毋庸置疑[36],但对于急性加重后的康复招募仍然是很差的[37],比起其他符合条件的入组人口,这一组团队数据可能是有限的。对所有多学科康复团队来说,在患者出院后早期恢复阶段支持患者接受康复治疗是一个挑战。对于患有稳定疾病的常规康复患者来说,有可能混合其他病理状况(COPD,间质肺纤维化)。在这种情况下,结果的测量需要仔细甄选以适用于参与者,例如,COPD 布里斯托尔知识问卷(Bristol knowledge questionnaire)[19]就不适用于有间质肺疾病的个体。

以呼吸康复为中心的改善措施常常利用多学科团队在初评和出院末次评估时收集的数据,这是团队的一项重要职能,但其本身是一项复杂的活动。有很多质量改进的文献值得参考[38]。在这个范畴之内,医疗护理系统可以提供更广泛的服务,这种服务是安全的、有效的、以患者为中心的及时的、高效率的和公平的[39]。如果不观察从这些评估中收集的数据,就不可能理解潜在的问题,这可能会延伸到对整个系统和过程的了解。有了这些多学科评估的数据,康复团队可以通过该项目查询患者进入康复计划的流程、临床效果和改善领域。

(张晓颖　译)

参考文献

1. Spruit MA, Augustin IM, Vanfleteren LE, Janssen DJ, Gaffron S, Pennings H, et al. Differential response to pulmonary rehabilitation in COPD: multidimensional profiling. Eur Respir J. 2015;46(6):1625–35.
2. Kon SS, Dilaver D, Mittal M, Nolan CM, Clark AL, Canavan JL, et al. The Clinical COPD Questionnaire: response to pulmonary rehabilitation and minimal clinically important difference. Thorax. 2014;69(9):793–8.
3. Revill SM, Morgan MD, Singh SJ, Williams J, Hardman AE. The endurance shuttle walk: a new field test for the assessment of endurance capacity in chronic obstructive pulmonary disease. Thorax. 1999;54(3):213–22.
4. Eaton T, Young P, Nicol K, Kolbe J. The endurance shuttle walking test: a responsive measure in pulmonary rehabilitation for COPD patients. Chron Respir Dis. 2006;3(1):3–9.
5. Dodd JW, Hogg L, Nolan J, Jefford H, Grant A, Lord VM, et al. The COPD assessment test (CAT): response to pulmonary rehabilitation. A multicentre, prospective study. Thorax. 2011;66(5):425–9.
6. Singh SJ, Puhan MA, Andrianopoulos V, Hernandes NA, Mitchell KE, Hill CJ, et al. An official systematic review of the European Respiratory Society/American Thoracic Society: measurement properties of field walking tests in chronic respiratory disease. Eur Respir J. 2014;44(6):1447–78.
7. Spruit MA, Pitta F, Garvey C, ZuWallack RL, Roberts CM, Collins EG, et al. Differences in content and organisational aspects of pulmonary rehabilitation programmes. Eur Respir J. 2014;43(5):1326–37.
8. Garvey C, Fullwood MD, Rigler J. Pulmonary rehabilitation exercise prescription in chronic obstructive lung disease: US survey and review of guidelines and clinical practices. J Cardiopulm Rehabil Prev. 2013;33(5):314–22.
9. Desveaux L, Janaudis-Ferreira T, Goldstein R, Brooks D. An international comparison of pulmonary rehabilitation: a systematic review. COPD. 2015;12(2):144–53.
10. Steiner MC, Lowe D, Beckford K, Blakey J, Bolton CE, Elkin S, et al. Socioeconomic deprivation and the outcome of pulmonary rehabilitation in England and Wales. Thorax. 2017;72(6):530–7.
11. Holland AE, Spruit MA, Troosters T, Puhan MA, Pepin V, Saey D, et al. An official European Respiratory Society/American Thoracic Society technical standard: field walking tests in chronic respiratory disease. Eur Respir J. 2014;44(6):1428–46.
12. Berg KO, Wood-Dauphinee SL, Ivan Williams J, Maki B. Measuring balance in the elderly: validation of an instrument. Can J Public Health. 1992;83:S11.
13. Myers AM, Fletcher PC, Myers AH, Sherk W. Discriminative and evaluative properties of the activities-specific balance confidence (ABC) scale. J Gerontol A Biol Sci Med Sci. 1998;53(4):M294.
14. Horak FB, Wrisley DM, Frank J. The balance evaluation systems test (BESTest) to differentiate balance deficits. Phys Ther. 2009;89(5):484–98.
15. Patel MS, Clark AL, Ingram KA, Fowler RP, Donaldson AV, Kon SS, et al. S74 Effect of pulmonary rehabilitation on the Short Physical Performance Battery (SPPB) in COPD. Thorax. 2010;65(Suppl 4):A35.
16. Wells P. No sex please, I'm dying. A common myth explored. Eur J Palliat Care. 2002;9(3):119–22.
17. Vincent EE, Singh SJ. Review article: addressing the sexual health of patients with COPD: the needs of the patient and implications for health care professionals. Chron Respir Dis. 2007;4(2):111–5.
18. Schols AM, Ferreira IM, Franssen FM, Gosker HR, Janssens W, Muscaritoli M, et al. Nutritional assessment and therapy in COPD: a European Respiratory Society statement. Eur Respir J. 2014;44(6):1504–20.
19. White R, Walker P, Roberts S, Kalisky S, White P. Bristol COPD Knowledge Questionnaire (BCKQ): testing what we teach patients about COPD. Chron Respir Dis. 2006;3(3):123–31.
20. Jones RC, Wang X, Harding S, Bott J, Hyland M. Educational impact of pulmonary rehabilitation: lung Information Needs Questionnaire. Respir Med. 2008;102(10):1439–45.
21. Nasreddine ZS, Phillips NA, Bedirian V, Charbonneau S, Whitehead V, Collin I, et al. The montreal cognitive assessment, MoCA: a brief screening tool for mild cognitive impairment. J Am Geriatr Soc. 2005;53(4):695–9.
22. Folstein M, Folstein S, McHugh P. Mini-mental state: a practical method for grading the cognitive state of patients for the clinician. J Psychiatr Res. 1975;12(3):189–98.
23. Royall DR, Cordes JA, Polk M. CLOX: an executive clock drawing task. J Neurol Neurosurg Psychiatry. 1998;64(5):588–94.
24. Shum J, Poureslami I, Doyle-Waters MM, FitzGerald JM. The application of health literacy measurement tools (collective or individual domains) in assessing chronic disease management: a systematic review protocol. Syst Rev. 2016;5(1):97.
25. Ward S, Sewell L, Singh S. P144 Evaluation of multidisciplinary pulmonary rehabilitation education delivered by either DVD or spoken talk. Thorax. 2011;66(Suppl 4):A126.
26. Sohanpal R, Steed L, Mars T, Taylor SJ. Understanding patient participation behaviour in studies of COPD support programmes such as pulmonary rehabilitation and self-management: a qualitative synthesis with application of theory. NPJ Prim Care Respir Med. 2015;25:15054.
27. Thorpe O, Johnston K, Kumar S. Barriers and enablers to physical activity participation in patients with COPD: a systematic review. J Cardiopulm Rehabil Prev. 2012;32(6):359–69.
28. Kosteli MC, Heneghan NR, Roskell C, Williams SE, Adab P, Dickens AP, et al. Barriers and enablers of physical activity engagement for patients with COPD in primary care. Int J COPD. 2017;12:1019–31.

29. Bandura A. Self-efficacy: toward a unifying theory of behavioral change. Psychol Rev. 1977;84:191–215.

30. Vincent E, Sewell L, Wagg K, Deacon S, Williams J, Singh S. Measuring a change in self-efficacy following pulmonary rehabilitation: an evaluation of the PRAISE tool. Chest. 2011;140(6):1534–9.

31. Riegel B, Lee C, Dickson VV, Carlson B. An update on the self-care of heart failure index. J Cardiovasc Nurs. 2009;24(6):485–97.

32. Riegel B, Carlson B, Glaser D. Development and testing of a clinical tool measuring self-management of heart failure. Heart Lung. 2000;29(1):4–15.

33. Jaarsma T, Stromberg A, Martensson J, cup K. Development and testing of the European heart failure self-care behaviour scale. Eur J Heart Fail. 2003;5(3):363–70.

34. Mesquita R, Nakken N, Janssen DJA, van den Bogaart EHA, Delbressine JML, Essers JMN, et al. Activity levels and exercise motivation in COPD patients and their resident loved ones. Chest. 2017;151(5):1028–38.

35. Roberts NJ, Kidd L, Dougall N, Patel IS, McNarry S, Nixon C. Measuring patient activation: the utility of the Patient Activation Measure within a UK context-Results from four exemplar studies and potential future applications. Patient Educ Couns. 2016;99(10):1739–46.

36. Puhan M, Scharplatz M, Troosters T, Walters EH, Steurer J. Pulmonary rehabilitation following exacerbations of chronic obstructive pulmonary disease. Cochrane Database Syst Rev. 2009;1:CD005305.

37. Jones SE, Green SA, Clark AL, Dickson MJ, Nolan AM, Moloney C, et al. Pulmonary rehabilitation following hospitalisation for acute exacerbation of COPD: referrals, uptake and adherence. Thorax. 2014;69(2):181–2.

38. The Health Foundation. Quality improvement made simple: what everyone should know about health care quality improvement. The Health Foundation; 2013 August.

39. Institute of Medicine. Crossing the quality chasm: a new health system for the 21st century. Washington, DC: National Academy Press; 1990.

第四篇

项 目 组 成

第10章 呼吸康复训练

Chris Burtin and Richard ZuWallack

10.1 呼吸康复与锻炼：概念

10.1.1 运动与活动

高水平的运动耐量和体力活动与一般个体的健康状况直接相关，而COPD患者尤其如此[1]。虽然运动和体力活动有一些共同点，但两者实际上是不同的概念：运动是体力活动的一个子集。体力活动指的是由骨骼肌来源的身体活动并且会导致能量的消耗。相比之下，运动是有计划、有条理、通常是重复性的，需要达到某个特定目标[2]。活动耐量和体力活动的增加都是呼吸康复的重要目标，虽然实现两者的方法（和成功）并不相同。

10.1.2 呼吸康复

呼吸康复被定义为"……基于对患者的全面评估及相应个体化治疗的综合干预措施，包括但不限于运动训练、教育和行为改变，旨在改善慢性呼吸系统疾病患者的心理和生理状况，并增加患者对改善健康行为的长期依从性"[3]。改变行为方式的锻炼和教育是综合性呼吸康复的两大支柱。为了从呼吸康复的干预中获得最大益处，运动锻炼是必要但不充分的。运动训练和教育这两个组成部分是相辅相成的：①患者在锻炼期间运动能力得到改善，可能会使患者更好地"参与"到教育中，以实现协作的自我管理；②教育导致的自我效能提高可能会使患者更好地执行康复处方，长期坚持运动锻炼。

COPD患者的运动训练——和大多数普通人一样——并不是只有单一形式；相反，它包括多种锻炼方法，如耐力运动训练，间歇运动训练，步行运动，越野行走（为运动员设计的淡季训练，需要使用专门设计的杆[4]），阻力训练，水上运动，室内健美操和太极拳[5]。正因为其种类的复杂性，锻炼强度可高可低[6,7]，干预措施侧重于患者不同的功能缺陷，不同患者的锻炼持续时间差异很大，同样取决于他们的具体要求。当然，一种方案不能适用于所有人。呼吸康复专业人员应该为患者量身订制个体化的干预措施。

10.1.3 实现运动能力的持续增加

运动训练可以增加运动能力，从而允许体力活动的增加，但并未直接转化为体力活动这一重要目标[8]。患者教育最可能的结局是使患者变得自我肯定，这一点对于最终患者在家庭和社区环境中增加体力活动非常重要。这种体力活动的增加可能与肺实验室中观察到的实际运动能力的变化轨迹不同（更平坦），以至于一位编辑嘲讽地说"……需要3个月来训练肌肉,但是需要6个月训练大脑"[9]。与运动训练一样,这强调了在优化机体功能的同时,需要进行患者教育以促进自我肯定。促进运动能力的持续增加与有意义的体力活动仍然是呼吸康复面临的主要挑战。

10.1.4　COPD 中的运动耐量受限的机制

慢性呼吸道疾病患者的运动耐量通常会大大降低。在这种情况下,运动受限通常是由于劳力性呼吸困难和疾病引起的疲劳,后者也是疾病的全身表现和常见的共病。这些共病的表现大多尚未被临床医师充分认识——例如心血管疾病,焦虑或抑郁,限制活动的呼吸困难,慢性呼吸道疾病相关疲乏。例如,在COPD人群中普遍存在焦虑,这会导致呼吸系统疾病引起的呼吸困难的感觉进一步加剧。症状负担和由此导致的运动耐量下降在很大程度上加剧了疾病相关的功能状态恶化与生活质量降低。

表10-1列出了一些可能导致或加重慢性肺病患者呼吸困难的生理和心理障碍。典型的患者有几条导致呼吸困难的病因,其中

表 10-1　慢性肺病患者呼吸困难的生理因素及心理因素

- 气流受限引起的呼气阻力和呼吸做功增加

- 呼吸弹性做功增加,由静态和动态肺过度充气引起的"假性限制性通气障碍"

- 由于长期静卧休息引起的生理和心理失调

- 气体交换异常:低氧血症和生理无效腔增加

- 心血管疾病引起功能受限:心脏或者外周血管并发症,导致运动早期乳酸堆积

- 骨骼肌异常:质量减少,纤维类型改变(Ⅰ型减少,Ⅱx型增加),毛细血管化不全,氧化酶减少,同样导致运动早期乳酸堆积[68]

- 同时存在肥胖,从而额外增加了呼吸负荷

- 对可引起呼吸困难的活动感到焦虑

一些患者对综合性呼吸康复干预措施有反应。此外,这些机制中重叠部分较多,例如生理失调,心血管疾病引起功能受限,肌肉质量和氧化酶减少。

10.1.5　COPD 呼吸困难症状加重的恶性循环

因此,COPD 的劳力性呼吸困难是由多种因素导致的,包括气流受限引起的呼吸阻力增加并造成做功增加,增加了由于静态和动态肺过度充气引起的弹性做功增加,死腔通气增加,运动诱发低氧血症和气体交换异常,心血管疾病相关功能受限,对可引起呼吸困难的活动感到焦虑,由于机械异常导致的功能性呼吸肌肉无力和过度充气导致的呼吸负荷增加,以及辅助肌群的异常,包括肌肉质量减少和氧化酶减少。后者可能由营养紊乱、生理失调、全身炎症,氧化应激,使用糖皮质激素和合成代谢激素水平降低引起[3]。辅助肌群功能障碍导致运动期间乳酸产生增加;乳酸的代谢进一步导致通气需求增加[7]。

呼吸困难和疲劳等令人不快的症状导致患者的运动和体力活动有意识或无意识的减少。反过来,长时间的活动减少会导致呼吸困难和疲劳进一步增加,从而增加身体的去除效果。因此,呼吸困难/疲劳引起了恶性循环,导致活动减少、生理失调,进一步导致呼吸困难/疲劳增加。综合性呼吸康复可以打破这种恶性循环。

10.1.6　COPD 运动训练简史

到目前为止,运动训练仍然是增强COPD 骨骼肌功能的最佳干预措施[10-12]。通过运动训练实现的运动能力提高也意味着呼吸生理没有相应的直接改善[13,14]。这种显而易见的矛盾无疑使医学界不易接受呼吸康复。在20世纪90年代之前,进入思维定

式的临床医生认为 COPD 患者通气（即泵功能）受限，因此无法达到生理训练效果所需的运动强度。

1991 年证实呼吸康复训练有效性的证据出现了。那一年，卡萨布里等人[7]在一项样本量非常小的试验中比较了 COPD 患者的高强度和低强度运动训练干预措施，其结论是：①个体通常存在生理功能失调，即使是低强度的体力劳动也可以导致乳酸产生（必须通过增加通气来缓冲排出代谢物）；②运动训练有显著的生理训练效果；③运动训练的生理效应是剂量依赖性的：高强度比低强度的获益更大。

随后，Maltais 等人的研究发现 COPD 患者下肢骨骼肌中的氧化酶减少[15]，而且这些酶可以通过运动训练增加[12]。这个研究说明了活动受限的原因与代谢有关，同时也证实了骨骼肌训练的益处。

紧接着，研究者发现运动训练可以间接地减轻 COPD 患者动态过度充气：同样的时长或同样的锻炼量下，运动训练的生理效果可以减少训练（动态）肌群的乳酸产生量；这反过来又降低了通气需求，使得呼吸频率较低，呼气相延长，每次呼气末有更长的时间排空肺内气体，从而减轻动态过度充气[16]。基于这一概念，这些研究人员证明，吸氧可以增加 COPD 的运动能力，可能部分原因是通过减少动态过度充气[17]，所以吸氧可以增加运动耐量，即使是无低氧血症的患者[18]。

这些研究印证了 COPD 活动受限机制的复杂性，以及运动训练发挥作用可能的不同机制。

10.1.7　从不同角度提高运动能力

药物治疗，例如吸入支气管扩张剂，往往会增加 COPD 患者的运动能力，可能是通过减少呼吸阻力（支气管扩张）和（或）呼吸弹性阻力做功（减少动态过度充气）。然而，这些患者的药物干预对运动能力的影响虽然很大，但实际效能通常相对较低。另一方面，运动训练作为呼吸康复的主要组成部分，通常比药物治疗产生更显著的运动能力增加。这种改善大部分来自于规范的运动训练对动态肌肉的直接影响。然而，综合性呼吸康复的其他方面，如坚持定期运动和定期体育活动的依从性，膈肌起搏和减少呼吸功耗相关技术，以及降低对呼吸困难的敏感性，可能也有增强这种挽救治疗的效果[19-23]。

此外，药物治疗和运动训练是补充治疗：运动训练将进一步提高已经使用了吸入支气管扩张剂的患者的运动能力，吸入支气管扩张剂可以使患者耐受呼吸康复训练的强度更大、时间更长，从而放大其效应。一项 Casaburi 等人进行的随机对照试验[24]阐述了两者的关系；试验表明，给予长效支气管扩张剂治疗的 COPD 患者组呼吸康复运动训练的运动能力比对照组增加，对照组只是按需使用短效 β - 受体激动剂治疗。

除了支气管扩张剂，其他治疗也可以提高 COPD 运动训练的有效性。对持续而显著的低氧血症患者而言，氧疗是普遍使用的治疗手段，因为研究证实[25]氧疗可以延长这类患者的生存期。尽管结果有些混杂，吸氧可能会增加 COPD 患者在高强度运动训练下的获益，不论患者是否存在低氧血症，甚至锻炼后也没有出现低氧血症的患者也能从中获益[26]。吸氧能够潜在地增加 COPD 患者运动训练耐受，其背后机制是吸氧可使呼吸困难减轻，降低呼吸频率，延长运动期间的呼气时间，从而允许肺过度充气的 COPD 患者呼气更彻底[18,27]。其他潜在的增加运动耐量的非药物措施包括使用滚动器（滚动助行器），这可以通过固定手臂来增强辅助呼吸肌的机械优势[28]，减少活动引起的代谢性消耗增加，使用无创呼吸机或氦氧混合物来减轻呼吸肌肉的负荷[28]。

激素补充治疗也被用于 COPD 患者运动

训练以外的补充,包括糖皮质激素和生长激素。一般而言,补充睾酮或其类似物后肌肉质量增加,但肌肉力量不一定增加[29-31]。在COPD患者中进行的一项小型短期试验比较了四种治疗方法:单独使用睾酮,单独使用力量训练,两者均有,两者均无。两种单一干预措施均可引起肌肉质量和强度增加,并且它们的组合在这两方面也显示出了累加效应。而没有显示其他结果指标如运动耐力或健康状况的改变。两项COPD患者使用生长激素治疗的小型研究表明,肌肉质量有所增加,但没有功能改善[32,33]。当然,鉴于有限的效果和潜在的副作用,在使用这种治疗措施之前还需进行进一步和长时间的研究。

在运动训练期间对运动肌肉块进行分区是另一种增强其在COPD患者中有效性的潜在方法。全身运动训练容易导致已经出现严重"泵限制"的患者通气负荷显著增加,反过来进一步限制训练强度或持续时间。将运动肌肉进行分区并分别与较小的运动量相匹配,例如单侧腿部划圈训练(与双腿同时运动相比),峰值功率和峰值耗氧量可以增加[34,35]。这项技术可以很容易地被纳入呼吸康复计划[36]。

无创正压通气(non-invasive positive pressure ventilation, NPPV)也已成功被用作COPD患者呼吸康复训练的辅助手段。在这种情况下,由于肺过度充气导致呼吸肌肉通常处于过度牵拉的机械劣势,NPPV可以:①在运动训练中使用有助于减轻呼吸肌肉的负荷,增加运动强度;②在夜间有助于呼吸肌休息。一般来说,在这两种情况下使用NPPV均能获得成功[37],特别是那些病情较重的患者。实际上,由于NPPV需要特殊的专业知识并且需要花费较多时间与精力来调整,因此主要用于那些伴有严重气流阻塞、肺过度充气和功能受限的COPD患者,作为运动锻炼的辅助增强措施。

10.2　运动锻炼的原则

10.2.1　有氧训练

有氧训练通常被认为是COPD患者运动训练的核心组成部分[3]。常在自行车测功计和(或)固定式跑步机上进行,但爬楼梯、踩踏、自由行走,越野行走和游泳也都是有效的锻炼方式,可作为替代或补充方案。上肢有氧训练是下肢训练的有效补充,可进一步改善日常生活的活动表现[38]。一般而言,美国运动医学学院在锻炼指标方面(频率,强度,时间和模式)方面的建议已成功应用于不同严重程度的患者[39]。运动计划包括每周三到五次有氧训练,每次以中高强度(>60%的最大工作负荷)进行锻炼并持续20~60分钟,能够在运动耐量和健康相关生活质量方面产生最佳的训练效果[3]。训练的持续时间和强度在整个运动计划中是逐步建立并让患者适应的。

耐力训练(每一回合运动时间>10分钟)在很长时间内一直是COPD患者的有氧训练方法之一。高训练强度通常与生理改善增多相关,因为能够在外周肌肉水平提供更多的超负荷锻炼[7,40]。然而,一部分患者在耐力训练期间无法达到足够高的强度,主要是由于呼吸困难、下肢疲劳或焦虑等因素导致。在这些患者中,高强度间歇训练可能是一种有意义的替代策略。这种方式通常包括在较高的相对强度(最大工作负荷的80%~100%)下进行短时间的循环运动(30秒至2分钟),并在极低强度下进行短时间的主动休息[41]。这种方法对外周肌肉提供强烈的刺激,能部分减轻心肺反应和乳酸堆积,从而延长运动时间并降低症状评分[41,42]。

有证据表明,高强度间歇训练与传统的耐力训练相比,在峰值耗氧量、6分钟步行距离和与生活质量相关健康评分方面改善情况近似,因为运动做功(工作量 × 运动时间)是相同的[43,44]。与此一致,在两种干预措施后局部外周肌肉适应情况(如Ⅰ型和Ⅱa型肌纤维的横截面积增加,毛细血管纤维比增加,氧化酶活性增加)相似[45]。即使病情危重但是患者配合良好且在密切监护的情况下,高强度间歇训练似乎也是可行的。

另一种为下肢肌肉提供有氧刺激并且通气负荷增加较少的替代方法是单腿骑行。通过对肌肉进行分组锻炼,可以对腿部肌肉进行类似的代谢刺激,并且每分钟通气量和呼吸困难评分较低[34]。前驱研究表明,与双腿耐力循环相比,这种训练方法可以在更大程度上增强峰值氧耗并降低次最大心率和通气量,表明心血管和(或)肌肉训练效果增强[35]。重要的是,这种训练方式不会延长训练的持续时间,一侧单腿骑行时间达到的效果足以与双腿骑行时间一半的效果相媲美。然而在实际中,这种锻炼方式需要对功率自行车进行一些改动,因为通常使用的惯性滑行功能需要被停用(以避免过度的腿后腱的"拉动"运动)并且杆子需要连接上用于非运动腿的休息。尽管如此,单腿骑自行车可以在相同的时间段内达到类似的训练反应,因而对于难以达到高强度耐力运动的患者或在运动期间容易出现外周肌肉疲劳的患者而言,这可能是一种有效的策略。

离心运动训练是 COPD 患者的另一种替代训练方式。身体运动通常包括向心和离心收缩。当专注于离心力时,可以产生更高的肌肉力量,并且纵向的长轴收缩与肌肉微损伤风险增加相关[46]。一项关于 COPD 的试点研究表明,离心踏车在身体素质方面可以产生与同心踏车相似的效果,但症状评分较低[47]。同样,离心行走可增强 COPD 患者股四头肌收缩疲劳后的锻炼,且心血管负荷和呼吸困难评分均较低[48]。重要的是,这些试验发现患者未诉延迟性肌肉酸痛,而且肌酸激酶水平仍维持在正常水平。这些方法的缺点是适应设备的

成本相当高。可能需要提前识别出可能对这种干预措施反应良好的特定患者(如通过标准训练不能引起肌肉疲劳的患者)。

在以更高强度(如高强度间隔训练)进行的全身运动模式中,总体训练持续时间通常减少并且在一些运动中需要细分成多个回合。尽管一般来说,整个训练计划(在研究环境和临床计划)需要选择强度和持续时间(即从高强度到最大强度的短时间间歇性训练或中高强度下长时间锻炼),但随时间改变这些参数可能对患者更加有益。一项随机对照试验研究了晚期 COPD 患者非线性运动训练的有效性,与传统的基于耐力的综合有氧训练和阻力训练相比,在全身耐力和健康相关生活质量方面得到了更好的结果[49]。在踏车训练的强度和持续时间方面,在单元之间(不在每一单元里)非线性锻炼计划的强度和持续时间应当有所变化,以使神经肌肉系统(有氧和厌氧相关组成部分)进行相应的适应。然而,这种"运动员"式的训练方法在临床实施上具有挑战性且需要额外注意。

10.2.1.1　如何开始进行首次有氧锻炼

最初,前几个阶段的训练强度应略低于目标最佳强度,以使患者适应整个训练流程。对于那些从未进行锻炼的患者和首次进行跑步机进行步行锻炼的患者来说,这可能尤为必要。在第一个单元里,应特别关注运动训练器具的安全使用(包括爬上和离开自行车测功计的方法,行走的姿势和如何更好地进行上肢支撑,以及跑步机行走期间的安全事项)以及运动时的呼吸策略。

理想状态下,在踏车运动测量期间的训练强度取决于心肺运动试验(CPET)结果。CPET 期间 60% 最大工作负荷的有氧训练通常被成功用作有氧训练的目标强度[50]。跑步机的行走速度可以根据野外行走测试表现来决定。例如,可以使用目标步行速度为增量往返步行试验速度的 70% 或者在 6 分钟

步行试验期间平均速度的 80%~85%。虽然运动测试可以充分估计最佳强度,但必须使用症状评分(即改良 Borg 评分)来给每个患者滴定最佳的训练强度。呼吸困难和(或)疲劳的改良 Borg 评分范围为 4~6,通常与全身运动训练期间的中度至高强度运动相对应[51]。重要的是,不建议使用心率或心率储备作为通气运动受限患者训练强度的标志。

在运动过程中,需要定期测量经皮氧饱和度和心率以确保安全。对于氧饱和度下降低于界值(通常氧饱和度 <90%)的患者,应予以吸氧来保证运动的安全性并增加训练强度。对于已经充分吸氧但仍然无法维持最低氧饱和度的患者,应该将运动时间分成多次短暂的间歇性运动,以使经皮氧饱和度恢复并保持在安全范围内。

在每两到三组训练中,应该尝试通过增加锻炼量(如通过增加周期的阻力,增加速度或在跑步机上引入倾斜度)或持续时间来增加训练期间的做功。不建议在同一个锻炼章节中同时增加锻炼量和持续时间。

10.2.2　阻力训练

阻力或力量训练意味着通过重复提升相对较高的负荷来训练局部肌肉群。与有氧训练相比,阻力训练引起的心脏呼吸反应较低(如氧气消耗和通气),呼吸困难较少,这对于晚期 COPD 患者尤为理想[52]。根据美国运动医学会的数据,每周 2~3 天应进行 1~3 组 8~12 次重复,以获得肌肉力量方面的最佳效果[39]。强度应足以引起肌肉疲劳;强度应当等于一次重复最大值(1-RM)的 60%~70%[50]。充分的高强度阻力训练主要引起肌肉力量和肌肉质量增加,但也有可能改善(亚)最大运动耐力[53]。

它倾向于在最先进的设备上进行阻力训练。这样能确保以理想的强度进行阻力训练,并且能够充分地监测做功大小。如果没有这样的设备,可以考虑使用自由重量训练

和弹性带(therabands)进行训练。最近,全身振动作为一种有前途的方式被引入,以增强阻力练习在功能状态方面的效果[54]。

根据有氧训练原则,强度训练中的强度和持续时间也是负相关的。低重复次数的高强度训练(如 ACSM 所示,见上文)针对的是肌肉强度和力量,而多次重复的低中强度的训练针对的是肌肉耐力特征。后者在呼吸康复方面使用得较少,但同时结合高强度和低强度阻力训练的方法可能是优化局部肌肉刺激的有趣方法。

10.2.2.1　如何开始进行首次阻力锻炼

基于设备的阻力训练强度通常是基于在同一设备上直接测量或估的 1-RM。尽管目标强度是 1-RM 的 60%~70%(旨在增加肌肉力量时),但建议从稍低的强度开始,使患者适应设备,执行运动和呼吸策略。在整个第一次培训课程中,负荷可以相当快地增加。通常根据临床专业知识和症状评分来设定自由重量或基于代数的训练的训练强度。无论采用何种方式,重要的是使肌肉进行热身运动,参与高强度阻力训练以避免肌肉 - 骨骼损伤。因此,在针对相同肌肉群的阻力锻炼之前先进行有氧运动是切实可行的。

逐渐规律增加锻炼做功(如每周)对于保证骨骼肌的持续超负荷状态至关重要。大多数情况下通过增加工作量(即重量)来增加做功。增加工作量的决定可以基于肌肉疲劳的改良 Borg 评分(得分 4~6)和重复锻炼时的动作质量[51]。患者应该能够在整个运动过程内进行标准的运动,而无需外力援助或肌肉颤抖。呼吸模式应与运动充分匹配(即在同期阶段呼气,在偏心阶段吸气),以避免呼吸功能失调或反复 Valsalva 动作。

10.2.3　有氧运动联合阻力锻炼

证据表明,有氧训练对骨骼肌力量产生

积极影响,而阻力训练则在一定程度上改善了有氧运动耐力。然而,增强肌肉力量和增加有氧运动耐受性的最佳效果必须通过结合阻力锻炼和有氧运动来实现,同时训练原则还需有针对性[55]。大多数呼吸康复计划包括一项或多项有氧训练方式和大型下肢肌肉的阻力训练(腿部按压,腿部伸展,腿部屈曲)。对于报告上肢日常生活活动困难的患者,上肢的耐力和阻力训练也是有用的补充锻炼方式[38]。

10.2.4　低强度训练

如上所述,COPD 的运动训练遵循一般运动训练的原则,包括从更大的强度和持续时间中获得更好的肌肉功能。然而,患者可能无法在长时间内维持高强度锻炼,并且针对严格训练计划的长期依从性可能较低。因此,有时可以考虑低强度训练,例如课堂健美操。在一项两种方法的对比研究中,尽管高强度呼吸康复训练引起运动表现的改善比低强度训练的改善更明显,但这两种方法在呼吸困难问卷评分、功能表现和健康状况改善相近[6]。然而,一般来说,患者如果能耐受高强度运动,则应该更多地选用高强度来进行呼吸康复治疗。

10.3　COPD 运动训练的系统评价

最近,美国胸科学会和欧洲呼吸学会基于已发表的诸多文献,发表了关于综合性呼吸康复的联合共识[3]。新近的荟萃分析总结了有氧和(或)阻力训练对 COPD 患者的影响[56,57],而 Gloeckl 等人的综述为这些患者的运动训练提供了有趣且实用的建议[50]。Camillo 等人系统地回顾总结了几项附加干预措施对有氧运动训练(REF 预计很快)的额外影响。总的说来,这些综述为运动训练

如何有效地多方面改善患者结局提供了强有力的科学支持。

10.4　为患者选择适当的运动干预措施

10.4.1　身体虚弱的患者

身体虚弱的患者可能无法进行传统的有氧和阻力训练。对大腿肌肉予以神经肌肉电刺激是一种可行的干预措施,可以增加肌肉力量和功能状态[58],可以作为严重受损患者的启动干预措施,以便在下一阶段进行动态的运动。有平衡问题的患者可以从特定的平衡和转移训练中受益[59]。

10.4.2　严重劳力性呼吸困难患者(如晚期疾病或加重期间)

呼吸困难可能会使患者难以进行有氧运动。呼吸困难的原因首先需排除氧饱和度过低,对于经皮血氧饱和度降低的患者予以吸氧(一般如果 <90% 即予以吸氧)。此外,如前所述,即使对没有运动性低氧血症的 COPD 患者予以吸氧也可能允许更高的训练强度,可能通过减少呼吸困难的感觉,从而降低呼吸频率、减轻动态过度充气。阻力训练和神经肌肉电刺激是一项能够正面地影响肌肉结构的替代策略,而呼吸困难和疲劳的症状尚在可接受的范围内[60,61]。在症状暂时加重的患者中(如在急性发作期间),在恢复期间(作为呼吸康复计划的一部分)早期开始高强度运动训练,在运动耐量、生活质量和卫生保健资源等方面产生有益的临床结果[62]。

10.4.3　并发症患者

大多数参加呼吸康复治疗的 COPD 患者有一种或多种明显的并发症[63]。这种关

联在合并心血管疾病、糖尿病、肺癌、焦虑和抑郁时尤其明显[64]。一般而言，根据定义，并发症不是排除患者参加运动训练的充分理由。只有那些会使患者处于运动风险中的共病或那些妨碍有意义的运动训练的情况才被视为禁忌证。此外，重要的是，并发症的存在通常不影响锻炼结果[65]。当然，在制订锻炼计划、安全监测、患者教育、自我管理策略和多学科护理时，应充分考虑到每一种并发症。

10.4.4　基于 ADL 损伤的运动训练

如前所述，尽管基于运动的呼吸康复对运动表现有积极作用，但训练效果并不总能转化为令人满意的日常生活活动（activities of daily living，ADL）。在锻炼过程中，重要的是识别患者已经受损的 ADL 且对该患者重要的 ADL。如果情况允许，功能训练应该集中在那些有限且重要的活动上（例如爬楼梯、扫地、架空手臂运动等）。

10.5　呼吸康复运动训练的未来方向

在过去三十年中，呼吸康复锻炼的科学、理论和方法均已经取得了巨大进展。这一显著的进步与呼吸康复和教育的第二支柱相反，并且需要更多的研究来确定每个患者个体的最佳干预方案。尽管如此，对呼吸康复锻炼的进一步研究仍然非常有必要，特别是已经证实有效的治疗方法进行微调。在这方面看起来特别富有成效的一些领域包括：

1. 确定非 COPD 的呼吸疾病患者进行运动训练的最佳模式、强度和持续时间。

2. 评估 COPD 急性加重期间的运动训练。

3. 进一步研究呼吸康复的非中心运动训练（如家庭运动）的潜在用途，安全性，作用和适应证[66]。

4. 进一步评估潜在的辅助训练、评估方法，并加强患者针对长期坚持康复的后期运动处方的依从性，包括远程医疗[67]。

5. 确定如何更好地将运动锻炼所取得的成果转化为家庭和社区环境中有意义且持续增加的日常活动。

（冯莹莹　译）

参考文献

1. Garcia-Rio F, Rojo B, Casitas R, Lores V, Madero R, Romero D, Galera R, Villasante C. Prognostic value of the objective measurement of daily physical activity in copd patients. Chest. 2012;142(2):338–46.
2. Caspersen CJ, Powell KE, Christenson GM. Physical activity, exercise, and physical fitness: definitions and distinctions for health-related research. Public Health Rep. 1985;100:126–31.
3. Spruit MA, Singh SJ, Garvey C, Zuwallack R, Nici L, Rochester C, Hill K, Holland AE, Lareau SC, Man WD, Pitta F, Sewell L, Raskin J, Bourbeau J, Crouch R, Franssen FM, Casaburi R, Vercoulen JH, Vogiatzis I, Gosselink R, Clini EM, Effing TW, Maltais F, van der Palen J, Troosters T, Janssen DJ, Collins E, Garcia-Aymerich J, Brooks D, Fahy BF, Puhan MA, Hoogendoorn M, Garrod R, Schols AM, Carlin B, Benzo R, Meek P, Morgan M, Rutten-van Molken MP, Ries AL, Make B, Goldstein RS, Dowson CA, Brozek JL, Donner CF, Wouters EF. An official american thoracic society/european respiratory society statement: key concepts and advances in pulmonary rehabilitation. Am J Respir Crit Care Med. 2013;188:e13–64.
4. Breyer MK, Breyer-Kohansal R, Funk GC, Dornhofer N, Spruit MA, Wouters EF, Burghuber OC, Hartl S. Nordic walking improves daily physical activities in copd: A randomised controlled trial. Respir Res. 2010;11:112.
5. Andrianopoulos V, Klijn P, Franssen FM, Spruit MA. Exercise training in pulmonary rehabilitation. Clin Chest Med. 2014;35:313–22.
6. Normandin EA, McCusker C, Connors M, Vale F, Gerardi D, ZuWallack RL. An evaluation of two approaches to exercise conditioning in pulmonary rehabilitation. Chest. 2002;121:1085–91.
7. Casaburi R, Patessio A, Ioli F, Zanaboni S, Donner CF, Wasserman K. Reductions in exercise lactic acidosis and ventilation as a result of exercise training in patients with obstructive lung disease. Am Rev Respir Dis. 1991;143:9–18.
8. Mador MJ, Patel AN, Nadler J. Effects of pulmonary rehabilitation on activity levels in patients with chronic obstructive pulmonary disease. J Cardiopulm Rehabil Prev. 2011;31:52–9.
9. Polkey MI, Rabe KF. Chicken or egg: Physical activity in copd revisited. Eur Respir J. 2009;33:227–9.
10. Sala E, Roca J, Marrades RM, Alonso J, Gonzalez De

Suso JM, Moreno A, Barbera JA, Nadal J, de Jover L, Rodriguez-Roisin R, Wagner PD. Effects of endurance training on skeletal muscle bioenergetics in chronic obstructive pulmonary disease. Am J Respir Crit Care Med. 1999;159:1726–34.

11. Bernard S, Whittom F, Leblanc P, Jobin J, Belleau R, Berube C, Carrier G, Maltais F. Aerobic and strength training in patients with chronic obstructive pulmonary disease. Am J Respir Crit Care Med. 1999;159:896–901.

12. Maltais F, LeBlanc P, Simard C, Jobin J, Berube C, Bruneau J, Carrier L, Belleau R. Skeletal muscle adaptation to endurance training in patients with chronic obstructive pulmonary disease. Am J Respir Crit Care Med. 1996;154:442–7.

13. Franssen FM, Broekhuizen R, Janssen PP, Wouters EF, Schols AM. Effects of whole-body exercise training on body composition and functional capacity in normal-weight patients with copd. Chest. 2004;125:2021–8.

14. Spruit MA, Gosselink R, Troosters T, De Paepe K, Decramer M. Resistance versus endurance training in patients with copd and peripheral muscle weakness. Eur Respir J. 2002;19:1072–8.

15. Maltais F, Simard AA, Simard C, Jobin J, Desgagnes P, LeBlanc P. Oxidative capacity of the skeletal muscle and lactic acid kinetics during exercise in normal subjects and in patients with copd. Am J Respir Crit Care Med. 1996;153:288–93.

16. O'Donnell DE. Hyperinflation, dyspnea, and exercise intolerance in chronic obstructive pulmonary disease. Proc Am Thorac Soc. 2006;3:180–4.

17. Somfay A, Porszasz J, Lee SM, Casaburi R. Effect of hyperoxia on gas exchange and lactate kinetics following exercise onset in nonhypoxemic copd patients. Chest. 2002;121:393–400.

18. Emtner M, Porszasz J, Burns M, Somfay A, Casaburi R. Benefits of supplemental oxygen in exercise training in nonhypoxemic chronic obstructive pulmonary disease patients. Am J Respir Crit Care Med. 2003;168:1034–42.

19. Aliverti A, Macklem PT. The major limitation to exercise performance in copd is inadequate energy supply to the respiratory and locomotor muscles. J Appl Physiol. 2008;105:749–51; discussion 755–747

20. Debigare R, Maltais F. The major limitation to exercise performance in copd is lower limb muscle dysfunction. J Appl Physiol. 2008;105:751–3. discussion 755-757

21. O'Donnell DE, Webb KA. The major limitation to exercise performance in copd is dynamic hyperinflation. J Appl Physiol. 2008;105:753–5; discussion 755-757

22. Garcia-Aymerich J, Hernandez C, Alonso A, Casas A, Rodriguez-Roisin R, Anto JM, Roca J. Effects of an integrated care intervention on risk factors of copd readmission. Respir Med. 2007;101:1462–9.

23. Nici L, ZuWallack R. They can't bury you while you're still moving: A review of the european respiratory society statement on physical activity in chronic obstructive pulmonary disease. Pol Arch Med Wewn. 2015;125:771–8.

24. Nici L, ZuWallack R. Chronic obstructive pulmonary disease-evolving concepts in treatment: advances in pulmonary rehabilitation. Semin Respir Crit Care Med. 2015;36:567–74.

25. Continuous or nocturnal oxygen therapy in hypoxemic chronic obstructive lung disease: a clinical trial. Nocturnal oxygen therapy trial group. Ann Intern Med 1980;93:391–398.

26. Ries AL, Bauldoff GS, Carlin BW, Casaburi R, Emery CF, Mahler DA, Make B, Rochester CL, Zuwallack R, Herrerias C. Pulmonary rehabilitation: Joint accp/aacvpr evidence-based clinical practice guidelines. Chest. 2007;131:4S–42S.

27. Somfay A, Porszasz J, Lee SM, Casaburi R. Dose-response effect of oxygen on hyperinflation and exercise endurance in nonhypoxaemic copd patients. Eur Respir J. 2001;18:77–84.

28. Hill KHA. Strategies to enhance the benefits of exercise training in the respiratory patient. Clin Chest Med. 2013;35:323–36.

29. Ferreira IM, Verreschi IT, Nery LE, Goldstein RS, Zamel N, Brooks D, Jardim JR. The influence of 6 months of oral anabolic steroids on body mass and respiratory muscles in undernourished copd patients. Chest. 1998;114:19–28.

30. Schols AM, Soeters PB, Mostert R, Pluymers RJ, Wouters EF. Physiologic effects of nutritional support and anabolic steroids in patients with chronic obstructive pulmonary disease. A placebo-controlled randomized trial. Am J Respir Crit Care Med. 1995;152:1268–74.

31. Yeh SS, DeGuzman B, Kramer T. Reversal of COPD-associated weight loss using the anabolic agent oxandrolone. Chest. 2002;122:421–8.

32. Burdet L, de Muralt B, Schutz Y, Pichard C, Fitting JW. Administration of growth hormone to underweight patients with chronic obstructive pulmonary disease. A prospective, randomized, controlled study. Am J Respir Crit Care Med. 1997;156:1800–6.

33. Pape GS, Friedman M, Underwood LE, Clemmons DR. The effect of growth hormone on weight gain and pulmonary function in patients with chronic obstructive lung disease. Chest. 1991;99:1495–500.

34. Dolmage TE, Goldstein RS. Response to one-legged cycling in patients with copd. Chest. 2006;129:325–32.

35. Dolmage TE, Goldstein RS. Effects of one-legged exercise training of patients with copd. Chest. 2008;133:370–6.

36. Evans RA, Dolmage TE, Mangovski-Alzamora S, Romano J, O'Brien L, Brooks D, Goldstein RS. One-legged cycle training for chronic obstructive pulmonary disease. A pragmatic study of implementation to pulmonary rehabilitation. Ann Am Thorac Soc. 2015;12:1490–7.

37. Corner E, Garrod R. Does the addition of non-invasive ventilation during pulmonary rehabilitation in patients with chronic obstructive pulmonary disease augment patient outcome in exercise tolerance? A literature review. Physiother Res Int. 2010;15:5–15.

38. Janaudis-Ferreira T, Hill K, Goldstein R, Wadell K,

Brooks D. Arm exercise training in patients with chronic obstructive pulmonary disease: a systematic review. J Cardiopulm Rehabil Prev. 2009;29:277–83.

39. Garber CE, Blissmer B, Deschenes MR, Franklin BA, Lamonte MJ, Lee IM, Nieman DC, Swain DP. American college of sports medicine position stand. Quantity and quality of exercise for developing and maintaining cardiorespiratory, musculoskeletal, and neuromotor fitness in apparently healthy adults: guidance for prescribing exercise. Med Sci Sports Exerc. 2011;43:1334–59.

40. Probst VS, Kovelis D, Hernandes NA, Camillo CA, Cavalheri V, Pitta F. Effects of 2 exercise training programs on physical activity in daily life in patients with copd. Respir Care. 2011;56:1799–807.

41. Vogiatzis I, Nanas S, Roussos C. Interval training as an alternative modality to continuous exercise in patients with copd. Eur Respir J. 2002;20:12–9.

42. Sabapathy S, Kingsley RA, Schneider DA, Adams L, Morris NR. Continuous and intermittent exercise responses in individuals with chronic obstructive pulmonary disease. Thorax. 2004;59:1026–31.

43. Varga J, Porszasz J, Boda K, Casaburi R, Somfay A. Supervised high intensity continuous and interval training vs. Self-paced training in copd. Respir Med. 2007;101:2297–304.

44. Kortianou EA, Nasis IG, Spetsioti ST, Daskalakis AM, Vogiatzis I. Effectiveness of interval exercise training in patients with copd. Cardiopulm Phys Ther J. 2010;21:12–9.

45. Vogiatzis I, Terzis G, Nanas S, Stratakos G, Simoes DC, Georgiadou O, Zakynthinos S, Roussos C. Skeletal muscle adaptations to interval training in patients with advanced copd. Chest. 2005;128:3838–45.

46. Tidball JG. Mechanisms of muscle injury, repair, and regeneration. Compr Physiol. 2011;1:2029–62.

47. Rocha Vieira DS, Baril J, Richard R, Perrault H, Bourbeau J, Taivassalo T. Eccentric cycle exercise in severe copd: feasibility of application. COPD. 2011;8:270–4.

48. Camillo CA, Burtin C, Hornikx M, Demeyer H, De Bent K, van Remoortel H, Osadnik CR, Janssens W, Troosters T. Physiological responses during downhill walking: a new exercise modality for subjects with chronic obstructive pulmonary disease? Chron Respir Dis. 2015;12:155–64.

49. Klijn P, van Keimpema A, Legemaat M, Gosselink R, van Stel H. Nonlinear exercise training in advanced chronic obstructive pulmonary disease is superior to traditional exercise training. A randomized trial. Am J Respir Crit Care Med. 2013;188:193–200.

50. Gloeckl R, Marinov B, Pitta F. Practical recommendations for exercise training in patients with copd. Eur Respir Rev. 2013;22:178–86.

51. Borg GA. Psychophysical bases of perceived exertion. Med Sci Sports Exerc. 1982;14:377–81.

52. Probst VS, Troosters T, Pitta F, Decramer M, Gosselink R. Cardiopulmonary stress during exercise training in patients with copd. Eur Respir J. 2006;27:1110–8.

53. O'Shea SD, Taylor NF, Paratz J. Peripheral muscle strength training in copd: a systematic review. Chest.

2004;126:903–14.

54. Gloeckl R, Heinzelmann I, Kenn K. Whole body vibration training in patients with copd: a systematic review. Chron Respir Dis. 2015;12:212–21.

55. Ortega F, Toral J, Cejudo P, Villagomez R, Sanchez H, Castillo J, Montemayor T. Comparison of effects of strength and endurance training in patients with chronic obstructive pulmonary disease. Am J Respir Crit Care Med. 2002;166:669–74.

56. McCarthy B, Casey D, Devane D, Murphy K, Murphy E, Lacasse Y. Pulmonary rehabilitation for chronic obstructive pulmonary disease. Cochrane Database Syst Rev. 2015;2:CD003793.

57. Iepsen UW, Jorgensen KJ, Ringbaek T, Hansen H, Skrubbeltrang C, Lange P. A combination of resistance and endurance training increases leg muscle strength in copd: an evidence-based recommendation based on systematic review with meta-analyses. Chron Respir Dis. 2015;12:132–45.

58. Sillen MJ, Speksnijder CM, Eterman RM, Janssen PP, Wagers SS, Wouters EF, Uszko-Lencer NH, Spruit MA. Effects of neuromuscular electrical stimulation of muscles of ambulation in patients with chronic heart failure or copd: a systematic review of the english-language literature. Chest. 2009;136:44–61.

59. Beauchamp MK, O'Hoski S, Goldstein RS, Brooks D. Effect of pulmonary rehabilitation on balance in persons with chronic obstructive pulmonary disease. Arch Phys Med Rehabil. 2010;91:1460–5.

60. Troosters T, Probst VS, Crul T, Pitta F, Gayan-Ramirez G, Decramer M, Gosselink R. Resistance training prevents deterioration in quadriceps muscle function during acute exacerbations of chronic obstructive pulmonary disease. Am J Respir Crit Care Med. 2010;181:1072–7.

61. Neder JA, Sword D, Ward SA, Mackay E, Cochrane LM, Clark CJ. Home based neuromuscular electrical stimulation as a new rehabilitative strategy for severely disabled patients with chronic obstructive pulmonary disease (copd). Thorax. 2002;57:333–7.

62. Puhan MA, Gimeno-Santos E, Scharplatz M, Troosters T, Walters EH, Steurer J. Pulmonary rehabilitation following exacerbations of chronic obstructive pulmonary disease. Cochrane Database Syst Rev. 2011;1:CD005305.

63. Vanfleteren LE, Spruit MA, Groenen M, Gaffron S, van Empel VP, Bruijnzeel PL, Rutten EP, Op't Roodt J, Wouters EF, Franssen FM. Clusters of comorbidities based on validated objective measurements and systemic inflammation in patients with chronic obstructive pulmonary disease. Am J Respir Crit Care Med. 2013;187:728–35.

64. Divo M, Cote C, de Torres JP, Casanova C, Marin JM, Pinto-Plata V, Zulueta J, Cabrera C, Zagaceta J, Hunninghake G, Celli B, Group BC. Comorbidities and risk of mortality in patients with chronic obstructive pulmonary disease. Am J Respir Crit Care Med. 2012;186:155–61.

65. Mesquita R, Vanfleteren LE, Franssen FM, Sarv J, Taib Z. Groenen MT. Gaffron S. Bruijnzeel PL. Pitta

F, Wouters EF, Spruit MA. Objectively identified comorbidities in copd: Impact on pulmonary rehabilitation outcomes. Eur Respir J. 2015;46:545–8.

66. Maltais F, Bourbeau J, Lacasse Y, Shapiro S, Perrault H, Penrod JR, Baltzan M, Rouleau M, Julien M, Paradis B, Audet R, Hernandez P, Levy RD, Camp P, Lecours R, Picard D, Bernard S. A canadian, multicentre, randomized clinical trial of home-based pulmonary rehabilitation in chronic obstructive pulmonary disease: rationale and methods. Can Respir J. 2005;12:193–8.

67. Troosters T, Gosselink R, Janssens W, Decramer M. Exercise training and pulmonary rehabilitation: new insights and remaining challenges. Eur Respir Rev. 2010;19:24–9.

68. Caron MATM, Debigare R, Maltais F. Skeletal muscle dysfunction. In: Nici L, Richard ZW, editors. Chronic obstructive pulmonary disease: co-morbidities and systemic consequences. New York: Humana Press; 2012. p. 137–60.

第 **11** 章　呼吸康复中的营养学

Annemie Schols

11.1　引言

营养学一直是慢性阻塞性肺疾病（chronic obstructive pulmonary disease，COPD）科学研究中的热点问题。本章节将讨论饮食习惯、营养状况及营养干预对 COPD 患者可能产生的影响。本章主要基于 ERS 发布的"COPD 患者的营养评估与治疗"共识并与其部分内容重叠[1]，但在呼吸康复的部分进行了更新。

11.1.1　范围

COPD 是一个重要的全球性健康难题。居于肺部损害之后，疾病的系统性表现和急性加重也影响着疾病负担和死亡风险。延伸关于"红喘型（pink bloater）"和"紫肿型（blue bloater）"的经典描述，最近的无偏统计方法[2,3]支持体重和身体组成可区分肺表型且都是不依赖于肺功能损害的结果预报器的这个概念。将身体组成引入营养评估在全面理解 COPD 病理生理和营养问题的上迈出了重要一步。尽管最初被认为是非意向性消瘦是 COPD 进展至终末期不可避免的一个标志，现在已有有说服力的证据显示非意向性消瘦并非是 COPD 进展期为减少机体代谢率的代偿机制而是一个生存的独立决定因素，

为在患者照护过程中维持体重进行争辩。肌肉损失和氧化代谢降低在身体功能受损中的重要作用已被证明是为把营养支持作为运动训练的补充提供新的指引，不仅是局限于疾病的进展期更是在疾病的更早期进行。此外，起着关键作用的骨质疏松症、腹型肥胖和膳食质量不佳也出现在 COPD 患病风险和疾病进展中，这使营养及干预成为构成疾病管理整体所必需的，从疾病预防到出现慢性呼吸衰竭。

11.1.2　营养学评估

要开发和评估预防干预措施的有效性，将患者群体划分为特异性的代谢表型是必要的。众所周知体重和身体成分指标均为连续变量，但经过过去十年的研究发展，用于预测结局和治疗反应的不同代谢表型的定义和参考值已经明确，如表 11-1 所示。这些不同的表型反映了（表观 epi）遗传学、生活方式和疾病本身触发肌肉、骨和脂肪组织改变的因素之间复杂的相互作用。鉴于疾病进程中不同代谢表型的共存，ERS "营养与呼吸疾病"工作组基于对体重（变化）和身体成分的前瞻性评估建立了营养风险分层框架建议[1]。这种营养风险分层将有助于临床试验设计及个体化营养管理。此风险分层建议

表 11–1 代谢表型、诊断和临床风险

代谢表型	定义	临床风险
肥胖型	BMI 30~35kg/m²	心血管疾病风险增加
病态肥胖型	BMI>35kg/m²	心血管疾病风险增加 体能下降
肌少性肥胖型	BMI 30~35kg/m² 并且 SMI< 参考人群青年平均值 –2SD[111]	心血管疾病风险增加 体能下降
肌少症型	SMI< 参考人群青年平均值 –2SD	死亡风险增加 体能下降
恶病质型	6 个月内非意向性体重下降 >5% 并且 FFMI<17kg/m²（男性）<15kg/m²（女性）	死亡风险增加 体能下降
恶病质前期型	6 个月内非意向性体重下降 >5%	死亡风险增加

BMI，身体质量指数，= 体重 / 身高²；SMI，四肢骨骼肌指数，= 四肢肌肉重量 / 身高²；FFMI，无脂质量指数，= 去脂肪质量 / 身高²

应用的体重指数（body mass index，BMI）与 WHO 的 BMI 分类标准一致，此分类标准是基于近期人群研究的最低标准化死亡率[4,5]。一般而言，在考虑自然差异的情况下，既往 6 个月内体重非意愿的下降 >5% 即被认为具有临床意义。近期的体重下降可以通过患者回忆的方式来评估，虽然通过照护人员定期标准化测量体重联合患者自我监测能够提供更准确的信息。体重变化和 BMI 分类并没有考虑身体成分的变化，包括脂肪质量（fat mass，FM）及其分布，瘦组织质量（lean mass，LM）及其分布和骨密度（bone mineral density，BMD），需要通过评估身体成分来区别较低和正常的去脂肪质量（fat-free mass，FFM）（FFM=LM+BMD）。在研究和临床实践中身体成分测量和替代标记物测量方法详见表 11–2。基于公认的低去脂体重指数（fat-free mass index，FFMI）对体能和生存将产生负面影响，对于体重低于正常的 COPD 患者，将经过年龄和性别调整的 FFMI（=FFM（kg）/ 身高²（m））小于第 10 个百分位数定义为异常。大多数年龄段有风险的高加索人种 COPD 患者中，男性 FFMI<17kg/m²，女性 <15kg/m²，临床上代表了低于正常体重的

COPD 患者[6]。肌少症的特征是低骨骼肌指数（skeletal muscle index，SMI）（四肢肌量（通过 DEXA 测量）/ 身高²），SMI 小于或等于同种族 20~30 岁健康人群的平均值减去 2 个标准差（SD）具有诊断意义[7]。在越来越多的老年人以及肥胖人群中，包括 COPD 患者，肌少症的存在增加了这些人群骨骼肌无力的风险[8,9]。风险分层框架建议与传统的营养风险评分如营养不良通用筛查工具（malnutrition universal screening tool，MUST）[10]或微型营养评估（mini nutritional assessment，MNA）[11]比较，最大的区别是后者只关注营养不良而未考虑身体成分的异常。

11.2 COPD 的代谢表型和营养风险评估

最近的大规模人口研究表明，体重指数在 22.5~24.9kg/m² 的年龄标化全因死亡率最低，而对于不吸烟人群的体重指数在 20~25kg/m² 年龄标化全因死亡率最低[4,5]。中至重度气流阻塞患者中，较之超重甚至肥胖的患者，BMI<25kg/m² 会增加死亡风险[12-14]。

表 11-2　研究与临床应用中身体成分和生物替代物的测量方法

变量	研究	临床实践
去脂肪质量 / 脂肪质量	氘稀释法（^2H_2O）	DEXA，单频 BIA
胞内质量	^2H_2O 联合溴化物稀释法	人体测量（四个皮褶之和）
		多频 BIA
肌肉质量	计算机断层扫描（CT）	DEXA
	磁共振成像（MRI）	超声
	生物标志物（如 D3 肌酸稀释）	生物标志物（如肌酐身高指数）
		人体测量学（上臂围）
腹部脂肪	CT	DEXA
腹部内脏脂肪	MRI	人体测量学（矢状径和（或）腰 / 臀围）
	生物标记物（如 PAI-1）	超声
骨量与骨密度	DEXA	DEXA
		HRCT
肌肉力量与相关身体功能	等速股四头肌肌力	单次重复最大值
	（重复）磁刺激	握力检测
	定时起立行走试验	定时起立行走试验
	登楼梯功率试验	登楼梯功率试验
	踏车试验	

BIA，生物电阻抗（bioelectrical impedance）；DEXA，双能 X 线骨密度仪（dual-energy X-ray absorptiometry）；HRCT，高分辨率 CT 扫描（high-resolution CT scan）

COPD 患者 BMI 增加的预后优势也被称为"肥胖悖论（obesity paradox）"，这可能与脂肪组织对肺力学的直接影响有关（例如肥胖 COPD 患者静态肺容积相对减少[15]）。然而，这也可能是我们尚未认识的疾病特征的一种现象，既降低了死亡率风险又保留了 FM 和（或）FFM。目前还不清楚是过多的脂肪还是保存的 FFM 导致了 COPD 患者的生存优势，因为独立于 BMI 和 FM 的低 FFM 指数（<第十百分位数）是死亡率的强预测因子[16]。COPD 患者中低体重的患病率随着疾病严重程度的增加而升高[16]，同时与肺气肿的发生密切相关[17]。在体重正常及超重患者中，低 FFMI 意味着 FMI 比例相应地升高。此外，FM 可以从皮下脂肪重新分布到内脏，这与轻到中度 COPD 患者心血管风险增加有关[18]。低体重或低 FFM 的 COPD 患者较超重患者更容易发生 BMD 丢失[19]。DEXA 最适合用于联合筛查骨质疏松症、FFM 和 FM。虽然区分腹部内脏脂肪和皮下脂肪需要更先进的成像技术（例如计算机断层扫描（CT）和磁共振成像（MRI）），但临床可以通过 DEXA 来进行估测。

11.3　身体成分异常的病理生理学与营养干预的目标

理解 COPD 患者肌肉组织减少和肥胖症的病理生理学和其相互作用是针对不同的代谢表型制定特定的营养干预方案的关键。

11.3.1　脂肪组织减少

当能量消耗超过可用能量时,就会出现体重下降和脂肪丢失。对于重度 COPD 患者而言进食本身就是一项会加重呼吸困难并影响血红蛋白饱和度的活动[20]。年龄增长也是导致 COPD 患者饮食摄入减少的参与因素,原因包括不适的症状(如味觉丧失、牙齿问题、吞咽困难、咀嚼和吞咽能力差、食欲缺乏或畏食)、社会问题(如独自生活、独自进食或贫穷)以及无法自行进食[21]。然而畏食症并不是临床稳定患者能量平衡失调的主要诱因,因为低体重患者通常食欲正常甚至增加[22,23]。此外,虽然对半饥饿状态的正常反应是代谢率下降和全身蛋白质周转降低,但体重减轻的 COPD 患者可能表现为静息能量消耗(resting energy expenditure, REE)增高和全身蛋白质周转增加[24]。除了由于肺机械力学异常导致的呼吸功耗增加外,COPD 患者肌肉收缩会消耗更多的 ATP[25],还源于一些 COPD 患者下肢运动的机械效率下降[26]以及日常能量需求的增加[27]。肺减容术后的体重增加与肺功能改善和呼吸功减少相关的结论支持了这一论点[28]。总的来说,如果能量需求未完全满足,高代谢状态会导致体重减轻,这为热量补充以维持或增加脂肪量的理论提供令人信服的理由。早期所担忧的 COPD 患者补充碳水化合物(carbohydrate)会因其氧化代谢导致 CO_2 产生增加从而加重通气负荷的不良影响在最近的许多研究中未得到证实,仅在高营养后观察到这一现象[29]。实际上,这在经口营养的患者中不太可能发生,尤其对于食欲不佳的患者,并且很容易通过少食多餐的策略来避免。

11.3.2　肌肉组织减少

肌肉质量是由肌肉蛋白质合成和分解的净平衡决定的。证据表明,以低 BMI 和低FFMI 为特征的恶病质 COPD 患者的肌肉蛋白降解率增加[30]。蛋白质降解的效应途径分析显示,泛素 26S 蛋白酶体系统的组分出现一致性的升高并且自噬增强[31],而末端蛋白质合成信号途径(IGF-I 和磷酸 -Akt 表达水平)不变或适应性增加[30]。需要更多的研究来除外蛋白质合成信号转导过程中出现的损害(例如对分解代谢触发物的反应性),但假设情况并非如此[32],在恶病质患者蛋白质转换增加的情况下,通过营养干预直接刺激蛋白质的合成、平衡蛋白质水解会使肌肉质量得以保持。血液中氨基酸的水平影响蛋白质的合成。与年龄匹配的对照组相比,低FFM 的 COPD 患者支链氨基酸(branched-chain amino acids, BCAA)水平较低[33]。众所周知,BCAA,特别是亮氨酸,能够刺激肌肉蛋白质合成。需要进一步的研究来证实在慢性呼吸衰竭或易于合并恶病质的肺气肿表型中,优质蛋白的合成代谢潜力是否较低,因为后者在急性运动后也表现出全身蛋白周转减弱[34]。

11.3.3　骨密度减低

骨质疏松症是一种以骨量减少和骨微结构退化,导致骨脆性增加、易发生骨折为特征的骨骼疾病[35]。髋部骨折与跌倒直接相关,可导致住院和额外的死亡。椎体骨折发生多较为隐匿,常由弯腰或提重物等日常活动引起。COPD 患者椎体和胸廓骨折可导致脊柱后凸增大、胸廓活动度降低并进一步导致肺功能降低。COPD 和骨质疏松症常并存,COPD 患者中骨质疏松的患病率从 5% 到 60% 不等[36],因诊断方法、人群选择和疾病严重程度不同而存在差异。存在两病共存的一个原因是两者有许多共同的危险因素,如老龄、吸烟、低体重、肌少症和身体或功能的限制。此外,严重的 COPD 患者中常见的系统性炎症、全身糖皮质激素应用和维生素 D 缺乏的高患病率,无疑会进一步导致骨骼和肌肉质量的丧失[37,38]。观察性研究还发现肺气肿是一种与肌肉骨骼损伤相关的特殊表型，但其潜在机制尚不清楚[39~41]。人的骨组织在一生中持续不断更新，在25~30岁的达到峰值骨量后，骨形成开始少于骨吸收，导致此后每年损失0.5%~1%的骨量。维生素D在调节钙和骨稳态中起关键作用，但包括多种促炎细胞因子在内的其他因素也参与其中。在包括COPD患者的不同人群中均能观察到低25-OHD水平和骨密度（bone mineral density，BMD）之间的显著关联[42]。低25-OHD水平也与肌无力和跌倒风险增加有关，因此除了生活方式的改变（增加体力活动、增加户外活动时间、戒烟和限制饮酒）外，摄入足够的维生素D和钙仍然是骨质疏松症所有防治策略的基础[43]。

11.3.4　多脂症

呼吸衰竭是晚期COPD患者最常见的死亡原因，肌少症和恶病质是重要的危险因素。相反，在轻中度患者中，主要的死亡原因是缺血性心血管疾病，而肥胖是其重要的生活方式相关的危险因素[44]。越来越多的证据表明，COPD患者脂肪组织的相对或绝对增加导致全身性炎症负荷增加[45]。与皮下脂肪相比，腹部内脏脂肪与心血管风险的关系更密切，这可能与其更高的炎症能力有关。尽管总脂肪量相同，但与对照组相比，非肥胖轻中度COPD患者的脂肪再分布显示有更多的腹部内脏脂肪[18]。目前尚不清楚这种再分布是由不良生活方式还是由疾病本身引起，或者这两种因素存在协同作用[46]。与正常体重患者相比，不论其疾病严重程度如何，肥胖COPD患者虽然静态肺过度膨胀减少，但其静息状态呼吸困难更为严重、健康状况也更差[15]。肥胖和COPD都会对运动耐力产生影响，其共同作用的结果似乎取决于运动的类型（负重与非负重）。与非肥胖者相比，虽然肥胖COPD患者蹬车试验峰值仍然

保留，但其呼吸困难程度和蹬车等级均偏低、6分钟步行试验（6-minute walking test，6MWT）的距离减少且疲劳程度增加[47]。目前没有研究系统地探索减重干预对COPD患者减重效果、功能和全身炎症反应的影响。虽然在短期减重后的体重维持是其他危险人群的主要挑战，但即使小幅的减重也可以通过改善体脂分布来降低心血管疾病风险[48]。饮食干预联合有氧运动能够获得最佳效果，因为有氧运动训练增加了胰岛素敏感性、诱导骨骼肌线粒体生物合成并导致内脏脂肪质量减少[46]。然而，这种方法的可行性和有效性可能由于晚期COPD患者的通气限制，所能耐受的运动强度受到影响。作为替代或补充，使用生物活性营养素（例如多酚、多不饱和脂肪酸和硝酸盐）促进肌细胞线粒体代谢和限制异位脂肪蓄积[49]的干预措施已经被提出，但是还需要未来在COPD患者中进行更多的临床试验来证实。

11.3.5　急性加重

严重急性加重需要住院时，各种不同的分解代谢的刺激因素共同作用，诱发或加速体重下降、肌肉和骨组织的耗损，这些因素包括营养不良[50]、活动减少[51]、低氧血症、炎症[52]以及全身糖皮质激素[53]等。这期间还可能由于呼吸困难或无创通气及其他治疗措施等实际情况而导致患者营养摄入不足。此外，对肌肉再生和蛋白质合成信号通路的反应受损[32]可能延迟恢复并增加再入院的风险[54]。在急性加重期间，食欲下降和摄入减少常常伴随着全身食欲调节激素瘦素和促炎细胞因子水平的升高[50,52]。仅次于初级保健的营养风险筛查和早期干预，住院被认为是进行详细营养评估和实施长期营养管理的额外机会，因为它代表了营养风险增高的时期，需要强化营养治疗[55]。这种强化方案对临床结局的影响机制尚待明确。

11.4　饮食管理与营养补充

由于营养的普遍性和由每种食物、营养素或微量元素引起的代谢效应的多样性,这一领域的随机临床试验面临着特定的障碍。从本质上来说,一些障碍是无法解决的,比如吃安慰剂或合适的食物盲法。由于营养素的多重代谢影响,主要结局的选择和样本量的确定特别困难。对于单一食物的营养研究也是复杂的,因为它利用大量的生物活性化合物作用于广泛的相互作用的网络。

11.4.1　COPD 中体重下降的治疗

能量负平衡和体重下降的患者需要增加能量摄入,额外减少能量消耗在 COPD 中是不可取的。可以在全天少量多次摄入含有适当能量和富含蛋白质的食物[56]。富含能量和蛋白质的饮食通常比健康人的饮食建议脂肪含量更高(占总能量的 45%)。由于脂肪比例偏高,需要着重考虑其质量,特别要慎重选择用于烹调的脂肪,需尽量减少饱和脂肪的比例。目前的指南一般建议蛋白质提供总能量的 20%。营养强化产品可用于增加不同膳食中的能量和蛋白质含量[57]。营养师可以根据每个受试者的饮食习惯、生活方式、症状、个人喜好来定制富含能量和蛋白质的饮食。低能量摄入很难满足维生素、矿物质和微量元素的需要。当正常的食物不能满足营养需求时,可选择口服营养补充剂(如粉末、布丁或液体)以补充需求。

虽然通过营养支持来维持或者增加低体重或消瘦的 COPD 患者的能量摄取和肌肉蛋白合成的合理性是令人信服的,但是随机临床试验显示其临床疗效通常很小,且早期的荟萃分析显示营养支持治疗收效甚微。最新的 Cochrane 回顾研究[58]和另外两项荟萃分析[59,60]一致表明,营养补充促进 COPD 患者的体重增加,尤其对于营养不良的患者疗效更为显著。此外,

总能量摄入增加,握力和股四头肌力量明显增强。在最新的荟萃分析中[58]包括了 17 个研究,其中 5 个研究采用了营养补充和运动相结合的干预方法,并把脂肪组织重量作为结局变量。尽管基于目前的文献,营养和运动的效果难以区分,很可能联合运动能够使营养补充的获益最大化,这将是未来的研究方向。

11.4.2　营养作为辅助剂

营养在提高运动和训练方面的重要性早已在体育和竞技领域得到认可。有证据表明,确保足够的碳水化合物和蛋白质摄入量(取决于不同的运动项目)有助于运动员获得上佳表现,一些特殊的营养物质(如肌酸、硝酸盐)可以增强体能。增强体能是 COPD 治疗的一个重要目标,因此营养干预可以改善该人群的体能或者提高运动训练的效果的假设有其理论基础,而后者是一项被证实的能使 COPD 患者获得临床和生理获益的干预措施。有氧运动训练对 COPD 患者的疗效已经明确,但难以确定其获益的幅度是否可以和相近年龄的健康受试者相比。此外,COPD 患者下肢肌群的特征是 I 型肌纤维比例降低,这种变化与肌氧化代谢标记物和细胞能量状态的营养素感受调节因子(例如 PGC1、PPAR、AMPK 和去乙酰化酶)的水平下降相关[61]。这些观察结果是支持营养治疗可以增强运动能力的理论基础,已有少数试验研究了营养治疗对 COPD 患者运动训练体能的影响。这些试验涉及的干预措施包括碳水化合物和富含脂肪的补充剂[62]、必需氨基酸[63]、乳清蛋白(富含 BCAA)[64]、肌酸[65~67]和 PUFA(天然 PPAR 配体)[68]硝酸盐[69~73]等。这些研究的研究方法、干预疗程、纳入人群和研究运动的结局均有很大的异质性,且许多研究缺乏信度且大多数为单中心研究。早期富含脂肪补充剂的常量元素的研究并未显示干预组优势,但随后使用富含碳水化

合物和 PUFAs 补充剂的研究提示,特定患者的研究结局和运动训练能够得到提高[62,68]。小规模的实验显示了乳清蛋白和卡泥汀的潜在益处,但因其统计效力不足而难以推广。3 项试验测试了肌酸补充在 COPD 患者运动训练中的作用,得到了与随后的系统回顾和荟萃分析[74]不甚一致的阳性效应。5 项试验研究了硝酸盐补充对血压和运动体能等结局指标的急性影响,因研究的结果的不一致性使其无望成为呼吸康复的辅助药物[69~73]。在一组全部是非瘦弱型 COPD 患者中,抗阻训练后补充蛋白质和碳水化合物未能发现其可以增加运动功能或产生分子方面的反应[75]。NUTRAIN 试验表明,对于有中度气流受限,肌肉质量减低,蛋白摄入充足的 COPD 患者进行高强度的运动训练能够成功改善下肢肌肉力量和蹬车运动的能力。此外,一些富含特殊营养素,如维生素 D、n-3 脂肪酸及亮氨酸的营养补充剂对体重,血浆营养状态及(未训练)的吸气肌力量会产生积极影响[76]。运动训练和营养干预对体能和体力活动的影响之间的不同作用需待进一步研究。

11.5　饮食质量和营养素缺乏

已有报告称在 COPD 患者中存在维生素 D 缺乏和具有抗氧化能力的维生素(维生素 A,C 及 E)摄入不足。维生素 D 在骨和钙稳态中具有重要作用,但除了维持骨健康,其还具有抗炎、抗感染和抗肿瘤以及改善神经肌肉功能等作用[77]。维生素 D 的水平是通过测量活性激素的前体——血清 25-OHD 的水平来评估的。在普通人群中,维生素 D 水平是全因死亡率、上呼吸道感染和肺功能下降的独立预测因子。但是 COPD 患者 25-OHD 水平是否与肺功能下降、感染急性加重和肌肉功能相关,研究结果并不一致[78~81]。维生素 D 的水平取决于皮肤的合成能力、太阳光

紫外线暴露时间、相关通路上的关键酶的遗传变异和食物的补充摄入等因素。在 COPD 患者中,由于吸烟引起的皮肤老化、户外活动减少和膳食质量低等原因,维生素 D 缺乏经常发生。基于国际公认的标准,维生素 D 缺乏(25-OHD<20ng/ml)在 COPD 中非常普遍,并且随着疾病严重程度的增加而增加。维生素 D 缺乏可能参与 COPD 的发病机制的假说受到质疑,但最近的前瞻性流行病学证据提示,维生素 D 缺乏与 COPD 发病率的增加以及 COPD 患者肺功能的快速下降有关[82]。COPD 和营养不良越严重,维生素 D 缺乏患病率就越高,提示在这组人群中进行维生素 D 缺乏的筛查存在临床价值,可能会在限定的人群中进行终身补充治疗,从而对骨健康和跌倒产生有益的影响,特别是同时结合补充钙剂的治疗。除接受小量的紫外线暴露量外,每日摄入量随年龄而异,但对于大多数人来说每日 800IU 的维生素 D 和 1g 的钙剂就足够了。高剂量的补充除了引起血钙水平的升高,对其他方面如肺功能下降和慢性阻塞性肺疾病急性加重方面的影响仍需要进一步研究[83]。

新鲜水果和蔬菜摄入不足可能会导致具有抗氧化能力的维生素缺乏。相反长期补充维生素 E 已被证明可以降低 COPD 的风险[84],但没有证据表明额外的维生素摄入对 COPD 患者的临床转归有积极影响。已知吸烟和肺部炎症会在 COPD 中导致显著的氧化应激,抗氧化能力的降低可能会对 COPD 的病程产生负面影响。大量基于人群的流行病学研究表明,慎重的饮食方案与更好的肺功能、更少的肺功能下降和 COPD 风险降低有关[85~87]。更具体地说,膳食纤维摄入量增加与 COPD 风险降低、肺功能改善和呼吸系统症状减少有关[88]。三项研究报告了频繁或大量摄入腌制肉类与 COPD 疾病进展风险有关[85,89,90]。最近的一项研究将这一关联扩展到疾病的进程演变中,提示腌制肉类的大量摄入与 COPD 再住院风险升高相关[91]。最后,

尽管很少在临床实践中进行评估,但 COPD 的患者经常发生铁缺乏,这可能是由全身炎症、肠道铁吸收不良、肾衰竭(慢性肾脏疾病或糖尿病的结果)、血管紧张素转换酶抑制剂和糖皮质激素的使用[92]等多种因素所引起。总的来说,证据表明富含新鲜水果和蔬菜的均衡饮食对 COPD 患者有益,不仅因为它对肺的潜在益处,也由于其对代谢和心血管风险的益处。

11.6　营养作为疾病管理的一部分

迄今为止营养干预的研究主要通过两种方式,一种是在 COPD 患者中作为单一干预措施,另一种通常在呼吸康复的背景下,对衰弱的 COPD 患者联合运动训练进行共同干预。营养补充的效果可以通过其他干预措施得以加强,包括戒烟、使用长期氧疗和(或)无创通气纠正低氧血症和(或)高碳酸血症、通过长效支气管舒张剂或肺减容术减少静态和动态过度充气、应用雄激素纠正性腺功能减退和促进肌肉合成代谢。两项针对合并营养不良的进展期 COPD 患者的研究,显示了一种由营养补充,雄激素及运动训练的多模式康复计划在改善临床结局甚至存活率方面的潜力[93,94]。目前尚缺乏关于长期多模式干预是否能够改变体重下降和肌肉萎缩的自然病程并降低发病率和死亡率的研究。在急性加重期尝试预防或纠正体重下降的研究非常少,事实上到目前为止,只有一个安慰剂随机对照临床试验证明了营养补充治疗对住院 COPD 患者维持能量平衡和增加蛋白质摄入是可行和有效的[50]。对口服营养补充剂没有反应的 COPD 患者进行肠内营养支持的额外作用尚未被系统地研究。

ERS 工作组的建议

1. 营养状况是 COPD 患者预后的重要决定因素。

2. 营养风险可通过纵向测量体重和身体成分来进行评估。

3. COPD 患者维生素 D 缺乏的患病率高,可以纳入营养风险筛查。

4. 在患者咨询中,进行与 COPD 不同代谢表型相关的营养风险评估有益。

5. 营养干预在营养不良患者中可能是有效的(基于目前的荟萃分析),并且如果联合运动训练计划,效果可能更佳。

6. 需要提供营养干预的成本效益证据来获得医疗保险的支持,从而增加获得营养干预的机会。

7. 总的来说,证据表明富含新鲜水果和蔬菜的均衡饮食对 COPD 患者有益,不仅因为它对肺的潜在益处,也由于其对代谢和心血管风险的益处。

致谢: ERS "营养与呼吸疾病" 工作组: Ivonne Ferreira, Frits Franssen, Harry Gosker, Wim Janssens, Mauricio Muscaritoli, ChristophePison C, Mauren Rutten-van Mölken, Frode Slinde F, Mick Steiner, Ruzena Tkacova Rand Sally Singh.

〔李燕明　译〕

参考文献

1. Schols AM, Ferreira IM, Franssen FM, Gosker HR, Janssens W, Muscaritoli M, Pison C, Rutten-van Mölken M, Slinde F, Steiner MC, Tkacova R, Singh SJ. Nutritional assessment and therapy in COPD. A European Respiratory Society Statement. Eur Respir J. 2014;44(6):1504–20.

2. Vanfleteren LE, Spruit MA, Groenen M, Gaffron S, van Empel VP, Bruijnzeel PL, Rutten EP, Op 't Roodt J, Wouters EF, Franssen FM. Clusters of comorbidities based on validated objective measurements and systemic inflammation in patients with chronic obstructive pulmonary disease. Am J Respir Crit Care Med. 2013;187(7):728–35.

3. Burgel PR, Paillasseur JL, Peene B, Dusser D, Roche N, Coolen J, Troosters T, Decramer M, Janssens W. Two distinct chronic obstructive pulmonary disease (COPD) phenotypes are associated with high risk of mortality. PLoS One. 2012;7(12):e51048.

4. Berrington de Gonzalez A, Hartge P, Cerhan JR, Flint AJ, Hannan L, MacInnis RJ, Moore SC, Tobias GS, Anton-Culver H, Freeman LB, Beeson WL, Clipp SL, English DR, Folsom AR, Freedman DM, Giles G, Hakansson N, Henderson KD, Hoffman-Bolton J, Hoppin JA, Koenig KL, Lee IM, Linet MS, Park Y, Pocobelli G, Schatzkin A, Sesso HD, Weiderpass E, Willcox BJ, Wolk A, Zeleniuch-Jacquotte A, Willett WC, Thun MJ. Body-mass index and mortality among 1.46 million white adults. N Engl J Med. 2010;363(23):2211–9.

5. Whitlock G, Lewington S, Sherliker P, Clarke R, Emberson J, Halsey J, Qizilbash N, Collins R, Peto R. Body-mass index and cause-specific mortality in 900 000 adults: collaborative analyses of 57 prospective studies. Lancet. 2009;373(9669):1083–96.

6. Vestbo J, Prescott E, Almdal T, Dahl M, Nordestgaard BG, Andersen T, Sorensen TI, Lange P. Body mass, fat-free body mass, and prognosis in patients with chronic obstructive pulmonary disease from a random population sample: findings from the Copenhagen City Heart Study. Am J Respir Crit Care Med. 2006;173(1):79–83.

7. Morley JE, Abbatecola AM, Argiles JM, Baracos V, Bauer J, Bhasin S, Cederholm T, Coats AJ, Cummings SR, Evans WJ, Fearon K, Ferrucci L, Fielding RA, Guralnik JM, Harris TB, Inui A, Kalantar-Zadeh K, Kirwan BA, Mantovani G, Muscaritoli M, Newman AB, Rossi-Fanelli F, Rosano GM, Roubenoff R, Schambelan M, Sokol GH, Storer TW, Vellas B, von Haehling S, Yeh SS, Anker SD. Sarcopenia with limited mobility: an international consensus. J Am Med Dir Assoc. 2011;12(6):403–9.

8. Bool v d, Rutten EP, Franssen FM, Wouters EF, Schols AM. Antagonistic effects of sarcopenia and abdominal obesity on physical performance in COPD. Eur Respir J. 2015;46(2):336–45.

9. Joppa P, Tkacova R, Franssen FM, et al. Sarcopenic Obesity, functional outcomes and systemic inflammation in patients with chronic obstructive pulmonary disease. J Am Med Dir Assoc. 2016;17(8):712–8.

10. Stratton RJ, Hackston A, Longmore D, Dixon R, Price S, Stroud M, King C, Elia M. Malnutrition in hospital outpatients and inpatients: prevalence, concurrent validity and ease of use of the 'malnutrition universal screening tool' ('MUST') for adults. Br J Nutr. 2004;92(5):799–808.

11. Vellas B, Villars H, Abellan G, Soto ME, Rolland Y, Guigoz Y, Morley JE, Chumlea W, Salva A, Rubenstein LZ, Garry P. Overview of the MNA—Its history and challenges. J Nutr Health Aging. 2006;10(6):456–63; discussion 463–455

12. Landbo C, Prescott E, Lange P, Vestbo J, Almdal TP. Prognostic value of nutritional status in chronic obstructive pulmonary disease. Am J Respir Crit Care Med. 1999;160(6):1856–61.

13. Schols AM, Slangen J, Volovics L, Wouters EF. Weight loss is a reversible factor in the prognosis of chronic obstructive pulmonary disease. Am J Respir Crit Care Med. 1998;157(6 Pt 1):1791–7.

14. Lainscak M, von Haehling S, Doehner W, Sarc I, Jeric T, Ziherl K, Kosnik M, Anker SD, Suskovic S. Body mass index and prognosis in patients hospitalized with acute exacerbation of chronic obstructive pulmonary disease. J Cachex Sarcopenia Muscle. 2011;2(2):81–6.

15. Ora J, Laveneziana P, Wadell K, Preston M, Webb KA, O'Donnell DE. Effect of obesity on respiratory mechanics during rest and exercise in COPD. J Appl Physiol 2011: 111(1): 10–19.

16. Schols AM, Broekhuizen R, Weling-Scheepers CA, Wouters EF. Body composition and mortality in chronic obstructive pulmonary disease. Am J Clin Nutr. 2005;82(1):53–9.

17. Engelen MP, Schols AM, Lamers RJ, Wouters EF. Different patterns of chronic tissue wasting among patients with chronic obstructive pulmonary disease. Clin Nutr. 1999;18(5):275–80.

18. van den Borst B, Gosker HR, Koster A, Yu B, Kritchevsky SB, Liu Y, Meibohm B, Rice TB, Shlipak M, Yende S, Harris TB, Schols AM. The influence of abdominal visceral fat on inflammatory pathways and mortality risk in obstructive lung disease. Am J Clin Nutr. 2012;96(3):516–26.

19. Bolton CE, Ionescu AA, Shiels KM, Pettit RJ, Edwards PH, Stone MD, Nixon LS, Evans WD, Griffiths TL, Shale DJ. Associated loss of fat-free mass and bone mineral density in chronic obstructive pulmonary disease. Am J Respir Crit Care Med. 2004;170(12):1286–93.

20. Schols A, Mostert R, Cobben N, Soeters P, Wouters E. Transcutaneous oxygen saturation and carbon dioxide tension during meals in patients with chronic obstructive pulmonary disease. Chest. 1991;100(5):1287–92.

21. Gronberg AM, Slinde F, Engstrom CP, Hulthen L, Larsson S. Dietary problems in patients with severe chronic obstructive pulmonary disease. J Hum Nutr Diet. 2005;18(6):445–52.

22. Goris AH, Vermeeren MA, Wouters EF, Schols AM, Westerterp KR. Energy balance in depleted ambulatory patients with chronic obstructive pulmonary disease: the effect of physical activity and oral nutritional supplementation. Br J Nutr. 2003;89(5):725–31.

23. Schols AM, Soeters PB, Mostert R, Saris WH, Wouters EF. Energy balance in chronic obstructive pulmonary disease. Am Rev Respir Dis. 1991;143(6):1248–52.

24. Kao CC, Hsu JW, Bandi V, Hanania NA, Kheradmand F, Jahoor F. Resting energy expenditure and protein turnover are increased in patients with severe chronic obstructive pulmonary disease. Metabolism. 2011;60(10):1449–55.

25. Layec G, Haseler LJ, Hoff J, Richardson RS. Evidence that a higher ATP cost of muscular contraction contributes to the lower mechanical efficiency associated with COPD: preliminary findings. Am J Phys Regul Integr Comp Phys. 2011;300(5):R1142–7.

26. Baarends EM, Schols AM, Akkermans MA, Wouters EF. Decreased mechanical efficiency in clinically stable patients with COPD. Thorax. 1997;52(11):981–6.

27. Baarends EM, Schols AM, Pannemans DL, Westerterp KR, Wouters EF. Total free living energy expenditure in patients with severe chronic obstructive pulmonary disease. Am J Respir Crit Care Med. 1997;155(2):549–54.

28. Kim V, Kretschman DM, Sternberg AL, DeCamp MM Jr, Criner GJ. Weight gain after lung reduction surgery is related to improved lung function and ventilatory efficiency. Am J Respir Crit Care Med. 2012;186(11):1109–16.

29. Efthimiou J, Mounsey PJ, Benson DN, Madgwick R, Coles SJ, Benson MK. Effect of carbohydrate rich versus fat rich loads on gas exchange and walking performance in patients with chronic obstructive lung disease. Thorax. 1992;47(6):451–6.

30. Kneppers AEM, Langen RC, Gosker HR, et al. Increased myogenic and protein turnover signaling in skeletal muscle in chronic obstructive pulmonary disease patients with sarcopenia. J Am Med Dir Assoc. 2017;18(7):637.e1–637.e11.

31. Rutten EP, Franssen FM, Engelen MP, Wouters EF, Deutz NE, Schols AM. Greater whole-body myofibrillar protein breakdown in cachectic patients with chronic obstructive pulmonary disease. Am J Clin Nutr. 2006;83(4):829–34.

32. Jonker R, Deutz NE, Erbland ML, Anderson PJ, Engelen MP. Hydrolyzed casein and whey protein meals comparably stimulate net whole-body protein synthesis in COPD patients with nutritional depletion without an additional effect of leucine co-ingestion. Clin Nutr. 2014;33(2):211–20.

33. Engelen MP, Wouters EF, Deutz NE, Menheere PP, Schols AM. Factors contributing to alterations in skeletal muscle and plasma amino acid profiles in patients with chronic obstructive pulmonary disease. Am J Clin Nutr. 2000;72(6):1480–7.

34. Engelen MP, Deutz NE, Mostert R, Wouters EF, Schols AM. Response of whole-body protein and urea turnover to exercise differs between patients with chronic obstructive pulmonary disease with and without emphysema. Am J Clin Nutr. 2003;77(4):868–74.

35. Sambrook P, Cooper C. Osteoporosis. Lancet. 2006;367(9527):2010–8.

36. Lehouck A, Boonen S, Decramer M, Janssens W. COPD, bone metabolism, and osteoporosis. Chest. 2011;139(3):648–57.

37. Graat-Verboom L, Wouters EF, Smeenk FW, van den Borne BE, Lunde R, Spruit MA. Current status of research on osteoporosis in COPD: a systematic review. Eur Respir J. 2009;34(1):209–18.

38. Graat-Verboom L, Smeenk FW, van den Borne BE, Spruit MA, Donkers-van Rossum AB, Aarts RP, Wouters EF. Risk factors for osteoporosis in Caucasian patients with moderate chronic obstructive pulmonary disease: a case control study. Bone. 2012;50(6):1234–9.

39. Bon J, Fuhrman CR, Weissfeld JL, Duncan SR, Branch RA, Chang CC, Zhang Y, Leader JK, Gur D, Greenspan SL, Sciurba FC. Radiographic emphysema predicts low bone mineral density in a tobacco-exposed cohort. Am J Respir Crit Care Med. 2011;183(7):885–90.

40. Makita H, Nasuhara Y, Nagai K, Ito Y, Hasegawa M, Betsuyaku T, Onodera Y, Hizawa N, Nishimura M. Characterisation of phenotypes based on severity of emphysema in chronic obstructive pulmonary disease. Thorax. 2007;62(11):932–7.

41. Ohara T, Hirai T, Muro S, Haruna A, Terada K, Kinose D, Marumo S, Ogawa E, Hoshino Y, Niimi A, Chin K, Mishima M. Relationship between pulmonary emphysema and osteoporosis assessed by CT in patients with COPD. Chest. 2008;134(6):1244–9.

42. Franco CB, Paz-Filho G, Gomes PE, Nascimento VB, Kulak CA, Boguszewski CL, Borba VZ. Chronic obstructive pulmonary disease is associated with osteoporosis and low levels of vitamin D. Osteoporos Int. 2009;20(11):1881–7.

43. Rachner TD, Khosla S, Hofbauer LC. Osteoporosis: now and the future. Lancet. 2011;377(9773):1276–87.

44. McGarvey LP, John M, Anderson JA, Zvarich M, Wise RA. Ascertainment of cause-specific mortality in COPD: operations of the TORCH Clinical Endpoint Committee. Thorax. 2007;62(5):411–5.

45. van den Borst B, Gosker HR, Wesseling G, de Jager W, Hellwig VA, Snepvangers FJ, Schols AM. Low-grade adipose tissue inflammation in patients with mild-to-moderate chronic obstructive pulmonary disease. Am J Clin Nutr. 2011;94(6):1504–12.

46. van den Borst B, Gosker HR, Schols AM. Central fat and peripheral muscle: partners in crime in chronic obstructive pulmonary disease. Am J Respir Crit Care Med. 2013;187(1):8–13.

47. Bautista J, Ehsan M, Normandin E, Zuwallack R, Lahiri B. Physiologic responses during the six minute walk test in obese and non-obese COPD patients. Respir Med. 2011;105(8):1189–94.

48. Chaston TB, Dixon JB. Factors associated with percent change in visceral versus subcutaneous abdominal fat during weight loss: findings from a systematic review. Int J Obes. 2008;32(4):619–28.

49. Schols AM. Translating nutritional potential of metabolic remodelling to disease-modifying nutritional management. Curr Opin Clin Nutr Metab Care. 2013;16(6):617–8.

50. Vermeeren MA, Schols AM, Wouters EF. Effects of an acute exacerbation on nutritional and metabolic profile of patients with COPD. Eur Respir J. 1997;10(10):2264–9.

51. Ehsan M, Khan R, Wakefield D, Qureshi A, Murray L, Zuwallack R, Leidy NK. A longitudinal study evaluating the effect of exacerbations on physical activity in patients with chronic obstructive pulmonary disease. Ann Am Thorac Soc. 2013;10(6):559–64.

52. Creutzberg EC, Wouters EF, Vanderhoven-Augustin IM, Dentener MA, Schols AM. Disturbances in leptin metabolism are related to energy imbalance during acute exacerbations of chronic obstructive pulmonary disease. Am J Respir Crit Care Med. 2000;162(4 Pt 1):1239–45.

53. Saudny-Unterberger H, Martin JG, Gray-Donald K. Impact of nutritional support on functional status during an acute exacerbation of chronic obstructive pulmonary disease. Am J Respir Crit Care Med. 1997;156(3 Pt 1):794–9.

54. Pouw EM, Ten Velde GP, Croonen BH, Kester AD, Schols AM, Wouters EF. Early non-elective readmission for chronic obstructive pulmonary disease is associated with weight loss. Clin Nutr. 2000;19(2): 95–9.

55. Lainscak M, Gosker HR, Schols AM. Chronic obstructive pulmonary disease patient journey: hospitalizations as window of opportunity for extrapulmonary intervention. Curr Opin Clin Nutr Metab Care. 2013;16(3):278–83.

56. Broekhuizen R, Creutzberg EC, Weling-Scheepers CA, Wouters EF, Schols AM. Optimizing oral nutritional drink supplementation in patients with chronic obstructive pulmonary disease. Br J Nutr. 2005;93(6):965–71.

57. Weekes CE, Emery PW, Elia M. Dietary counselling and food fortification in stable COPD: a randomised trial. Thorax. 2009;64(4):326–31.

58. Ferreira IM, Brooks D, White J, Goldstein R. Nutritional supplementation for stable chronic obstructive pulmonary disease. Cochrane Database Syst Rev. 2012;12:CD000998.

59. Collins PF, Stratton RJ, Elia M. Nutritional support in chronic obstructive pulmonary disease: a systematic review and meta-analysis. Am J Clin Nutr. 2012;95(6):1385–95.

60. Collins PF, Elia M, Stratton RJ. Nutritional support and functional capacity in chronic obstructive pulmonary disease: a systematic review and meta-analysis. Respirology. 2013;18(4):616–29.

61. Schols AM. Nutrition as a metabolic modulator in COPD. Chest. 2013;144(4):1340–5.

62. Steiner MC, Barton RL, Singh SJ, Morgan MD. Nutritional enhancement of exercise performance in chronic obstructive pulmonary disease: a randomised controlled trial. Thorax. 2003;58(9):745–51.

63. Baldi S, Aquilani R, Pinna GD, Poggi P, De Martini A, Bruschi C. Fat-free mass change after nutritional rehabilitation in weight losing COPD: role of insulin, C-reactive protein and tissue hypoxia. Int J Chron Obstruct Pulmon Dis. 2010;5:29–39.

64. Sugawara K, Takahashi H, Kashiwagura T, Yamada K, Yanagida S, Homma M, Dairiki K, Sasaki H, Kawagoshi A, Satake M, Shioya T. Effect of anti-inflammatory supplementation with whey peptide and exercise therapy in patients with COPD. Respir Med. 2012;106(11):1526–34.

65. Deacon SJ, Vincent EE, Greenhaff PL, Fox J, Steiner MC, Singh SJ, Morgan MD. Randomized controlled trial of dietary creatine as an adjunct therapy to physical training in chronic obstructive pulmonary disease. Am J Respir Crit Care Med. 2008;178(3):233–9.

66. Fuld JP, Kilduff LP, Neder JA, Pitsiladis Y, Lean ME, Ward SA, Cotton MM. Creatine supplementation during pulmonary rehabilitation in chronic obstructive pulmonary disease. Thorax. 2005;60(7):531–7.

67. Faager G, Soderlund K, Skold CM, Rundgren S, Tollback A, Jakobsson P. Creatine supplementation and physical training in patients with COPD: a double blind, placebo-controlled study. Int J Chron Obstruct Pulmon Dis. 2006;1(4):445–53.

68. Broekhuizen R, Wouters EF, Creutzberg EC, Weling-Scheepers CA, Schols AM. Polyunsaturated fatty acids improve exercise capacity in chronic obstructive pulmonary disease. Thorax. 2005;60(5):376–82.

69. Berry MJ, Justus NW, Hauser JI, Case AH, Helms CC, Basu S, Rogers Z, Lewis MT, Miller GD. Dietary nitrate supplementation improves exercise performance and decreases blood pressure in COPD patients. Nitric Oxide. 2015;48:22–30.

70. Curtis KJ, O'Brien KA, Tanner RJ, Polkey JI, Minnion M, Feelisch M, Polkey MI, Edwards LM, Hopkinson NS. Acute dietary nitrate supplementation and exercise performance in COPD: a double-blind, placebo-controlled, randomised controlled pilot study. PLoS One. 2015;10(12):e0144504.

71. Kerley CP, Cahill K, Bolger K, McGowan A, Burke C, Faul J, Cormican L. Dietary nitrate supplementation in COPD: an acute, double-blind, randomized, placebo-controlled, crossover trial. Nitric Oxide. 2015;44:105–11.

72. Leong P, Basham JE, Yong T, Chazan A, Finlay P, Barnes S, Bardin PG, Campbell DA. double blind randomized placebo control crossover trial on the effect of dietary nitrate supplementation on exercise tolerance in stable moderate chronic obstructive pulmonary disease. BMC Pulm Med. 2015;15:52.

73. Shepherd AI, Wilkerson DP, Dobson L, Kelly J, Winyard PG, Jones AM, Benjamin N, Shore AC, Gilchrist M. The effect of dietary nitrate supplementation on the oxygen cost of cycling, walking performance and resting blood pressure in individuals with chronic obstructive pulmonary disease: a double blind placebo controlled, randomised control trial. Nitric Oxide. 2015;48:31–7.

74. Al-Ghimlas F, Todd DC. Creatine supplementation for patients with COPD receiving pulmonary rehabilitation: a systematic review and meta-analysis. Respirology. 2010;15(5):785–95.

75. Constantin D, Menon MK, Houchen-Wolloff L, Morgan MD, Singh SJ, Greenhaff P, Steiner MC. Skeletal muscle molecular responses to resistance training and dietary supplementation in COPD. Thorax. 2013;68(7):625–33.

76. Van de Bool C, Rutten E, van Helvoort A, Franssen FM, Wouters EFM, Schols AMWJ. A randomized clinical trial investigating the efficacy of targeted nutrition as adjunct to exercise training in COPD. J Cachex Sarcopenia Muscle. 2017; doi:10.1002/jcsm.12219.

77. Janssens W, Lehouck A, Carremans C, Bouillon R, Mathieu C, Decramer M. Vitamin D beyond bones in chronic obstructive pulmonary disease: time to act. Am J Respir Crit Care Med. 2009;179(8):630–6.

78. Black PN, Scragg R. Relationship between serum 25-hydroxyvitamin d and pulmonary function in the third national health and nutrition examination survey. Chest. 2005;128(6):3792–8.

79. Ginde AA, Mansbach JM, Camargo CA Jr. Association between serum 25-hydroxyvitamin D level and upper respiratory tract infection in the Third National Health and Nutrition Examination Survey. Arch Intern Med. 2009;169(4):384–90.

80. Kunisaki KM, Niewoehner DE, Singh RJ, Connett JE. Vitamin D status and longitudinal lung function decline in the Lung Health Study. Eur Respir J. 2011;37(2):238–43.

81. Lange NE, Sparrow D, Vokonas P, Litonjua AA. Vitamin D deficiency, smoking, and lung function in the Normative Aging Study. Am J Respir Crit Care Med. 2012;186(7):616–21.

82. Afzal S, Lange P, Bojesen SE, Freiberg JJ, Nordestgaard BG. Plasma 25-hydroxyvitamin D, lung function and risk of chronic obstructive pulmonary disease. Thorax. 2013; doi:10.1136/thoraxjnl-2013-203682.

83. Lehouck A, Mathieu C, Carremans C, Baeke F, Verhaegen J, Van Eldere J, Decallonne B, Bouillon R, Decramer M, Janssens W. High doses of vitamin D to reduce exacerbations in chronic obstructive pulmonary disease: a randomized trial. Ann Intern Med. 2012;156(2):105–14.

84. Agler AH, Kurth T, Gaziano JM, Buring JE, Cassano PA. Randomised vitamin E supplementation and risk of chronic lung disease in the Women's Health Study. Thorax. 2011;66(4):320–5.

85. Varraso R, Jiang R, Barr RG, Willett WC, Camargo CA Jr. Prospective study of cured meats consumption and risk of chronic obstructive pulmonary disease in men. Am J Epidemiol. 2007;166(12):1438–45.

86. Varraso R, Fung TT, Barr RG, Hu FB, Willett W, Camargo CA Jr. Prospective study of dietary patterns and chronic obstructive pulmonary disease among US women. Am J Clin Nutr. 2007;86(2):488–95.

87. Varraso R, Willett WC, Camargo CA Jr. Prospective study of dietary fiber and risk of chronic obstructive pulmonary disease among US women and men. Am J Epidemiol. 2010;171(7):776–84.

88. Fonseca Wald EL, van den Borst B, Gosker HR, Schols AM. Dietary fibre and fatty acids in chronic obstructive pulmonary disease risk and progression: a systematic review. Respirology. 2014;19(2):176–84.

89. Jiang R, Camargo CA Jr, Varraso R, Paik DC, Willett WC, Barr RG. Consumption of cured meats and prospective risk of chronic obstructive pulmonary disease in women. Am J Clin Nutr. 2008;87(4):1002–8.

90. Chow CK. Consumption of cured meats and risk of chronic obstructive pulmonary disease. Am J Clin Nutr. 2008;88(6):1703; author reply 1704

91. de Batlle J, Mendez M, Romieu I, Balcells E, Benet M, Donaire-Gonzalez D, Ferrer JJ, Orozco-Levi M, Anto JM, Garcia-Aymerich J. Cured meat consumption increases risk of readmission in COPD patients. Eur Respir J. 2012;40(3):555–60.

92. Silverberg DS, Mor R, Weu MT, Schwartz D, Schwartz IF, Chernin G. Anemia and iron deficiency in COPD patients: prevalence and the effects of correction of the anemia with erythropoiesis stimulating agents and intravenous iron. BMC Pulm Med. 2014;14(1):24.

93. Schols AM, Soeters PB, Mostert R, Pluymers RJ, Wouters EF. Physiologic effects of nutritional support and anabolic steroids in patients with chronic obstructive pulmonary disease. A placebo-controlled randomized trial. Am J Respir Crit Care Med. 1995;152(4 Pt 1):1268–74.

94. Pison CM, Cano NJ, Cherion C, Caron F, Court-Fortune I, Antonini MT, Gonzalez-Bermejo J, Meziane L, Molano LC, Janssens JP, Costes F, Wuyam B, Similowski T, Melloni B, Hayot M, Augustin J, Tardif C, Lejeune H, Roth H, Pichard C. Multimodal nutritional rehabilitation improves clinical outcomes of malnourished patients with chronic respiratory failure: a randomised controlled trial. Thorax. 2011;66(11):953–60.

第 12 章　作业治疗和呼吸康复

Louise Sewell

12.1　引言

作业治疗师(occupational therapists, OT)关注如何帮助人们获得或重新获得功能活动的独立性。这些活动被称为"作业(occupations)",但对于 OT 而言,作业一词的意义远不只与生产力或工作相关的活动。作业治疗师们认为的作业是指能够使人们尽可能独立地生活并给予他们认同感的任何有意义、有目的活动[1]。因其概念范围的广泛性,常常导致对作业治疗师角色的误解。参加呼吸康复的患者通常不仅希望恢复运动能力,更重要的是提高他们因呼吸系统疾病而受限的日常生活活动(activities of daily living, ADL)(或作业)的能力,最常见原因为呼吸困难或疲劳。因此,所有呼吸康复项目都应确保将所有运动表现方面的进步转化为个人日常生活活动的能力的提高。

本章将探讨作业治疗如何成为实现呼吸康复目标的核心,描述慢性呼吸疾病患者面临的日常生活活动的主要障碍,以及用于评估这些障碍和疗效的方法。然后,探究作业治疗在呼吸康复中的主要干预领域,即能量节省、环境改良和焦虑管理。

12.2　认识作业治疗

作业指我们需要、被期望以及想要完成的所有日常生活活动(ADL)的总称。OT 认为正是这些活动定义了我们是谁以及我们希望成为什么样的人,并将这一概念描述为"职业认同"[2]。美国作业治疗师协会[3]描述了以下类别的作业活动:

- 基础性日常生活活动(basic ADL):这些活动是功能活动中我们需要完成的基本的自理活动。包括如进食、洗澡、个人卫生、洗漱、修饰、入厕、功能性转移(如步行、床椅转移)以及性活动。
- 工具性日常生活活动(instrumental ADL):在家里或社区进行的比基本日常生活活动更复杂的支持日常生活的活动,包括家务劳动、照顾他人(如儿童)、驾驶、社区活动、管理财务、购物、健康管理、膳食准备和宗教活动等。
- 有偿和志愿的工作 / 生产活动
- 教育活动
- 休闲活动
- 社交活动
- 玩耍活动
- 休息和睡眠

作业表现的概念被描述为人、作业和环

境之间复杂互动的结果[4]。作业治疗师认为仅考虑呼吸系统疾病对患者成功完成所选作业或 ADL 的能力的影响是不够的,考虑个人和环境因素的影响也是必不可少。例如,参加呼吸康复的两个人可能具有相同的呼吸疾病诊断和相似的肺功能。此外,他们可能都选择能步行到商店作为功能目标(或作业)。他们的环境差异(如社交环境或他们与之共处的人)和个人因素(如动机和自我效能水平)将决定其实现步行到商店目标的能力。

世界卫生组织提出了国际功能、残疾和健康分类(international classification of functioning, disability and health, ICF)来描述这些复杂因素[5]。ICF 强调呼吸系统疾病对活动能力的影响之间的交互作用,并可能限制某人完成活动的能力以及该人如何参与生活情景。支撑这三要素的是环境因素和个人因素,它们影响呼吸系统与身体功能和结构、活动和参与三者之间的相互作用(图 12-1)。

12.3　日常生活活动的障碍

参与呼吸康复的患者的日常生活活动变得困难的原因必然因各自所处的环境和个人因素的差别而各异。记录和讨论这些因素已超出了本章的范围,但一些常见的障碍已经有文献明确记录了。

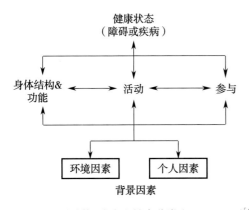

图 12-1　国际功能、残疾和健康分类(WHO 2001)[5]

12.3.1　呼吸困难

对于患有慢性呼吸道疾病的人来说,呼吸困难被明确视为完成每日活动最重要的障碍[6]。大多数以日益增加的呼吸困难作为首次寻求医疗建议的人通常会描述他们的日常生活是如何受到影响的。例如:"我上楼的时候中途必需停下来喘气"或者"我曾经可以一个人完成所有园艺活动,但是现在因为气喘,我不得不寻求帮助"。因此,这些作业活动的重要性从一个人参与呼吸康复项目的初始阶段就已体现出来。

日常活动的逐渐减少往往是为了避免劳累时出现呼吸困难的结果。这可能会持续好几年的时间,并导致所谓的失能或失用螺旋[7]。这是一个逐渐减少日常生活活动以减少或应对劳力性呼吸困难所致的痛苦的过程。研究表明,呼吸困难对诸如散步、家务活动和社交等活动有负性影响[8](图 12-2)。

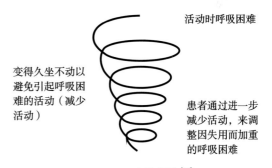

图 12-2　失能螺旋[7]

12.3.2　焦虑

众所周知,患有慢性呼吸系统疾病的人的焦虑水平比同龄人更高[9]。此外,焦虑可能会对 ADL 参与产生负面影响。对 ADL 活动过程中呼吸困难(而不是呼吸困难的经历)的恐惧可能是作业表现的障碍。这种恐惧可能源于某次特定的活动产生过比曾经经历的更明显和可怕的呼吸困难记忆。这种现象很难在大规模研究中得到证实,但COPD 患者焦虑水平与 ADL 评分的关系已经有文献记录[10]。在一项大型横断面研究中,Doyle 等人发现,功能状态较低且焦虑程度较高的患者更容易发生较重的呼吸困难[11]。质性研究提供了更深入的认识,这些研究证据表明,基于对呼吸困难的恐惧而产生的焦虑直接导致了活动的渐进性脱离[12]。

12.3.3　疲劳

Theander 等人[13]研究表明,51% 的慢性阻塞性肺疾病患者,将疲劳报告为最严重的症状之一,相比之下,健康对照组只有 27%。对于参加呼吸康复的人来说,疲劳也是 ADL 的常见障碍,但其机制和预测因素知之甚少。Theander 等人[13]的研究表明,COPD 受试者中 51% 的患者认为疲劳是最严重的症状之一,而健康对照组只有 27%。Lewko 等人也用一项横断面研究证实了这一点[14]。与同龄人相比,COPD 患者的疲劳水平明显更高。还有证据表明,一天中的时间段可能是管理疲劳的重要因素。Kapella 等人[15]用自我报告(self-reported measures)的方法评估了COPD 患者的主观疲劳。他们发现 COPD 的疲劳与活动期间的呼吸困难密切相关,并且下午比晨间更频繁。他们还证明疲劳对功能表现有负面影响。

12.4　作业治疗师使用的通用评估

作业治疗师的评估应当整合到呼吸康复的全面评定过程中。评估作业表现的方法为连续的统一体,其范围从定量、客观监测的活动到单独选择的 ADL 表现自我报告(图 12-3)。在收集这些信息时,通常需要权衡“时间”与“数据深度”。例如,加速计(accelerometer)这样的设备除了启用和下载数据之外,不需要花费作业治疗师太多的时间。而在评估期间坐下来与患者交流目前日常生活活动存在的困难以及应该如何评价这些困难却需要花费较多时间。

近年来,通过计步器或加速计直接监测日常活动引起了广泛关注。技术进步使得加速计硬件很容易应用于智能手机和健身追踪器,并且呼吸康复群体中使用这些设备的量正在增加。OT 可能也对这种方法感兴趣,因为它可以通过直接测量步数或衍生值诸如能量消耗等来提供日常活动图[16]。这些评测对于帮助确定日常活动是否存在高峰和低谷非常有用(图 12-4),可以协助确定是否需要能量节省建议。然而,该方法不能提供关于具体任务完成情况的任何信息。

标准化功能状态评定能够用于评估患者哪些日常任务能够完成。这些评估通常包含一系列常见日常生活活动,要求参与者评

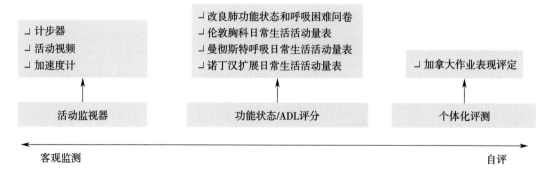

图 12-3　ADL 评估的方法

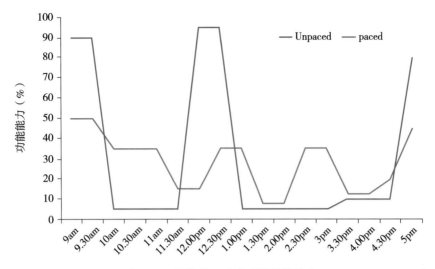

图 12-4 无节奏 vs 有节奏的日常活动

估他们目前能够完成这些任务的程度。已经验证了大量 ADL 量表可用于呼吸康复。包括:

- 改良肺功能状态和呼吸困难问卷(modified pulmonary functional status and dyspnea questionnaire, PFSDQ-M)[17]
- 曼彻斯特呼吸日常生活活动量表(Manchester respiratory activities of daily living scale, MRADLS)[18]
- 伦敦胸科日常生活活动量表(London chest activities of daily living scale, LCADL)[19]
- 诺丁汉扩展日常生活活动量表(Nottingham extended activities of daily living scale, NEADL)[20]
- 肺功能状态量表(pulmonary function status scale)[21]

这些量表中涉及的活动清单是预先确定的,通常经由强有力的质性研究后纳入,涵盖基础性和工具性日常生活活动的范围。

个性化日常生活活动表现评估需要由患者确立最相关和最重要的 ADL。加拿大作业表现量表(Canadian occupational performance measure, COPM)[22]就是一项个体化评估方法,已被证明对呼吸康复前后变化评估兼具良好的信度[23]和敏感性[24]。COPM 要求被评估者从自我照顾、生产或休闲娱乐活动中确定五项最重要的活动,然后就他们完成这些任务的作业表现评分以及他们对目前完成这些任务的满意程度评分。呼吸困难评分通过类似慢性呼吸系统疾病问卷的单项评定方法获得[25]。

12.5 作业治疗干预

12.5.1 能量节省

在国际呼吸康复指南中推荐了能量节省建议[26,27],并且对 OT 来说提供节能建议是最司空见惯的服务。其基本原理是通过改变完成日常活动的方式来减少日常活动的代谢需求,例如,采用坐位代替站位完成活动等。能量节省建议已被证明能同时减少常见日常生活活动的能量消耗以及呼吸困难程度[28]。

能量节省的前提似乎与呼吸康复的总体目标相矛盾。在呼吸康复中,能量节省的宣教环节通常发生在锻炼过程之后。在锻炼过程中,患者被鼓励增加体力活动,接下来 OT 则鼓励他们节省能量,似乎要减少活动。乍一看,这似乎是令人困惑的信息传递,并且很难将其与呼吸康复的主要目标提高表现能力相协调。为了理解这一点,必须要先理解参加呼吸康复项目的人所面临的重要的能量消耗。

12.5.2　能量消耗

12.5.2.1　日常活动

每一个日常活动都要耗能。有证据表明,相对而言,COPD 的患者比非 COPD 的人的日常活动耗氧量更高[29]。基础性和工具性 ADL 都具有可测量的代谢成本,参加呼吸康复的人员报告说,如果能量水平低,他们必须仔细考虑选择有限的能量用于完成哪些活动。因此,应该认识到,参与呼吸康复对于许多患者来说将是重要的"能量消耗"。

12.5.2.2　焦虑

参加呼吸康复的人可能会遇到焦虑程度增加的情况。这些情况通常与对呼吸困难的恐惧有关。例如,参加呼吸康复的人可能会因想到购物而感到焦虑,因为他们可能会担心他们是否能够走得足够远以到达商店或面对可能难以攀爬的楼梯。这些焦虑可以基于对变得气喘吁吁的恐惧,并且曾经都类似情境的记忆可能进一步助长这些恐惧。这种焦虑反应被描述为消耗身体能量储备的"战斗或逃跑反应"。

12.5.2.3　锻炼

开始锻炼将会成为呼吸康复参与者的重要能量消耗。基于上述提及的原因,有些人长期坚持低能量水平的呼吸康复计划。因此,当面对锻炼强度增加时,很多患者发现他们难以开始、维持或继续运动锻炼就不足为奇了。

12.5.2.4　能量节省策略

能量预算　帮助患者了解能量如何受到呼吸系统疾病影响的行之有效的方法就是解释能量预算的概念。即我们每个人都靠有限数量的能量来维持一天。OT 经常用货币价值来解释这一点,以鼓励呼吸康复参与者将每个日常任务纳入一个隐喻的货币成本,即"让我们假设我们都有 50 英镑的能量用于维持一天。你将如何支配呢?"

能量节省的总体目标可以用三个"P"概括:计划(plan)、优先排序(priorities)和节奏(pace)。

计划(plan)　与财务预算一样,生活在有能量限制的情况下需要仔细规划。OT 鼓励参与呼吸康复的患者考虑如何安排自己几天或一周的日程。例如,帮助他们安排每周的任务,如在星期一完成他们的每周购物然后紧接着在星期二给整个房子吸尘?这项工作也应该以每天为重点来设计,以确定是否在相当短的时间内完成了消耗大量能量的活动,使个体在一天剩下的时间里筋疲力尽。

值得注意的是,参加呼吸康复项目可能意味着之前在某人能力范围之内的任务突然感到无法实现。遗憾的是有些人可能会因此退出呼吸康复项目以尽力保持他们在日常活动中的独立性。因此,OT 应该责无旁贷地帮助患者计划好他们的整个日常生活活动,以便管理好所有任务从而从呼吸康复项目中最大限度的获益。

优先排序(priorities)　呼吸康复参与者可能被迫决定他们的"能源支出"优先级在哪里。患有严重疾病的人可能会被迫将基本的 ADL 置于工具 ADL 或休闲任务之前[30],其可能会对整体生活质量产生负面影响。OT 可以帮助呼吸康复患者确立他们喜欢的活动并帮助其设定可实现的目标。OT 的作用还在于帮助患者理解如果呼吸康复锻炼计划成为患者能量消耗的优先考虑因素,那么这可以被视为一种"投资",他们会因此将变得更加健康,从而增加了整体能源预算。

目标设定的过程是将运动锻炼所获得的能力的提高转化为患者确切的作业表现改善的关键干预措施。日常生活、习惯和角色的变化很难实现，往往需要定期反思和讨论。患者与 OT 和呼吸康复团队的其他成员保持密切联系有助于实现这一点，但这些改变需要假以时日才能形成（框 12.1）。

框 12-1　个案（John）

John 是一位 73 岁患有 COPD 的退休教师，刚刚开始呼吸康复项目。他独居在家里，努力独立完成所有的家务和园艺工作。John 的女儿住在附近并且可以在园艺工作方面提供援助，但是 John 拒绝了这些帮助，尽管他并不特别喜欢园艺，但他仍希望尽可能保持独立。到目前为止，John 已经很享受他的呼吸康复训练，但是发现很难管理好家庭锻炼计划。另外，还发现星期四非常疲惫，因为他通常会在周四早上和他的朋友打保龄球，然后下午参加呼吸康复训练。他需要星期五整天休息才能恢复，并且正在考虑如果呼吸康复让他如此劳累，是否还值得继续参加。在花时间与作业治疗师交谈后，John 回想起他的每周例行公事。他意识到，如果他没有完成锻炼计划，那么他的呼吸困难就不会有任何改善。他决定征求朋友的意见是否能够在周三早上参加呼吸康复计划时见面。他还和女儿交谈，并接受了她在接下来几周修剪草坪的提议。

John 在呼吸康复训练后与作业治疗师会面时告诉治疗师他自从不必花费精力于园艺，他就能完成家庭锻炼计划，现在感觉相当好，可以走得更远而不会变得气喘吁吁。他的朋友们已经注意到 John 的呼吸程度有所改善，他们很高兴能够将保龄球活动保持在周三早上。

节奏（pace）　安排日常活动节奏是节能建议的重点。在 ADL 间隙建立休息期，允许人们以更稳定的速度完成日常活动也能有所帮助，可以避免出现持续能量消耗的活动高峰（图 12-4）。

改变日常活动的完成方式需要改变整体方法。这很困难，因为我们完成自我照顾任务和做家务的方式往往受到多年来相同的日常生活和习惯的影响，这些任务大部分都是习惯性行为而无需刻意完成。完成这些任务期间最大限度地减少呼吸困难可能源于有效的控制节奏的结果。

实现这一目标的可行方法是提供辅助设备。对于患有呼吸系统疾病的人来说，提供辅助技术和设备的目的在于帮助他们完成特定任务。例如，大部分呼吸系统疾病患者能够独立地站在淋浴间，但是提供淋浴座椅能够使任务更慢地完成并且停止和调节淋浴任务更加容易。

12.5.3　环境改造及辅具

某些参加呼吸康复的人可能会受益于辅助设备或技术，这些设备或技术能降低任何单个任务或活动的总体"能量消耗"。包括协助个体将原本需要站立完成的活动变为坐位活动的设备，又或者那些被设计来用于帮助个人避免弯腰的设备。

对呼吸康复的患者有用的辅助设备，例如：

- 栖息凳：带有倾斜的座椅和高度可调型凳子，用于使原本站立时完成的活动可以在坐姿下完成。通常适用于厨房（用于准备饭菜、洗碗等）或浴室（浴缸沐浴时）。
- 淋浴板（置于浴缸上方）或淋浴间的淋浴座位。因为个体可以坐下来进行短暂的休息，有助于调节沐浴活动的节奏。
- 轮式助行车：通常作为一种协助患者在呼吸康复项目中实现较长距离连续步行的临时措施。助行器通过支撑上身来减少行走

的整体负荷。对于需要移动吸氧的人也很
实用，因为氧气瓶可以放在固定于助行车
上的篮子里。

- 长柄持物器：避免弯腰，如从地板捡起邮
件、衣物或从洗衣机拿取衣服。
- 穿衣辅具，如长柄鞋拔、弹性鞋带和穿袜辅
助具。这些减少了穿衣时弯腰动作。
- 长柄园艺工具。

12.5.3.1　环境改造

严重的患者在参加呼吸康复时通常会就
对他们有所帮助的家具环境改造提出疑问。
社会护理机构经常转介 OT 来评估和提供有
关环境调整适用性的建议。适合呼吸康复患
者的家庭适应或改造包括，提供：

- 楼梯升降机
- 穿越楼层的升降机
- 底楼的浴室、卫生间或湿室
- 如果需要轮椅通道，可以进行加宽门道的
修改
- 安装坡道和（或）轨道，以改善物业的可
及性

关于这些建议的决策需要将患者作为
考量的中心。诸如社会支持的水平，未来的
居住需求以及疾病的严重程度等因素非常重
要，个体差异也非常明显。应该鼓励患者权
衡住房改造的优势以及可能带来的继发的身
体活动能力的丧失。比如，提供楼梯升降机
可以大大减少呼吸困难的程度，但也可能因
爬楼梯需求减少从而导致下肢力量的降低。

这些问题应该在呼吸康复项目中与患者
进行积极的讨论，尤其针对那些病情更重或
预后更差的患者。重大的改造需要规划时间
和资金。因此，通过 OT 定期评估患者如何
管理 ADL 能够及时发现患者对环境改造的
需求。寻求家居改造资助的过程因不同国家
各异，但都需要时间来组织。因此，介给专长
于家居改造的 OT 应当尽早进行，以期早日
解决问题。

12.5.4　焦虑管理和放松训练

本章前面已经讨论过，焦虑可以增加呼
吸困难的症状，并且对于某些参加呼吸康复
的患者来说，这是维持 ADL 独立性的重大阻
碍。识别和解决与焦虑相关的问题对于确保
功能状态的改善的意义至关重要。可以在进
入呼吸康复项目评估时就介入心理状态的早
期评估。

呼吸康复指南[26]推荐呼吸康复项目中
应给予关于焦虑症状以及呼吸困难的健康教
育课程，并提供实践焦虑管理策略的机会。
这些内容通常以团体治疗完成，也可以单独
实施给具体的个人。这一过程的关键是解释
"战斗或逃跑"反应以及这种反应的生理、认
知和行为影响。这种干预的理论根源于焦虑
管理的认知行为疗法。

这种教育通常围绕图 12-5 列出的模型
进行解释最有用，当使用团体互动来填充该
模型时，这些教育活动普遍更容易成功。呼
吸康复小组成员被要求分享他们感到焦虑时
的经历和感受。这些环节应当由具有团体治
疗技巧的作业治疗师给予易化。

放松训练也被推荐作为呼吸康复教育干
预[26]。最近一项系统评价得出结论，放松疗
法可能对心理健康产生中等影响，但也承认
纳入该评价的研究具有较高的异质性。定性
证据似乎支持将放松训练纳入 COPD 患者的
作业治疗干预[12]。

有多种不同的放松技术，目前还没有任
何证据表明参加呼吸康复的患者更适合哪种
放松技术。这些放松技术包括渐进性肌肉放
松技术（progressive muscle relaxation，PMR）
和引导想象技术（guided imagery）。PMR 通
过首先绷紧某些肌肉群，保持紧张状态并
感受这种紧张，然后有目的地放松肌群来
对比和识别肌肉紧张的意识。通常这种渐
进放松从头到脚进行，直到所有肌肉群都放
松了。

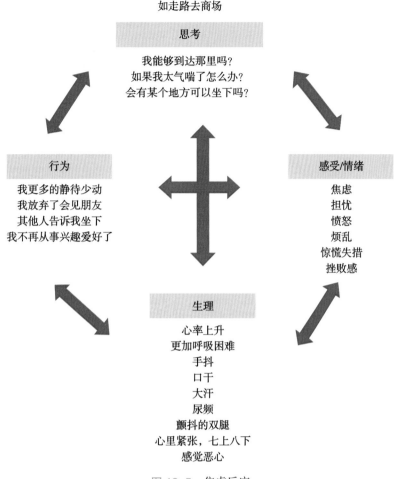

当我们担忧或焦虑的时候会发生什么?
如走路去商场

思考

我能够到达那里吗?
如果我太气喘了怎么办?
会有某个地方可以坐下吗?

行为

我更多的静待少动
我放弃了会见朋友
其他人告诉我坐下
我不再从事兴趣爱好了

感受/情绪

焦虑
担忧
愤怒
烦乱
惊慌失措
挫败感

生理

心率上升
更加呼吸困难
手抖
口干
大汗
尿频
颤抖的双腿
心里紧张,七上八下
感觉恶心

图 12-5 焦虑反应

引导想象技术涉及将令人愉快和放松的场景可视化。这与最近发展起来的"正念"有相似之处,人们被鼓励完全沉浸在这种心理想象中。这些课程通常由录音音频或治疗师指导,描述一整个团体都会认为是放松的场景,例如在温暖的夏日沿着海滩散步或在炉火前舒适的扶手椅上放松。

在协助放松团体治疗时,有许多要点需要注意。在治疗环节开始时花时间仔细解释过程并确保所有干扰最小化(例如移动电话切换到静音等)。此外,应该认识到,在不熟悉的群体环境中,人们最初可能会对闭上眼睛感到不舒服,应该再次明确闭眼不是强制需

要的。活动结束时确保所有参与者在继续进行其他运动或锻炼之前血压已经恢复到正常水平。这一过程通常可以通过放松训练后花一些时间来提供关于在家中实施放松的技巧和建议来实现。作业治疗师应解释放松技巧需要反复练习,只有在家中每天完成放松训练才能帮助他们在日常情况下有效控制呼吸困难。

12.6 总结

本章探讨了作业治疗师可以为多学科呼

吸康复团队带来的贡献。参与呼吸康复的患者面临诸多的日常生活障碍,这些障碍需要详细的个体化评估。干预通常以呼吸康复团体的形式提供,但也要考虑一对一的干预,以便最大限度地提高患者获益。作业治疗是确保任何功能能力方面的改进都转化为在 ADL 中保持或重新获得独立能力的切实受益的必要条件。

(喻鹏铭　译)

参考文献

1. College of Occupational Therapists. What is Occupational Therapy? 2011.; https://www.cot.co.uk/ot-helps-you/what-occupational-therapy. Accessed 24 Sept 2016.
2. Duncan EAS. Introduction. In: Duncan EAS, editor. Foundations for Practice in Occupational Therapy. 5th ed. Edinburgh: Churchill Livingstone/Elsevier; 2012. p. 3.
3. American Occupational Therapy Association. Occupational therapy practice framework: domain & process 3rd edition. Am J Occup Ther. 2014;68: S1–S48.
4. Christiansen C, Baum C, Bass J. The person-environment-occupational performance (PEOP) model. In: Duncan EAS, editor. Foundations for practice in occupational therapy. 5th ed. Edinburgh: Churchill Livingstone/Elsevier; 2012. p. 93.
5. World Health Organisation. International classification of functioning, disabilities and health: ICF. 2001.
6. Bourbeau J. Activities of life: the COPD patient. COPD. 2009;6(3):192.
7. Reardon JZ, Lareau SC, ZuWallack R. Functional status and quality of life in chronic obstructive pulmonary disease. Am J Med. 2006;119(10 Suppl 1):32–7.
8. Williams V, Bruton A, Ellis-Hill C, McPherson K. The effect of pulmonary rehabilitation on perceptions of breathlessness and activity in COPD patients: a qualitative study. Prim Care Respir J. 2010;19(1):45–51.
9. Eisner MD, Blanc PD, Yelin EH, Katz PP, Sanchez G, Iribarren C, et al. Influence of anxiety on health outcomes in COPD. Thorax. 2010;65(3):229–34.
10. Karakurt P, Unsal A. Fatigue, anxiety and depression levels, activities of daily living of patients with chronic obstructive pulmonary disease. Int J Nurs Pract. 2013;19(2):221–31.
11. Doyle T, Palmer S, Johnson J, Babyak MA, Smith P, Mabe S, et al. Association of anxiety and depression with pulmonary-specific symptoms in chronic obstructive pulmonary disease. Int J Psychiatry Med. 2013;45(2):189–202.
12. Chan SC. Chronic obstructive pulmonary disease and engagement in occupation. Am J Occup Ther. 2004;58(4):408–15.
13. Theander K, Jakobsson P, Torstensson O, Unosson M. Severity of fatigue is related to functional limitation and health in patients with chronic obstructive pulmonary disease. Int J Nurs Pract. 2008;14(6):455–62.
14. Lewko A, Bidgood PL, Garrod R. Evaluation of psychological and physiological predictors of fatigue in patients with COPD. BMC Pulm Med. 2009;9:47.
15. Kapella MC, Larson JL, Patel MK, Covey MK, Berry JK. Subjective fatigue, influencing variables, and consequences in chronic obstructive pulmonary disease. Nurs Res. 2006;55(1):10–7.
16. Sewell L, Herbert S, Singh S. Daily activity patterns and energy conservation advice in patients with COPD. Eur Respir J. 2010;36(Suppl. 54):612.
17. Lareau SC, Meek PM, Roos PJ. Development and testing of the modified version of the pulmonary functional status and dyspnea questionnaire (PFSDQ-M). Heart Lung. 1998;27(3):159–68.
18. Yohannes AM, Roomi J, Winn S, Connolly MJ. The Manchester respiratory activities of daily living questionnaire: development, reliability, validity, and responsiveness to pulmonary rehabilitation. J Am Geriatr Soc. 2000;48(11):1496–500.
19. Garrod R, Bestall JC, Paul EA, Wedzicha JA, Jones PW. Development and validation of a standardized measure of activity of daily living in patients with severe COPD: the London Chest Activity of Daily Living scale (LCADL). Respir Med. 2000;94(6):589–96.
20. Lincoln NB, Gladman JR. The extended activities of daily living scale: a further validation. Disabil Rehabil. 1992;14(1):41–3.
21. Chen YJ, Narsavage GL, Culp SL, Weaver TE. The development and psychometric analysis of the short-form Pulmonary Functional Status Scale (PFSS-11). Res Nurs Health. 2010;33(6):477–85.
22. Law M, Baptiste S, Carswell A, et al. The Canadian occupational performance measure. CAOT. 2005.
23. Sewell L, Singh SJ. The Canadian occupational performance measure: is it a reliable measure in clients with chronic obstructive pulmonary disease? Br J Occup Ther. 2001;64(6):305.
24. Sewell L, Singh SJ, Williams JE, Collier R, Morgan MD. Can individualized rehabilitation improve functional independence in elderly patients with COPD? Chest. 2005;128(3):1194.
25. Williams JE, Singh SJ, Sewell L, Morgan MD. Health status measurement: sensitivity of the self-reported Chronic Respiratory Questionnaire (CRQ-SR) in pulmonary rehabilitation. Thorax. 2003;58(6):515–8.
26. Bolton CE, Bevan-Smith E, Blakey JD, Crowe P, Elkin SL, Garrod R, et al. British thoracic society guideline on pulmonary rehabilitation in adults. Thorax. 2013;68(2):ii1.
27. Spruit MA, Singh SJ, Garvey C, ZuWallack R, Nici L, Rochester C, et al. An official American Thoracic Society/European Respiratory Society statement: key concepts and advances in pulmonary rehabilitation.

Am J Respir Crit Care Med. 2013;188(8):e13–64.

28. Velloso M, Jardim JR. Study of energy expenditure during activities of daily living using and not using body position recommended by energy conservation techniques in patients with COPD. Chest. 2006;130(1):126–32.

29. Vaes AW, Wouters EF, Franssen FM, Uszko-Lencer NH, Stakenborg KH, Westra M, et al. Task-related oxygen uptake during domestic activities of daily life in patients with COPD and healthy elderly subjects. Chest. 2011;140(4):970–9.

30. ZuWallack R. How are you doing? What are you doing? Differing perspectives in the assessment of individuals with COPD. COPD. 2007;4(3):293–7.

第13章 呼吸康复中的心理学因素

Samantha Louise Harrison and Noelle Robertson

13.1 慢性阻塞性肺疾病的心理学维度

考虑到 COPD 对患者参与日常生活能力的影响，患者的生活质量常常受到损害且伴随着心理并发症也就不足为奇了，焦虑和抑郁的症状尤为显著[1]。

有充足的记录显示，与健康老年人相比 COPD 患者的焦虑和抑郁水平更高[2,3]。对文献的批判性回顾评估了焦虑和抑郁的流行病学发生率分别为 36% 和 40%[4]。这些数据在 COPD 急性加重（acute exacerbation of COPD, AECOPD）后进一步升高，53% 和 43% 的患者分别表现出或至少可能存在焦虑和抑郁症状[5]。

AECOPD 患者，特别是需要住院的患者，对死亡的恐惧和无助感可能会带来创伤，AECOPD 与创伤后应激症状（post-traumatic stress symptom, PTSS）相关，即与创伤后应激障碍（post-traumatic stress disorder, PTSD）有关[6]。在 12 个月期内经历两次或以上病情加重的 AECOPD 患者中，有超过 33% 的患者有这种应激症状趋势[6]。在呼吸康复的患者中，有 8% 的 PTSD 患者，并且 PTSD 患病率与该患者较差的健康状态相关[7]。

但是，COPD 带来的心理情绪影响可能远远超出评估的频率，以及现有对焦虑、抑郁和恐慌的研究。随着患者个人行为和生活方式的选择在病因学和疾病进展中的作用被逐渐强调，社会评价和羞耻感也会带来压力。COPD 患者对自我罪恶感的反思，和对吸烟的自责可能引起内疚、羞愧和悔意[8]。有观点认为，COPD 是个体自身造成的疾病，这一观点被媒体对吸烟行为的宣教所强化，同时也会引发陌生人、朋友、家人甚至医疗保健专业人员（healthcare professionals, HCP）的责备。确实，相当一部分医师认为 COPD 患者应该为他们自己的疾病负责[9]。如果向患者传达处罚或劝阻的意见，他们可能就不会坚持治疗，迅速避开咨询，并质疑自身受到专门照顾的合理性。

COPD 患者对患病的羞耻感较敏锐[10]。自我意识中的情感，如愧疚、羞耻和窘迫会频繁地表达出来[11]，并且与疾病预防不良相关，包括很少寻求帮助，减少吸氧治疗，拒绝呼吸康复[12-14]。这种消极的情绪反应不仅与病耻感有关，而且与明显的差异性有关，特别是社会环境中不希望出现的症状（咳嗽、咳痰和严重的呼吸困难），以及使用呼吸辅助设备（助行器和吸氧疗法）[15-16]。患者可能会试图隐藏自己的疾病，在社交活动中孤立自己，对情绪和健康造成不利的后果。

13.2　呼吸康复中的心理学因素

13.2.1　初次接触呼吸康复

一般认为呼吸康复是有益的,但仍有大多数人不会参与。8%~50% 之间的患者从未参加呼吸康复[17],并且 45% 急性加重期的 COPD 患者拒绝医生建议的呼吸康复处方。在接受建议的那些患者中,45% 以上的患者不会参与呼吸康复的初评[5]。

从系统回顾当中得到的证据提出,患者缺乏呼吸康复有益处的理念,是因为相关常识普及工作做的不够。即使是建议一位急性加重期的 COPD 患者参与治疗,他仍然会认为呼吸康复没有必要[5]。缺乏获益性的知识,可能与衰老引起的自我价值感降低有关。潜在的疾病在暴发前可能表面上并没有什么区别,"它会变得更糟,因为你的肺会越来越衰老且磨损,连同其他器官一起"[14]。事实上,伴随着呼吸困难的症状,急性加重期 COPD 患者的恐惧情绪也会影响认知,认为疾病发展太快了,患者来不及改善,"我不但呼吸急促,我还喘不过气来"[18]。

越来越多的呼吸康复已经开始使用患者的表述。这些积极的来自同伴的体验对于呼吸康复缺乏好处这种看法有一定威胁作用,并鼓励呼吸康复参与者像他们一样积极参与锻炼。[19]。一项最近的对 711 名患者的回顾性分析也突显出社会支持对患者参加呼吸康复意愿的重要性[20]。家人、朋友和护理者是支持初次呼吸康复的成员。这种人际支持系统在转诊时应该充分了解,而且只要有可能,家人和参与者都应该参加关于呼吸康复的谈话。

患者特征不是影响参加呼吸康复的仅有因素;HCP 中是谁发起转介也很关键[21]。HCP 可以采取积极的方法进行呼吸康复,尤其在急性加重期的 COPD 症状中,需留意到患者在关键问题咨询时会对不充分的时间尤

为敏感,"他们需要其他人的经验作为基础",且会有明显是的不屑一顾的行为[14]。HCP 给予患者完全共情的能力是由于他们反复与此类症状患者接触,并且迫于治愈率等医疗形势的压力[22]。但在咨询中表现出同理心和完全的共情,HCP 可以让患者更有安全感和信赖感。

HCP 在仔细考虑推荐患者康复转诊时间点和背景时也同样会表现出敏锐性。在患者害怕呼吸窘迫发生的时候,提出侧重运动锻炼的干预方法,并引导呼吸,表明他们未能理解患者感到生命被威胁的严重程度。相反,如果转诊到呼吸康复,就可能在急性呼吸窘迫的时候解决问题。

13.2.2　遵循呼吸康复

一旦接受了呼吸康复的治疗,患者和呼吸康复治疗者将共同面临的下一个挑战是如何是遵循计划。能坚持进行呼吸康复的情况是非常少见的,约 20%~60% 的患者都未能完成康复计划[23-27]。

未完成率被认为与焦虑和抑郁的临床症状有关。一项系统回顾指出,结合吸烟的状况,只有抑郁症状发生时,会预示呼吸康复患者的不依从[17],虽然最近一项纳入 111 例 COPD 患者的研究得出,这仅在女性患者中易发生。[28]。然而,两项大的回顾性分析发现,使用医院焦虑和抑郁量表(hospital anxiety and depression scale, HADS)评估,无论是焦虑还是抑郁的症状,都能够成功预测那些能够完成呼吸康复的患者[20,27]。

坚持呼吸康复一个比较大的动力是患者对他们疾病的预判,通常由改良疾病觉察问卷(illness perceptions questionnaire-revised, IPQ-R)的常模来计算[29,30]。本问卷包括八个领域:识别,评估与疾病相关的症状数量;结果,与疾病严重性有关的后果;急 / 慢性时间轴,表明疾病持续的时间;时间周期性,疾

病稳定或变化的时间周期；自我控制，衡量一个人对他／她是否能度过疾病的控制程度；治疗控制，对疗效的治疗控制；疾病一致性，对疾病的理解；以及情感表现，评估对情绪和健康的影响。

对于稳定 COPD 患者治疗可控性的理念，可以用以区分那些坚持呼吸康复计划的患者，和那些只表现出低依从性的患者[23]。这些结果补充了从定性研究中得出的发现，即缺乏获益性感知（类似于治疗控制）可以成功预测对呼吸康复的脱落[17]。近期更多数据显示，持续就诊的呼吸康复患者是因为有了很明显的运动变化，并对疾病过程有了更深入的了解。为患者提供持续的鼓励和充分的讨论，来观察自己的进步，并支持任何可观察到改进，HCP 会对患者参与呼吸康复的意愿有积极的影响。

急性加剧期 COPD 患者完成呼吸康复的可能性看上去很低，只有 9% 的患者住院6 个月随访期间内完成了呼吸康复[5,31]。对AECOPD 患者未完成的原因知之甚少；然而，使用 IPQ–R 的心理评估有助于区别出这类人群疾病评估的差异[5]。在 128 名因急性加剧期 COPD 入院的患者中，有 3 组被识别。1 组（n=52）患者为"对照组"，尽管他们感知病情较好而低情感反应，他们认为这种疾病不会造成严重后果。这已经被认为是预测心脏康复（cardiac rehabilitation，CR）的参加率的关键因素[32]。第二（n=36）组患者为"空白对照组"，与疾病相关的症状更多，但自我报告的结果更少，对病情了解更少，个人控制能力更低。重要的是，那些认为自己病情可控的患者更有可能参加 CR[32]。最后，第3 组（n=40）的患者被认为是"痛苦的"患者，他们报告出这种疾病会导致严重后果的高情感相关性。这些研究结果为进一步了解参与呼吸康复的患者心理状况提供了依据，并且提供了更细致的、量身订制的方案，以满足患者特定的需求[5]。

13.3 呼吸康复的心理评估

13.3.1 心理测量学

13.3.1.1 医院焦虑和抑郁量表

在临床实践研究中，HADS 是评 COPD患者心理健康状况最常用的工具之一[4]。一共有两个亚量表组成：焦虑（α=0.68）和抑郁（α=0.91），每个亚量表分为十四个问题，每个问题分别有 4 个选项，分值分别为从 0到 3，总计 21 分[33]。0~7 分被认为是在正常范围内，8~10 分表明焦虑或抑郁，高于 11 分则表明存在心理"疾病"。每个亚量表中最小临床重要差异（minimal clinical important difference，MCID）已经在 COPD 患者当中建立起来了，援引自 −1.5[34]。

尽管 HADS 很受欢迎，但它对于呼吸道疾病患者的适用性却受到了质疑。量表的条目可能会混淆生理和心理状态。例如，有一条要求患者说明"他们能多久一次感觉自己慢下来"。大多数 COPD 病患者常常因为疾病而感到慢下来，这也导致临床医生会质疑其说明这一类人群心理状态的有效性和准确性。

13.3.1.2 呼吸系统疾病焦虑量表

Willgoss 等人制定了一种针对特定疾病的非躯体化的焦虑量表，来减轻与 COPD 患者身体症状躯体焦虑量表重叠的部分，其中包括药物带来的副作用（如呼吸困难、疲劳和心悸）[35]。呼吸系统疾病焦虑量表（anxiety inventory for respiratory disease，AIR）包含 10 个条目，分值范围从 0 到 30（α=0.92）。得分越高，焦虑症状越严重，援引自 MCID 为 5.55[36]。

13.3.1.3 简易疾病觉察问卷

HADS 和 AIR 可以筛选心理发病率，但提供很少的信息指导任何针对性的干预。IPQ–R，如前所述，提供了一个超过 80 项，全面调研患者疾病的评估。在有时间限制的情况下，可以提供一份简易的问卷，是在此基础上一个连续 9 项的评估。简易 IPQ 较为有效，比起 IPQ-R 信度更高[37]。IPQ 已经在患者中使用了 80 多年，包括 COPD 在内的各类疾病患者。其分值与焦虑、抑郁和生活质量有关，并且对干预后的结果较为敏感[38]。

13.3.1.4 自我情绪意识

随着 COPD 患者渐渐意识到对自己病情的羞耻感、愧疚感和自罪感，许多问卷用来评估 COPD 患者的自我情绪意识[11]。这些包括简易消极恐惧评估量表（brief fear of negative evaluation scale）[39]、羞耻愧疚量表（shame and guilt scale）[40]和自我同理心简化量表（self-compassion scale short-form）[41]。不过，自从这些评估工具被有效的用在了精神病患者中，有可能开发出更多适合长期使用的工具。有十项为 COPD 患者专门开发的条目，询问关于自责的问题、与疾病可见性相关的窘迫问题、关注他人的看法和悲伤感，尽管这些条目还有待验证。但有人说，通过主观报告的方法来评估自我意识情绪是有限的，因为这种情绪在意识层面上很少被体验到[42]。相反，这种情绪更有可能是与患者接洽时产生的[11]。

13.3.2 临床访谈

患者的临床访谈是评估进行前后，呼吸康复工作的基础。这是一种"有目的的对话"，可以通过与患者的对话发现与疾病或参加呼吸康复的任何问题。

考虑到 COPD 病患者可能有焦虑、痛苦或自我意识，在进行临床访谈时，有一些重要的因素需要考虑。让患者安心是最重要的，安静而无威胁性的空间促进坦诚对话是必不可少的。在人来人往的理疗室进行访谈是不合适的，可能会显得不礼貌。坐在办公桌或

电脑后面会造成一种不欢迎患者的身体障碍物以及等级差距，一些患者可能会觉得自己无法表达自己的担忧或提出问题。让患者相信他们的谈话是完全保密的，这样开始访谈有助于建立信任，并进行开诚布公的交流。使用开放式问题还可以让患者有时间讲述自己的故事，进行思考和回应，还可以让临床医生有时间关注诸如姿势和语调等非语言线索，从而对交流有完整的认识。

考虑到之前讨论过的坚持参加呼吸康复的障碍（认为呼吸康复无益[17]并缺乏社会支持[20]等观念），在向呼吸康复转诊之前，这两个问题都应该明确解决。

13.4 COPD 患者对其家庭的心理影响和支持性干预

对于许多患有 COPD 的人来说，家人提供了主要的支持来源[43]，帮助他们控制症状，帮助他们调整，并进行照顾[44]。然而，提供这样的支持可能会带来巨大的负担[45,46]。Grant 等人的研究探讨了照顾 COPD 患者的影响，这些患者暴露出了不良的生理和情感后果：尤其是夜间持续警觉性增高，对疾病的症状和发展感到焦虑[45]。这些结果与后来的综合记录[46]产生了类似效果（如疲劳）、社交（如计划日常活动的必要性）和经济负担（如需要昂贵的药物，患者收入的损失）。

考虑到照顾 COPD 患者对情感、身体和社交有很大的影响，其家人像患者一样报告自己心理痛苦也就不足为奇了。在 COPD 患者的家人中，分别有 63% 和 34% 的人感到焦虑和抑郁[47]。家人的生理痛苦和心理病况可能会影响护理工作，无论是日常护理时（如清洗和穿衣等日常工作），还是在 COPD 急性加剧期时。在急性加剧期 COPD 患者中，当呼吸窘迫非常明显的时候，家人就会描

述患者极度的恐惧"哦,天啊,他现在非常恐慌,是的,他完全没救了,绝对没救了"[48]或者自负的情绪"在他看来,我能呼吸,这挺好的"[48]。

尽管家人在促进患者参与呼吸康复方面发挥了作用,并报告了他们的痛苦,但到目前为止,只有一项研究测试了将家庭干预纳入公共计划的有效性中。Zakrisson 等人邀请他们的家庭成员参加了一个为期 6 周的呼吸康复活动,并进行访谈来探讨他们对干预措施的看法[49]。家庭成员报告说,通过将呼吸康复中所学到的策略转化为家庭活动,以及从同境遇的人那里学到的帮助自己健康的策略,可以显著减轻家人的负担。然而,家庭成员也确实报告说,患者对观察到的呼吸窘迫和体力下降的反应提高了警惕性,而且随着对病情进展的认识,他们的焦虑感也增强了[49]。需要进行更多的研究来探索干预措施,以支持那些患有 COPD 病患者的家庭成员。仅提供教育是不够的,甚至可能会使患者感到焦虑和打击。

13.5　呼吸康复对心理症状的影响

呼吸康复一个明确的功能是提供心理社会支持,并解决困难[50]。迄今为止,呼吸康复方案的多因素性质使其很难探讨方案的哪些组成部分,在减轻焦虑和抑郁症状及改善生活质量方面可能最有效。理论上讲,除了运动可以减少身体损伤(行为激活)的好处之外,增加应对技巧的教育部分以及社会支持的作用也是重要的。

荟萃分析显示,呼吸康复对减少 COPD 患者的焦虑和抑郁症状有效。但是,干预开始时,痛苦症状的平均评分仅为轻度[51]。结论的益处仅限于那些症状不明显的人[51]。最近的一项研究探索了呼吸康复对不同程度的焦虑和抑郁的有效性,结果显示,在表现出最严重的焦虑和抑郁症状的患者中,医院焦虑抑郁评估量表的得分降幅最大。相比之下,那些很少报告焦虑和抑郁症状的人在呼吸康复后,焦虑抑郁评分没有明显变化。这表明可能呼吸康复的影响被低估了,那些获得最大治疗效果的患者,是那些愿意暴露出最大痛苦的患者[27]。

虽然这项研究表明呼吸康复似乎减少了那些有最严重的心理情绪症状的患者主述的焦虑和抑郁,但仍有一部分患者在呼吸康复后可能仍然存在情绪。此外,47%~40% 的患者"呈现"出焦虑和抑郁病症,相对应的,在呼吸康复之前,他们仍然"表现"出症状,尽管呼吸康复项目已经完成。这些患者可能需要进一步的干预以将焦虑和抑郁症状降低到正常范围内。

少数患者可能有痛苦加重的情况,可能是由于呼吸症状加剧和警觉性增高所致。有争议的是,讨论疾病发病轨迹的教育,可以提高人们对疾病过程及其终末性质的认识,这种认识通常可以在其他晚期疾病的患者中看到。确实,在呼吸康复患者中发现了那些症状更严重(向下方发展渗透)的患者,并发现他们心里会有比较和焦虑情绪[52]。

呼吸康复对患者如何认识他们疾病的影响看起来同样复杂,但同样重要的是,在治疗前对疾病的负面看法(如周期性的时间轴,更高的情感表达和更大的后果)。研究表明,在治疗前,运动能力会下降,自我报告的健康状况会变差[53]。

总之,呼吸康复对患者看待疾病的影响不大,使用 IPQ-R 评估是不足为奇的,因为目前的呼吸康复,并没有明确指出患者如何评估他们的疾病。然而,在跟随一个康复项目之后,患者会认为他们的疾病更多是偶然的,而不是持续状况,这可能是由于对急性加剧 COPD 更多地从个人经验、他人见证、身体症状关注度和教育的持续性认识中来[54]。增加自我控制也被注意到,并且可能与自我效能感提高有关,这是众所周知的改善后的呼吸康复[55]。

13.6　COPD 患者的个体心理干预

为了提高呼吸康复治疗心理疾病的能力,美国国家指南已经纳入了对发展心理干预以改善患者健康的支持[50]。

13.6.1　认知行为治疗和 COPD

认知行为治疗(cognitive behavioural therapy,CBT)已被推荐纳入 COPD 患者的治疗中,这是由慢性疾病管理的证据基础,和它当前在医疗保健服务中的治疗优势所驱使的。认知行为疗法的前提是改变不合理想法,引导行为的改变。鼓励患者识别和挑战他们的信念,用更有适应性和更有效的思想来取代思维上的错误(即放大消极、最小化积极和灾难化),减轻情绪困扰。认知行为治疗通过包括教育、放松、认知疗法、行为疗法、行为促进、暴露疗法和睡眠管理技巧在内的一系列技术,帮助患者挑战自己的思维方式,以促进适应性、应对技巧、情绪、认知和行为[56]。

认知行为治疗的效果,对于患有 COPD 的患者,在一篇综述中综合了四项研究,探讨了焦虑和抑郁的影响[57]。荟萃分析的结果模棱两可,只有少量的焦虑和抑郁改善与积极干预相关[57]。除去这些尚未成熟的结论,从综述中包含的研究中可以得到一些经验教训。首先,尽管接受认知行为治疗组与接受 COPD 治疗组的心理症状明显减轻,这些差异在随访时并不明显。这可能表明,长期面对面访谈的重要性[58]。其次,研究结果表明,认知行为治疗在 8 个月后能够有效降低 COPD 患者的临床显著症状,提示认知行为对于心理治疗的患者达到临床效果可能更有效[56]。最后,只有一项研究探讨了认知行为

治疗对 COPD 患者惊恐发作病理的影响,并在个体基础上进行了干预。与普通护理组相比,有主动干预的在惊恐障碍和恐慌发作的频率方面有显著差异[59]。接受认知行为治疗的患者在干预后无明显症状且可持续 18 个月,强调认知行为的治疗效果和预防效果,强调一对一访谈治疗的重要性[59]。

认知行为治疗的影响与主动干预(如 COPD 教育)相比似乎仍不清楚[60]。大多数人至少在 40 岁时出现 COPD 的症状,尽管这种症状多见于老年人。认知行为治疗的许多局限性都与它在老年人中的应用有关。认知行为治疗的关键步骤是解决问题,然而解决问题的能力似乎随着年龄的增长而减弱[61,62]。此外,在急性加剧 COPD 之后,患者表现出强烈的反应,与呼吸窘迫的症状有关,增加了对死亡的恐惧。这种恐惧可能是现实的,试图去改变这些信念可能会进一步加剧焦虑情绪。老年 COPD 患者采用常规认知行为治疗可能需要重点关注患者接受这些对健康的挑战,而不是试图改变这些认知[63]。然而,接受不是认知行为治疗方法强调的组成部分更符合正念的技巧。

13.6.2　正念和 COPD

正念(mindfulness)是一种生活方式和治疗手段,近年来越来越流行且很适合老年人的需要。随着年龄的增长,面对与年龄相关的丧失,我们有必要重新评估我们的期望,但这些丧失在慢性疾病的影响下被放大了。慢性阻塞性肺疾病患者由于病情的影响,功能逐渐丧失,这些丧失可能引发患者的哀伤悲伤过程[64]。然而摆脱无法实现的目标的能力可以增强幸福感(如沉重的压力下重返工作岗位),以及重新制定现实的替代目标(如园艺,和孙子们玩耍)。逃离被认为是没有希望的,"放弃"或个人能力不足的反馈,而是积极地寻找其他机会来最大化的掌控,

保护患者的"自我"感和情绪幸福感。

通过对四项随机对照试验的系统回顾，研究了正念对呼吸系统疾病患者的影响，以及正念与 COPD 的关系[65]。荟萃分析显示，与对照组相比，在特定疾病健康相关生活质量（health-related quality of life, HRQOL）、正念意识或压力水平的干预没有改善。事实上，对于 COPD 患者来说，坚持正念似乎具有挑战性；只有大约 60% 的人能够完成推荐的治疗次数，这也许可以解释所观察到的效果缺乏[66,67]。然而，在那些完成 6 次或 6 次以上治疗的患者中，他们的情绪功能得到了改善[66]。由于传统的正念涉及将注意力转向自己的呼吸，这对于有呼吸困难症状的患者来说可能是有问题的。将注意力转移到呼吸上，可能会放大对呼吸降低症状的高度警惕，并导致情绪的觉醒和激动。到目前为止，关于正念疗法潜在有效性的证据还很少，而且越来越多的证据将有助于确定这是否是一种有效的治疗工具。

13.6.3　动机性访谈

动机性访谈可被描述为一种目标导向的、来访者中心的咨询方式，以此来引导并帮助来访者改变行为，帮助他们发现并解决矛盾的心理[68]。较为重要的改变行为的动机是来自来访者，以及 HCP 遇到阻抗后的任何尝试都可能会遇到更进一步的阻抗。相反，应该鼓励患者表达矛盾情绪，比如，"我知道呼吸康复可能会帮助我走得更远，但我不想在锻炼时感到气喘吁吁"。HCP 的作用是澄清这种矛盾心理，并与患者合作，以包含同情的尊重态度认真回应，以解决问题[68]。

包含动机性访谈成分的干预措施能够增强 COPD 患者积极行为的改变。动机性访谈可以成功地与呼吸康复的关键组成部分——自我管理相结合，而样本试验已经证明了它的可行性，并受到 COPD 患者的重视[69]。动

机性访谈的原则也被纳入呼吸康复项目，作为生活方式运动锻炼咨询的一部分，并通过计步器进行反馈[70]。接受生活方式咨询的一组患者增加了每天行走的步数，而对照组实际上减少了步数[70]。

当与正念相结合时，动机性访谈可能是一种有效的干预措施，以鼓励参加呼吸康复。在最近的一项随机对照试验中，215 名急性加剧期住院治疗的 COPD 患者，同时接受动机性访谈的治疗，与只接受常规呼吸康复治疗的患者相比，接受动机性访谈健康指导的呼吸康复患者跟进人数有所增加。在一定程度上，实验组呼吸康复的人数增加，是否变化有意义，可能是在观察实验组 1 个月、3 个月和 6 个月随访后再次住院率的风险，以及 6 个月和 12 个月随访时 HRQOL 风险差异所决定的[71]。

13.7　接下来我们该怎么做？

有大量的证据表明，COPD 患者和那些参加呼吸康复的患者通常伴有心理不适，国际呼吸康复指南中也包括心理支持[50]。然而，以目前的形式，呼吸康复无法满足治疗那些严重心理症状的需求。这会带来需要对这些患者进行更细致的理解和关注的争论，这些患者心理上最敏感，也需要最灵活的方式干预；并且更需要针对性的心理访谈，尤其是针对 COPD 患者的认知行为治疗、正念和动机性访谈。遗憾的是这种疾病的复杂性、坚持中遇到的困境、对提供心理支持的不确定性，意味着对 COPD 患者进行有效的心理干预，仍需要进一步发展。当考虑对 COPD 患者进行心理治疗时，需要考虑以下几点。

13.7.1　调整呼吸康复方案以满足那些有心理症状的人的需求

呼吸康复提供了一种多学科团队成员的

治疗方式,然而,它可能需要优化,来有效的满足患者的个体需求,特别是那些有心理通病的患者。

13.7.1.1　个体和团体治疗

传统呼吸康复提供的是所有患者均接受一种模式治疗的规模化方式,较少关注那些有特殊心理症状需求的患者。团体治疗的方式目前仍有技术空白,并且需要同质性小组,因此想要团体治疗是成本驱动型的。这并不是促进积极健康结果的最有效手段。最近的一篇文献综述探索了针对慢性阻塞性肺疾病患者的心理干预,其发现所有干预,除了其中一种,都是在规模化方式中进行的[57]。给患者提供个体化的认知行为治疗在治疗恐慌发作方面有积极的效果[59],而其他小组化干预在减轻焦虑和抑郁症状方面的影响较为有限[57]。这种针对性强的个体干预需要更细化的评估,而为 COPD 患者最大限度的提高心理治疗策略的有效性。这一理念现在呼吸康复国际指南(international guidelines for PR)中得到肯定,而这一点也越来越倾向个体化。心理治疗最好与呼吸康复一起进行,以一种逐步照护的方式,这将使治疗在常规治疗中同时进行,在提高成本效益和可行性时,仍然照顾到患者个体的需要。将心理治疗纳入呼吸康复也会减少羞愧感,并鼓励患者坚持参加呼吸康复。

13.7.1.2　医院和家庭支持

大部分患者是不参与呼吸康复的,从而错失了康复中最重要的环节。心理情绪症状可能导致患者不愿参加呼吸康复,在转介到呼吸康复之前就已经体会到痛苦和压力,并表现出对提供心理支持的抵触。此外,在参加呼吸康复之前,充分发挥患者本身就有的乐观积极心态,对患者的临床获益很重要[72]。

心理干预可以成为康复前计划的一部分。在 AECOPD 之后,出于对运输和感染的恐惧,很多患者不愿意入院治疗[5]。需要较少资源的心理支持可以应用于家庭环境中,有可能会提升患者依从性[59]。

13.7.1.3　高压力水平的患者与所有符合呼吸康复的患者

患者似乎不愿意进行心理干预,在以前的研究中,通过不良依从率证明,这可能是由于大部分研究者是针对所有的患者,而不管其心理状况如何。与假设的行为相反,那些最痛苦的人似乎并不积极地参与心理干预,去解决他们的症状。的确,Chan 等人注意到,焦虑水平较低的患者参与度最高,可能是由于这些患者从实践上和情感上都更乐于参与[66]。

患者表现出心理情绪症状的多样性和复杂性表现出对另一种治疗目标的挑战。像之前讨论的 COPD 患者的心理表现,可能会增加焦虑和抑郁,也会包含愧疚、羞耻、自罪和窘迫等更多情感。使用传统评估方法可能未能测查出来,比如 HADS。但是,如果与患者交流,进行访谈,聆听他们的声音,HCP 会发现自己更容易判断、理解患者的需求[73]。

(张晓颖　译)

参考文献

1. Cully JA, Graham DP, Stanley MA, Ferguson CJ, Sharafkhaneh A, Souchek J, et al. Quality of life in patients with chronic obstructive pulmonary disease and comorbid anxiety or depression. Psychosomatics. 2006;47(4):312–9.
2. Karajgi B, Rifkin A, Doddi S, Kolli R. The prevalence of anxiety disorders in patients with chronic obstructive pulmonary disease. Am J Psychiatry. 1990;147(2):200–1.
3. van Ede L, Yzermans CJ, Brouwer HJ. Prevalence of depression in patients with chronic obstructive pulmonary disease: a systematic review. Thorax. 1999;54(8):688–92.
4. Yohannes AM, Willgoss TG, Baldwin RC, Connolly MJ. Depression and anxiety in chronic heart failure and chronic obstructive pulmonary disease: prevalence, relevance, clinical implications and management principles. Int J Geriatr Psychiatry. 2010;25(12):1209–21.

5. Harrison SL, Robertson N, Graham CD, Williams J, Steiner MC, Morgan MDL, et al. Can we identify patients with different illness schema following an acute exacerbation of COPD: a cluster analysis. Respir Med. 2014;108(2):319–28.

6. Teixeira PJ, Porto L, Kristensen CH, Santos AH, Menna-Barreto SS, Do Prado-Lima PA. Posttraumatic stress symptoms and exacerbations in COPD patients. COPD. 2015;12(1):90–5.

7. Jones RC, Harding SA, Chung MC, Campbell J. The prevalence of posttraumatic stress disorder in patients undergoing pulmonary rehabilitation and changes in PTSD symptoms following rehabilitation. J Cardiopulm Rehabil Prev. 2009;29(1):49–56.

8. Halding AG, Heggdal K, Wahl A. Experiences of self-blame and stigmatisation for self-infliction among individuals living with COPD. Scand J Caring Sci. 2011;25(1):100–7.

9. Winstanley L, Daunt M, Macfarlane J. Doctors' attitude towards current smokers with chronic obstructive pulmonary disease and its impact on delivering smoking cessation advice. J Smok Cessat. 2008;3(02):133–5.

10. Berger BE, Kapella MC, Larson JL. The experience of stigma in chronic obstructive pulmonary disease. West J Nurs Res. 2011;33(7):916–32.

11. Harrison SL, Robertson N, Goldstein RS, Brooks D. Exploring self-conscious emotions in individuals with chronic obstructive pulmonary disease: a mixed-methods study. Chron Respir Dis. 2016;14(1):22–32.

12. Earnest MA. Explaining adherence to supplemental oxygen therapy: the patient's perspective. J Gen Intern Med. 2002;17(10):749–55.

13. Arne M, Emtner M, Janson S, Wilde-Larsson B. COPD patients perspectives at the time of diagnosis: a qualitative study. Prim Care Respir J. 2007;16(4):215–21.

14. Harrison SL, Robertson N, Apps L, C Steiner M, Morgan MD, Singh SJ. "We are not worthy"—understanding why patients decline pulmonary rehabilitation following an acute exacerbation of COPD. Disabil Rehabil. 2015;37(9):750–6.

15. Arnold E, Bruton A, Donovan-Hall M, Fenwick A, Dibb B, Walker E. Ambulatory oxygen: why do COPD patients not use their portable systems as prescribed? A qualitative study. BMC Pulm Med. 2011;11(1):1–7.

16. Hill K, Goldstein R, Gartner EJ, Brooks D. Daily utility and satisfaction with rollators among persons with chronic obstructive pulmonary disease. Arch Phys Med Rehabil. 2008;89(6):1108–13.

17. Keating A, Lee A, Holland AE. What prevents people with chronic obstructive pulmonary disease from attending pulmonary rehabilitation? A systematic review. Chron Respir Dis. 2011;8(2):89–99.

18. Guo SE, Bruce A. Improving understanding of and adherence to pulmonary rehabilitation in patients with COPD: a qualitative inquiry of patient and health professional perspectives. PLoS One. 2014;9(10):e110835.

19. Cameron-Tucker HL, Wood-Baker R, Owen C, Joseph L, Walters EH. Chronic disease self-management and exercise in COPD as pulmonary rehabilitation: a randomized controlled trial. Int J Chron Obstruct Pulmon Dis. 2014;9:513–23.

20. Hayton C, Clark A, Olive S, Browne P, Galey P, Knights E, et al. Barriers to pulmonary rehabilitation: characteristics that predict patient attendance and adherence. Respir Med. 2013;107(3):401–7.

21. Arnold E, Bruton A, Ellis-Hill C. Adherence to pulmonary rehabilitation: a qualitative study. Respir Med. 2006;100(10):1716–23.

22. Belcher VN, Fried TR, Agostini JV, Tinetti ME. Views of older adults on patient participation in medication-related decision making. J Gen Intern Med. 2006;21(4):298–303.

23. Fischer MJ, Scharloo M, Abbink JJ, van't Hul AJ, van Ranst D, Rudolphus A, et al. Drop-out and attendance in pulmonary rehabilitation: the role of clinical and psychosocial variables. Respir Med. 2009;103(10):1564–71.

24. Garrod R, Marshall J, Barley E, Jones PW. Predictors of success and failure in pulmonary rehabilitation. Eur Respir J. 2006;27(4):788–94.

25. Hogg L, Garrod R, Thornton H, McDonnell L, Bellas H, White P. Effectiveness, attendance, and completion of an integrated, system-wide pulmonary rehabilitation service for COPD: prospective observational study. COPD. 2012;9(5):546–54.

26. Selzler AM, Simmonds L, Rodgers WM, Wong EY, Stickland MK. Pulmonary rehabilitation in chronic obstructive pulmonary disease: predictors of program completion and success. COPD. 2012;9(5):538–45.

27. Harrison SL, Greening NJ, Williams JE, Morgan MD, Steiner MC, Singh SJ. Have we underestimated the efficacy of pulmonary rehabilitation in improving mood? Respir Med. 2012;106(6):838–44.

28. Busch AM, Scott-Sheldon LA, Pierce J, Chattillion EA, Cunningham K, Buckley ML, et al. Depressed mood predicts pulmonary rehabilitation completion among women, but not men. Respir Med. 2014;108(7):1007–13.

29. Leventhal H, Diefenbach M, Leventhal EA. Illness cognition: Using common sense to understand treatment adherence and affect cognition interactions. Cogn Ther Res. 1992;16(2):143–63.

30. Moss-Morris R, Weinman J, Petrie K, Horne R, Cameron L, Buick D. The revised illness perception questionnaire (IPQ-R). Psychol Health. 2002;17(1):1–16.

31. Jones SE, Green SA, Clark AL, Dickson MJ, Nolan A-M, Moloney C, et al. Pulmonary rehabilitation following hospitalisation for acute exacerbation of COPD: referrals, uptake and adherence. Thorax. 2014;69(2):181–2.

32. French DP, Cooper A, Weinman J. Illness perceptions predict attendance at cardiac rehabilitation following acute myocardial infarction: a systematic review with meta-analysis. J Psychosom Res. 2006;61(6):757–67.

33. Zigmond AS, Snaith RP. The hospital anxiety and depression scale. Acta Psychiatr Scand. 1983;67(6):361–70.

34. Puhan MA, Frey M, Büchi S, Schünemann HJ. The minimal important difference of the hospital anxiety and depression scale in patients with chronic obstructive pulmonary disease. Health Qual Life Outcomes. 2008;6(1):1–6.

35. Willgoss TG, Goldbart J, Fatoye F, Yohannes AM. The development and validation of the anxiety inventory for respiratory disease. Chest. 2013;144(5): 1587–96.

36. Yohannes AM, Dryden S, Hanania NA. The responsiveness of the anxiety inventory for respiratory disease scale following pulmonary rehabilitation. Chest. 2016;150(1):188–95.

37. Broadbent E, Petrie KJ, Main J, Weinman J. The brief illness perception questionnaire. J Psychosom Res. 2006;60(6):631–7.

38. Broadbent E, Wilkes C, Koschwanez H, Weinman J, Norton S, Petrie KJ. A systematic review and meta-analysis of the brief illness perception questionnaire. Psychol Health. 2015;30(11):1361–85.

39. Leary MR. A brief version of the fear of negative evaluation scale. Personal Soc Psychol Bull. 1983;9(3):371–5.

40. Marschall D, Sanftner J, Tangney JP. The state shame and guilt scale. Fairfax: George Mason University; 1994.

41. Neff KD. The development and validation of a scale to measure self-compassion. Self Identity. 2003;2(3):223–50.

42. Strang S, Farrell M, Larsson L-O, Sjöstrand C, Gunnarsson A, Ekberg-Jansson A, et al. Experience of guilt and strategies for coping with guilt in patients with severe COPD: a qualitative interview study. J Palliat Care. 2014;30(2):108–15.

43. Seamark DA, Blake SD, Seamark CJ, Halpin DM. Living with severe chronic obstructive pulmonary disease (COPD): perceptions of patients and their carers. An interpretative phenomenological analysis. Palliat Med. 2004;18(7):619–25.

44. Gardiner C, Gott M, Payne S, Small N, Barnes S, Halpin D, et al. Exploring the care needs of patients with advanced COPD: an overview of the literature. Respir Med. 2010;104(2):159–65.

45. Grant M, Cavanagh A, Yorke J. The impact of caring for those with chronic obstructive pulmonary disease (COPD) on carers' psychological well-being: a narrative review. Int J Nurs Stud. 2012;49(11): 1459–71.

46. Cruz J, Marques A, Figueiredo D. Impacts of COPD on family carers and supportive interventions: a narrative review. Health Soc Care Community. 2017;25(1):11–25.

47. Jacome C, Figueiredo D, Gabriel R, Cruz J, Marques A. Predicting anxiety and depression among family carers of people with chronic obstructive pulmonary disease. Int Psychogeriatr. 2014;26(7):1191–9.

48. Halpin D, Hyland M, Blake S, Seamark C, Pinnuck M, Ward D, et al. Understanding fear and anxiety in patients at the time of an exacerbation of chronic obstructive pulmonary disease: a qualitative study. JRSM Open. 2015;6(12):2054270415614543.

49. Zakrisson AB, Theander K, Anderzen-Carlsson A. The experience of a multidisciplinary programme of pulmonary rehabilitation in primary health care from the next of kin's perspective: a qualitative study. Prim Care Respir J. 2013;22(4):459–65.

50. Spruit MA, Singh SJ, Garvey C, ZuWallack R, Nici L, Rochester C, et al. An official American thoracic society/European respiratory society statement: key concepts and advances in pulmonary rehabilitation. Am J Respir Crit Care Med. 2013;188(8):e13–64.

51. Coventry PA, Hind D. Comprehensive pulmonary rehabilitation for anxiety and depression in adults with chronic obstructive pulmonary disease: systematic review and meta-analysis. J Psychosom Res. 2007;63(5):551–65.

52. Petersen S, Taube K, Lehmann K, Van den Bergh O, von Leupoldt A. Social comparison and anxious mood in pulmonary rehabilitation: the role of cognitive focus. Br J Health Psychol. 2012;17(3):463–76.

53. Zoeckler N, Kenn K, Kuehl K, Stenzel N, Rief W. Illness perceptions predict exercise capacity and psychological well-being after pulmonary rehabilitation in COPD patients. J Psychosom Res. 2014;76(2):146–51.

54. Fischer M, Scharloo M, Abbink J, van't Hul A, van Ranst D, Rudolphus A, et al. The dynamics of illness perceptions: testing assumptions of Leventhal's common-sense model in a pulmonary rehabilitation setting. Br J Health Psychol. 2010;15(Pt 4):887–903.

55. Vincent E, Sewell L, Wagg K, Deacon S, Williams J, Singh S. Measuring a change in self-efficacy following pulmonary rehabilitation: an evaluation of the PRAISE tool. Chest. 2011;140(6):1534–9.

56. Hynninen MJ, Bjerke N, Pallesen S, Bakke PS, Nordhus IH. A randomized controlled trial of cognitive behavioral therapy for anxiety and depression in COPD. Respir Med. 2010;104(7):986–94.

57. Smith SMS, Sonego S, Ketcheson L, Larson JL. A review of the effectiveness of psychological interventions used for anxiety and depression in chronic obstructive pulmonary disease. BMJ Open Respir Res. 2014;1(1):e000042.

58. Kunik ME, Braun U, Stanley MA, Wristers K, Molinari V, Stoebner D, et al. One session cognitive behavioural therapy for elderly patients with chronic obstructive pulmonary disease. Psychol Med. 2001;31(4):717–23.

59. Livermore N, Sharpe L, McKenzie D. Prevention of panic attacks and panic disorder in COPD. Eur Respir J. 2010;35(3):557–63.

60. Kunik ME, Veazey C, Cully JA, Souchek J, Graham DP, Hopko D, et al. COPD education and cognitive behavioral therapy group treatment for clinically significant symptoms of depression and anxiety in COPD patients: a randomized controlled trial. Psychol Med. 2008;38(3):385–96.

61. Diehl M, Willis SL, Schaie KW. Everyday problem solving in older adults: observational assessment and cognitive correlates. Psychol Aging. 1995;10(3):478–91.

62. Burton CL, Strauss E, Hultsch DF, Hunter

MA. Cognitive functioning and everyday problem solving in older adults. Clin Neuropsychol. 2006;20(3):432–52.

63. Laidlaw K, Thompson LW, Gallagher-Thompson D. Comprehensive conceptualization of cognitive behaviour therapy for late life depression. Behav Cogn Psychother. 2004;32(4):389–99.

64. Boer LM, Daudey L, Peters JB, Molema J, Prins JB, Vercoulen JH. Assessing the stages of the grieving process in chronic obstructive pulmonary disease (COPD): validation of the Acceptance of Disease and Impairments Questionnaire (ADIQ). Int J Behav Med. 2014;21(3):561–70.

65. Harrison SL, Lee A, Janaudis-Ferreira T, Goldstein RS, Brooks D. Mindfulness in people with a respiratory diagnosis: a systematic review. Patient Educ Couns. 2016;99(3):348–55.

66. Chan RR, Giardino N, Larson JL. A pilot study: mindfulness meditation intervention in COPD. Int J Chron Obstruct Pulmon Dis. 2015;10:445–54.

67. Mularski RA, Munjas BA, Lorenz KA, Sun S, Robertson SJ, Schmelzer W, et al. Randomized controlled trial of mindfulness-based therapy for dyspnea in chronic obstructive lung disease. J Altern Complement Med. 2009;15(10):1083–90.

68. Rollnick S, Miller WR. What is motivational interviewing? Behav Cogn Psychother. 2009;23(4):325–34.

69. Benzo RP. Mindfulness and motivational interviewing: two candidate methods for promoting self-management. Chron Respir Dis. 2013;10(3):175–82.

70. de Blok BM, de Greef MH, ten Hacken NH, Sprenger SR, Postema K, Wempe JB. The effects of a lifestyle physical activity counseling program with feedback of a pedometer during pulmonary rehabilitation in patients with COPD: a pilot study. Patient Educ Couns. 2006;61(1):48–55.

71. Benzo R, Vickers K, Novotny PJ, Tucker S, Hoult J, Neuenfeldt P, et al. Health coaching and COPD Re-hospitalization: a randomized study. Am J Respir Crit Care Med. 2016;194(6):672–80.

72. Carreiro A, Santos J, Rodrigues F. Impact of comorbidities in pulmonary rehabilitation outcomes in patients with chronic obstructive pulmonary disease. Rev Port Pneumol. 2013;19(3):106–13.

73. Torheim H, Kvangarsnes M. How do patients with exacerbated chronic obstructive pulmonary disease experience care in the intensive care unit? Scand J Caring Sci. 2014;28(4):741–8.

第 14 章　呼吸康复中的呼吸专科护士

Vanessa M. McDonald，Mary Roberts，and Kerry Inder

14.1　引言

呼吸康复是对慢性阻塞性肺疾病（chronic obstructive pulmonary disease，COPD）患者的有效循证干预，同样对哮喘、支气管炎、间质性肺疾病和肺动脉高压等其他慢性肺疾病有效[1]。呼吸康复的定义在前几章已经讨论过了，简言之，最新的完整定义为呼吸康复是："基于对患者的全面评估及相应个体化治疗的综合干预措施，包括但不限于运动训练、教育和行为改变，旨在改善慢性呼吸系统疾病患者的心理和生理状况，并增加患者对改善健康行为的长期依从性"[1]。这个修订后的定义强调了有效的呼吸康复多维性的本质，它不仅包含了运动训练的重要性还强调了行为改变，由此来表述它对于慢性肺病的多维性效果。它很好的认识到为了实现呼吸康复的这些目标，需要积极的、坚定的、有经验的卫生保健专业人员组成的跨学科团队。虽然团队的最佳组成还没有确定，但是在交接的过程中有一些关键学科，包括但不限于物理治疗师、医疗从业者、呼吸治疗师、心理治疗师、营养学家、职业治疗师、社会工作者和呼吸护士。众所周知，没有一个医护团队具备所有的用于呼吸康复的知识和技能来达到最佳效果，因此这些跨学科之间的合作是很重要的。呼吸护士在呼吸康复中的评估、症状管理、监测和疾病管理中起着核心作用。

护士的角色根据项目的设置、结构和操作会有不同。在一些工作人员很少的欠发达和偏远地区，他们可能是呼吸康复（治疗）的唯一提供者，但一般来说，在世界上的大多数地区，护士都是在先前描述的团队中工作。

护理的核心是治疗性护理——患者关系，这被定义为"一种建立在相互信任和尊重、信仰和希望的培养、对自己和他人的同理心、并通过护理知识和技能协助满足患者的生理、情感和精神需求的帮助关系"[2]。护理实践的理想状态是专业人士围绕着呼吸康复的目标来提供高水准的护理服务。尤其是呼吸科护士拥有一系列的特殊护理技能和专业知识，使其能够为慢性肺疾病患者提供个性化护理服务；他们在提供患者教育和自我管理、症状管理以及一级和二级疾病预防方面发挥着重要作用，这些可以增进健康并防止疾病加重。应该指出的是，本章所描述的一些角色和职责并不一定专属于呼吸专科护士，然而他们的知识、训练和技能使护理工作达到高标准。呼吸护士在呼吸康复中的作用可能包括病例管理、评估（基线、项目全程以及结果）、提供干预措施和酌情转介其他服务和学科。本章将探讨这些具体的作用。

14.2　慢性疾病管理和个案管理

慢性疾病管理已经发展成为一种护理慢性疾病的方法,并可应用于需各种专科和全科照护的这一系列患者群体。疾病管理可以被广义地定义为改善整体健康状况和降低医疗保健费用的综合战略[3]。这是呼吸专科护士的一个关键角色。

疾病管理被建议列为呼吸康复模型中的一部分。它采用了一种整体的方法,将患者的治疗作为个体贯穿于整个疾病的临床治疗过程中,而不是将他们的治疗视为一系列离散事件[4]。患者教育和自我管理,实践指导方针的执行、适当的咨询以及药物和照护的提供,这些都是对疾病管理方法的挑战[4]。

个案管理是众多疾病管理项目中的一个部分,它被定义为"一个针对评估、计划、促进、照护协调、评价和支持所选择的照护的协作性程序,它通过沟通交流和可利用的资源,以满足个人和家庭的全面健康需求来提高成本效益"[5]。在很多情况下,个案管理是护士的职责,通过他们的专业技能和协作方法可以确保实现个案管理的目标,包括优化健康、获得照顾、恰当有效的利用资源。然而这个角色的重

要部分是适当的培训和获得与多学科团队的沟通、合作和协作的技能,高水平的疾病专科知识和专业技能,以及促进个性化行为改变的能力。Bourbeau 等人关于 COPD 个案管理表明,护士应至少接受行为改变、自我管理教育和良好沟通能力的特殊培训[6]。评估是疾病管理、个案管理和呼吸康复的一个至关重要组成部分,而且在很多地方,呼吸专科护士的技能可以加强呼吸康复效果从而改善患者的预后。

14.3　评估和个体化管理

对于慢性肺病患者进行呼吸康复之前的多维度和多学科评估是被推荐的[1],这保障了针对不同患者的个性化护理的效果最大化。通过这项评估,个性化的护理方案可以在整个呼吸康复疗程中开展和实施。

护士在基线和持续的评估中的作用可能包括,但不限于以下评估:疾病知识;吸入器装置使用熟练程度和用药管理;发作频率;急性加重的管理技能,无论是否有开出书面实施计划;危险因素,例如体能活动不足、营养、吸烟和药物滥用;症状和并发症的管理以及心理状况(图 14-1)。

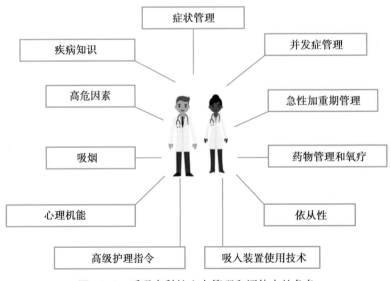

图 14-1　呼吸专科护士在管理和评估中的角色

呼吸专科护士在呼吸康复结果评估中的角色与他们的最初评估角色相似。在呼吸康复项目完成后，在与呼吸康复团队合作的前提下，护士可以对患者进行再次评估来确保他们的自我管理计划的时效性和合理性，并根据要求进行调整。呼吸专科护士也可以重新评估患者的疾病知识；吸入器装置使用熟练程度；和用药管理。如果发现不足，问题可以被及时指出或推荐患者至长期支持和后续随访中。

一项澳大利亚小型研究评估了在有一名专业的病案管理护士的协助下，多维度评估和个案化管理对于呼吸康复的影响，研究发现这种方法和常规的呼吸康复治疗相比效果显著[7]。临床管理问题的平均值（95%CI）10.5（9.7~11.2）在一项多维评估中被证实，参与者在呼吸康复疗程中有一套成熟的和与患者合作实施有针对性的干预措施的个性化护理计划。干预组健康状况有提升，圣·乔治呼吸问卷（St. George respiratory questionnaire，SGRQ）平均差异（95%CI）为 14（20.7~8.5），对照组为 3.5 单位（−3.8~10.8）；p=0.0003[7]。在这项研究中，受试者参与到护理计划的制定当中；他们拿到一份在多维评估过程中被提出的临床问题的清单，并被护士要求对于每一个问题的严重程度进行打分；他们的医生也被要求做一样的事情[8]。然后护士带领参与者参鉴于他们提出的临床管理问题进行讨论，讲解医生的优先级，针对问题给予建议，然后和患者还有跨学科团队一起对于康复计划设计达成共识，最后协调计划的实施[7,8]。有趣的是医师和受试者就临床管理问题上存在明显的分歧，受试者认知中，包括吸入器设备技术在内的自我管理技能的重要程度低于医生对该项目的打分，这表明患者对规定的治疗方法的重要性存在严重误区[7,8]。这突出了护士在评估和管理这些重要治疗干预措施方面的不可或缺的作用。

14.3.1　疾病知识

除了了解慢性呼吸系统疾病的病理生理学、病因、常见表现和传播途径，以及这些疾病预后的多样性和复杂性之外，呼吸护士还应该在地区、国家和全球层面了解慢性呼吸系统疾病的流行病学特点和负担。特别是这包括了关于慢性呼吸疾病发病率和流行率的知识；死亡率和发病率，包括与慢性呼吸道疾病相关的病残率；常见危险因素；诊断、预后、治疗和疾病管理对策；以及一级和二级预防措施。了解这些疾病的长期预后和并发症及其管理非常重要，同时也要意识到在个人和经济层面上对于个体和家庭及社区来说的治疗成本。这些认知会带来与患者的有效沟通从而提高患者对自身疾病的认知。

这方面的知识也是动态的；作为持续的研究、改变和在慢性呼吸道疾病的诊断和管理中的技术进步的结果，它将随着时间的推移而变化和发展。因此循证实践是为慢性呼吸疾病患者及其家属提供高质量、安全护理的基石。

14.3.2　疾病管理技能

14.3.2.1　药物管理和吸入装置使用熟练度

药物治疗是管理呼吸系统疾病的基本方法之一，且可以带来结果的改善例如病症、运动能力和整体健康状况[9,10]。此外，适当的药物治疗也可以降低急性发作的频率和严重程度[11]。慢性呼吸系统疾病患者往往会被诊断出患有其他共存疾病或并发症。在对 213 例 COPD 患者的观察性研究中发现，几乎所有患者（97.7%）都有 1 例或多例并发症，超过 50% 的患者至少有 4 例并发症[12]。类似的，一项美国针对 1003 例 COPD 患者的调查中显示，近 50% 的患者有 6~10 例并发症诊断[13,14]。这种情况下接受呼吸康复的患者可能会因为呼吸系统疾病及其并发症被制定多重治疗方案以及复杂的药物治疗方案[15]。这种情况会导致依从性不良[16]，也会增加药物之间相互作用和用药不良反应的风险[17]。参与呼吸康复项目的护士可以确保患者对于所规定的治疗方法、使用的基本原理和将可能的副作用降为最低的方法有彻底的了解。这些策略可能会给患者带来更好的结果。

14.3.2.1.1　吸入药物治疗

通过吸入途径给药是针对包括 COPD 和哮喘在内的慢性呼吸系统疾病的药物治疗的基石，因为它提供了疗效和安全性之间的理想平衡[9]。遗憾的是，常见的吸入技术不足和吸入器装置过多给药很常见[18]且会导致治疗效果降低[19]。在一组由三级医疗中心招募的 COPD 患者中，48.5% 的人使用吸入装置技术不完善，50% 的人存在多种吸入装置联合应用，其定义为使用三种或更多不同的吸入器装置[18]。其他研究中指出吸入技术不足的发生率高达 90%[20, 21]。随着新的设备越来越多，这个问题也显得尤为严重。熟练使用吸入器装置和尽量减少使用吸入器装置的数量是必要的以便患者从吸入药物治疗中获得最大的益处[22]。观察药物吸收情况和根据药物治疗进行患者教育是呼吸专科护士的常规操作，同样也是参与呼吸康复项目的呼吸护士理想的角色。护士在通常情况下是和医生一起在临床工作，他们可以合作确保处方所开的装置能够从能力、灵活性、可视性和吸入流速的方面来满足患者需求[9]。护士在其中的角色是确保患者接受足够的教育包括用书面或视频进行正确的技术演示。技术一经示范，护士会评估患者使用每一种设备的能力，在需要的时候进行纠正，或者在未达到熟练程度的情况下建议更换替代设备。他们还应该评估规定的设备数量，因为吸入器设备技术熟练程度会随着规定设备数

量的增加而降低[22]；护士在与开立处方者沟通的过程中发挥着作用，努力使吸入者的治疗方案简洁化。在框 14.1 栏中描述了一种帮助患者使用吸入器进行教育的助记符。随着患者对吸入装置技术记忆的逐渐消退，护士应在呼吸康复计划中的随访过程中定期重新评估其吸入装置技术。

框 14−1　帮助吸入器设备教育的助记符[23]

量身订制——根据患者的需要个性化设备

教育——示范正确的技术和正确使用的需要

评估——评估患者使用设备的能力

纠正——纠正任何错误

再试一次——再做一次技术修正，然后重新评估

评价——对这个患者来说，这是正确的方法吗？

简化——减少规定的设备数量

14.3.2.1.2　氧气疗法

在血氧过低的 COPD 患者中，长期氧疗对降低所有病因的死亡率有明显效果[24]。对于 PaO_2 低于 55mmHg 的患者，长期氧疗还可以增加运动耐受性和减少呼吸困难、红细胞增多症、睡眠障碍、肺动脉高压和夜间心律失常[25]。为了实现长期氧疗的这些好处，理想情况下患者应该每天使用 18 小时氧气疗法[26]。这通常需要与患者进行协商来使他们的依从性达到最佳，同时进行关于适用氧气疗程和设备的教育。呼吸专科护士可以在评估阶段和在项目实施期间和个人一起进行这项工作。具体来说，呼吸专科护士将帮助个人：了解氧气对低氧症患者是否有效；他们可以提供关于现有氧气设备参数范围的信息，以及可能最适合个别患者的参数；了解与氧气治疗相关的风险，如持续吸烟，并为携带氧气旅行提供建议，如停电等紧急情况下该如何处理，以及如何在使用氧气时保持最佳的健康状况。

14.3.2.2　急性加重期管理

COPD 的加重是导致肺功能加速下降、住院率升高、运动能力下降、健康状况严重受损和死亡率升高的重要因素[27,28]。肺部疾病的加重通常不是突然发病而是发生在数天或数周内，因此患者必须能够认识到疾病的恶化并采取适当的行动以减少其严重程度和持续时间；但是定性数据显示情况往往并不是这样的[29]。一个跨国的横向研究针对 125 名在过去一年中疾病加重超过两次的中度至重度 COPD 患者进行了访谈式研究，并发现超过 1/3 的患者表示他们的病情未出现可识别的迹象或症状[29]。不仅仅患者无法辨别病情急性加重，它也经常被治疗不足。在一项加拿大多机构的研究中 421 名 COPD 患者被要求书写日记来记录加重症状，并且在症状持续出现时联系研究中心[30]。日记记录加重的发生率为每人每年 2.7%，但是诊所方面报告的加重率仅为每人每年 0.8%[30]。这些数据强调了患者教育及行为方式改变的重要性，目的是让患者能够识别疾病加重或急性发作时的症状或迹象，并且确保医生和患者都了解疾病急性加重的影响以及减少或避免疾病急性加重的重要性。

呼吸专科护士在教导患者认识和处理疾病急性加重的过程中扮演着重要的角色。此过程始于对患者的初次评估，评估在过去的一年里患者出现过几次病情急性加重，因为每次的恶化都可能导致下一次的病情加重[31]，评估造成恶化的其他危险因素，病情加重时的症状以及患者是否有足够的能力来应对越来越多的症状或者有书面的行动计划。

书面行动计划有助于早期发现和治疗疾病急性加重。它可以指导 COPD 或哮喘患者进行恶化症状的自我管理。这是给一个 COPD 或哮喘患者的用于自我管理和症状恶化中的一系列指导。这是由医生开立处方，并且通常是更广泛的自我管理或疾病管理程序的组成部分。一份 2016 年的 Cochrane 报告评估了在 COPD 急性加重中行动计划和综述教育的实际应用。这项研究包含七个平行组随机对照实验和 1550 名受试者，结果表明没有全面自我管理，而仅有简短教育加上在行动计划的过程中进行持续指导的行动计划，减少住院医疗服务使用率且增加糖皮质激素和抗生素在治疗 COPD 急性加重治疗中的使用率[32]。

书面行动计划的要素通常包括识别应该执行行动计划的时间，行动要点（哮喘的症状或峰流速），应给予的治疗，进一步的治疗的持续时间以及寻求额外治疗的时机[33]。这些计划的一个基本要素是患者的参与和教导。在任何时候，呼吸护士应该确保患者了解症状，治疗方法，获得处方管理，并理解和接受他们的要求。这些要素应该在整个呼吸康复过程中得到检验和补充，并在每次急性加重后重复。

14.3.2.3　依从性

吸入和口服药物的依赖率为 30%~57% 的 COPD 患者不遵从医嘱的概率很高[34]。这显著低于其他慢性疾病的依从率，例如，一项招募了美国退伍军人的研究报道称，依从 COPD 治疗的患者比例（定义为全日覆盖率等于或大于 0.8），比起其他慢性疾病的比例大概是 30% 和 40%~63% 包括冠心病、糖尿病、心力衰竭和高脂血症[34]。这可能与故意不遵从医嘱有关，但故意不使用治疗方案或非故意不遵从医嘱可能并不是患者所能控制的，例如，他们可能有认知障碍，或者身体残疾如视力下降或肌肉骨骼问题，这会降低患者正确使用治疗方案或遵医嘱的能力。呼吸护士能够首先感知每个个体的依从程度，确定其不遵从医嘱的原因，纠正对治疗干预的错误理解，并实施促进行为改变的方法。一项对旨在改善 COPD 患者用药依从性的干预措施有效性进行的系统性回顾研究指出具有积极作用的相关策略包括简短的建议；通过电子药物传送装置监测和反馈吸入器的使用情况;包括自我管理在内的多元干预措施和由健康专业人员提供的照顾协调[35]。呼吸专科护士非常适合这些角色。

14.3.3　症状管理

慢性呼吸道疾病与增加的症状负担相关。这些症状可能是由呼吸急促、气喘、咳嗽、胸闷等特征性疾病引起的,也可能与呼吸系统疾病尤其是 COPD 患者易患的多种并发症相关[14,36],例如疲劳、焦虑、抑郁、胸痛和睡眠质量差[37]。症状负荷是慢性的,并且大部分患者每天都会经历这些症状[38]。患者们病情的严重程度是不同的,并且他们经常低估自己症状的严重性,例如,在一项有 3265名参与者的使用客观测量量表(mMMRC 呼吸困难量表)的研究中,1/3 被归类为"喘不过气以至于不能出门"的患者主观地定义自己的症状为轻度到中度[39]。医生和患者对于症状频率和严重程度的评价也经常不一致[8,38]。

提升患者评估和症状管理很重要且在呼吸康复的前提下这是多因素影响的。患者会由于肺部疾病而出现日常的症状,但也可能在运动间歇后出现症状加重。症状反复发作可能与特征性呼吸道疾病或并发症有关。

在协助患者控制慢性呼吸系统症状方面,在评估和整个项目期间,呼吸专科护士将鼓励患者使用正确的方式遵医嘱用药。他们还将和个人合作,设计非药物疗法的干预措施,例如腹式呼吸和缩唇呼吸,并建议其他干预措施来控制呼吸困难,例如使用手持风扇,或者联合这些干预措施[40]。护士还可能评估与其他并发症相关的症状和症状群,并相应地处理这些症状。

在项目过程中,患者可能由于各种不同的原因出现症状加重,呼吸道症状加重如气喘、胸闷、呼吸困难、咳嗽和缺氧,或者与他们

的并发症相关的症状,例如低血糖或高血糖,低血压或高血压,胸痛的发作,恐慌,焦虑或皮肤破损和跌倒。护士接受过急性处理这些事件的培训,并且能够进行护理评估,以及通过非药物处理措施进行适当的干预,药物管理,必要的伤口处理,并适当的增加处理措施均由护士开始。

14.3.4　并发症管理

我们已经简要的讨论了并发症及其可能会影响呼吸康复的结果[41]。如前文所说,呼吸专科护士是教育患者进行并发症管理,帮患者认识到疾病会出现加重或不稳定的情况(如心绞痛、心律失常、高血糖),以及如何减少在运动中发生此类事件的风险的理想职位。呼吸专科护士也可以提供关于这类事件长期管理的教育[40]。

14.3.5　戒烟

戒烟对呼吸系统疾病患者来说是最重要的干预措施之一[42,43],戒烟是减轻呼吸系统症状的最有效方式,也可以延缓慢阻肺的进展和肺功能损害[44]。所有符合条件的患者包括吸烟患者都应该接受呼吸康复治疗,对于在治疗过程中还在持续吸烟的患者来说,这是一个重视戒烟问题的机会[45]。

在 Cochrane 系统综述中总结说戒烟无疑是最有效的治疗方法[46-48]。一个评估专门做了关于护理干预对戒烟的有效性的研究。在这项回顾性研究中,共有 35 个随机对照试验涉及超过 17 000 条与常规护理相比的护理干预措施,分析结果显示,护理干预使戒烟的概率增加了近 1/3(RR1.29;95%CI:1.20~1.39)[47]。作者还得出结论,当干预措施是由主要职责并不是监督戒烟的护士[47]提出时,干预效果会减弱,他们强调了呼吸专科护士的重要性,因为他们认为这是整个项

目中不可或缺的部分。

一项对 COPD 的戒烟干预措施的进一步评估研究中采用了随机对照试验（涉及13 123 位受试者的 16 项研究），对至少戒烟6 个月的 COPD 患者评估了行为治疗和或药物治疗的有效性[46]。这篇综述的作者发现有证据表明社会心理干预和药物干预相结合的方式比不治疗或仅有社会心理干预有效。

在澳大利亚等国家，药房提供尼古丁替代疗法（nicotine replacement therapy，NRT），护士可以向患者推荐尼古丁替代疗法或者尼古丁替代治疗联合药物治疗。呼吸专科护士通常有良好的素质提供如戒烟咨询、动机访谈等行为干预，而在呼吸康复计划中结合这些方法对那些在康复过程中想要放弃戒烟和打算结束后吸烟的患者来说是非常有价值的。

14.3.6　其他危险因素

除了吸烟和缺乏运动以外，最可以预防的慢性疾病病因[49,50]，其他主要危险因素包括环境因素和感染[51]。环境因素包括室外过敏原、天气、空气污染物如花粉和大气污染。简称为雷暴哮喘的天气现象指的是在一场严重的风暴之后，哮喘会加剧流行[52]。吸入蒸汽、粉尘、灰尘、纤维、生物酶和一些来自从纺织品、谷物、木材和乳胶中的粒子等职业相关刺激物可以引起慢性呼吸道疾病如哮喘和 COPD，尤其是吸烟者。诱发因素包括特异性、α1-胰蛋白酶缺乏、性别和种族。其他危险因素包括超重和肥胖；这些因素可能会增加慢性呼吸系统疾病发生或加重的风险[51]。

虽然慢性呼吸系统疾病有许多相同的危险因素，但是对于不同的疾病其风险程度不同。呼吸专科护士应该将这些内容作为呼吸康复项目的一部分，以提高患者对疾病的认识，有助于减少病情恶化。大部分 COPD 急性发作是由于呼吸道细菌或病毒感染引起的[51]。

14.3.7　心理功能

焦虑与抑郁常为慢性呼吸系统疾病尤其是 COPD 的常见并发症。与无焦虑抑郁症状的 COPD 患者相比，有焦虑抑郁的患者会出现急性加重概率增加，住院次数增加，身体状态较差，甚至死亡率增加[53~57]的情况。抑郁也会影响患者的呼吸康复情况[58]。虽然有报道称 COPD 患者中焦虑和抑郁发生率分别高达 26% 和 58%[18,53,59]，同时这类人群的心理功能障碍并没有得到充分的认识和治疗也是被广泛认同的。Yohannes 等人的一项研究中发现，COPD 患者中有 1/4 的患者未被临床诊断为抑郁[60]，另一项研究表明，患有焦虑或抑郁的 COPD 患者中只有不到 1/3 的患者接受了治疗[61,62]。

呼吸护士进行呼吸康复评估时，通常会使用筛查调查问卷评估那些有焦虑或抑郁风险或已有症状的患者，例如医院焦虑和抑郁量表（hospital anxiety and depression scale，HADS）[63]。一旦确诊，护士就会与患者建立密切联系以便帮助他们改变无益的或者不健康的行为习惯或者思考问题的方式。一项 RCT 评估了以护士主导的最小心理干预（minimal psychological intervention，MPI） 在降低 COPD 患者抑郁和焦虑方面的效果[64]。对从基层医疗招募的 187 位 COPD 患者进行 MPI 与常规干预比较。此干预基于改变认知行为疗法和自我管理的原理。与常规干预的受试者相比，使用最小心理干预的受试者抑郁症状显著减轻（贝克抑郁量表平均差异 2.92，$p=0.04$），焦虑症状显著减轻（症状自评量表平均差异 3.69，$p=0.003$）。作者的结论是由护士主导的做小心理干预是对 COPD 疾病管理的有效补充[64]。

14.3.8　临终关怀和高级护理指令

临终关怀是对慢性呼吸系统疾病患者的关怀中非常重要但实施欠佳的方案[65]。造成这种情况的原因是多方面的,可能与患者或其家属的意愿有关,但也可能与医疗保健团队相关。因 COPD 急性加重后会有部分康复,疾病的这种发展轨迹可能会误导患者、家属和医生认为患者会拥有更多时间[65]。患者对疾病的了解和它的预知及想模棱两可也可能导致这种情况的原因。

Jones 等人的研究[66],采访了生命最后一年的 COPD 患者,发现大多数患者知道他们的病情;然而即便是在疾病末期,有一半的参与者仍然渴望知道疾病相关信息及预后。而另一半的患者则不想知道,可能是因为他们觉得了解这些知道对疾病没有帮助,或者他们害怕了解真实的情况[66]。此外在一项比较 COPD 患者和肺癌患者生活质量和姑息治疗的研究中,也提到了相似的内容[67]。该研究提出,患者对得到的疾病信息、疾病管理、社会提供的帮助这些信息量并不满意。研究表明 30% 的 COPD 患者缺乏诊断信息并对信息缺乏敏感性。大多数人(78%)表示他们没有从医生那里获得有关他们预后或未来管理的足够信息,患者通常是通过他们自己的经验,急诊部门就医或与其他医疗保健专业人员如护士的互动来意识到自己的预后[67]。对 COPD 和哮喘患者的另一项定性研究报告称,患者对信息的需求各不相同;一些受试者表示希望了解更多,而其他人则害怕提出问题[68]。同样在 Gore 等人的研究中,许多 COPD 患者表示他们想要了解有关他们的疾病和未来管理的更多信息,但很少有人想要详细信息,并暗示被准确描述他们的预后将是令人痛苦的[67]。

先进的护理指示包括对预后和临终关怀的讨论是被推荐的但这些指导在慢性疾病的日常管理中往往被忽视[69]。从患者的角度来看,未来的期望是一个常见且令人不安的问题。不同患者的期望往往是多样的,且他们表达的需求是模糊的。

呼吸康复是引入临终关怀讨论的适当时机,但临床医生需要具备适当的技能去做这些。研究表明,非医生的临床医疗人员可以在这些临终讨论和高级护理计划中发挥作用[65]。呼吸专科护士可以促进与患者的合作,从而可以鼓励他们表达自己的恐惧,担忧和期望。然后可以与患者,患者家属和多学科团队讨论这些问题,确定他们的目标和制定未来的医疗治疗方向。

14.3.9　总结

在本章中,我们讨论了呼吸专科护士在呼吸康复中对患者评估和管理的重要作用。他们的培训和技能为呼吸专科护士提供了专业知识并且锻炼了能力,为患者教育、疾病管理、自我管理和个案管理做出了重要贡献。

(冯鹏　译)

参考文献

1. Spruit MA, Singh SJ, Garvey C, Zuwallack R, Nici L, Rochester C, et al. An official american thoracic society/european respiratory society statement: key concepts and advances in pulmonary rehabilitation. Am J Respir Crit Care Med. 2013;188(8):e13–64.
2. Watson J. Caring science as sacred science. Philadelphia, PA: FA Davis Company; 2005.
3. Hunter DJ, Fairfield G. Disease management. Br Med J. 1997;315(7099):50–3.
4. Hunter DJ. Disease management: has it a future? It has a compelling logic, but needs to be tested in practice. Br Med J. 2000;320(7234):530.
5. Case Management Society of America. What is a case manager? 2013. http://www.cmsa.org/Home/CMSA/WhatisaCaseManager/tabid/224/Default.aspx.
6. Bourbeau J, Lavoie KL, Sedeno M. Comprehensive self-management strategies. Semin Respir Crit Care Med. 2015;36(4):630–8.
7. McDonald VM, Higgins I, Wood LG, Gibson PG. Multidimensional assessment and tailored interventions for COPD: respiratory utopia or common sense? Thorax. 2013;68(7):691–4.
8. McDonald VM, Higgins I, Simpson JL, Gibson PG. The importance of clinical management prob-

lems in older people with COPD and asthma; do patients and physicians agree? Prim Care Respir J. 2011;20(4):389–95.

9. Gibson PG, McDonald VM, Marks GB. Asthma in the Older Adult. Lancet. 2010;374(9743):803–13.

10. McDonald VM, Higgins I, Gibson PG. Managing older patients with coexistent asthma and COPD: diagnostic and therapeutic challenges. Drugs Aging. 2013;30(1):1–17.

11. From the Global Strategy for the Diagnosis, Management and Prevention of COPD. Global Initiative for Chronic Obstructive Lung Disease (GOLD). 2016 [Internet]. http://goldcopd.org/. Accessed 11 Oct 2016.

12. Vanfleteren LEGW, Spruit MA, Groenen M, Gaffron S, Van Empel VPM, Bruijnzeel PLB, et al. Clusters of comorbidities based on validated objective measurements and systemic inflammation in patients with chronic obstructive pulmonary disease. Am J Respir Crit Care Med. 2013;187(7):728–35.

13. Barr RG, Celli BR, Mannino DM, Petty T, Rennard SI, Sciurba FC, et al. Comorbidities, patient knowledge, and disease management in a national sample of patients with COPD. Am J Med. 2009;122(4):348–55.

14. Negewo NA, Gibson PG, McDonald VM. COPD and its comorbidities: Impact, measurement and mechanisms. Respirology. 2015;20(8):1160–71.

15. George J, Phun YT, Bailey MJ, Kong DC, Stewart K. Development and validation of the medication regimen complexity index. Ann Pharmacother. 2004;38(9):1369–76.

16. Claxton AJ, Cramer J, Pierce C. A systematic review of the associations between dose regimens and medication compliance. Clin Ther. 2001;23(8):1296–310.

17. Willson MN, Greer CL, Weeks DL. Medication regimen complexity and hospital readmission for an adverse drug event. Ann Pharmacother. 2014;48(1):26–32.

18. McDonald VM, Simpson JL, Higgins I, Gibson PG. Multidimensional assessment of older people with asthma & copd: clinical management and health status. Age Ageing. 2011;40(1):42–9.

19. Lareau SC, Hodder R. Teaching inhaler use in chronic obstructive pulmonary disease patients. J Am Acad Nurse Pract. 2012;24(2):113–20.

20. Basheti IA, Armour CL, Bosnic-Anticevich SZ, Reddel HK. Evaluation of a novel educational strategy, including inhaler-based reminder labels, to improve asthma inhaler technique. Patient Educ Couns. 2008;72(1):26–33.

21. Bosnic-Anticevich SZ, Sinha H, So S, Reddel HK. Metered-dose inhaler technique: the effect of two educational interventions delivered in community pharmacy over time. J Asthma. 2010;47(3):251–6.

22. McDonald VM, Gibson PG. Inhalation device polypharmacy in asthma. Med J Aust. 2005;182(5):250–1.

23. McDonald VM, Gibson PG. Asthma education. In: Bernstein JA, Levy ML, editors. Clinical asthma: theory and practice, vol. 1. Bosa Roca, USA: CRC Press; 2014.

24. Medical Research Council Working Party. Long term domiciliary oxygen therapy in chronic hypoxic cor pulmonale complicating chronic bronchitis and emphysema: report of the Medical Research Council Working Party. Lancet. 1981;317:681–6.

25. Kim V, Benditt JO, Wise RA, Sharafkhaneh A. Oxygen therapy in chronic obstructive pulmonary disease. Proc Am Thorac Soc. 2001;5(4):513–8.

26. McDonald CF, Whyte K, Jenkins S, Serginson J, Frith P. Clinical practice guideline on adult domiciliary oxygen therapy: executive summary from the thoracic society of Australia and New Zealand. Respirology. 2016;21(1):76–8.

27. Pavord ID, Jones PW, Burgel PR, Rabe KF. Exacerbations of COPD. Int J Chron Obstruct Pulmon Dis. 2016;11(Spec Iss):21–30.

28. Hillas G, Perlikos F, Tzanakis N. Acute exacerbation of COPD: is it the "stroke of the lungs"? Int J Chron Obstruct Pulmon Dis. 2016;11:1579–86.

29. Kessler R, Stahl E, Vogelmeier C, Haughney J, Trudeau E, Lofdahl CG, et al. Patient understanding, detection, and experience of COPD exacerbations: an observational, interview-based study. Chest. 2006;130(1):133–42.

30. Langsetmo L, Platt RW, Ernst P, Bourbeau J. Underreporting exacerbation of chronic obstructive pulmonary disease in a longitudinal cohort. Am J Respir Crit Care Med. 2008;177(4):396–401.

31. Hurst JR, Donaldson GC, Quint JK, Goldring JJ, Baghai-Ravary R, Wedzicha JA. Temporal clustering of exacerbations in chronic obstructive pulmonary disease. Am J Respir Crit Care Med. 2009;179(5):369–74.

32. Howcroft M, Walters EH, Wood-Baker R, Walters JA. Action plans with brief patient education for exacerbations in chronic obstructive pulmonary disease. Cochrane Database Syst Rev. 2016;12:CD005074.

33. Gibson PG, Powell H. Written action plans for asthma: an evidence-based review of the key components. Thorax. 2004;59:94–9.

34. Neugaard BI, Priest JL, Burch SP, Cantrell CR, Foulis PR. Quality of care for veterans with chronic diseases: performance on quality indicators, medication use and adherence, and health care utilization. Popul Health Manag. 2011;14(2):99–106.

35. Bryant J, McDonald VM, Boyes A, Sanson-Fisher R, Paul C, Melville J. Improving medication adherence in chronic obstructive pulmonary disease: a systematic review. Respir Res. 2013;14:109.

36. Negewo NA, McDonald VM, Gibson PG. Comorbidity in COPD. Respir Investig. 2015;53(6):249–58.

37. Singh D, Miravitlles M, Vogelmeier C. Chronic obstructive pulmonary disease individualized therapy: tailored approach to symptom management. Adv Ther. 2017;34(2):281–99.

38. Kessler R, Partridge MR, Miravitlles M, Cazzola M, Vogelmeier C, Leynaud D, et al. Symptom variability in patients with severe COPD: a pan-European cross-sectional study. Eur Respir J. 2011;37(2):264–72.

39. Rennard S, Decramer M, Calverley PM, Pride NB, Soriano JB, Vermeire PA, et al. Impact of COPD in North America and Europe in 2000: subjects' perspective of Confronting COPD International Survey. Eur Respir J. 2002;20(4):799–805.

40. Johnson M, Carlo B, Currow D, Maddocks M, McDonald V, Mahadeva R, et al. Management of chronic breathlessness: non-pharmacological and pharmacological interventions. ERS Monogr. 2016;73:153–71.

41. Franssen FM, Rochester CL. Comorbidities in patients with COPD and pulmonary rehabilitation: do they matter? Eur Respir Rev. 2014;23(131):131–41.

42. Pauwels RA, Buist AS, Calverley PM, Jenkins CR, Hurd SSNHLBI. WHO Global initiative for chronic obstructive lung disease (GOLD) Workshop summary. Am J Respir Crit Care Med. 2001;163(5):1256–76.

43. National Collaborating Centre for Chronic Conditions. Chronic obstructive pulmonary disease: national clinical guideline on management of chronic obstructive pulmonary disease in adults in primary and secondary care. Thorax. 2004;59(1 Suppl):1S–232S.

44. Willemse BW, Postma DS, Timens W, ten Hacken NH. The impact of smoking cessation on respiratory symptoms, lung function, airway hyperresponsiveness and inflammation. Eur Respir J. 2004;23(3):464–76.

45. Hill K, Vogiatzis I, Burtin C. The importance of components of pulmonary rehabilitation, other than exercise training, in COPD. Eur Respir Rev. 2013;22(129):405–13.

46. van Eerd EA, van der Meer RM, van Schayck OC, Kotz D. Smoking cessation for people with chronic obstructive pulmonary disease. Cochrane Database Syst Rev. 2016;8:CD010744.

47. Rice VH, Hartmann-Boyce J, Stead LF. Nursing interventions for smoking cessation. Cochrane Database Syst Rev. 2013;8:CD001188.

48. Stead LF, Perera R, Bullen C, Mant D, Lancaster T. Nicotine replacement therapy for smoking cessation. Cochrane Database Syst Rev. 2008;1:CD000146. doi:10.1002/14651858.CD000146.pub3.

49. Vozoris NT, Stanbrook MB. Smoking prevalence, behaviours, and cessation among individuals with COPD or asthma. Respir Med. 2011;105(3):477–84.

50. Lee IM, Shiroma EJ, Lobelo F, Puska P, Blair SN, Katzmarzyk PT. Effect of physical inactivity on major non-communicable diseases worldwide: an analysis of burden of disease and life expectancy. Lancet. 2012;380(9838):219–29.

51. Welfare AIoHa. Chronic respiratory diseases in Australia: their prevalence, consequences and prevention. Canberra; 2005.

52. D'Amato G, Vitale C, D'Amato M, Cecchi L, Liccardi G, Molino A, et al. Thunderstorm-related asthma: what happens and why. Clin Exp Allergy. 2016;46(3):390–6.

53. Cafarella PA, Effing TW, Usmani ZA, Frith PA. Treatments for anxiety and depression in patients with chronic obstructive pulmonary disease: a literature review. Respirology. 2012;17(4):627–38.

54. Jennings JH, Digiovine B, Obeid D, Frank C. The association between depressive symptoms and acute exacerbations of COPD. Lung. 2009;187(2):128–35.

55. Ng TP, Niti M, Tan WC, Cao Z, Ong KC, Eng P. Depressive symptoms and chronic obstructive pulmonary disease: effect on mortality, hospital readmission, symptom burden, functional status, and quality of life. Arch Intern Med. 2007;167(1):60–7.

56. Laurin C, Moullec G, Bacon SL, Lavoie KL. Impact of anxiety and depression on chronic obstructive pulmonary disease exacerbation risk. Am J Respir Crit Care Med. 2012;185(9):918–23.

57. Abrams TE, Vaughan-Sarrazin M, Van der Weg MW. Acute exacerbations of chronic obstructive pulmonary disease and the effect of existing psychiatric comorbidity on subsequent mortality. Psychosomatics. 2011;52(5):441–9.

58. Keating A, Lee A, Holland AE. What prevents people with chronic obstructive pulmonary disease from attending pulmonary rehabilitation? A systematic review. Chron Respir Dis. 2011;8(2):89–99.

59. Zhang MW, Ho RC, Cheung MW, Fu E, Mak A. Prevalence of depressive symptoms in patients with chronic obstructive pulmonary disease: a systematic review, meta-analysis and meta-regression. Gen Hosp Psychiatry. 2011;33(3):217–23.

60. Yohannes AM, Baldwin RC, Connolly MJ. Prevalence of sub-threshold depression in elderly patients with chronic obstructive pulmonary disease. Int J Geriatr Psychiatry. 2003;18(5):412–6.

61. Kim HF, Kunik ME, Molinari VA, Hillman SL, Lalani S, Orengo CA, et al. Functional impairment in COPD patients: the impact of anxiety and depression. Psychosomatics. 2000;41(6):465–71.

62. Kunik ME, Roundy K, Veazey C, Souchek J, Richardson P, Wray NP, et al. Surprisingly high prevalence of anxiety and depression in chronic breathing disorders. Chest. 2005;127(4):1205–11.

63. Zigmond AS, Snaith RP. The Hospital Anxiety and Depression Scale. Acta Psychiatr Scand. 1983;67(6):361–70.

64. Lamers F, Jonkers CC, Bosma H, Chavannes NH, Knottnerus JA, van Eijk JT. Improving quality of life in depressed COPD patients: effectiveness of a minimal psychological intervention. COPD. 2010;7(5):315–22.

65. Detering KM, Sutton EA, CF M. Recognising advanced disease, advance care planning and recognition of dying for people with COPD. ERS Monogr. 2016;73:204–20.

66. Jones I, Kirby A, Ormiston P, Loomba Y, Chan KK, Rout J, et al. The needs of patients dying of chronic obstructive pulmonary disease in the community. Fam Pract. 2004;21(3):310–3.

67. Gore JM, Brophy CJ, Greenstone MA. How well do we care for patients with end stage chronic obstructive pulmonary disease (COPD)? A comparison of palliative care and quality of life in COPD and lung cancer. Thorax. 2000;55(12):1000–6.

68. McDonald VM, HigginsI, Gibson PG. Gaining Insight into Older Australians' health care experiences with managing COPD and Asthma. J Asthma. 2013;50(5):497–504.

69. Haras MS. Planning for a good death: a neglected but essential part of ESRD care. Nephrol Nurs J. 2008;35(5):451–8.

第15章 呼吸康复中的体育运动教练

Chris Burtin

15.1 体育运动指导

虽然对"健康指导"的定义没有明确的共识[1],但它可以被视为"以患者为中心,患者至少部分决定其目标,在教练的指导下,通过自我发现或主动学习获取知识,努力实现自己的目标,自我监控行为以提高责任感[2]。其他人将健康指导定义为"任何个人的,通过诸如动机访谈,基于阶段的动机咨询和促进性咨询方法等技术促进健康行为改变的一对一的干预"[3]。这些特征使健康指导与传统方法区别开来。在这种情况下,体力活动(physical activity, PA)指导可以被理解为使用策略通过改变其行为来刺激患者达到更高水平的日常活动[4]。

PA 指导的目标可概括为:帮助患者实现其 PA 的目标;加强 COPD 患者自我护理技能;支持患者努力监测自己的活动和症状;协助解决问题,解决 PA 障碍并排查任何装置或技术的问题[5]。

通过准确评估和反馈日常生活体力活动水平(physical activity in daily life, PADL),个性化的 PA 目标和(或)量身订制的鼓励信息,使患者能够从成功和失败中学习从而形成有效的行为策略来实现其目标[4]。

PA 等新习惯的发展需要定期实践,协作监控以及来自可靠同侪模式的持续强化和支持[5]。PA 指导是基于社会认知[6],自我调节理论[7-9]和动机访谈的核心原则[10](如表达同理心,滚动阻力,支持自我效能)。在自我效能理论中,变革的动力在于个人自我效能的期望或者个人对"采取并坚持行动的能力自信"。这些期望反映了一个人对于他或她在执行任务方面的能力的信念。外部环境支持也可以提高功效,例如专业人员,同侪和家庭以及参与类似行为活动[5]。

PA 指导(带有活动监测,例如使用计步器)是一种非常成功的干预措施,可以提高 COPD 患者的日常活动水平[4,11-19]。Olsen 和 Nesbitt(2010)[20]指出,四项具体干预措施是健康指导计划的有效组成部分:①目标设定;②动机访谈的内容选定;③与医务人员的合作;④计划持续时间为 6~12 个月。本章将进一步详细介绍这些干预措施的内容。

作为一个范例,一个旨在提供 PA 指导的非常全面的干预模型是由 Nguyen 等人发布的,作为"Walk on!"计划的一部分(表 15-1)[5]。

表 15-1　Walk On! 干预地图

目标概念（来源）	Walk On! 策略
提高自我效能，增加 PA	
• 表现或主动取得成就	指导患者每周设定可实现的步行目标，逐步提高其对行走的掌握程度
• 重新解释体征和症状	练习呼吸策略以应对行走过程中的呼吸困难，并且随着时间的推移，开始认识到人们可以用相同水平的呼吸困难做更多事情（对呼吸困难脱敏）
	每周跟踪和报告症状，增加对可能干扰步行和日常活动的症状变化的认识，以促进早期治疗并减少疾病特定的行走障碍
• 替代经验	社交建模允许患者在定向会议和正在进行的每月小组会议期间受到其他参与者的成就的积极影响
• 社会说服力	在定向会议期间来自教练和同伴的鼓励；通过电话 / 安全消息传递来自教练的持续强化；和月度会议期间的同伴互动
• 行使特定的社会支持	来自家人或朋友的认同，支持增加 PA，包括参加 Walk On！活动的努力
重复的理性行为改变	
• 准确的自我监控	研究发放的计步器允许患者准确地跟踪他们的日常进展
• 增量目标设置	通过交互式语音响应和基于互联网的干预平台给予动态个性化目标递增的建议
• 激励反馈	患者从计步器获得实时反馈，并根据需要从教练那里获得个性化的动机反馈和指导

来源：Nguyen 等，Contemp Clin Trials 2016；46：18-29[5]

15.2　体育运动教练

美国国家健康与健康教练认证协会（National Consortium for Credentialing Health and Wellness Coaches，NCCHWC）提出了以下卫生和健康教练的定义，其中描述了指导实践的核心要素：卫生和健康教练是来自不同背景和教育的专业人士，他们与个人和团体合作以客户为中心的流程促进和授权客户实现与卫生和健康相关的自我决定的目标。当教练运用明确定义的知识和技能，以便客户调动内部优势和外部资源以实现可持续改变时，就是成功的指导[2,21]。

在呼吸康复的背景下，健康教练可以在多个方面为患者提供支持，例如坚持服用药物，建立如何应对 COPD 急性加重的协作计划，以及协调患者和医疗服务提供者之间的护理[22]。PA 教练更专注于促进参与活动（包括锻炼）。因此，虽然健康教练包含更广泛的关于一般健康的策略和活动，但 PA 教练通常是具有 PA 背景和受过特定培训的专业人员。

Wolever 等人在他们关于健康指导的系统综述中发现 93%（234 个中的 217 个）研究使用了专业人士，而只有 7%（234 个中的 17 个）使用了非专业人士[2]。鉴于目前对健康指导的理解，作者推断教练必备的核心能力如下：

首先，教练必须接受以患者为中心的改变模式的培训，并以促进患者的个人改变过程为基础，而不是命令。教练还必须具备人际交往能力，以了解导致患者行为改变的独特价值观、激励资源和障碍，以及有效表达理解的能力。其次,沿着类似的路线,教练必须能够帮助患者确定自己的重要的和可实现的目标。第三,教练必须接受使用自我发现过程的培训,通过探索和积极的学习过程,而不是通过指示应该做什么来帮助患者实现目标。第四,教练必须了解如何帮助患者对自己负责并监督其进步。最后,教练必须具备相关的知识,以帮助患者在改变的舞台上进行上述四个过程。教练还必须具备人际交往能力,将内容信息整合到患者的变化过程中,而不是命令他[2]。

重要的是要理解教练直接涉及患者的赋权的方法,它与大多数传统医学不同。

15.3　活动咨询期间的动机访谈

基于动机访谈技巧的咨询计划可有效引导生活方式的改变,包括吸烟行为[23],饮食习惯[24],药物滥用[25]和 PA[26]。动机访谈被描述为以客户为中心的咨询方式,通过帮助客户探索和解决矛盾来引发行为改变[27]。根据 PA 指导,这种以患者为中心的方法旨在识别阻止患者进行 PA 的障碍,刺激患者寻找个人解决方案以克服已发现的障碍。增强主动活动和自我效能的激励以完成足够的活动在这种行为改变过程中起着核心作用。与动机访谈相关的沟通方式应该创造一种合作的、感同身受的、非批判性的氛围。患者应该进行交谈,而活动教练则使用开放式问题和反思性听力技巧来指导对话。至关重要的是,活动教练不会表现出专家行为,例如,只是提出问题并给出建议("你应该更积极,这对你很重要")。

在使用动机访谈的咨询会议期间,使用简单的数字评定量表来评估改变的动机可能是有趣的。当患者报告改变动机得分较高时(≥8/10),咨询干预的重点可以转移到行

动计划,目标设定,促进障碍识别和复发预防[28]。在动机得分低(<8/10)的情况下,有必要使用动机访谈来初步提高动机。活动教练在访谈中要善于发现患者对于改变的矛盾心理和内在态度并给予支持。进行决策平衡练习,要求患者列出改变和不改变的利弊,可能会有所帮助。

许多研究评估了 PA 教练在咨询期间使用本章中提到的动机访谈技术的干预效果[16, 18, 29, 30]。

15.4　计步器的反馈

计步器的使用不仅是评估日常 PADL 的方法,而且是增加它的激励工具,最近引起了人们的兴趣。使用这种装置可以设定每日的 PA 目标,并通过让患者监测他/她的活动而有实现目标的主动参与感,这可能是增加 PA 依从性的一个有趣选择。

DeBlok 等人[29]针对 COPD 患者进行了一项研究,这些患者被随机分为康复治疗加 PA 咨询和计步器反馈组,以及单纯接受 PR 治疗组。结果发现与基线相比带有计步器的组每天步数增加了 69%,而仅接受康复治疗的组为 19%。这是首次将计步器描述为增加 PADL 的有用工具的研究之一。其他的几个研究也已证实这些发现,即使效果通常较为温和[11, 15, 16, 18, 31]。在 Mantoani 等人[4]的系统评价中,关于改善 COPD 患者 PADL 的干预措施中,最常见的就是 PA 指导加上计步器反馈,大多数干预措施增加了 PA 的水平,特别是使用活动监测器反馈的患者。

Moy 等人已经进行了一系列研究,涉及使用计步器来增加 COPD 患者的 PA 水平。结果可以根据 2016 年发表的研究进行总结[32]。他们开展了名为走健康步子(take healthy steps)的研究,评价互联网介导的、基

于计步器的步行干预效果。在干预的前 4 个月,参与者被指示每天佩戴计步器,每周至少上传一次每日步数;研究还提供了具有四个关键模块的网站:个性化目标设定,重复的反馈,教育和激励以及在线社区论坛。参与者随后进入 8 个月的维护阶段,具有相同的特征,但参与者不再接收新的教育内容。结果显示干预在 4 个月时有效,但在 12 个月时,在日常步数和生活质量方面获得的改善未得到维持。这可能与计步器使用和网站参与的依从性逐渐降低有关[32],尽管另一项研究表明,只有基线日常生活体力活动水平低的患者才能更好地长期维持计步器获得的益处[18]。

同时,PRO-Active 联盟调查了使用手机程序进行远距离指导干预的有效性,这是专门针对不同疾病严重程度的 COPD 人群而设计,并允许患者在必要时与医疗服务提供者联系[33]。他们将来自欧洲六个中心的 343 名患者,随机分配到半自动远程指导干预组和常规护理组。在为期 12 周的干预期间,为患者提供了一本练习册。计步器通过智能手机应用程序提供直接反馈。这个应用程序根据步数,提供了每周修订的个人日常活动目标。患者收到定期短信,如果有要求,可以偶尔与调查人员进行电话联系。在 12 周时,远程指导干预组比常规护理组出现更多的身体活动(差异约 1500 步 / 天和每天中等强度活动花费 10 分钟)。与常规护理组相比,干预组在 6 分钟步行距离和主观功能状态方面也表现出有利的改变[33]。

这些创新试验的利好消息是计步器已被证明是短期内增加日常生活体力活动水平的有用工具,正如其他研究[13~16]所指出的那样;现在的挑战在于找到使用该工具的方法,以促进所有患者的长期行为改变和持续参与 PA。

总之,通过设置个体化 PA 目标,特别是与定制的动机干预相结合,使用计步器(或其他活动监测器)作为反馈工具,可以被认为是增加 COPD 患者日常生活体力活动水平的成功干预模式[4]。

15.5 体力活动的障碍

与疾病相关的问题在导致 COPD 患者 PADL 减少的障碍中起着核心作用,但它们并不是缺乏 PA 的唯一原因。这些障碍可分为三个子项:与健康、动机和外部因素相关的障碍。

15.5.1 与健康有关的障碍

这些包括疾病相关障碍(如症状、焦虑、抑郁、并发症和当前吸烟)以及健康状况的恶化(如急性加重以及因此增加的症状)。

呼吸急促和疲劳是慢性呼吸道疾病患者的常见症状,不仅在运动期间,而且在进行日常生活活动时[34]。对症状恶化的担忧是导致呼吸康复依从性低的原因之一。这种恐惧导致的焦虑可能会阻碍患者完成任何 PA,并可能导致他们缺乏改善的意愿,这会进一步增加患抑郁症的风险[35]。

代谢综合征、心脏病、风湿病、血管性和骨骼肌病等并发症的存在可能会导致症状和功能进一步恶化,从而影响 PADL。此外,即使在没有发生 COPD 的受试者中,吸烟本身也与较低水平的 PADL 相关[35]。在肺功能受损的受试者中,例如患有 COPD 的受试者,与非吸烟者相比,吸烟与肺弥散功能降低相关,因此导致低的氧合状态,依从性下降,康复治疗后改善的幅度也较低。

急性加重,特别是那些需要住院治疗的疾病,也是一个重要障碍,因为会进一步导致患者不活动,肌肉无力,甚至更加担心症状加重[36]。恢复缓慢可能会影响患者的自信心。此外,由于在住院期间接受氧疗所带来的舒适感,患者可能会没有动力进行 PA。有趣的是,当氧气源不允许患者四处移动时,在家中长期氧疗可能会导致患者体力活动更少[37]。

15.5.2　与动机有关的障碍

这些障碍与患者及其亲属以及健康专业人员缺乏动力有关。从直觉上讲,独居(即没有亲属,伴侣或照顾者)的患者应该更加活跃,因为他们不依赖其他人从事家务。但是,尚未进行具体研究来证实这一点。Mesquita 等人已经证明,尽管患有 COPD 的患者比他们的亲人活动少,但患者的 PADL 与他 / 她的伴侣的活动水平直接相关[38]。此外,与伴侣 / 亲人一起生活的患者比独居者更有动力参加康复课程[39]。因此,无论患者的运动能力和功能状况如何,个人和家庭相关动机都可能在 PADL 中发挥作用。

各种研究表明,只有一小部分 COPD 患者被转诊进行康复项目(大约 0.9%~1.4%,来自医生评估过的患者[40-43]。尽管这些数据令人担忧,但这些数据显示了健康专业人员在照护患者中的重要性。健康专业人员可以激发患者相信自己的潜能,家庭和护理人员可以成为患者激励的载体。健康专业人员在教育患者 PADL 的重要性中同样发挥着作用。缺少 PADL 益处的知识是导致缺乏对锻炼计划变得更活跃和更依从的一个关键因素[44]。

15.5.3　与外部因素(或环境)相关的障碍

除了促进 PADL 计划的具体障碍之外,这些障碍还与气候,交通和可及性等因素有关。

Furlanetto 等人证明白天平均温度每升高 1 ℃,COPD 患者 PADL 平均增加 6 分钟[45]。此外,与夏季相比,患者冬季的活动时间平均减少 20%。除了温度,白昼时长、降雨和大气污染也会影响 PADL[46,47]。

结构化运动训练计划,例如康复范围内的训练计划,是保持患者主动的有效方法。这些计划不仅可以改善生理结果,还可以改善心理特征,如自我管理,激励和执行 PA 的自信[34]。然而,潜在的问题是这些计划通常需要专门的中心,中心数量的减少有时会导致患者需要每周多次走相当长的距离才能进行训练。除了时间消耗之外,交通问题也有待解决。

可提供的结构化训练也可能是障碍。例如,不能游泳或骑自行车的患者将难以完成这类活动。训练课程的持续时间也可能被视为障碍,因为它必须足够长来包括所有必需的模块,但不能过长,以致患者在课程结束后不会从事任何其他 PA,从而影响他 / 她日常生活的活动表现。

15.5.4　如何克服这些障碍?

克服这些障碍与识别它们同样重要。正如文献中所观察到的,关于实现这一目标的最佳方式仍然缺乏证据。然而,一个可能的获益方式就是个性化行动(表 15-2)。也就是说,健康专业人员必须对每个患者进行专门的评估并且决定最适合的治疗方案,而不是"一刀切"的处方。

在患者和相关专业人员理解 PA 的重要性,识别障碍并确保采取适当措施抵消这些障碍之后,最后还有一点需要加以考虑。患者和专业人员必须制定既考虑可行性又具有目标设定和永久性评估的策略。这将确保不断识别和处理新的障碍,并在必要时提出 / 调整新目标。

表 15-2　关于如何克服 PA 障碍的建议

障碍	消除障碍的建议
缺乏时间	• 确定（与患者一起）每天 30 分钟的可用时间，每周可进行至少三次（如果可能的话五次）的体育活动
	• 为他／她的日常活动增加 PA，例如，包括步行上班，去超市，与朋友、亲戚或狗一起散步；在看电视等的同时进行 PA
	• 从需要更少时间和精力的活动开始
社会影响力	• 让他／她向朋友和亲属解释对 PA 的兴趣。请他们支持患者的努力
	• 让他／她邀请朋友和亲戚一起进行 PA。计划涉及 PA 的社交互动
	• 让他／她与身体活跃的人建立友谊
缺乏活力	• 在患者感觉精力充沛的时候，组织 PA
	• 说服患者相信如果他／她给自己一个尝试的机会，PA 可以增加活力
缺乏动机	• 事先计划活动。建议患者每天将活动变成他／她的每天做的常规事情，并在日历／议程上插入他／她应该进行活动的时刻
	• 建议患者邀请朋友进行 PA，并在日历中写下日期和时间，以防止他们放弃
	• 建议患者参加预先确定频率的 PA 组
害怕受伤	• 指导患者避免受伤（如热身和伸展肌肉）
	• 教导患者充分考虑年龄、心肺健康、运动的复杂性和一般健康状况
	• 选择受伤概率最小的活动
缺少资源	• 建议需要最少资源的活动，例如步行或步行下楼／上楼
	• 确定低成本，方便且易于获取的资源（如健身房，社区团体，娱乐节目）
气候条件	• 准备患者在恶劣天气情况下可以进行的活动清单（如跳舞，功率自行车，主动练习，健美操，上楼梯）

15.6　呼吸复康的集成

　　肌肉功能和运动耐量的改善不会自动转化为呼吸康复后每日 PA 的增加[48]。增强的体力活动反映了患者体力活动行为的有效改变。诱导这种行为改变比仅提高从事活动的能力要复杂得多。通过全身恒定功率运动试验评估的次极量运动耐受性在呼吸康复后大约成倍增加[34]。耐力的提高表明在很大程度上增强了进行日常生活活动的能力，这通常是次极量运动。遗憾的是，综合的呼吸康复治疗只能使每日 PA 适度提高 15%~20%[48]。

　　鉴于各种 PA 指导策略的阳性结果，这些方法作为运动训练和多学科康复的补充可能会特别引人注目。可以假设，体力活动行为的优化可以进一步增强通过运动训练获得的长期生理效果。此外，呼吸康复计划允许患者和健康教练之间的密切接触。

　　同一中心的两项研究报告了基于动机访谈技术和计步器反馈的 3 个月 PA 咨询计划的额外效果[18,29]。作者报告了 3 个月内每日 PA 量和每日步数的改善[18,29]，并且这种获益在基础活动较少的亚组患者中保留到了 12 个月[18]。有趣的是，Burtin 等人无法再现这些结果。他们调查了类似的 6 个月干预措施，发现在呼吸康复治疗之上没有对体力活动产生额外影响[30]。然而,这种干预并未使用计步器的直接反馈,而只是将对 PA 的反馈(通过活动监测器测量)纳入咨询部分。研究结果的这种差异表明患者与活动的直接对抗可能在最初的 PA 行为改变中起关键作用。

15.7　乐趣因素很重要

成功的 PA 指导项目应该不仅关注体力活动的障碍,还应该确定能够促进行为改变的推动因素。COPD 患者通常报告的促进因素包括足够的社会支持,与他人交流的机会,从 PA 中获益的主观感受,改善自我激励的目标设定以及与医疗卫生的专业人士交谈的可能性[35]。一个经常被遗忘的基本推动因素是娱乐性:如果患者认为 PA 是一种爱好,诱导长期 PA 行为改变的可能性会增加。

奥地利研究人员调查了 3 个月的北欧步行训练计划在多大程度上增强了中重度 COPD 患者的运动耐量和 PA 行为[49]。这种低成本干预包括每周三次一小时的户外步行,最大心率为 75%。正如预期的那样,与对照相比,北欧步行者改善了他们的 6 分钟步行距离。北欧步行者还改善了每日步行时间(+15 分钟 / 天)和站立时间(+129 分钟 / 天)以及步行强度,而每日静坐时间减少(-128 分钟 / 天)。有趣的是,这些积极影响持续了 3~6 个月,这是少数几项能够在 PA 指导或运动干预后显示长期 PA 变化的研究之一。这可以在很大程度上解释为 63% 的北欧步行组患者报告在接受了研究期后 6 个月内每周例行体育锻炼。

Pleguezuelos 等在 Mataró 市——一个拥有 124 000 居民的西班牙城市,开发了 32 条城市步行环路,收集在一份传单中[50]。每个环路都有不同的距离,斜坡和一般难度。还描述了沿着环路的文化景点和商业区的可用性。患者在了解这些环路时获得了初步支持。研究人员进行了一项随机试验,比较了在短暂的 2 周康复期后进入或未进入这些步行环路的患者。康复完成后 9 个月,进入步行环路的患者显著更活跃(与对照组相比,每天 PA 增加 34 分钟)。环路组中 PA 的巨大变化表明这些城市步行环路对于一些患者的长期 PA 行为改变是一个非常成功的推动因素,而在其他患者中它们可能不是最好的 PA 指导工具。

这些成功的例子表明,无论使用何种方法,PA 指导策略应始终专注于触发个体患者的"乐趣因素"。

(梁辰　译)

参考文献

1. Palmer S, Tubbs I, Whybrow A. Health coaching to facilitate the promotion of health behaviour and achievement of health-related goals. Int J Health Promot Educ. 2003;41:91–3.

2. Wolever RQ, Simmons LA, Sforzo GA, et al. A systematic review of the literature on health and wellness coaching: defining a key behavioral intervention in healthcare. Glob Adv Health Med. 2013;2(4):38–57.

3. Gale J. Health psychology meets coaching psychology in the practice of health coaching. InPsych. 2007;3:12–3.

4. Mantoani LC, Rubio N, McKinstry B, MacNee W, Rabinovich RA. Interventions to modify physical activity in patients with COPD: a systematic review. Eur Respir J. 2016;48(1):69–81.

5. Nguyen HQ, Bailey A, Coleman KJ, et al. Patient-centered physical activity coaching in COPD (Walk On!): a study protocol for a pragmatic randomized controlled trial. Contemp Clin Trials. 2016;46: 18–29.

6. Bandura A. Social foundations of thought and action: a social cognitive theory. Englewood Cliffs: Prentice Hall; 1986.

7. Baumeister RF, Vohs KD, DeWall CN, Zhang L. How emotion shapes behavior: feedback, anticipation, and reflection, rather than direct causation. Personal Soc Psychol Rev. 2007;11(2):167–203.

8. Clarck NM, Zimmerman BJ. A social cognitive view of self-regulated learning about health. Health Educ Res. 1990;5(3):371–9.

9. Clark NM, Gong M, Kaciroti N. A model of self-regulation for control of chronic disease. Health Educ Behav. 2001;28(6):769–82.

10. Miller WR, Rollnick S. Motivational interviewing. 2nd ed. New York: Guilford Press; 2002.

11. Wewel AR, Gellermann I, Schwertfeger I, Morfeld M, Magnussen H, Jorres RA. Intervention by phone calls raises domiciliary activity and exercise capacity in patients with severe COPD. Respir Med. 2008;102(1):20–6.

12. Tabak M, Vollenbroek-Hutten MM, van der Valk PD, van der Palen J, Hermens HJ. A telerehabilitation intervention for patients with chronic obstructive pulmonary disease: a randomized controlled pilot trial. Clin Rehabil. 2014;28(6):582–91.

13. Moy ML, Weston NA, Wilson EJ, Hess ML, Richardson CR. A pilot study of an Internet walking program and pedometer in COPD. Respir Med. 2012;106(9):1342–50.

14. Moy ML, Janney AW, Nguyen HQ, et al. Use of pedometer and Internet-mediated walking program in patients with chronic obstructive pulmonary disease. J Rehabil Res Dev. 2010;47(5):485–96.

15. Mendoza L, Horta P, Espinoza J, et al. Pedometers to enhance physical activity in COPD: a randomised controlled trial. Eur Respir J. 2015;45(2):347–54.

16. Hospes G, Bossenbroek L, Ten Hacken NH, van Hengel P, de Greef MH. Enhancement of daily physical activity increases physical fitness of outclinic COPD patients: results of an exercise counseling program. Patient Educ Couns. 2009;75(2):274–8.

17. Barberan-Garcia A, Vogiatzis I, Solberg HS, et al. Effects and barriers to deployment of telehealth wellness programs for chronic patients across 3 European countries. Respir Med. 2014;108(4):628–37.

18. Altenburg WA, ten Hacken NH, Bossenbroek L, Kerstjens HA, de Greef MH, Wempe JB. Short- and long-term effects of a physical activity counselling programme in COPD: a randomized controlled trial. Respir Med. 2015;109(1):112–21.

19. Nguyen HQ, Gill DP, Wolpin S, Steele BG, Benditt JO. Pilot study of a cell phone-based exercise persistence intervention post-rehabilitation for COPD. Int J Chron Obstruct Pulmon Dis. 2009;4:301–13.

20. Olsen JM, Nesbitt BJ. Health coaching to improve healthy lifestyle behaviors: an integrative review. Am J Health Promot. 2010;25(1):e1–e12.

21. National Consortium for Credentialing of Health & Wellness Coaches. A call to action. 2013.; http://ncchwc.org/index.cfm?page=action. Accessed 31 May 2013.

22. Benzo R, Vickers K, Novotny PJ, et al. Health coaching and chronic obstructive pulmonary disease rehospitalization. a randomized study. Am J Respir Crit Care Med. 2016;194(6):672–80.

23. Heckman CJ, Egleston BL, Hofmann MT. Efficacy of motivational interviewing for smoking cessation: a systematic review and meta-analysis. Tob Control. 2010;19(5):410–6.

24. Brug J, Spikmans F, Aartsen C, Breedveld B, Bes R, Fereira I. Training dietitians in basic motivational interviewing skills results in changes in their counseling style and in lower saturated fat intakes in their patients. J Nutr Educ Behav. 2007;39(1):8–12.

25. Smedslund G, Berg RC, Hammerstrom KT, et al. Motivational interviewing for substance abuse. Cochrane Database Syst Rev. 2011;5:CD008063.

26. Bennett JA, Lyons KS, Winters-Stone K, Nail LM, Scherer J. Motivational interviewing to increase physical activity in long-term cancer survivors: a randomized controlled trial. Nurs Res. 2007;56(1):18–27.

27. Miller WR. Motivational interviewing with problem drinkers. Behav Psychother. 1983;11:147–72.

28. Michie S, Hyder N, Walia A, West R. Development of a taxonomy of behaviour change techniques used in individual behavioural support for smoking cessation. Addict Behav. 2011;36(4):315–9.

29. de Blok BM, de Greef MH, ten Hacken NH, Sprenger SR, Postema K, Wempe JB. The effects of a lifestyle physical activity counseling program with feedback of a pedometer during pulmonary rehabilitation in patients with COPD: a pilot study. Patient Educ Couns. 2006;61(1):48–55.

30. Burtin C, Langer D, van Remoortel H, et al. Physical activity counselling during pulmonary rehabilitation in patients with COPD: a randomised controlled trial. PLoS One. 2015;10(12):e0144989.

31. Kawagoshi A, Kiyokawa N, Sugawara K, et al. Effects of low-intensity exercise and home-based pulmonary rehabilitation with pedometer feedback on physical activity in elderly patients with chronic obstructive pulmonary disease. Respir Med. 2015;109(3):364–71.

32. Moy ML, Martinez CH, Kadri R, et al. Long-term effects of an internet-mediated pedometer-based walking program for chronic obstructive pulmonary disease: randomized controlled trial. J Med Internet Res. 2016;18(8):e215.

33. Demeyer H, Louvaris Z, Frei A, et al. Physical activity is increased by a 12-week semiautomated telecoaching programme in patients with COPD: a multicentre randomised controlled trial. Thorax. 2017;72(5):415–23.

34. Spruit MA, Singh SJ, Garvey C, et al. An official American Thoracic Society/European Respiratory Society statement: key concepts and advances in pulmonary rehabilitation. Am J Respir Crit Care Med. 2013;188(8):e13–64.

35. Thorpe O, Johnston K, Kumar S. Barriers and enablers to physical activity participation in patients with COPD: a systematic review. J Cardiopulm Rehabil Prev. 2012;32(6):359–69.

36. Thorpe O, Kumar S, Johnston K. Barriers to and enablers of physical activity in patients with COPD following a hospital admission: a qualitative study. Int J Chron Obstruct Pulmon Dis. 2014;9:115–28.

37. Gimeno-Santos E, Frei A, Steurer-Stey C, et al. Determinants and outcomes of physical activity in patients with COPD: a systematic review. Thorax. 2014;69(8):731–9.

38. Mesquita R, Nakken N, Janssen DJ, et al. Activity levels and exercise motivation in COPD patients and their resident loved ones. Chest. 2017;151(5):1028–38.

39. Fischer MJ, Scharloo M, Abbink JJ, et al. Drop-out and attendance in pulmonary rehabilitation: the role of clinical and psychosocial variables. Respir Med.

2009;103(10):1564–71.

40. Garvey C, Fullwood MD, Rigler J. Pulmonary rehabilitation exercise prescription in chronic obstructive lung disease: US survey and review of guidelines and clinical practices. J Cardiopulm Rehabil Prev. 2013;33(5):314–22.

41. Levack WM, Weatherall M, Reeve JC, Mans C, Mauro A. Uptake of pulmonary rehabilitation in New Zealand by people with chronic obstructive pulmonary disease in 2009. N Z Med J. 2012;125(1348):23–33.

42. Brooks D, Sottana R, Bell B, et al. Characterization of pulmonary rehabilitation programs in Canada in 2005. Can Respir J. 2007;14(2):87–92.

43. Yohannes AM, Connolly MJ. Pulmonary rehabilitation programmes in the UK: a national representative survey. Clin Rehabil. 2004;18(4):444–9.

44. Garrod R, Marshall J, Barley E, Jones PW. Predictors of success and failure in pulmonary rehabilitation. Eur Respir J. 2006;27(4):788–94.

45. Furlaneto KC, Demeyer H, Sant'Anna T, et al. Summer-winter variability of physical activity in daily life: comparison between Brazilian and Belgian patients with COPD. Eur Respir J. 2016;48(Suppl 60):A1886.

46. Demeyer H, Burtin C, Van Remoortel H, et al. Standardizing the analysis of physical activity in patients with COPD following a pulmonary rehabilitation program. Chest. 2014;146(2):318–27.

47. Alahmari AD, Mackay AJ, Patel AR, et al. Influence of weather and atmospheric pollution on physical activity in patients with COPD. Respir Res. 2015;16:71.

48. Troosters T, Gosselink R, Janssens W, Decramer M. Exercise training and pulmonary rehabilitation: new insights and remaining challenges. Eur Respir Rev. 2010;19(115):24–9.

49. Breyer MK, Breyer-Kohansal R, Funk GC, et al. Nordic walking improves daily physical activities in COPD: a randomised controlled trial. Respir Res. 2010;11:112.

50. Pleguezuelos E, Perez ME, Guirao L, et al. Improving physical activity in patients with COPD with urban walking circuits. Respir Med. 2013;107(12):1948–56.

第 **16** 章　呼吸康复中的呼吸训练和黏液清除技术

Catherine J. Hill, Marta Lazzeri, and Francesco D'Abrosca

16.1　介绍

　　呼吸康复的目标之一是改善呼吸肌功能并减轻呼吸困难。这通常通过系统的耐力训练来实现,例如步行或骑自行车可以增加对呼吸系统的需求,从而产生生理性的训练效果,提高协调性和肌肉或呼吸肌的效率,或者使患者对呼吸困难引起的不舒适症状耐受。另一个目标是减少疾病加重次数和住院的频率。除了全身运动以外,还可以在呼吸康复计划中采用特定策略来实现这一目标,包括将在本章中提到的呼吸训练和黏液清除技术以及将在第 18 章中提到的用于提高呼吸肌力量和耐力的具体训练。

16.2　呼吸训练

　　大量的呼吸康复文献讨论了针对 COPD 人群的呼吸训练,却很少描述这些训练怎样适用于其他慢性呼吸疾病患者。在识别出异常呼吸形式或普遍特点的基础上,可以在个体水平进行呼吸训练。呼吸训练中的个体化指导通常被称为呼吸再训练,最常见的技术是膈式呼吸,也称为腹式呼吸或呼吸控制。在呼吸康复中除了全身运动之外,通常

还会进行膈式呼吸训练,另外,一些无法参与呼吸康复运动的患者也可以进行膈式呼吸训练。缩唇呼吸是一种通过经口呼气对抗缩唇产生的压力的呼吸策略,可以由患者自由采用或者由呼吸康复医生鼓励采用,可在运动训练中降低呼吸频率和减轻动态过度充气,从而全面提高耐力。运动训练中的通气 - 反馈呼吸或定时呼吸是另一种用于增加耐力时间的策略。其他广义的呼吸训练方法还包括呼吸与运动的协调,例如在吸气或呼气阶段有节奏地抬起手臂或利用体位改善呼吸形式。呼吸康复计划的一些替代形式包括广义的呼吸训练策略,例如瑜伽、特定的气息调节形式(以呼气为重点的定时呼吸)以及太极拳、歌唱或口琴演奏等。本章将重点介绍呼吸康复中最常见的呼吸训练,即针对 COPD 患者的膈式呼吸和缩唇呼吸。

16.2.1　呼吸训练的描述

16.2.1.1　膈式呼吸

　　膈式呼吸在术语和描述上存在一些不一致,实际上膈式呼吸等同于呼吸控制,放松控制呼吸或腹式呼吸。该技术鼓励患者主要用膈式呼吸并尽量减少辅助呼吸肌的作用[1]。通常这项训练应在有支撑的端坐位进行,使

上胸部和肩部放松,不过一些研究者已经开始对仰卧位患者进行指导。治疗师或患者的一只手放在患者腹部以提供触觉反馈,另一只手可放或不放在胸部。在吸气时,指示患者向外鼓动腹壁,使腹部的手逐渐向上和向外移动("把气吸到我/你的手中"),并使胸部的手感知道的移动达到最小。鼓励患者经鼻吸气以促进膈肌力量集中同时增强自然湿化。呼气是放松和被动的,同时腹部的手逐渐回到静息位。腹部来回移动的增大和肋骨或上胸部移动的减小说明技术是有效的。这种技术的变体包括将吸气时的膈式呼吸与呼气时的缩唇呼吸或主动的腹式呼气相结合。鼓励患者每天进行此技术,每次 10 分钟至 1 小时,每天 2~3 次,不过最佳频率和持续时间尚不明确[2]。

16.2.1.2 缩唇呼吸

缩唇呼吸是指吸气时经鼻,呼气时经部分关闭的嘴唇且避免用力呼气[3]。一些患有 COPD 的患者被观察到在休息时、运动时或运动后恢复时及在急性发病时采用自发的缩唇呼吸模式。这一观察结果促使人们对缩唇呼吸的生理学效应及将其作为一种训练技术的潜在获益机制进行了许多研究。已经尝试使用此技术训练那些不曾自发采用缩唇呼吸的患者,来观察他们是否也会从中受益。可以鼓励 COPD 患者在运动训练时或劳累后恢复时以及在日常生活活动时尝试缩唇呼吸。可以使用各种指令来进一步阐明所需的技术,"通过撅起的嘴唇呼气以产生轻微的哨声"[4],"想象着使一个小蜡烛的火焰闪烁但不被吹灭"[5]。对于未曾自发采用缩唇呼吸的患者,他们能够使用耳血氧测定法进行反馈来学习此技术,从而显著增加氧饱和度和潮气量,降低呼吸频率,维持分钟通气量[6]。技术的有效性可以通过呼吸频率的即时降低和呼气时间的延长以及症状的改善来证明。

16.2.2 呼吸训练的原理

静息状态下 COPD 患者的呼吸代谢消耗比健康人高。COPD 患者气道阻力的增加和弹性回缩力的降低导致呼吸肌在通气需求增加时的做功增加,肋骨和辅助呼吸肌运动以及腹肌收缩可以证明这一点[1,2]。除气流受限外,一部分严重 COPD 患者在静息时功能残气量增加,另一部分在活动期间可能出现动态过度充气,这限制了他们的运动能力。过度充气改变了呼吸肌,特别是膈肌的长度-张力关系,降低了其产生收缩力的能力[1,2]。肋膈肌纤维的缩短和由此产生的收缩角度的改变,加之上胸部辅助吸气肌使用的增加,共同导致一种矛盾的呼吸形式,即吸气时低位肋骨和腹部相互牵拉。与气流受限相比,呼吸困难与吸气肌功能更加相关[2]。此外,呼吸困难与辅助肌肉的活动度和胸壁运动幅度呈正相关,与膈肌活动度呈负相关。因此,COPD 患者的呼吸训练旨在通过减少运动相关性过度充气,改变动用的呼吸肌和改善呼吸肌效能来减少呼吸困难[7]。

16.2.2.1 膈式呼吸

膈式呼吸训练的目的是通过纠正异常的呼吸模式来教会患者缓解和控制呼吸困难,从而降低呼吸代谢消耗,改善通气分布,从而改善气体交换、运动能力和症状。患者能够自如地(暂时)改变他们的呼吸形式,从而更慢、更深地吸气,腹部动度更大,胸廓动度更小[1]。在呼吸控制训练的系统性回顾中,膈式呼吸对腹部和膈肌动度、呼吸频率、潮气量、动脉血氧饱和度和经皮氧饱和度均有显著的益处[8]。这些研究大多包括 COPD 患者,并且当针对其他人群的研究被剔除时,结果仍是一致的。然而,膈式呼吸对严重 COPD 患者($FEV_1\%$ 预测值为 30%~50%)的呼吸功和呼吸困难有显著的不良影响。对呼吸能量消耗相关的生理结局指标,如氧气消耗和呼吸肌效率,或与气体交换相关的结局指标,如通气分布没有总体影响[8]。在许多研究中,膈式呼吸与不同步和矛盾性胸廓运动的增多有关[9,10]。这可能源自于其对呼吸功和呼吸困难的不良影响,不过很少有研究真正将呼吸困难作为主要终点研究膈式呼吸的影响。

16.2.2.2 缩唇呼吸

在稳定期 COPD 患者静息状态下或单次运动期间已经进行了很多关于缩唇呼吸的调查。在这种情况下,缩唇呼吸多次被证明可以降低呼吸频率及增加潮气量[11]。与平静呼吸相比,这种更慢、更深的呼吸形式与气体交换的改善[12]和氧耗的减少相关[13]。在一些患者中,这些好的效果可能与症状的改善和运动能力的提高有关,但也有一些患者没有这些改变。缩唇呼吸缓解症状可能与减少气道塌陷及限制呼气末肺容量增加和过度充气有关[14-16]。而对于没有表现出大气道塌陷的 COPD 患者,缩唇呼吸增加的呼气阻力和增加的潮气量将导致呼吸功增加和症状加重。因此,患有 COPD 的异质性群体对缩唇呼吸似乎反应不一。进一步的研究曾尝试确定哪些患者更可能从此技术的训练中受益以及是否真的有部分患者采用这种呼吸形式是有害的。

16.2.2.3 其他因素

呼吸训练期间的特定体位旨在改善呼吸肌的长度 – 张力关系。增加腹部压力的体位,例如向前倾斜,可以增强膈肌运动,增强胸壁运动,减少辅助肌肉的动用,减少矛盾呼吸和呼吸困难的进展。在前倾体位时支撑着手臂,无论是前臂放在桌子上或手臂支撑着坐着,还是使用助行器走路,都可以使辅助肌肉在没有额外增加手臂活动的情况下有助于吸气。呼气结束时腹肌的主动收缩会增加腹压,推动膈肌达到更有效的工作长度,并增加

膈肌和胸廓的弹性回缩力,对呼吸肌功能和减轻过度充气有利[17]。

呼吸与手臂活动的配合可以提高手臂运动能力。手臂抬高与肺容量的增加和呼吸形式的不同步有关。在吸气还是呼气时抬高手臂的相关建议是相互矛盾的。最近,Dolmage 等人证明,过度充气的患者在呼气时相抬手臂与吸气时或佯装抬手臂相比,耐力时间显著增加[18]。

16.2.3 呼吸康复中呼吸训练的证据

一个涉及 1233 名参与者,包含了 16 项研究的关于 COPD 呼吸训练的系统性回顾,未能证明呼吸训练对运动能力、呼吸困难和健康相关性生活质量等结局指标的一致性影响[7]。这些研究中只有两项旨在检验呼吸训练在呼吸康复计划中的额外作用[19,20]。Collins 等人证明,将一个加热式呼吸流速计连接到咬嘴上,并与计算机连接,在屏幕上提供可视化的呼气目标[19],利用此通气反馈可以使 COPD 患者呼吸频率降低,呼气时间增长,从而有效延长呼气。在运动耐力训练期间,包括功率自行车(18 次)和跑步机行走(18 次)中使用通气反馈。在 36 次训练的三组对照中,通气反馈呼吸再训练加运动训练比单独的运动训练或单独的通气反馈减少动态过度充气,并且比单独的通气反馈增加了更多的运动持续时间。通气反馈组比单独的运动训练增加了恒定功率平板运动试验的运动持续时间,但未能达到预先设定的统计学意义标准($p=0.022$)。Van Gestel 等人将 40 例 COPD 患者随机分为运动训练组和运动训练加 30 分钟呼吸控制组,呼吸控制中包括了不少于 10 次的吸气相膈式呼吸和呼气相缩唇呼吸[20]。呼吸再训练使用呼吸生物反馈,脐部和腹部平面的呼吸传感器连接到放大器,并转换为听觉(耳机)和视觉输出(高处屏幕上的图形)。作者注意到,许多患者很难

改变自己的呼吸形式,虽然两组患者的关键结局指标均有所改善,但呼吸训练与单独的运动训练相比对肺功能、6 分钟步行距离、健康相关的生活质量或心脏自主神经功能没有额外益处。

目前没有足够的证据表明除了常规的运动训练外,把呼吸训练作为呼吸康复的单独组分能够带来额外益处。虽然许多呼吸康复计划包括呼吸训练教育[21],但不能够将呼吸训练的益处从全身耐力训练中剥离开来。然而,作为一系列呼吸康复教育论题的一部分,呼吸训练教育课程没有在运动能力、呼吸困难或健康相关性生活质量等方面表现出相较于单独的运动训练的额外益处[22]。呼吸训练在除 COPD 外的慢性呼吸系统疾患者群的呼吸康复中的作用尚未被研究。

16.2.3.1　膈式呼吸

尽管报道中膈式呼吸对症状的急性作用不一致,但针对 COPD 患者的一项随机对照试验报道说,进行 4 周的膈式呼吸计划后,自然呼吸中膈肌的参与度增加且功能得到改善[23]。膈式呼吸组和常规护理对照组之间的平均差异超过了 6 分钟步行距离(34.7m)和 St Georges 呼吸问卷总分(-10.5 分)的最小重要差值。

16.2.3.2　缩唇呼吸

对 COPD 患者进行 4 周的缩唇呼吸日常渐进性训练后,在 12 周的随访中,与对照组和呼气肌训练组相比,6 分钟步行试验后呼吸困难显著减少(-0.9 单位,Borg 量表)[5]。虽然缩唇呼吸组的 SF-36 身体功能评分有显著提高,但 6 分钟步行距离没有组间差异。一些研究已经考量了缩唇呼吸对 COPD 患者运动能力的急性影响。对于那些没有自发使用缩唇呼吸的人来说,与自然呼吸相比,使用缩唇呼吸可以显著降低训练后呼吸频率[24,25]。在一项小型研究中,缩唇呼吸增

加了运动能力(以 6 分钟步行距离为标准,平均 34.9m,[25]),而在另一项研究中递增往返步行距离没有差异[24]。不过,使用缩唇呼吸时,递增往返步行试验后的恢复时间显著缩短(平均 -24.9 秒,[24])。6 分钟步行距离增加量与用力呼吸时在仰卧位用超声测量的膈肌移动度之间存在显著相关性[25]。对于在呼吸过程中自发使用缩唇呼吸的患者,通过使用咬嘴抑制缩唇呼吸使他们自然呼吸,进行了运动试验的交叉试验。通过这种方法,Faager 证明,使用自发缩唇呼吸相较于其被抑制时,患者在耐力穿梭步行测试中平均步行时间延长了 37 秒,饱和度少减少了 1.2%[26]。抑制缩唇呼吸不会影响 6 分钟步行距离或在日常生活多任务活动(Glittre-ADL,[27])测试中的功能性表现。然而,缩唇呼吸改善了由于 Glittre-ADL 测试引起的动态过度充气(平均差异 0.12L)。

16.2.4　呼吸康复中呼吸训练的临床实践意义

目前没有证据表明呼吸训练可为 COPD 患者的全身训练计划带来更多或额外的益处[7]。然而,来参加呼吸康复计划以改善呼吸的患者,通常有一个预期的想法,即重点是教他们进行呼吸训练。对于在运动或恢复期本能地使用缩唇呼吸的人,应该鼓励他们继续这种做法,并在可能有用时予以强化。对于那些没有自发使用这种形式的人,通过肺量计(更严重的气流阻塞)测定肺容量(加剧过度充气)或较低的呼气峰流量识别有反应性者将会有所帮助[14,15,28]。或者在运动、恢复或功能性活动期间试用该技术,同时监测呼吸形式,呼吸困难和氧饱和度可能是识别有反应性者最简单的方法。缩唇呼吸应当快速且简单易学,并且在典型的呼吸康复计划中,通过使用缩唇呼吸策略获益后的主观反应或观察到的运动能力的增加,可以想见

有反应性者能够被容易地识别出来。那些经历过使用缩唇呼吸后呼吸功增加并且症状没有缓解的患者可能不适宜使用该技术，并且不会因继续进一步使用而受益。最近一项针对由 13 名患者组成的典型群体的定性研究确定了几个常见的主题，这些主题与接受指导后长达 24 个月的缩唇呼吸训练有关：控制呼吸急促、放松、减少恐惧和焦虑和减少使用短效支气管扩张剂[29]。

膈式呼吸更难以教导和学习，并且可能需要至少 4 周每天练习以实现肌肉训练效果，并且转化为功能性运动能力的提高。尽管这种技术不能立即产生症状上的获益，但呼吸浅快的患者也许更有可能出现效果，前提是他们能够降低呼吸频率并增加潮气量。在膈式呼吸训练期间或之后表现出矛盾呼吸形式和经历呼吸困难加重的患者可能是无反应性者，应该放缓或停止训练。膈式呼吸导致的矛盾呼吸形式更可能发生在不能增加膈肌下降度的严重气流阻塞和过度充气的人群[9]。

呼吸训练的有效性表现在延缓呼气并获得适当的平衡，使得肺内气体更好地排空且吸气深度增加以减少动态过度充气，同时不改变自然的呼吸力学甚至不增加呼吸功。尽管在这一领域进行了六十多年的研究，但尚未确定是什么构成了临床意义上的呼吸频率降低、潮气量增加或氧合改善。长期坚持呼吸训练的人更可能有症状上的获益和相关的功能性活动改善。

16.3　黏液清除技术

16.3.1　黏液清除技术的原理

黏液和咳嗽是抵抗吸入性刺激物和支气管上皮化学损伤的主要物理防御机制，通过它们保护下呼吸道并清除上呼吸道的分泌物[30]。呼吸系统健康依赖于气道分泌物的产生和清除之间的良好平衡[31]。黏液纤毛定向摆动和呼气气流将分泌物移动到中央气道，结合吞咽或咳嗽最终将它们从肺部移除。

环境和病理生理因素可以改变正常的黏液清除：年龄、长期暴露于香烟烟雾和污染物会降低支气管纤毛摆动的效率。过多的黏液产生和（或）潴留、过度或无效的咳嗽与许多呼吸系统并发症有关：呼吸功增加、通气 - 血流比失调，气体交换异常，肺部感染和炎症[32]。许多疾病都以这种改变为特征：在囊性纤维化中黏液的流变学特性发生改变[33]；在原发性纤毛运动障碍（Kartagener 综合征）和支气管扩张等支气管结构改变中纤毛定向摆动功能受损[34]；在神经肌肉疾病和其他形式的呼吸肌无力的患者咳嗽能力受到影响[35]；COPD、哮喘和急性呼吸道感染引起急性或慢性的支气管黏液产生增多[36]。

全世界的患者、医生和护理人员花费大量精力和时间使用不同的策略和设备以清除分泌物。

16.3.2　黏液清除技术的描述

从 20 世纪初开始，体位和用力呼气被首先描述为有利于黏液松动和排出的方法。Nelson 在 1934 年详细描述了体位引流（postural drainage，PD）[37]，并且作者认为如果长时间保持一定的姿势，重力会直接影响黏液在气道中的位移。PD 与手动胸部振动和叩击（传统胸部物理治疗）相结合，可以改变黏液流变学，加强排出。

新近的黏液清除技术基于对呼吸系统的生理学和病理生理学的观察并使用物理学原理，旨在改变黏液的流变学特性，撑开（或重新打开）气道以增加容量，改变气流调整肺部压力、肺容量和压缩力。事实上，有节律的纤毛协调摆动使黏液向头侧缓慢移动，其在周围气道中的作用更大，而呼气气流在气流

和黏液层之间的气 – 液界面上施加剪切力（双相气 – 液传输），正是由于上述因素的结合，促进了中心气道分泌物更好地移动[38]。

一般而言，每次帮助气道廓清的干预措施目的都是松动黏液并使其向头侧集中，再通过咳嗽、用力呼气（哈气）或吸引来将其清除。根据研究或回顾的目的，作者按照作用原理（正压、叩击、振动……）或使用或不使用设备对黏液清除技术进行分类。然而，通过"作用水平"进行功能性分类可能更有助于指导临床实践中黏液清除技术的选择：促进肺容量补充的、支持黏液从外周到上呼吸道移动的以及通过咳痰或吞咽促进黏液从上呼吸道清除的[39]。

许多非药理学技术被提到能够廓清气道并限制或解除黏液淤滞的影响，例如主动呼吸循环技术（active cycle of breathing techniques, ACBT），其包括胸廓扩张训练、控制呼吸和用力呼气、舌头抵在上颌慢速呼气（Expiration Lente Totale a Glotte Ouverte en infraLatéral, ELTGoL）[40]和自我引流（autogenic drainage, AD）[41]，通过开放的声门改变起始肺容量和呼气时间以调节呼气流量。呼气末正压（PEP）[42]被广泛用于增加阻塞后的容量并防止呼气相气道过早塌陷：PEP 可以通过在患者呼吸时施加被动呼气阻力来产生，模拟"缩唇呼吸"，如呼气到带振荡的装置中产生 PEP（flutter, RC cornet, acapella）[43]，也可以通过主动持续气道正压通气（continuous positive airway pressure, CPAP）[44]或临时性 PEP（temporary PEP, T-PEP）[45,46]来产生。一些机械装置可以向气道施加压缩 / 振荡（间歇性叩击通气 –IPV），或用于胸廓上（高频胸壁振荡或压缩 –HFCO/HFCC）[47]或用于合作能力差的患者以被动地增强呼气流量（VakümTechnology）[48]。单用手动辅助胸腹部压迫技术或与球囊通气或机械吸呼（咳嗽机）相结合，可用于支持 / 替代无效咳嗽[49]。

推荐在使用其他旨在促进将黏液移动到上呼吸道的策略后联合使用主动呼气技术（forced expiratory technique, FET）或"哈气（Huff）"。与咳嗽相比，FET 能产生更大的呼气流速和更低的胸内压，而且在气道不稳定的情况下，其排出痰液的效率与咳嗽相似或更高[50]。

体位会改变呼吸形式、容量和区域性通气，因此在呼吸系统疾病的急性期和重症患者中，清除分泌物的能力可能会受到影响。在重症监护、大手术后和许多其他环境中，长时间的仰卧位是肺不张等呼吸系统并发症的主要原因，进而导致肺容积减少和重力依赖区黏液潴留。早期活动，侧卧、俯卧和半卧位交替，快速恢复坐位，是一线肺扩张疗法，有助于有效清除分泌物和维持肺部健康[51]。

体育运动是呼吸康复计划的必要组成部分。其可以通过减少黏液的机械阻抗来促进气道廓清，并被推荐作为所有慢性高分泌患者的其他黏液清除技术的辅助治疗[52]。

当自主（需要 / 不需要设备辅助）策略无效且所需要的呼吸功会导致呼吸困难和症状的加重或增加治疗的不适时，间歇性正压呼吸（intermittent positive pressure breathing, IPPB）和无创机械通气（non-invasive mechanical ventilation, NIMV）可用于辅助黏液清除期间的某些阶段[53,54]。已开发出现代化的装置以在黏液清除期间指导患者并促进遵照医嘱的自主性和持久性：它们包括视觉或听觉反馈，"屏上"信息和记录系统可以跟踪和监测依从性。

16.3.3　呼吸康复中黏液清除技术的证据

尽管有许多技术和设备可供使用，但黏液清除技术的使用仍受到广泛争议。上述许多技术被证明可以改善囊性纤维化（cystic fibrosis, CF）患者和非 CF 支气管扩张患者的黏液清除和排出[55]。发现在 CF 患者中，传统胸部物理治疗和其他黏液清除技术在对呼吸功能的影响上没有差异[56]。一些证据表明，自我管理的黏液清除技术是患者及其家属的首选。研究还表明，黏液清除技术可以改善症状、肺功能和生活质量，但可能是由于疾病的慢性和进展性，其长期影响并未被证明。出于这些原因，建议定期评估策略与临床（和心理）状况相关的有效性和适当性，特别是在慢性高分泌患者中[57]。

美国呼吸治疗协会的临床实践指南并未建议常规使用黏液清除技术治疗 COPD 患者。考虑到患者偏好、耐受性和与共同治疗目标相关的个体有效性，可以在出现有症状的分泌物潴留时考虑使用[58]。对于能够通过咳嗽清除分泌物的患者，不建议使用黏液清除技术，但有效咳嗽或呼气气流调节（例如 FET）的宣教可能是有用的。对于 COPD 和咳嗽无力的患者，单独使用胸腹压迫或与机械辅助咳嗽联用也是不推荐的[59]，除非在一些罕见且经过仔细评估的呼吸肌无力情况下[60]。

即使在慢性呼吸系统疾病的急性期，现有证据也不支持常规使用黏液清除技术，不过散在病例和临床经验证明针对有症状的黏液潴留且无气道廓清能力患者的定制策略可能很有用。在 COPD 急性加重期间，应用黏液清除技术可以显著减少对通气支持的需求，减少机械通气天数和住院天数，使得这种干预对患者的益处超过了成本[61~63]。值得注意的是，在急性加重期间，早期活动计划和身体重新调节比单独的黏液清除技术更安全、更有效[64]。现有证据还表明，只有经过选择的 COPD 患者在急性加重期间使用 PEP 策略可能会获得一些附加的益处[61]。无创通气（non-invasive ventilation，NIV）和 CPAP 已被证明可能促进黏液清除，并已被提议单独或与其他技术联用作为黏液清除的辅助治疗[53,65]；然而，它们作为黏液清除技术的用途存在争议，需要进行更多的研究[66,67]。

ACT 在接受大手术的患者中预防性系统应用的证据尚不足，而研究表明，鼓励咳嗽，尽早恢复站姿和走动等早期术后干预措施联合正确的疼痛管理对减少呼吸系统并发症是必不可少的。此外，CPAP，NIV 和辅助咳嗽显示出减少呼吸衰竭高风险患者并发症的作用[68,69]。

所有科学协会都建议对患有神经肌肉疾病（neuromuscular diseases，NMD）和咳嗽无力的患者常规应用手动或机械辅助咳嗽增强技术。事实上，如果出现呼吸系统并发症，呼吸肌无力所导致的发病率和死亡率会显著增加。由于无咳嗽能力而导致的分泌物潴留是引起 NMD 患者肺炎和急性呼吸衰竭而导致插管的主要原因。咳嗽峰流速在 160~270L/min 之间通常被认为是有效的，但在急性疾病中分泌物增加时可能不足以保护气道。因此，辅助咳嗽首要目标是通过舌咽式呼吸、复苏球囊或机械通气装置最大限度地使肺膨胀，然后通过手动胸部和（或）腹部压迫或机械装置（机械吸－呼器）辅助来加强自发呼气期相。辅助吸气和呼气策略相结合可以达到最佳疗效[70]。与无呼吸管理相比，持续或更长时间正确使用 NIV 和辅助咳嗽与更低的因肺部并发症住院率、更高的生存率相关，并可预防气管切开[50]。在没有充分咳嗽或支持排痰能力的情况下，单独应用"惯常"技术以使支气管分泌物从外周移动到上呼吸道是不被证据支持的[71]。

尽管有许多研究将黏液清除技术相互比较，但没有一项技术证明其在功效方面的优势。简单、通用和明确的结局指标的缺乏可能是造成设计关于黏液清除技术的研究困难的原因[72]。在功能性和可测量的参数（肺功能测试和支气管阻塞、血气、黏液体积和（或）重量的测量……）中没有参数可用于定义最小临床重要差异（minimal clinical important difference，MCID），因为这与个体的最小可检测差异严格相关。此外,尚不清楚是否有差异能够与其他因素联系起来,例如技术使用的舒适性和个人对生活质量的感受。

16.3.4　呼吸康复中黏液清除技术的临床实践意义

由于缺乏支持黏液清除技术的有力证据,最好考虑到所有"治疗选择"以清除分泌物,根据对潜在病理生理改变、黏液性状、患者合作程度、设备和材料的可用性、成本 – 收益和患者 / 护理人员个体偏好的准确评估进行选择。技术 / 设备的选择可能受到呼吸康复医师的临床经验和信心的影响,因此可以进行试验以确定适合个体患者的最佳策略,同时考虑主观和客观的改善。一般来说,为了找到可能受益于干预和相关策略的患者,一些问题可用于指导患者的选择:是否存在使用该疗法的病理生理学依据,如分泌亢进性疾病和分泌物清除障碍? 它是否有潜在危害,分泌物潴留是否影响肺功能,如气体交换或呼吸力学? 治疗的不利影响可能是什么? 患者的偏好是什么,包括对获益的主观感受? 治疗的直接和间接成本是否可接受? 患者是否能够独立掌握策略以长期维持气道廓清? 最后这个问题是关键性的,特别是当需要在家中或长时间继续治疗时。在这些情况下,患者的偏好、耐受性、控制点、经济(时间和资源)和对治疗效果的自我感知将对遵守医嘱的良好依从性和持久性有预测意义[32]。

尽管缺乏证据,但黏液清除技术是包括急性(也包括重症监护)和门诊环境中分泌物管理无效的高分泌患者在内的慢性呼吸系统疾病患者现实康复计划的基本组成部分。如上所述,黏液清除技术可以起到减少急性加重和住院治疗的作用,鼓励政府和经济利益相关者提供更多支持,以实现良好支撑的多中心高质量研究,为受分泌物困扰的患者

提供新的可持续的解决方案并且更好地解决全世界成千上万的呼吸物理治疗师和护理人员的日常工作[73,74]。

(夏金根　译)

参考文献

1. Gosselink R. Breathing techniques in patients with chronic obstructive pulmonary disease (COPD). Chron Respir Dis. 2004;1(3):163–72.
2. Breslin EH. Breathing retraining in chronic obstructive pulmonary disease. J Cardiopulm Rehabil. 1995;15(1):25–33.
3. Pulmonary rehabilitation-1999. American Thoracic Society. Am J Respir Crit Care Med. 1999;159(5 Pt 1):1666–82.
4. Breslin EH. The pattern of respiratory muscle recruitment during pursed-lip breathing. Chest. 1992; 101(1):75–8.
5. Nield MA, Soo Hoo GW, Roper JM, Santiago S. Efficacy of pursed-lips breathing: a breathing pattern retraining strategy for dyspnea reduction. J Cardiopulm Rehabil Prev. 2007;27(4):237–44.
6. Tiep BL, Burns M, Kao D, Madison R, Herrera J. Pursed lips breathing training using ear oximetry. Chest. 1986;90(2):218–21.
7. Holland AE, Hill CJ, Jones AY, McDonald CF. Breathing exercises for chronic obstructive pulmonary disease. Cochrane Database Syst Rev. 2012;10:CD008250. doi:10.1002/14651858.CD008250.pub2.
8. Lewis LK, Williams MT, Olds T. Short-term effects on outcomes related to the mechanism of intervention and physiological outcomes but insufficient evidence of clinical benefits for breathing control: a systematic review. Aust J Physiother. 2007;53(4):219–27.
9. Cahalin LP, Braga M, Matsuo Y, Hernandez ED. Efficacy of diaphragmatic breathing in persons with chronic obstructive pulmonary disease: a review of the literature. J Cardiopulm Rehabil. 2002;22(1):7–21.
10. Fernandes M, Cukier A, Feltrim MIZ. Efficacy of diaphragmatic breathing in patients with chronic obstructive pulmonary disease. Chron Respir Dis. 2011;8(4):237–44.
11. Roberts SE, Stern M, Schreuder FM, Watson T. The use of pursed lips breathing in stable chronic obstructive pulmonary disease: a systematic review of the evidence. Phys Therapy Rev. 2009;14(4):240–6.
12. Mueller RE, Petty TL, Filley GF. Ventilation and arterial blood gas changes induced by pursed lips breathing. J Appl Physiol. 1970;28(6):784–9.
13. Jones AY, Dean E, Chow CC. Comparison of the oxygen cost of breathing exercises and spontaneous breathing in patients with stable chronic obstructive pulmonary disease. Phys Ther. 2003;83(5):424–31.
14. Spahija J, de Marchie M, Grassino A. Effects

of imposed pursed-lips breathing on respiratory mechanics and dyspnea at rest and during exercise in COPD. Chest. 2005;128(2):640–50.

15. Bianchi R, Gigliotti F, Romagnoli I, Lanini B, Castellani C, Binazzi B, Stendardi L, Grazzini M, Scano G. Patterns of chest wall kinematics during volitional pursed-lip breathing in COPD at rest. Respir Med. 2007;101(7):1412–8.

16. Visser FJ, Ramlal S, Dekhuijzen PN, Heijdra YF. Pursed-lips breathing improves inspiratory capacity in chronic obstructive pulmonary disease. Respiration. 2011;81(5):372–8.

17. Casciari RJ, Fairshter RD, Harrison A, Morrison JT, Blackburn C, Wilson AF. Effects of breathing retraining in patients with chronic obstructive pulmonary disease. Chest. 1981;79(4):393–8.

18. Dolmage TE, Janaudis-Ferreira T, Hill K, Price S, Brooks D, Goldstein RS. Arm elevation and coordinated breathing strategies in patients with COPD. Chest. 2013;144(1):128–35.

19. Collins EG, Langbein WE, Fehr L, O'Connell S, Jelinek C, Hagarty E, Edwards L, Reda D, Tobin MJ, Laghi F. Can ventilation-feedback training augment exercise tolerance in patients with chronic obstructive pulmonary disease? Am J Respir Crit Care Med. 2008;177(8):844–52.

20. van Gestel AJ, Kohler M, Steier J, Teschler S, Russi EW, Teschler H. The effects of controlled breathing during pulmonary rehabilitation in patients with COPD. Respiration. 2012;83(2):115–24.

21. McCarthy B, Casey D, Devane D, Murphy K, Murphy E, Lacasse Y. Pulmonary rehabilitation for chronic obstructive pulmonary disease. Cochrane Database Syst Rev. 2015;2:CD003793. doi:10.1002/14651858. CD003793.pub3.

22. Blackstock FC, Webster KE, McDonald CF, Hill CJ. Comparable improvements achieved in chronic obstructive pulmonary disease through pulmonary rehabilitation with and without a structured educational intervention: a randomized controlled trial. Respirology. 2014;19(2):193–202.

23. Yamaguti WP, Claudino RC, Neto AP, Chammas MC, Gomes AC, Salge JM, Moriya HT, Cukier A, Carvalho C. Diaphragmatic breathing training program improves abdominal motion during natural breathing in patients with chronic obstructive pulmonary disease: a randomized controlled trial. Arch Phys Med Rehabil. 2012;93(4):571–7.

24. Garrod R, Dallimore K, Cook J, Davies V, Quade K. An evaluation of the acute impact of pursed lips breathing on walking distance in nonspontaneous pursed lips breathing chronic obstructive pulmonary disease patients. Chron Respir Dis. 2005;2(2):67–72.

25. Bhatt SP, Luqman-Arafath TK, Gupta AK, Mohan A, Stoltzfus JC, Dey T, Nanda S, Guleria R. Volitional pursed lips breathing in patients with stable chronic obstructive pulmonary disease improves exercise capacity. Chron Respir Dis. 2013;10(1):5–10.

26. Faager G, Stahle A, Larsen FF. Influence of spontaneous pursed lips breathing on walking endurance and oxygen saturation in patients with moderate to severe chronic obstructive pulmonary disease. Clin Rehabil. 2008;22(8):675–83.

27. de Araujo CLP, Karloh M, Dos Reis CM, Palú M, Mayer AF. Pursed-lips breathing reduces dynamic hyperinflation induced by activities of daily living test in patients with chronic obstructive pulmonary disease: A randomized cross-over study. J Rehabil Med. 2016;47(10):957–62.

28. Cabral LF, D'Elia TDC, Marins DDS, Zin WA, Guimarães FS. Pursed lip breathing improves exercise tolerance in COPD: a randomized crossover study. Eur J Phys Rehabil Med. 2015;51(1):79–88.

29. Roberts SE, Schreuder FM, Watson T, Stern M. Do COPD patients taught pursed lips breathing (PLB) for dyspnoea management continue to use the technique long-term? A mixed methodological study. Physiotherapy. 2016; doi:10.1016/j. physio.2016.05.006.

30. Rubin BK. Physiology of airway mucus clearance. Respir Care. 2002;47:761–8.

31. Houtmeyers E, Gosselink R, Gayan-Ramirez G, Decramer M. Regulation of mucociliary clearance in health and disease. Eur Respir J. 1999;13:1177–88.

32. Hess DR. Airway clearance: physiology, pharmacology, techniques, and practice. Respir Care. 2007;52(10):1392–6.

33. Zach MS. Lung disease in cystic fibrosis—an updated concept. Pediatr Pulmonol. 1990;8(3):188–202.

34. Hernandez ML, Harris B, Lay JC, Bromberg PA, Diaz-Sanchez D, Devlin RB, Kleeberger SR, Alexis NE, Peden DB. Comparative airway inflammatory response of normal volunteers to ozone and lipopolysaccharide challenge. Inhal Toxicol. 2010;22:648–56.

35. Rubin BK. Mucus, phlegm, and sputum in cystic fibrosis. Respir Care. 2009;54:726–32. Discussion 732

36. Fahy JV, Dickey BF. Airway mucus function and dysfunction. N Engl J Med. 2010;363:2233–47.

37. Nelson HP. Postural drainage of the lungs. Br Med J. 1934;2:251–5.

38. Kim CS, Iglesias AJ, Sackner MA. Mucus clearance by two-phase gas-liquid flow mechanism: asymmetric periodic flow model. J Appl Physiol. 1987;62:959–71.

39. Postiaux G. Chest physical therapy of the distal lung. Mechanical basis of a new paradigm. Rev Mal Respir. 2014;31:552–67.

40. Martins JA, Dornelas de Andrade A, Britto RR, Lara R, Parreira VF. Effect of slow expiration with glottis opened in lateral posture (ELTGOL) on mucus clearance in stable patients with chronic bronchitis. Respir Care. 2012;57:420–6.

41. Agostini P, Knowles N. Autogenic drainage: the technique, physiological basis and evidence. Physiotherapy. 2007;93:157–63.

42. Osadnik CR, McDonald CF, Miller BR, Hill CJ, Tarrant B, Steward R, Chao C, Stodden N, Oliveira CC, Gagliardi N, Holland AE. The effect of positive expiratory pressure (PEP) therapy on symptoms, quality of life and incidence of re-exacerbation in patients with acute exacerbations of chronic obstructive pulmonary disease: a multicentre, randomised controlled

trial. Thorax. 2014;69:137–43.

43. Volsko TA, DiFiore J, Chatburn RL. Performance comparison of two oscillating positive expiratory pressure devices: Acapella versus Flutter. Respir Care. 2003;48:124–30.

44. Armstrong D. The use of continuous positive airway pressure or non-invasive ventilation as forms of respiratory support in children with cystic fibrosis. Paediatr Respir Rev. 2013;14(1):19–21.

45. Venturelli E, Crisafulli E, DeBiase A, Righi D, Berrighi D, Cavicchioli PP, Vagheggini G, Dabrosca F, Balbi B, Paneroni M, Bianchi L, Vitacca M, Galimberti V, Zaurino M, Schiavoni G, Iattoni A, Ambrosino N, Clini EM. Efficacy of temporary positive expiratory pressure (TPEP) in patients with lung diseases and chronic mucus hypersecretion. The UNIKO(R) project: a multicentre randomized controlled trial. Clin Rehabil. 2013;27:336–46.

46. Snijders D, Fernandez Dominguez B, Calgaro S, Bertozzi I, Escribano Montaner A, Perilongo G, Barbato A. Mucociliary clearance techniques for treating non-cystic fibrosis bronchiectasis: is there evidence? Int J Immunopathol Pharmacol. 2015;28:150–9.

47. Toussaint M, Guillet MC, Paternotte S, Soudon P, Haan J. Intrapulmonary effects of setting, parameters in portable intrapulmonary percussive ventilation devices. Respir Care. 2012;57:735–42.

48. Garuti G, Verucchi E, Fanelli I, Giovannini M, Winck JC, Lusuardi M. Management of bronchial secretions with Free Aspire in children with cerebral palsy: impact on clinical outcomes and healthcare resources. Ital J Pediatr. 2016;42:7.

49. Bach JR, Goncalves MR, Hon A, Ishikawa Y, De Vito EL, Prado F, Dominguez ME. Changing trends in the management of end-stage neuromuscular respiratory muscle failure. Am J Phys Med Rehabil. 2013;92:267–77.

50. McCool FD. Nonpharmacologic airway clearance therapies. Chest. 2006;129:250S–12.

51. Fink JB. Forced expiratory technique, directed cough, and autogenic drainage. Respir Care. 2007;52:1210–21. discussion1221–3

52. Dwyer TJ, Alison JA, McKeough ZJ, Daviskas E, Bye PTP. Effects of exercise on respiratory flow and sputum properties in patients with cystic fibrosis. Chest. 2011;139:870–7.

53. Rodriguez Hortal MC, Nygren-Bonnier M, Hjelte L. Non-invasive ventilation as airway clearance technique in cystic fibrosis. Physiotherapy. 2016; doi:10.1002/pri.1667.

54. Osadnik CR, McDonald CF, Holland AE. Advances in airway clearance technologies for chronic obstructive pulmonary disease. Expert Rev Respir Med. 2013;7:673–85.

55. Chalmers JD, Aliberti S, Blasi F. Management of bronchiectasis in adults. Eur Respir J. 2015;45:1446–62.

56. Warnock L, Gates A. Chest physiotherapy compared to no chest physiotherapy for cystic fibrosis. Cochrane Database Syst Rev. 2015;12:CD001401.

57. Flume PA. Mogayzel PJ Jr., Robinson KA, Goss CH, Rosenblatt RL, Kuhn RJ, Marshall BC, and the Clinical Practice Guidelines for Pulmonary Therapies Committee*. Cystic Fibrosis Pulmonary Guidelines. Am J Respir Crit Care Med. 2009;180:802–8.

58. Lee AL, Burge AT, Holland AE. Airway clearance techniques for bronchiectasis. Cochrane Database Syst Rev. 2015;11:CD008351.

59. Sivasothy P, Brown L, Smith IE, Shneerson JM. Effect of manually assisted cough and mechanical insufflation on cough flow of normal subjects, patients with chronic obstructive pulmonary disease (COPD), and patients with respiratory muscle weakness. Thorax. 2001 Jun;56(6):438–44.

60. Winck JC, Goncalves MR, Lourenço C, Viana P, Almeida J, Bach JR. Effects of mechanical insufflation-exsufflation on respiratory parameters for patients with chronic airway secretion encumbrance. Chest. 2004;126:774–80.

61. Osadnik CR, McDonald CF, Jones AP, Holland AE. Airway clearance techniques for chronic obstructive pulmonary disease. Cochrane Database Syst Rev. 2012;3:CD008328.

62. Andrews J, Sathe NA, Krishnaswami S, McPheeters ML. Nonpharmacologic airway clearance techniques in hospitalized Patients: a systematic review. Respir Care. 2013;58(12):2160–86.

63. Yang M, Yan Y, Yin X, Wang BY, Wu T, Liu GJ, Dong BR. Chest physiotherapy for pneumonia in adults. Cochrane Database Syst Rev. 2013;2:CD006338.

64. Tang CY, Taylor NF, Blackstock FC. Chest physiotherapy for patients admitted to hospital with an acute exacerbation of chronic obstructive pulmonary disease (COPD): a systematic review. Physiotherapy. 2010;96:1–13.

65. Stanford G, Parrott H, Bilton D, Agent P. Positive pressure—analysing the effect of the addition of non-invasive ventilation (NIV) to home airway clearance techniques (ACT) in adult cystic fibrosis (CF) patients. Physiother Theory Pract. 2014;31:270–4.

66. Aquino ES, Shimura F, Santos AS, Goto DM, Coelho CC, de Fuccio MB, Saldiva PHN, Lorenzi-Filho G, Rubin BK, Nakagawa NK. CPAP has no effect on clearance, sputum properties, or expectorated volume in cystic fibrosis. Respir Care. 2012;57:1914–9.

67. Gambazza S, Zuffo S. CPAP in cystic fibrosis: is it time to surrender yet? Respir Care. 2013;58:e116–7.

68. Ireland CJ, Chapman TM, Mathew SF, Herbison GP, Zacharias M. Continuous positive airway pressure (CPAP) during the postoperative period for prevention of postoperative morbidity and mortality following major abdominal surgery. Cochrane Database Syst Rev. 2014;8:CD008930.

69. Faria DAS, da Silva EMK, Atallah ÁN, Vital FMR. Noninvasive positive pressure ventilation for acute respiratory failure following upper abdominal surgery. Cochrane Database Syst Rev. 2015;10:CD009134.

70. LoMauro A, D'Angelo MG, Aliverti A. Assessment and management of respiratory function in patients with Duchenne muscular dystrophy: cur-

rent and emerging options. Ther Clin Risk Manag. 2015;11:1475–88.

71. Finder JD, Birnkrant D, Carl J, Farber HJ, Gozal D, Iannaccone ST, Kovesi T, Kravitz RM, Panitch H, Schramm C, Schroth M, Sharma G, Sievers L, Silvestri JM, Sterni L. Respiratory care of the patient with Duchenne muscular dystrophy: ATS consensus statement. Am J Respir Crit Care Med. 2004;170(4):456–65.

72. Rubin BK. Designing clinical trials to evaluate mucus clearance therapy. Respir Care. 2007;52:1348–58. discussion1358–61

73. Ides K, Vissers D, De Backer L, Leemans G, De Backer W. Airway clearance in COPD: need for a breath of fresh air? A systematic review. COPD. 2011;8(3):196–205.

74. Volsko TA. Airway clearance therapy: finding the evidence. Respir Care. 2013;58:1669–78.

第17章 呼吸康复中的自我管理

Jean Bourbeau，Waleed Alsowayan，and Joshua Wald

呼吸康复项目早已重视运动训练对肺病患者作用，而同样重要的是通过呼吸康复项目向慢性呼吸系统疾病患者提供相关知识教育，帮助他们掌握相关技能和提供树立信心的机会，促使他们遵循更健康的生活方式[1]。无论是以个人方式或团体方式，患者教育一直是呼吸康复的一个重要组成部分。教育的内容和传授方式已经从传统的说教方式逐渐演变为通过理解人类心理学来促进适应性行为改变的方式，这种方式通过协同自我管理来实现[2,3]。

在传统的说教模式下，"教育"通常采取教育者提供信息和建议的形式，并假设听者在接受这些知识后将导致行为的改变。这种方法经常导致所谓的"知识与行为的差距"，即患者拥有如何进行更健康的行为所需的知识，且这些行为对健康有明显的好处，但患者们却没有采取或维持这些行为。自我管理干预的目标是缩小"应该做什么"与"个人实际行为"之间的差距，其目标不仅是对知识的管理，还包括影响参与行为改变的动机。因此，通过整合协同自我管理干预标准化呼吸康复项目不仅能够提高运动能力、健康相关生活质量等经典考量指标，整合协同自我管理的呼吸康复项目还可能促使患者的行为改变更具可持续性，如体力活动、呼吸管理、药物依从性和对疾病急性加重的识别和管理。本章将介绍：①自我管理的定义及其在呼吸康复中的作用；②自我管理在应用到呼吸系统疾病中有效性的证据以及这些证据揭示的潜在风险和挑战；③作为呼吸康复项目的组成部分，如何设计和实施自我管理干预。

17.1 自我管理的定义及其在呼吸康复中的作用

慢性呼吸系统疾病会显著增加患者残疾、发病率和死亡率等疾病负担，影响生活质量，引起功能受限，导致包括住院在内的医疗资源的频繁使用[4,5]。慢性呼吸系统疾病对患者的影响不单是生理病理紊乱带来的结果[6]，而且受疾病本身和个人对疾病状态的适应、并发症以及治疗情况等影响，是多因素综合的结果[7]。因此，尽管潜在的病理生理状态没有变化，提高应对技巧和疾病管理水平仍能给患者带来显著改善。

传统的呼吸康复能在短期内提高患者运动耐量和生活质量，但常常不能长期改变诸如体力活动等行为，随着时间推移，既往锻炼带来的获益逐步减少[8,9]。为了使患者从呼吸康复中长远获益，患者必须主动参与并激励自己在健康行为方面做出持久改变。想要实现对患者行为的改变就要求医护人员改变自身的行为和教育方法。以往，医护人员将自己视为专家,他们的工作就是让患者的行为按照他们的专业知识来改变。回顾过去,这种方法经常使患者和医护人员都感到失望和受挫。只有认识到患者是他们自己生活中的专家,然后将医护人员的医疗专业知识融入患者对自己的了解中,医护人员才能与患者更好地合作,帮助他们实现目标[10]。这是自我管理的核心观点。

在世界范围内,越来越多的人认识到自我管理的必要性,并赞同在国家医疗标准下对慢性呼吸系统疾病进行自我管理干预[10~14]。然而,现实情况是,自我管理干预往往发生在患者来院的简短的临床访问过程中,或通过推介到时间有限的教育课程中进行自我管理学习。呼吸康复是实现自我管理教育的理想项目,因为呼吸康复项目能在数周的时间、通过个人和(或)团体活动给患者提供反复的互动,并能将自我管理融入到对患者的医疗行为中。已经发现的能够促进自我管理的方式包括:让患者参与决策,评估患者的具体需求和障碍,设定目标,提高技能,解决问题,随访和支持,以及增加患者对相关资源的获取[15]。这个过程需要以患者为中心的沟通方式(动机性交流),在这个过程中,医护人员与患者一起引出患者自己的动机,以期在追求健康目标方面做出改变,而这些目标对他们来说很重要[16]。

除了处理影响行为的危险因素,自我管理还包括帮助患者监测和管理他们的疾病的症状和体征,遵守约定的治疗计划,与医护人员保持定期联系,以及调整疾病状态带来的社会心理影响因素[16]。通过这些方式,使慢性疾病的患者和他们的家人能够意识到他们能够与医护人员建立伙伴关系,随着不断地了解和参与,能更积极、更有能力地自我管理他们的疾病。

最近就自我管理干预的"概念"达成的共识明确了在自我管理干预下应该采取什么措施[3]:

"COPD的自我管理干预既是规范化的也是个体化的,通常包含多种方式,其目标是激励、吸引和支持患者积极适应他们的健康行为,掌握技能以更好地管理他们的疾病。"

自我管理的最终目标是:①优化和保持身体健康;②在日常生活中减轻症状和减少功能障碍,改善心理健康,提高社会幸福感和生活质量;③与医护人员、家人、朋友和社区建立有效的联盟。

"这一过程需要患者和医疗专业人员之间的反复互动,并且这些专业人员有能力提供自我管理干预措施。"这些以患者为中心的互动聚焦于:①识别患者需求、健康信念和增强内在动机;②激发每个人的目标;③制定适当的规范(如强化管理)以实现这些目标;④在必要时评估和重新调整策略。行为改变技术被用来激发患者的积极性、信心和能力。增强对文字读写的敏感性则用来提高患者对疾病的理解能力。

这种多个方法结合的治疗方式与呼吸康复的医疗模式相吻合[17];然而,根据这一新的定义,传统呼吸康复项目中的许多教育方法不被认定为自我管理的干预措施。重要的是自我管理的目标是激励、吸引和支持患者积极地适应他们的健康行为,发展技能以更好地管理他们的疾病。

17.2 呼吸系统疾病自我管理有效性的证据、潜在风险和挑战

17.2.1 关于自我管理有效性的证据

患者教育作为COPD患者治疗的一个组成部分,几十年来一直是研究的焦点[18~20]。然而,早期专注于说教而非协同自我管理的教育方式,其研究结果令人失望[21,22]。随着时间的推移,对说教这种教育方式的关注被一种关于人类心理、动机和行为更为微妙的

观点所取代。社会认知理论[23]等概念被纳入教育项目的设计中，并在患者和看护者的反馈和协作下制定和调整干预措施。这些干预与患者的特定动机和目标产生共鸣，更容易导致行为改变。为避免将较早的单一的说教教育方式与后续更加全面的自我管理研究相混淆，在 1995 年之前公布的所有研究（说教式干预作为常规治疗手段），都被排除在最近的 Cochrane 研究之外[17]。

Bourbeau 等人在 2003 年上发表的一项 RCT 研究首次证实了自我管理的显著获益[24]。该试验的干预措施采用了自我管理原则，并结合了教育理论和来自患者和医疗专业人员的反馈意见来设计。干预组的患者接受了以自我管理为导向的教育资源、定制的个体化治疗计划，以及由训练有素的医疗专业人员指导的患者病例管理。结果是在 12 个月后，与常规治疗相比，自我管理组的 COPD 住院人数减少了 39.8%，同时也减少了因其他原因住院和急诊就诊的情况[24]；干预组患者 2 年内住院次数减少[25]，因此自我管理干预有可能节省医疗费用[26]。

此后多篇系统综述显示了自我管理干预可带来获益。在 2007 年首次发表了关于 COPD 自我管理的 Cochrane 综述，并于 2014 年更新[17]。这一更新纳入了 29 个由 3189 名患者参与的 COPD 自我管理的对照研究或随机对照研究。其中 23 个研究比较了自我管理和常规治疗，另外 6 个研究比较了不同自我管理干预措施的区别。与常规治疗相比，自我管理组在生活质量上有显著改善（SGRQ MD: -3.51, 95%CI: -5.37~-1.65），同时呼吸系统相关的住院风险和所有原因导致的住院风险（OR: 0.57, 95%CI: 0.43~0.57; OR: 0.60, 95%CI: 0.40~0.89）和呼吸困难发生率（MRC score MD: -0.83, 95%CI: -1.36~-0.30）均显著减少。两组的运动能力或死亡率无显著影响（OR: 0.79, 95%CI: 0.58~1.07）。

17.2.1.1　自我管理干预的潜在问题

尽管有这些令人鼓舞的发现，但相似的干预措施导致的结果不一致，引起一些人质疑自我管理干预的效用和可推广性。在 2012 年 Fan[27]等发表了一篇文章，提到由于自我管理干预组的死亡率增加，该实验提早终止，因此 COPD 中自我管理的安全性也受到质疑（HR: 3.00, 95%CI: 1.46~6.17）。

许多原因可以解释这种异质性。首先，临床药物试验中干预的剂量、时间和持续时间可以标准化和可控制；不同于药物试验，自我管理试验由不同的医疗专业人员提供不同的干预内容，干预方式更加复杂。这意味着干预的成功或失败不仅取决于干预的内容，还取决于医疗人员传递干预内容的过程和保真度。因此，设计良好的干预也是有可能失败的，这往往不是因为缺乏内在效力，而是因为干预的内容没有按预期的方式进行。另外，如果未能充分评估和监测干预措施的实施，可能会导致干预措施相似的试验仍然表现出异质性。

对一些与自我管理干预相关的大型临床试验失败的另一种解释可能是研究者没有成功改变他们试图改变的患者行为。这可以被认为是"失败的干预"，而不是"干预结果的失败"。自我管理的目标是通过影响导致患者行为改变的诱发因素和促进因素，鼓励患者长期采取健康的行为。如果干预不能改变这些诱发因素，而患者不会改变他们的行为，那么干预就不会改善患者的健康状况。多项研究揭示"失败的干预"的存在，其中就包括对 Bucknall 试验的二次分析，该分析将干预组的患者分为成功学会自我管理的患者和没有学会自我管理的患者。研究结果显示，干预组只有 42% 的患者成功学会了自我管理，与组中那些没有学会自我管理的患者相比，那些学会了自我管理的患者住院率显著降低（HR: 0.44, 95%CI: 0.44~0.22, p=0.003）。同样，Bischoff 等人[28]对 COPD 患者给予书面形式的治疗计划，并将此作为自我管理干预的一部分，然后对患者遵守治疗计划的依从性进行了调查。在有记录的急性加重过程中，只有40.1%的患者遵守了他们的治疗计划。当对比急性加重期坚持治疗计划的患者与未遵嘱的患者时，前者恢复时间缩短了5.8天（$p \geqslant 0.0001$）。

尽管Fan的研究[29]的发表引起了人们对重度COPD中进行自我管理干预是否安全的担忧，但一项纳入了临床试验的、包含25个COPD综合治疗的荟萃分析显示，这些干预方案对死亡率没有影响（pooled OR：1.00, 95%CI: 0.79~1.28）[30]。尽管这些结果令人放心，但仍需要注意对于疾病较严重的患者，行为干预确实有可能造成潜在伤害，因此这些干预方案必须通过谨慎的设计、实施和评估。并且，要对患有晚期疾病的患者以及患有严重并发症的患者进行密切随访。

17.2.2 呼吸康复中自我管理的有效性

呼吸康复为临床医生提供了向慢性呼吸系统疾病患者提供教育和自我管理能力的机会。美国胸科学会/欧洲呼吸学会呼吸康复声明（American Thoracic Society/European Respiratory Society statement on pulmonary rehabilitation）目前也推荐将自我管理作为呼吸康复的一个组成部分[1]。然而，来自不同国家的调查报告指出，不同项目之间教育课程内容和授课方式存在差异[31~33]。

几乎没有研究真正测试了包含传统呼吸康复项目中的自我管理的有效性。2014年发表的对COPD自我管理的科克伦综述（Cochrane Review）没有纳入传统呼吸康复背景下进行的研究[17]。Blackstock等人[34]的一项研究报告对267名患者进行了为期一年的试验，结果显示，接受监督锻炼的患者与同时接受监督锻炼协同自我管理教育干预的患者相比，两者在运动能力、生活质量、呼吸困难或与呼吸有关的住院治疗方面没有差异。在健康导向的行为方面，两组之间也没有发现差异，这表明自我管理干预没有改变患者的行为，或者换句话说，即"失败的干预"。然而，Norweg等人[35]的临床研究显示，与单一运动训练，或者运动结合说教教育的模式相比，将注重呼吸困难管理策略的结构化行为干预与运动训练相结合，进而识别参与者发生呼吸困难的行为，能够显著改善呼吸困难的症状和提高生活质量。最近一项研究表明，要想达到目标，患者必须参与到治疗决策中，必须根据患者自身情况设定目标和挑战，然后应该教会患者解决这些具体问题的技巧以及鼓励患者不断实践。

只有一项研究（Living well with COPD）描述了自我管理计划在呼吸康复中的成功应用，并建立了全面的评估流程[36]。表17-1给出了Living well with COPD的呼吸康复中自我管理计划所包含的关键问题和患者的反馈。该研究结果表明：自我管理计划具有良好的可实施性，患者在方案实施过程中参与率较高；项目的传达及执行都很好，并且该计划可以在社区呼吸康复和医院呼吸康复中进行灵活调整；医疗专家和患者也能够接受该计划，并确定计划中哪些方案更有效。医疗专业人员没有直接观察到计划的执行情况，因此无法证实执行情况的准确性；然而，患者参与该项目后对疾病知识的了解、理解和自我效能改善。

尽管越来越多的证据肯定了对COPD患者进行自我管理干预的疗效，但我们在呼吸康复项目中如何设计和最大限度实施自我管理干预等知识层面的掌握上，仍然存在巨大的差距。自我管理干预的异质性以及所研究的患者群体仍有许多疑问有待回答。然而，我们知道想要设计出完整的、连贯的、能够成功实施的自我管理干预计划，我们必须解决所涉及的相关问题，这包括医疗相关人员（专案经理或健康教练），患者（患者评估），以及项目整体的真实度（质量保证）。下一节将讨论一些实际问题。

表 17-1　呼吸康复采取自我管理计划 <Living well with COPD> 促进教育

自我管理教育	课程 / 内容	活动 / 反馈
教育	1. 管理与呼吸困难	● 30~45 分钟 / 课
	2. 能量节约技术	● 教育资料
	3. 运动计划概论和急性加重	● 转介给专案经理 / 健康教练
	4. COPD 药物和相关设备使用	● 海报
	5. 压力, 焦虑和抑郁管理	● 提示卡小册子, 患者书面行动计划
	6. 继续运动和自我管理策略	相关知识和自我效能的提高
患者反馈		COPD 管理, 呼吸困难, 情绪问题与急性加重 能量节约技术 用药 参与运动
	同伴支持	与其他 COPD 患者分享信息
	工作人员 / 环境	友好的, 亲切的, 有用的, 有趣并愉快
	内容	清晰, 能够理解和有用的信息, 互动和实际演示, 视觉强化
	对改善的建议	实施, 内容, 地点, 课程长度, 促进者, 补充材料, 家庭参与

来自 Cosgrove D, Macmahon J, Bourbeau Jet al.[36]

17.3　自我管理计划的设计与实施

17.3.1　从传统的患者教育到患者自我管理

　　教育是呼吸康复的核心部分, 为了计划能够获得成效, 必须从传统的说教式教育向患者自我管理进行转变[2](表 17-2)。仅仅只有知识的改变不太可能直接导致改善健康结局的行为改变(如戒烟、体力活动)或使患者掌握有效的自我管理技能(如药物依从性、吸入制剂的掌握、能够识别急性加重并采取适合的行动)。自我管理与传统教育不同, 它以患者为中心, 鼓励患者有效地获取疾病知识, 运用自我管理技能, 制定解决问题的策略, 以便更充分地参与治疗, 更好地应对疾病。如果做得好, 这种方法可以让患者更有动力, 也能对自己更有信心, 相信自己有能力应对 COPD 日常挑战。

表 17-2　患者教育与自我管理之间的重要区别

患者教育	自我管理
顺从驱动	依从性驱动
医疗人员确定目标 / 问题 / 挑战	患者确定目标 / 问题 / 挑战
针对疾病的信息 / 建议	以问题为导向的信息 / 技能
理论: 知识 = 行为改变	理论: 信心 = 行为改变

来自 Bourbeau JS, Sedeno M.F., Lavoie K[2]

17.3.2　自我管理计划之外的团队成员及其角色

　　除了教育内容, 自我管理计划中的其他因素, 例如专业知识的提供和方案的执行, 都可能对结果产生深远的影响。因此设计和执行方案时必须考虑的问题包括: 协调多个相互关联的部分,教育内容标准化和培训,以及使用动机性沟通技术传达教育内容。还必须特别注意质量控制。监测的关键点应该包括:呼吸康复小组成员如何实施(内容和过程,即指导),以及患者是否坚持(参加会议、随访等)。

自我管理计划被认为是可以帮助患者获得和练习必要的技能以控制他们疾病症状和实施健康行为的最佳方法[37,38]。作为呼吸康复项目的一部分,医疗护理专业团队应该鼓励和支持患者参与自我管理干预。实施该计划的呼吸康复团队的具体成员可以根据专业资源的可用性而有所不同。执行自我管理计划的医护专业人员的职责应包括:①领导个人及团体教育;②指导患者学习特定的自我管理技能和行为;③在干预过程中对患者进行评估,并评估每个患者的需求和进展;④根据需要对干预措施进行调整。

已被证实有效的自我管理计划的模式是为患者提供一个指定的医疗专业人员,作为病例管理专员或健康教练[17]。重要的是,在呼吸康复项目的背景下,这个病例管理专员必须与呼吸康复和运动指导的其他人员密切合作。最近有研究表明,有病例管理专员作为健康教练参与行为改变自我管理计划,在长效支气管扩张剂的使用和呼吸康复方面,不仅能够影响运动耐量,还会提高 COPD 患者的体力活动表现力以及活动量[39]。

17.3.3　病例管理专员的专业知识和经验

这个医疗专业人员应该基于特定的专业知识和经验来选择,并且应该接受专门针对这个角色的正式培训。该人员应定期评估

自我管理计划的进展,使用问卷来监测患者的动机、信心和在整个改变阶段的活动,当监测发现干预无效时,便于病例管理专员和呼吸康复小组成员进行处理。病例管理专员的角色对自我管理计划的有效性至关重要;然而,目前还没有就医疗专业人员来担任病例管理专员一职的资格或标准达成一致。病例管理专员应该根据他们的专业知识和经验来选择,最好在担任这个角色之前接受过正式的培训。与慢性呼吸系统疾病患者合作的经验是一个重要的基础。与该角色相关的其他专业领域知识包括:①具有教育患者和激励患者的经验;②优秀的沟通技巧;③与跨学科小组合作良好;④了解当地卫生和社区资源。此外,被选为专案经理的人有意愿在工作中学习,并愿意接受有建设性的批评意见。

17.3.3.1　病例管理专员的角色与培训

病例管理专员在团队中的角色和对其培训的重要性之前并没有详细讨论过。对于所需的培训没有公认的金标准,也没有证据表明进行特定的培训是有效的。表17-3 基于最近的临床试验对病例管理专员的角色和培训提出了建议[39,40]。人们普遍认为,需要对患者行为变化和自我管理技能进行培训;然而,所需要的培训的具体内容和培训的有效性仍有待证明。病例管理专员和呼吸康复小组的成员至少会受益于对其在行为改变的原则方面的基本训练,以及在动机性沟通技巧(如何参与、激励和建立患者信心)方面的基本训练。这些借鉴动机性访谈原则的简单干预,严格来说并不是动机性访谈,更确切地说是为了增强患者动机。在这方面我们还需要更多的研究,以期更好地确定 COPD 病例管理专员必须掌握的专门知识,并确定需要的培训内容。

表 17–3　作为呼吸康复项目中的一部分对病例管理专员 / 健康教练的角色的建议和对自我管理培训的要求

病例管理专员的角色	1. 与其他团队成员一起领导个人和小组的教育活动；
	2. 指导患者的自我管理行为，促进体力活动和其他自我管理目标（药物依从性，急性加重），改善日常 COPD 管理；
	3. 使用患者工作表评估 / 记录患者在整个研究过程中的进展情况，每个阶段改变的记录，动机和自我效能，并根据需要进行调整；
	4. 增强动机的沟通策略，目标设定，不断强化；
	5. 与训练人员讨论患者的目标，并设定阶段改变目标
	6. 为训练人员一起提供符合患者的指导，评估患者可能遇到的障碍
	7. 在训练过程中加强技巧，例如患者正确使用吸入制剂，适当使用氧疗，并讨论病情变化以及在哪些情况下需要采取行动计划
病例管理专员的培训	1. 以自我管理计划为基础进行培训，例如 "Living well with COPD"，该计划旨在帮助 COPD 患者及其家人每日如何应对疾病
	2. 将 "Living well with COPD" 的参考指南提供给专案经理 / 健康教练，以帮助他们促使患者参与改善疾病自我管理能力
	3. 动机性沟通技巧的基本训练应作为一项重要的训练内容，需包括： • 使用开放式问题和建立动机让患者参与更多的体力活动和其他行为 • 学会反馈倾听技巧管理和克服阻力，并且 • 通过提供、分享和询问患者反馈来获得信息 该培训应该有呼吸康复小组的其他成员实施

17.3.4　如何规范自我管理内容

作为呼吸康复项目的一部分，为了有效地自我管理，表 17–4 列出了 COPD 患者可能需要掌握的特定技能，以及他们可能需要采取和维持的具体健康行为。课程的数量和内容可能会有所不同，但重要的是要保持课程时间短（不超过 1 小时），确保课程环境，保持协作和友好的氛围，并鼓励患者参与（表 17–1）。书面形式的行动计划既可以帮助患者识别哪些行为可能威胁到健康，也可以指导专案经理监督和加强自我管理计划。书面形式的行动计划应侧重于增加体力活动，并帮助患者在 COPD 急性加重时迅速识别和做出决策。我们教导患者，当出现以下三种主要症状中的任何一种并且持续至少 24 小时的变化（超出通常每日的症状变化）：呼吸困难、痰量和性状改变，则需要意识到可能发生急性加重。在这种情况下，推荐的行动包括：①在使用救援药物方面迅速作出决定；②联系他们的医疗服务提供者进一步治疗，如抗生素和（或）泼尼松治疗。医疗专业人员和患者可以通过 Living well with COPD 在线平台（www.livingwellwithcopd.com），获取患者教育材料（模块、手册）、参考指南和其他工具（幻灯片、海报、白板纸和书面形式的行动计划模板等）。

表 17-4   作为呼吸康复项目的一部分, COPD 患者的自我管理技能和健康行为

健康行为	自我管理技巧(策略)
无烟环境	戒烟,不吸烟,避免二手烟
遵嘱服药	按照医嘱定期服药,并使用适当的吸入技术
保持舒适地呼吸	根据指示使用: • 缩唇呼吸 • 身体前倾姿势
能量节约	优先安排你的活动,计划你的时间表,并做好个人调整
管理好压力和焦虑情绪	运用放松和呼吸技巧,一次解决一个问题,谈论你的问题,毫不犹豫地寻求帮助,保持积极的态度
预防和寻求 COPD 急性加重的早期治疗	每年注射流感疫苗和肺炎疫苗
	识别并避免可能使你的症状恶化的因素
	根据指示使用您的行动计划(识别症状恶化并执行行动计划)
	必要时联系能够提供帮助的人
保持积极的生活方式	保持体力活动(日常活动、步行、爬楼梯等活动)
	规律锻炼(按照规定的家庭锻炼计划)
保持健康饮食	保持健康的体重,多吃高蛋白食物,少吃多餐(5~6 餐 / 天)
保持良好的睡眠习惯	保持睡眠规律,睡前不要吃油腻的食物和兴奋神经的食物,睡前放松
保持令人满意的性生活	使用需要较少能量的姿势
	和你的伴侣分享你的感受
	不要把自己限制在性交中,用你的呼吸、放松和咳嗽技巧来营造浪漫的氛围
参与休闲活动	选择你喜欢的休闲活动
	选择不会加重症状的环境
	在使用呼吸技巧的同时,让自己在这些活动中保持步调一致,清楚自己的优势和局限性

来自 Bourbeau J, Nault D[41]

17.3.5   自我管理实施的标准化流程

17.3.5.1   启动个体化自我管理课程

通常情况下,由病例管理专员 / 健康教练进行的个体化治疗将作为每个患者初始评估的一部分,以确定他们当前的知识、信念、技能和行为状态,并将重点放在与患者一起定义他们的个人目标。这项评估包括目前的体力活动水平、功能受限情况和临床障碍(包括动机)。在这个阶段,患者的最终目标被定义为他们在工作、家庭和(或)休闲方面所期望达到的成果。专案经理 / 健康教练将指导患者确定和实现他们的最终目标(如他们在项目结束时能够做什么,例

如能够和孙子一起在公园玩耍）。在部分项目中,患者选择并回顾自己的个人目标,并签署一份"学习合同",作为一种象征性的行为,以正式化这些目标。运动教练在专案经理/健康教练的协助下,在整个运动过程中应该向患者提供具体指导,并指导患者在家进行运动。有些人可能使用活动记录仪,可以在自我管理计划中设定中期目标（例如在下次课程前的每日步数）。比如,目标可以设置为:"你的第一个目标是在你每天的平均步数上增加 1000 步,并在一个月内保持这个水平。如果你达到了你的目标,则再增加 1000 步,并保持一个月。以这种方式不断提高你的目标,直到你达到每天 5000~6000 步。如果你的情况允许,你可以增加到每天 10 000

步"。患者的进展可以通过患者工作表记录下来。

在每个教育课程开始时,病例管理专员/健康教练应通过调查问卷评估和调整干预措施,以增加行为改变的可能性:参照"行为改变阶段"量表（图 17-1）,该表包括体力活动的衡量（衡量是否准备好进行体力活动）。每节课结束时,专案经理/健康教练应针对包括体力活动在内的具体行为（图 17-2 和图 17-3）,提出一系列自我效能和动机问题（0~10 Likert-type 量表）。患者工作表和患者评估/计划评估量表应由专案经理/健康教练保管,在整个计划实施过程中呼吸康复小组的其他成员能够接触到该信息,以便跟踪每位患者的进展情况。

选择这张图（1~5）中最能描述你今天身体活动情况的数字:＿＿＿＿＿＿

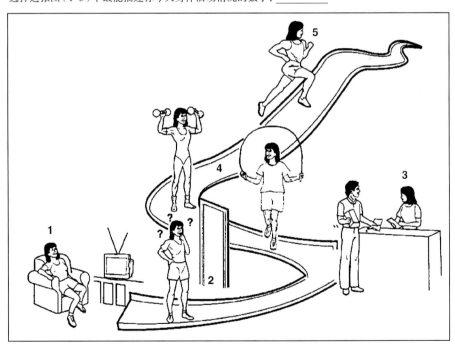

1. 我并没有想过要变得更活跃
2. 我在想要变得更加活跃
3. 我在准备变得更活跃
4. 我身体开始变得更加活跃
5. 有一段时间我的身体比较活跃

图 17-1　改变阶段评估量表。问卷（量表）"改变阶段"适用于每次教育课程开始时,为评估和调整干预以增加行为改变的可能性:例如特定的行为如体力活动,帮助专案经理/健康教练促进患者参与到体力活动中

1	2	3	4	5	6	7	8	9	10
一点都不重要								非常重要	

从 1 到 10 打分（1 为一点都不重要，10 为非常重要），你认为对你来说有多重要

		回答
1	保持有规律的体力活动，每天至少 30 分钟，或者每天走多少步？	
2	避免 / 减少暴露于使你的症状加重的环境因素？	
3	按处方服药（适当的剂量，适当的时间）？	
4	正确使用吸入制剂？	
5	使用呼吸技巧和身体姿势来帮助你更好地管理你的呼吸短促？	
6	使用能量节约技术来帮助你完成日常生活活动？	
7	使用讨论过的策略来打破焦虑 – 呼吸困难的循环？	
8	使用放松技巧来更好地管理你的压力和焦虑？	

图 17-2　在每次课程结束时进行动机问卷（量表）调查；专案经理 / 健康教练应针对患者的具体行为（包括体力活动）提出一系列有关动机的问题（0~10 Likert-type 评分）

1	2	3	4	5	6	7	8	9	10
完全没有信心								非常有信心	

从 1 到 10 打分（1 为完全没有信心，10 为非常有信心），对你来说对自己的能力有多少信心。

		回答
1	用计步器来跟踪你的进度？	
2	…保持有规律的身体活动，每天至少 30 分钟，或者每天走多少步？	
3	避免 / 减少暴露于使你的症状加重的环境因素？	
4	按处方服药（适当的剂量，适当的时间）？	
5	正确使用吸入制剂？	
6	在日常活动中运用你的缩唇呼吸法？	
7	采用体位来减少呼吸短促？	
8	在呼吸短促急性发作时使用控制呼吸技术？	
9	用咳嗽技术清除呼吸系统的痰？	
10	在日常生活中使用能量节约技术？	
11	识别生活中的压力源？	
12	当你面临压力的时候，控制你的反应？	
13	使用压力管理策略（例如深呼吸等放松技巧）？	

图 17-3　自我效能 / 信心。在每次课程结束时进行问卷调查（量表）；专案经理 / 健康教练应针对具体行为（包括体力活动）提出一系列自我效能问题（0~10 Likert-type 评分）

17.3.5.2　团体 / 个人自我管理教育课程

为了应对 COPD 患者在呼吸康复项目中不断变化的需求，自我管理干预计划应该足够灵活，能够据情况进行调整。这些调整以患者向参与课程（个人和团体）的病例管理专员 / 健康教练和其他呼吸康复小组成员的反馈为基础。在每节课开始时，病例管理专员 / 健康教练或其他来自呼吸康复小组的医护专业人员将会：①欢迎与会者参加课程；②与参与者一起回顾他 / 她一直保持体力活动并实现目标的动机，以及患者之前定下的任何其他目标；③讨论妨碍体力活动和其他健康行为的障碍和促进因素，以及可能的解决办法；④鼓励患者设定新的个人目标（如每天 30 分钟的体力活动或规定他们的活动记录仪的步数，无论哪种方案都是合理的）；最后，感谢患者的参与，并鼓励他们继续应用在整个自我管理计划中所学到的技能。这些课程还可以用与自我管理相关的资料来补充。例如 "Living well with COPD" 项目就能提供这样的材料，它包含了各种各样的学习手册，内容涉及一系列综合性主题，如增强体力活动、COPD 与药物治疗、呼吸与能量节约技术、压力与焦虑管理以及改善健康行为。可以在每节课结束后指定患者阅读其中的章节，每个主题都以提出一系列问题来结束，通过回答这些问题可以测试患者的理解程度。

在整个项目中，我们需要评估患者理解能力、态度和技能水平，以确定患者是否达到了他们预先设定的目标。可以采取多种方法，并以建设性的方式向患者补充相应信息和纠正错误理解，以及强化他们新获取的技能和行为。这些方法包括直接公开提问、为解决问题进行的练习、模拟训练（患者示范某种技能，比如使用吸入器）和直接观察。在整个过程中，应要求患者重复关键的指导步骤，并用自己的话总结所学到的和理解的内容。

17.3.5.3　呼吸康复后的自我管理小组增强训练

这些课程可以增强自我管理能力，并促使患者长期维持学习到的技能和行为。这些课程的频率可以根据呼吸康复项目完成后的资源可用的情况而调整。自我管理的主题可以包括回顾在呼吸康复项目中所做的工作。简短的演讲（15 分钟）可以让患者有时间回顾内容，与小组成员互动，并就对他们自身重要的话题提出问题。这些小组课程也被用来：①识别可能阻止患者维持其体力活动目标的障碍；②允许参与者之间分享知识、思想和经验。同伴学习是教育理论中的一个重要概念，它正越来越多地应用于呼吸康复，并得到了许多患者的积极反馈。

17.3.6　自我管理计划的质量保证

质量保证是指在确定的医疗环境或医疗项目中旨在提高医疗质量而进行的活动。该理念包括对医疗质量的评估，查明在提供医疗服务方面的问题或缺点，以及实施变革以克服这些缺陷，并随访监测以确保纠正措施的有效性。

作为呼吸康复项目中自我管理干预的组成部分，它的完成质量很少被考虑或提及。在现实生活中，我们或许应该根据可用的质量保证资源，优先评估自我管理计划中最重要的部分：

（1）专案经理所需的专业知识即使不是最重要的，也是至关重要的。

（2）自我管理干预的标准化可以通过使用现有的和公认的自我管理干预手段来实现，例如 Living well with COPD 网站。该计划已经包括了上述提到的方方面面，以及在他 / 她的具体干预措施中指导医疗专业人员的参考指南。

（3）最后也是最具挑战性的，是评估该计划是否已经实施，是否已经根据需要进行随访,是否向医疗人员提供了任何反馈,以及后续持续的反馈循环。

采取不同的方法来实施这种质量保证是可行的,具体细节将取决于每个机构。基于自我管理干预的内容,可以使用标准表格来核实上述各点是否完成。

17.4 结论

在这一章中,我们试图为读者提供一个全面的、定义明确的行为自我管理干预计划,以及如何设计和实施该计划,以增加改变患者行为(包括体力活动)的可能性。尽管有一些关于自我管理干预的研究已经显示出积极的结果,但还需要做更多的工作来帮助我们理解如何将这些方案架构最优化,促使现实生活中我们的患者受益。我们还特别关注并对呼吸康复小组中的医疗专业人士,病例管理专员/健康教练,患者(包括患者的评估),和质量保证活动进行了讨论。

呼吸康复不能单独进行,它的目标也不能仅仅是为了提升运动能力和相关功能。在教育的基础上,自我管理干预计划被认为是帮助患者获得必要技能和练习技能,控制他们的疾病症状和实施健康行为的最好方法。而呼吸康复是启动、支持和增强自我管理能力的最佳项目,能够帮助患者最有效地管理和应对他们的疾病,改善许多与慢性病相关的不良结果。

任何复杂的干预措施,如对慢性呼吸系统疾病患者的自我管理,其有效性关键取决于医疗专业人员和干预措施的实施情况。对于计划所需专业人员的资格和培训水平,仍然没有公认的最佳培训方案,也没有证据表明培训是有效的。然而,人们普遍认为,行为改变和自我管理技能方面的培训是必要的。自我管理计划的另一个非常重要的方面是关注促进行为(包括体力活动的水平)改变的"促成因素"。

众所周知,重要的是要让患者掌握合适的技术和技能(例如相关知识和树立信心),以有效地对自身情况进行自我管理。此外,增强患者改变行为的动机并帮助他们克服矛盾是至关重要的。最好的方法是采取以患者为中心的动机式沟通技巧,鼓励参与者表达他们采取某些健康行为的内在动机(如与他们的价值观或生活目标相一致)。呼吸康复小组的病例管理专员和医疗专业人员可以使用问卷评估行为改变过程。通过在多个时间点使用这些问卷(量表),病例管理专员和呼吸康复小组的医疗专业人员可以评估患者的进展,并帮助指导干预以及个体化自我管理干预。这些问卷调查评估他们对行为改变做出的准备和通过该计划取得的进展,其结果可以反映患者进行行为干预的实施情况。

最后值得强调的是,为了确保任何自我管理干预措施的有效性,不仅必须明确行为干预的定义,而且必须有可持续的质量保证。我们认识到,在许多呼吸康复项目中,这往往是计划外的,时长也没有真正实施。由于资源的限制,人们常常认为在正式临床试验之外进行试验太具有挑战性。然而,如果没有质量保证,我们就无法知道干预是否按预期进行。质量保证可以从对所实施项目的简单评估开始,并且可以在最初的基础上逐步发展。如果我们想要在临床实践中改善我们干预实施的方式,那么我们需要认识到评估不只是研究的一部分,而是任何干预计划中的关键组成部分。

（李晓欧 译）

参考文献

1. Spruit MA, Singh SJ, Garvey C, ZuWallack R, Nici L, Rochester C, Hill K, Holland AE, Lareau SC, Man WD, Pitta F, Sewell L, Raskin J, Bourbeau J, Crouch R, Franssen FM, Casaburi R, Vercoulen JH, Vogiatzis I, Gosselink R, Clini EM, Effing TW, Maltais F, van der Palen J, Troosters T, Janssen DJ, Collins E, Garcia-Aymerich J, Brooks D, Fahy BF, Puhan MA, Hoogendoorn M, Garrod R, Schols AM, Carlin B, Benzo R, Meek P, Morgan M, Rutten-van Molken MP, Ries AL, Make B, Goldstein RS, Dowson CA, Brozek JL, Donner CF, Wouters EF. Rehabilitation AETFoP: an official american thoracic society/european respiratory society statement: key concepts and advances in pulmonary rehabilitation. Am J Respir Crit Care Med. 2013;188:e13–64.

2. Bourbeau J, Lavoie KL, Sedeno M. Comprehensive self-management strategies. Semin Respir Crit Care Med. 2015;36:630–8.

3. Effing TW, Vercoulen JH, Bourbeau J, Trappenburg J, Lenferink A, Cafarella P, Coultas D, Meek P, van der Valk P, Bischoff EW, Bucknall C, Dewan NA, Early F, Fan V, Frith P, Janssen DJ, Mitchell K, Morgan M, Nici L, Patel I, Walters H, Rice KL, Singh S, Zuwallack R, Benzo R, Goldstein R, Partridge MR, van der Palen J. Definition of a copd self-management intervention: international expert group consensus. Eur Respir J. 2016;48:46–54.

4. Colak Y, Afzal S, Nordestgaard BG, Vestbo J, Lange P. Prognosis of asymptomatic and symptomatic, undiagnosed copd in the general population in denmark: a prospective cohort study. Lancet Respir Med. 2017; 5(5):426–34.

5. Janson C, Marks G, Buist S, Gnatiuc L, Gislason T, McBurnie MA, Nielsen R, Studnicka M, Toelle B, Benediktsdottir B, Burney P. The impact of copd on health status: findings from the bold study. Eur Respir J. 2013;42:1472–83.

6. Huijsmans RJ, de Haan A, ten Hacken NN, Straver RV, van't Hul AJ. The clinical utility of the gold classification of copd disease severity in pulmonary rehabilitation. Respir Med. 2008;102:162–71.

7. Effing TW, Bourbeau J, Vercoulen J, Apter AJ, Coultas D, Meek P, Valk P, Partridge MR, Palen J. Self-management programmes for copd: moving forward. Chron Respir Dis. 2012;9:27–35.

8. Ries AL, Kaplan RM, Limberg TM, Prewitt LM. Effects of pulmonary rehabilitation on physiologic and psychosocial outcomes in patients with chronic obstructive pulmonary disease. Ann Intern Med. 1995;122:823–32.

9. Soicher JE, Mayo NE, Gauvin L, Hanley JA, Bernard S, Maltais F, Bourbeau J. Trajectories of endurance activity following pulmonary rehabilitation in copd patients. Eur Respir J. 2012;39:272–8.

10. Alison JA, McKeough ZJ, Johnston K, McNamara RJ, Spencer LM, Jenkins SC, Hill CJ, McDonald VM, Frith P, Cafarella P, Brooke M, Cameron-Tucker HL, Candy S, Cecins N, Chan AS, Dale MT, Dowman LM, Granger C, Halloran S, Jung P, Lee AL, Leung R, Matulick T, Osadnik C, Roberts M, Walsh J, Wootton S, Holland AE, Lung Foundation A, the Thoracic Society of A. New Z: Australian and new zealand pulmonary rehabilitation guidelines. Respirology. 2017;22:800–19.

11. Bolton CE, Bevan-Smith EF, Blakey JD, Crowe P, Elkin SL, Garrod R, Greening NJ, Heslop K, Hull JH, Man WD, Morgan MD, Proud D, Roberts CM, Sewell L, Singh SJ, Walker PP, Walmsley S, British Thoracic Society Pulmonary Rehabilitation Guideline Development G, British Thoracic Society Standards of Care C. British thoracic society guideline on pulmonary rehabilitation in adults. Thorax. 2013;68(Suppl 2):ii1–30.

12. O'Donnell DE, Aaron S, Bourbeau J, Hernandez P, Marciniuk D, Balter M, Ford G, Gervais A, Goldstein R, Hodder R, Maltais F, Road J, Canadian Thoracic S. Canadian thoracic society recommendations for management of chronic obstructive pulmonary disease--2003. Can Respir J. 2003;10 Suppl A:11A–65A.

13. O'Donnell DE, Aaron S, Bourbeau J, Hernandez P, Marciniuk DD, Balter M, Ford G, Gervais A, Goldstein R, Hodder R, Kaplan A, Keenan S, Lacasse Y, Maltais F, Road J, Rocker G, Sin D, Sinuff T, Voduc N. Canadian thoracic society recommendations for management of chronic obstructive pulmonary disease—2007 update. Can Respir J. 2007;14 Suppl B:5B–32B.

14. Vogelmeier CF, Criner GJ, Martinez FJ, Anzueto A, Barnes PJ, Bourbeau J, Celli BR, Chen R, Decramer M, Fabbri LM, Frith P, Halpin DM, Lopez Varela MV, Nishimura M, Roche N, Rodriguez-Roisin R, Sin DD, Singh D, Stockley R, Vestbo J, Wedzicha JA, Agusti A. Global strategy for the diagnosis, management, and prevention of chronic obstructive lung disease 2017 report: gold executive summary. Eur Respir J. 2017;49

15. Bodenheimer T, Lorig K, Holman H, Grumbach K. Patient self-management of chronic disease in primary care. JAMA. 2002;288:2469–75.

16. Bourbeau J, Nault D, Dang-Tan T. Self-management and behaviour modification in copd. Patient Educ Couns. 2004;52:271–7.

17. Zwerink M, Brusse-Keizer M, van der Valk PD, Zielhuis GA, Monninkhof EM, van der Palen J, Frith PA. Effing T: self management for patients with chronic obstructive pulmonary disease. Cochrane Database Syst Rev. 2014:CD002990.

18. Agle DP, Baum GL, Chester EH, Wendt M. Multidiscipline treatment of chronic pulmonary insufficiency. 1. Psychologic aspects of rehabilitation. Psychosom Med. 1973;35:41–9.

19. Cockcroft A, Bagnall P, Heslop A, Andersson N, Heaton R, Batstone J, Allen J, Spencer P, Guz A. Controlled trial of respiratory health worker visiting patients with chronic respiratory disability. Br Med J. 1987;294:225–8.

20. Howland J, Nelson EC, Barlow PB, McHugo G, Meier FA, Brent P, Laser-Wolston N, Parker HW. Chronic obstructive airway disease. Impact of health educa-

tion. Chest. 1986;90:233–8.

21. Kaptein AA, Fischer MJ, Scharloo M. Self-management in patients with copd: theoretical context, content, outcomes, and integration into clinical care. Int J Chron Obstruct Pulmon Dis. 2014;9:907–17.

22. Monninkhof E, van der Valk P, van der Palen J, van Herwaarden C, Partridge MR, Zielhuis G. Self-management education for patients with chronic obstructive pulmonary disease: a systematic review. Thorax. 2003;58:394–8.

23. Bandura A. Self-efficacy: toward a unifying theory of behavioral change. Psychol Rev. 1977;84:191–215.

24. Bourbeau J, Julien M, Maltais F, Rouleau M, Beaupre A, Begin R, Renzi P, Nault D, Borycki E, Schwartzman K, Singh R, Collet JP. Chronic Obstructive Pulmonary Disease axis of the Respiratory Network Fonds de la Recherche en Sante du Q: Reduction of hospital utilization in patients with chronic obstructive pulmonary disease: a disease-specific self-management intervention. Arch Intern Med. 2003;163:585–91.

25. Gadoury MA, Schwartzman K, Rouleau M, Maltais F, Julien M, Beaupre A, Renzi P, Begin R, Nault D, Bourbeau J, Chronic Obstructive Pulmonary Disease axis of the Respiratory Health Network, FdlresdQ. Self-management reduces both short- and long-term hospitalisation in COPD. Eur Respir J. 2005;26:853–7.

26. Bourbeau J, Collet JP, Schwartzman K, Ducruet T, Nault D, Bradley C. Economic benefits of self-management education in COPD. Chest. 2006;130:1704–11.

27. Fan VS, Gaziano JM, Lew R, Bourbeau J, Adams SG, Leatherman S, Thwin SS, Huang GD, Robbins R, Sriram PS, Sharafkhaneh A, Mador MJ, Sarosi G, Panos RJ, Rastogi P, Wagner TH, Mazzuca SA, Shannon C, Colling C, Liang MH, Stoller JK, Fiore L, Niewoehner DE. A comprehensive care management program to prevent chronic obstructive pulmonary disease hospitalizations: a randomized, controlled trial. Ann Intern Med. 2012;156:673–83.

28. Bischoff EW, Hamd DH, Sedeno M, Benedetti A, Schermer TR, Bernard S, Maltais F, Bourbeau J. Effects of written action plan adherence on copd exacerbation recovery. Thorax. 2011;66:26–31.

29. Bucknall CE, Miller G, Lloyd SM, Cleland J, McCluskey S, Cotton M, Stevenson RD, Cotton P, McConnachie A. Glasgow supported self-management trial (gsust) for patients with moderate to severe copd: randomised controlled trial. BMJ. 2012;344:e1060.

30. Peytremann-Bridevaux I, Taffe P, Burnand B, Bridevaux PO, Puhan MA. Mortality of patients with copd participating in chronic disease management programmes: a happy end? Thorax. 2014;69:865–6.

31. Camp PG, Hernandez P, Bourbeau J, Kirkham A, Debigare R, Stickland MK, Goodridge D, Marciniuk DD, Road JD, Bhutani M, Dechman G. Pulmonary rehabilitation in canada: a report from the canadian thoracic society copd clinical assembly. Can Respir J. 2015;22:147–52.

32. O'Neill B, Elborn J, MacMahon J, Bradley JM. Pulmonary rehabilitation and follow-on services: a northern ireland survey. Chron Respir Dis. 2008;5:149–54.

33. Yohannes AM, Connolly MJ. Pulmonary rehabilitation programmes in the uk: A national representative survey. Clin Rehabil. 2004;18:444–9.

34. Blackstock FC, Webster KE, McDonald CF, Hill CJ. Comparable improvements achieved in chronic obstructive pulmonary disease through pulmonary rehabilitation with and without a structured educational intervention: a randomized controlled trial. Respirology. 2014;19:193–202.

35. Norweg AM, Whiteson J, Malgady R, Mola A, Rey M. The effectiveness of different combinations of pulmonary rehabilitation program components: a randomized controlled trial. Chest. 2005;128:663–72.

36. Cosgrove D, Macmahon J, Bourbeau J, Bradley JM, O'Neill B. Facilitating education in pulmonary rehabilitation using the living well with copd programme for pulmonary rehabilitation: a process evaluation. BMC Pulm Med. 2013;13:50.

37. Bourbeau J. The role of collaborative self-management in pulmonary rehabilitation. Semin Respir Crit Care Med. 2009;30:700–7.

38. Bourbeau J. Making pulmonary rehabilitation a success in copd. Swiss Med Wkly. 2010;140:w13067.

39. Bourbeau J, Lavoie KL, Sedeno M, De Sousa D, Erzen D, Hamilton A, Maltais F, Troosters T, Leidy N. Behaviour-change intervention in a multicentre, randomised, placebo-controlled copd study: methodological considerations and implementation. BMJ Open. 2016;6:e010109.

40. Bourbeau J, Casan P, Tognella S, Haidl P, Texereau JB, Kessler R. An international randomized study of a home-based self-management program for severe copd: the comet. Int J Chron Obstruct Pulmon Dis. 2016;11:1447–51.

41. Bourbeau J, Nault D. Self-management strategies in chronic obstructive pulmonary disease. Clin Chest Med. 2007;28:617–28. vii

第18章 吸气肌训练

Daniel Langer

18.1 理论基础和研究背景

对于慢性呼吸系统疾病患者,呼吸困难是限制患者运动最显著的症状[1],它将导致患者不愿活动,随后出现运动功能障碍[2]。呼吸困难被定义为呼吸时的不舒服的感受[3]。呼吸肌在感知呼吸困难[4-6]和对限制患者运动耐量方面起着关键作用[6-8]。此外,慢性呼吸系统疾病的患者常出现呼吸肌功能障碍[9,10]。多方面因素导致这些患者的呼吸肌肉功能障碍,包括肺过度充气、低氧血症、高碳酸血症、炎症、营养不良、长期使用糖皮质激素、缺乏运动以及呼吸肌不同类型肌肉纤维在机体分布上的变化(图 18-1a)[6-8,11-13]。肺过度充气是阻塞性肺病患者呼吸肌功能障碍的主要病因,因为在此状态下吸气肌处于力学劣势。此外,许多共同的危险因素也会导致呼吸肌和肢体肌肉功能障碍(图 18-1a)。肺过度充气导致膈肌缩短,此时需要膈肌收缩时,收缩产生的压力变小[14]。同时,吸气肌必须克服较高的弹性回缩力和阻力负荷,尤其是在运动中这种情况则会加剧。患者的呼吸肌有代偿机制来适应这些机械性的不利改变和慢性增加的负荷(图 18-1b)。由于肌肉的适应,尽管膈肌运动时的长度缩短,但膈肌仍部分保留了它在正常呼吸时产生压力的能力,

并变得更加抗疲劳[2,15-17]。例如,为了应对慢性肺过度充气,吸气肌通过缩短肌肉长度来适应,这样,在给定的肺容量下,产生的压力得以很好地保持甚至增加(图 18-1b)[18]。然而,这并不能使机体有效地适应体力活动中动态肺过度充气引起的急性变化。其他适应性改变(如肌纤维类型分布的变化)通常被认为是对慢性过载的反应性改变(图 18-1b)。

胸廓形状的改变和机械性的负荷过重等病因(训练效果,图 18-1b 天平右盘)可以在一定程度上抵消其他系统性病因对呼吸肌的影响(图 18-1b 天平左盘)。当然天平左盘提到的因素也会导致患者肢体的肌肉功能障碍。呼吸肌结构的适应性改变带来有利的一面(适应机制,天平右盘),这在一定程度上抵消了其他生理机制(天平左盘)造成的不利影响。经许可转载:Arch Bronconeumol 2015;51:384-95 - Vol.51(8). doi:10.1016/j.arbr.2015.04.027 关于慢性阻塞性肺疾病患者肌肉功能障碍的评估和治疗 SEPAR 指南推荐。

目前存在的代偿机制被认为不能完全补偿对呼吸肌的不利作用,特别是对于严重 COPD 患者(图 18-1a,b)[19]。此外,当患者进行体力活动时,对通气要求急剧增加,呼吸肌很快变得超负荷。吸气肌的训练无法适应这种急性肺过度充气带来的肌肉长度变化,

也不能适应肌肉在长度变短收缩速度却增快的情况下工作。呼吸肌的功能与负荷之间的失衡,与肺部疾病患者(尤其是运动期间)出现呼吸困难的感觉密切相关(图18-2)[20]。

在强调这些导致运动受限的具体机制的同时,值得注意的是,除了呼吸困难、物理因素限制和通气受限,其他因素也是肺部疾病患者运动受限的重要机制。这些因素包括外周肌肉功能障碍和由于调动腹部肌肉辅助呼吸而导致对能量需求不合理的增加[21, 22]。

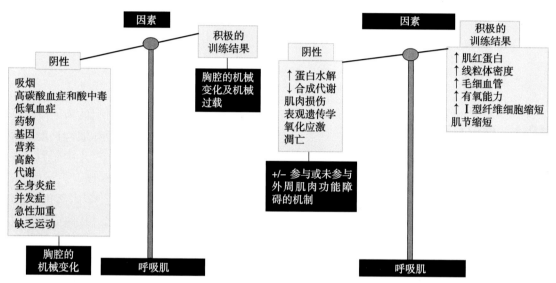

图 18-1　COPD 患者呼吸肌的适应性改变

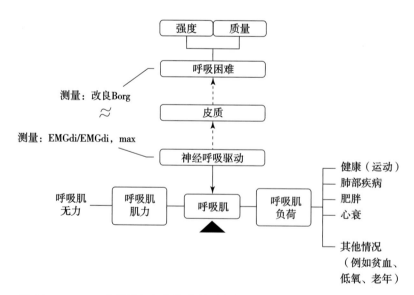

图 18-2　COPD 患者通气负荷能力的平衡与呼吸困难(经美国胸科学会批准重印)Copyright©2016American Thoracic Society. Jolley CJ, Moxham J.2016. Dyspnea Intensity:A Patient-reported Measure of Respiratory Drive and Disease Severity. Am JRespir Crit Care Med;193(3):236-8

为了使患者的呼吸肌更好地在高负荷下工作,可选择药物治疗或非药物治疗,这些方法主要通过减少呼吸肌负荷(如支气管扩张剂或呼吸支持),或者通过改善呼吸肌功能实现[23,24]。近几十年来,为了减少患者呼吸困难症状,提高运动能力[25],IMT 被频繁应用于改善患者吸气肌功能(压力产能和耐力)中。

18.2　证据

以往呼吸康复项目中针对呼吸肌有多种不同的训练方法。这些方法主要在于增加肌肉力量,例如目标流阻呼吸(targeted resistive breathing)训练[26]以及阈值负荷(threshold loading)训练[27],以及主要以提高肌肉耐力为目的的方法,如等二氧化碳型呼吸过度(isocapnic hyperpnea)等[28]。近年来,一种介于阈值负荷和目标流阻负荷之间将两者融合的方法(渐减式流阻负荷)得到了越来越广泛的应用[29]。我们将在下一段详细讨论不同的方法。总的来说,即使经过了 40 多年的研究,呼吸肌训练在呼吸康复中的作用仍然是有争议的[30]。下文中我们首先回顾 COPD 研究中已有的临床证据,之后,我们将讨论其他阻塞性和非阻塞性呼吸障碍中与吸气肌训练有关的证据,但是这些证据相对有限。

18.2.1　COPD

对于验证 IMT 是否有效,COPD 方面有三项荟萃分析至关重要[25,31,32]。Smith 等人1992 年首次报道的与吸气肌训练相关的荟萃分析影响深远,多年来一直影响着人们对这种干预措施有效性的看法。该综述纳入了17 个随机试验[32]。试验中包含了小规模研究和无显著阳性结果的研究,研究结果显示:最

大吸气压(P$_{imax}$):0.12,$p=0.38$;吸气肌耐力0.21,$p=0.14$;运动能力 -0.01,$p=0.43$;功能运动能力 0.20,$p=0.15$;以及功能状态 0.06,$p=0.72$。然而,这项荟萃分析一方面将所有的研究全部纳入,另一方面也未考虑训练负荷是否可控。在这些试验中,一项亚组分析研究表明,在那些具有足够训练负荷量的目标流阻负荷训练中,吸气肌力量和耐力的改善更为一致[32]。

第二个荟萃分析是由 Lötters 等人于2002 年开始的,该研究更谨慎地只纳入了符合要求的随机对照试验,最后纳入了 15 项研究,与对照组或没有进行 IMT 的干预组相比,这些试验中将训练负荷控制在适宜的程度,达到 30%P$_{imax}$[31]。Gosselink 等人随后在 2011 年更新了这项荟萃分析,基于与之前相似的选择标准纳入了 32 项随机对照试验(总数 $n=830$;IMT:$n=430$,对照:$n=400$)[25]。以方法学为基础该研究进行了严谨的回顾分析,并采用固定效应模型和随机效应模型计算总结效应大小,这种方法更清楚地展示了IMT 的效果。的确,与对照组相比,单纯 IMT训练和 IMT 联合全身运动训练两个组均显著提高了吸气肌功能(力量和耐力),也减轻了呼吸困难的症状。在 2002 年的荟萃分析中发现进行 IMT 后患者的功能运动能力有所改善,但这一趋势并没有达到统计学上的改善,随后 2011 年的荟萃分析纳入了更多的试验,证实了这一趋势确实具有显著差异[25]。2011 年荟萃分析的总体结果概述见表 18-1,包括效应大小以及将效应换算为自然单元的情况。除了常规训练之外,IMT 能显著改善 P$_{imax}$,但对 IMT 能否提高功能运动能力尚无定论。然而亚组分析显示,在 IMT 与运动训练相结合的干预组,吸气肌无力的患者比吸气肌功能保留的患者进步更大[25]。这一观察结果可能更具有普遍意义。事实上,到目前为止,这一领域的大多数研究都纳入了所有 COPD 患者,而非选择那些具有吸入肌

表 18-1　荟萃分析的汇总结果（Gosselink et al.[25]）

结局	总效应大小	95% 可信区间	p 值	自然单位
最大吸气压	0.73	0.53~0.93	0.001	+13cmH$_2$O
呼吸肌耐力测试	1.05	0.62~1.49	0.001	+261s
增量阈值负荷	0.98	0.72~1.25	0.001	+13cmH$_2$O
最大通气量	0.23	−0.27~0.72	0.373	+3L/min
功能运动能力	0.28	0.12~0.44	0.001	6MWD：+32m
耐力运动能力	0.72	−0.12~1.55	0.087	+198s
最大摄氧量	0.3	−0.02~0.63	0.067	+1.3ml/（min·lg）
最大分钟通气量	−0.04	−0.3~0.2	0.696	−0.7L/min
最大功率输出	0.07	−0.16~0.3	0.562	+1.7W
呼吸困难 Borg 疲劳指数	−0.45	−0.66~−0.24	0.001	−0.9
呼吸困难短暂呼吸困难指数	1.58	0.86~2.3	0.001	+2.8
呼吸困难慢性呼吸系统疾病问卷	0.34	−0.03~0.71	0.068	+1.1

　　SES，总效应大小（summary effect size）；Pi，最大吸气压（max maximal inspiratory mouth pressure）；RMET，呼吸肌耐力测试（respiratory muscle endurance test）；ITL，增量阈值负荷（incremental threshold loading）；MVV，最大通气量（maximal voluntary ventilation）；V'O$_2$，最大摄氧量（max maximal oxygen uptake）；V'E，最大分钟通气量（max maximal minute ventilation）；Wmax，最大功率输出（maximal power output）；TDI，短暂呼吸困难指数（transition dyspnoea index）；CRDQ，慢性呼吸系统疾病问卷（chronic respiratory disease questionnaire）

功能障碍相关临床结局的 COPD 患者。根据 COPD 的分级和表型，吸气肌无力、肺过度充气、呼吸困难的严重程度、运动不耐受的程度以及健康状况的降低，可能是影响 IMT 是否有效的其他决定性因素[30]。由于缺乏确凿的数据，目前尚不清楚如何更好地识别最可能从 IMT 干预中获益的患者。

　　对这些荟萃分析结果的解释需要谨慎，因为结果的汇总与许多方法学问题有关，包括人群差异、研究设计、训练干预方式、试验持续时间、数据收集、脱落情况以及与其他研究间的不一致。为此，一项大型前瞻性随机研究目前正在进行中，它解决了大部分上述

问题，可能有助于对结果的解释[33]。

　　大多数目前的指南对于 IMT 在呼吸康复中的应用并不是毫无争议的。最近的 ERS/ATS 关于呼吸康复的声明提到，"目前的证据表明，IMT 单独使用确实会在多个领域对患者的临床结局带来益处。"[34]。然而，声明也强调，这种干预如果作为 COPD 运动训练的辅助手段，尚缺乏证据证明能够为患者带来额外获益。基于目前的数据难以令人信服，指南推荐提出"对有明显吸气肌无力的个体，将 IMT 加入全身运动训练可能对其有用"[34]。值得一提的是，在常规的运动训练以外增加包括下肢力量训练在内的许多其

他训练,也未能在类似的研究中显示能够带来功能运动能力或生活质量的改善。最近一项系统性文献综述对此进行了总结[35]。在呼吸康复中增加下肢力量训练是被普遍鼓励的[34],与之形成鲜明对比的是,有人认为呼吸康复项目中,在有限资源和有限的时间内,应该优先考虑项目中最有效的训练(例如常规运动训练),而不是花太多时间在另外增加的干预措施上,因为并没有证据证明这些干预能够带来额外的好处[36]。接下来,我们将回顾训练方法和训练设备的创新之处,这些创新之处可能有助于我们在呼吸康复期间应用呼吸肌训练作为附加干预措施,并且使该训练可控。根据现有的证据,最近 GOLD 指南承认了呼吸肌训练的潜在益处,特别是当与常规运动训练协同时,其证据级别为 C[37]。为了提供更多的证据来支持 IMT 应该作为呼吸康复附加治疗,并能够带来更好的临床效应,我们需要谨慎设计试验,选择最适宜的研究群体,并选取最合适的临床研究结局指标[35]。但是需要面临的挑战是,要在阳性对照组(参与常规运动训练的患者)已经获得明显改善的基础上,如何确定样本量,其数量足以证明 IMT 对功能运动能力或生活质量带来的额外影响。因此,有必要去选择性地识别并囊括那些无法从标准康复项目中充分获益的患者。

另外两项证据进一步证实如果能够恰当控制 IMT 强度,那么会对吸气肌功能带来有利影响。首先,Gayan-Ramirez 等人在一项设计精良的大鼠动物模型实验中显示,间歇的流阻负荷训练(intermittent resistive loading)可以导致膈肌 II 型纤维肥大[38]。其次,Ramirez-Sarmiento 等人观察到,在进行 5 周的流阻负荷训练后,COPD 患者的肋间外肌肌纤维横截面积增加了,I 型纤维的比例也增加了[39]。这些研究都证明了 IMT 可以导致吸气肌的结构重塑。根据 Redline 等人基于病理生理学的研究,可以预测 IMT 对呼吸困难的影响[40]。他们发现正常受试者对呼吸用力的感觉与呼吸过程中的所需的 P_{imax} 的比例有关。因此,增加 P_{imax} 有望减少患者对呼吸用力的感觉,不过这些概念是否真的适用于 COPD 患者还尚未得到证实。最近从 COPD 患者人群中收集的数据初步显示,IMT 可能为呼吸模式和肺容量方面带来潜在的正面效应[41,42]。IMT 能够促使患者采取更有效的呼吸模式,同时减少呼吸肌的神经激活,因此改善神经机械耦合(neuromechanical coupling),改善用力时呼吸困难的情况[43]。在未来几年,需要对可能的机制进行更多的研究,以解释为何 IMT 后患者呼吸困难减轻,以及确定最适合这种干预措施的受试者。

如果应用适当,IMT 一般可以改善 COPD 患者的吸气肌功能。特别是对于这些吸气肌功能受损的患者,这些改善似乎体现在功能和症状上的好转。因此,根据临床经验和现有的证据,目前建议是针对那些呼吸困难是限制活动的重要因素合并呼吸肌功能受损的患者,将 IMT 作为他们呼吸康复计划中的附加干预措施。

18.2.2 IMT 在其他阻塞性肺病中的应用

其他阻塞性肺病(如哮喘、囊性纤维化或非囊性纤维化型支气管扩张)患者,在呼气流量受限和动态肺过度充气对呼吸肌负荷/力量的平衡方面的影响与 COPD 患者相似。在这些患病人群中,呼吸肌功能障碍的患病率和严重程度存在差异。此外,现有数据的数量和质量也无法与 COPD 相关文献相比。在以下各段中,将对现有证据和所采取的训练流程进行总结。

18.2.2.1 哮喘

提高哮喘患者的呼吸肌功能可以帮助预防哮喘发作期间的呼吸肌疲劳,并能缓解因肺过度充气而导致的呼吸困难的急性症状。然而，非类固醇激素依赖性哮喘患者的呼吸肌功能的平均损伤似乎比 COPD 患者的要小[44-47]。与 COPD 患者研究相比，现有的哮喘随机对照试验研究不够全面，结果也不具有结论性。在 2013 年科克伦荟萃分析（Cochrane meta-analysis）中汇总了 5 个随机对照试验（总 n=113）的结果[48]。除了 P_{imax} 在统计学上有显著改善外，IMT 对患者的症状或对医疗的依赖性方面没有显著影响。所有的研究都采用了流阻或机械阈值负荷方式以控制训练强度（40%~60%P_{imax}）。然而，由于 IMT 项目的训练频率和持续时间不同，各研究存在巨大差异。一个例外是 Sampaio 等人的一项研究，该研究中所有的研究对象都患有轻度到中度持续性哮喘[48]。Turner 等人（2011 年）在一份未纳入前文提到的荟萃分析中，进一步研究了为期 6 周的机械阈值负荷 IMT 对轻度至中度哮喘患者的影响[49]。患者每天接受两次训练，强度分别为 50%P_{imax}（n=7），或 15%P_{imax}（sham-control，n=8）。IMT 组在 P_{imax}（+28%）、耐力循环时间（+16%）和用力时呼吸困难的症状（-16%）方面有显著改善，而对照组无明显变化。由于受试者人数较少，组间比较没有达到统计学意义。我们还需要对更严重的哮喘和哮喘持续状态的患者进行更大规模的多中心研究，以确定 IMT 是否会对这些患者带来功能和症状的获益。

18.2.2.2　囊性纤维化

与 COPD 相似此类患者在运动中通气需求增加，气道阻力增加，内源性呼气末正压增加，随着呼吸频率增加肺的顺应性降低，这些均加重了呼吸肌的负荷[50]。此外，由于慢性炎症，CF 患者存在持续的分解代谢，并且营养摄入不足，引起外周肌肉和呼吸肌功能障碍[51,52]。因此，与 COPD 患者相似，CF 患者存在呼吸肌负荷增加，呼吸肌力量

减弱[51,52]。

尽管从生理机制来讲 CF 患者应该进行 IMT，但是目前此方面的研究屈指可数。Reid 等人在 2008 年发表了一项荟萃分析后，只有一项研究进一步调查了 IMT 对 CF 患者的影响[50,53]。由于该研究旨在对比综合训练协同 IMT 干预与控制干预对比的效果，因此与本文讨论的研究目的相关性较低[54]。两项荟萃分析的随机对照研究（总数 n=36）均未观察到症状或生活质量的改善[55,56]。因此，需要进一步的研究明确 IMT 能否改善 CF 患者的症状。

18.2.2.3　非囊性纤维化型支气管扩张

与 COPD 患者相似，Koulouris 等人的研究揭示了呼气气流受限给呼吸肌负荷、呼吸困难带来的负面影响与运动能力下降之间的关系[57]。Moran 等人观察到大多数非囊性纤维化型支气管扩张（non CF-bronchiectasis，NCFB）患者的呼吸肌肌力的下降[58]。由于 COPD 和 NCFB 在病理生理学上有相似之处，因此推荐两组患者采用类似的康复策略，这一策略也包括呼吸肌训练[59]。然而，与哮喘和囊性纤维化患者的研究一样，针对 NFCB 患者 IMT 的临床证据远不如 COPD 患者全面。

到目前为止，只有两项试验研究了 IMT 对 NCFB 的影响。Newall 等人比较了综合运动训练联合 IMT 组（每天两次，每次 15 分钟的训练，30%P_{imax} 开始，每周增加约 5% 的阻力，n=12）或"Sham"组 MTL-Training（机械阈值负荷，固定阻力 7cmH_2O，n=11）与对照组（常规治疗，n=9）[60]。患者并非因呼吸肌无力而被纳入研究。结果显示联合运动训练/IMT 组与运动训练/sham-IMT 组（医者注释：即仅进行运动训练/未进行 IMT 的干预组）相比，运动能力和呼吸肌功能有较大提高，但由于样本量较小，未达到统计学意义。两组与对照组（常规治疗）相比均有统计学

差异。Liaw 等人的研究则对单独 IMT 与对照组（常规治疗）进行了比较[61]。该研究中患者临床特征和训练计划与 Newall 等人的研究非常相似。结果显示 IMT 组呼吸肌功能有统计学意义的改善。由于每组样本数量有限（两组均为 n=13），虽然在 IMT 组在与临床相关的 6 分钟步行距离结果上有明显提高（42m），但无统计学意义。在小型研究中发现的这些初步结果令人鼓舞，然而，还是需要更大的临床研究来明确 IMT 是否真的能改善患者的功能。

18.2.3　限制性呼吸功能障碍：间质性肺疾病

间质性肺疾病（interstitial lung disease，ILD）患者在呼吸过程中必须克服较高的弹性负荷，然而，ILD 患者的呼吸肌（特别是膈肌）损伤相对于 COPD 患者其较小，这可能是由于 ILD 患者 EELV 相对较低，且具有较好的长度 - 张力特性[62-64]相关。因此，ILD 患者 MIP 和 MVV 更大，同时膈肌为增加通气也做出更多贡献[63]。目前还没有关于 IMT 在 ILD 中的作用的具体研究，到目前为止的研究只对比了对照组与 IMT 协同运动训练组的差别[65]。然而有迹象表明 ILD 患者进行运动训练后最大潮气量的提高与最大耗氧量（V′ O_2peak）显著相关（r=0.78，p=0.001）[66]。这是由于运动时，对高通气的需求重复刺激患者，再加上深呼吸运动时胸部的扩张和胸肌的伸展所致。这与已发表的一篇综述观点一致，该综述认为胸腔扩张和伸展对 IPF 患者肺功能受限具有有益的作用[67]。吸气肌阻力对这些变量的影响可能大于运动训练或正常二氧化碳型呼吸过度（normocapnic hyperpnea）带来的影响。因此，尽管 ILD 患者吸气肌功能更好地保留下来，但仍值得研究 IMT 对 ILD 患者的额外影响。

18.3　IMT 在临床实践中的应用

18.3.1　患者评估

IMT 前的评估除了测量呼吸困难、运动能力和 HRQOL 等临床结局外，还需要评估吸气肌功能（力量和耐力）。受试者最大静态吸气压力（P_{imax}）和肌肉耐力常需要在特殊的呼吸病学实验室中测量[54]。当然，现在市场上也能获得商业化的小型手持设备进行上述指标测量[68]，这些设备使得在非专科的医学中心甚至在家庭中进行测试变得更加容易。

18.3.2　力量

P_{imax} 的测量是临床中测量吸气肌力量的一种简单方法。但这种方法需要不断练习和尝试，因为 P_{imax} 随着操作者的熟悉程度而有显著提高[69]。为了保证测量的标准化，建议在 RV 或接近 RV 时测量 P_{imax}[54]。测试应该由经过培训的操作员来执行，他 / 她应鼓励受试者做出最大限度的吸气努力。受试者采用坐位，需要佩戴鼻夹，由于患者不熟悉这个检查，因此仔细的指导和动机鼓励是必不可少的。受试者也经常需要指导，以防止口器周围的空气泄漏。记录三次操作差异小于 10%，取最大值作为 P_{imax}。该系统需要少量漏气以防止在 P_{imax} 测量的操作过程中出现声门关闭。吸气压力应该维持至少 2 秒，以便记录持续 1 秒的最大压力。平均峰值压力比 1 秒的持续压力高，但可重复性较低[54, 70]。理想情况下，压力传感器应该与屏幕连接，以显示压力 - 时间曲线和 1 秒平台压的计算。法兰式口器在肺功能实验室很容易找到，虽然使用法兰式口器测出的值比橡皮管式口器稍低，但在临床上认为两种口器带来的差异并不重要[54]。尽管仅仅是设想,记录下的压力值被认为是能有效地反映全部呼吸肌力量的临床评价指标[54]。测量结果的变异的来源包括:口器类型,少量泄漏的存在,评估的压力类型(峰值或平台压),操作的次数,以及测试的肺容积变化。经特定的训练后 P_{imax} 较对照组有所增加,表明该测试能够反映 IMT 干预的疗效[25]。已有 22 项临床研究根据上述 ATS/ERS 指南对 MIP 进行测量并收集数据[71],以提供参考值。这些数据最近已综合起来,用于提供特定年龄的参考值(表 18-2)[71]。

IMT 前后 P_{imax} 的比较可以让临床医生判断训练负荷是否合适,是否能引起与训练相关的吸气肌力量的改善。如果 P_{imax} 没有变化,则可能表明训练负荷不足。高流量、低压耐力训练(如 CO_2 过度通气,技术描述见下一段)能够使肌肉耐力得到改善。有迹象表明,在训练过程中,如果对训练阻力耐受性越高,那么耐力指标的改善越大[29]。

18.3.3　耐力

呼吸肌耐力常通过外加吸气阻力负荷进行测量。其主要特点是施加增量吸气负荷或恒定的次最大吸气负荷,一直持续到患者出现呼吸受限的症状[72]。通常测试方法包括阈值负荷[54,72],或流阻负荷与阈值负荷的混合方式(渐减式流阻负荷)[73]。由于呼吸模式(包括时间和吸气量)能够影响测试表现,

建议在测试时进行质量控制[72,74]。由于这些要求使得操作变得复杂,吸气肌耐力的测量一直被认为超出了常规临床实践范围,这一观点直到最近才有所改变[75]。有人认为通过记录口腔压力、流量和吸气量,在一定程度上可以反映呼吸肌耐力[54]。无论哪种呼吸模式,测量时外部做功(external work)被认为是影响耐力时间(t_{lim})的决定因素[54]。随着新的手持设备的发展,能够持续地记录流量、容积和压力的变化,促使监测呼吸模式和呼吸的外部做功(external work)变得可行[29,73]。这使我们有机会将可控的耐力测试归入 IMT 干预的标准临床评估方案中。本文介绍的测量方案最近已成功应用于呼吸肌功能评估的大型多中心临床试验中[33]。总之,在这个恒定负荷测试中,患者要在抵抗次最大吸气负荷的情况下进行呼吸,直到出现受限的症状而导致不能呼吸。已经有人提出,应该选择基线时耐力时间(t_{lim})小于 7 分钟的吸气负荷[72,73]。干预后测量时间最长限制在 15 分钟以内,而不发生玻璃天花板效应(ceiling effects)[72,73]。之前研究显示较长的 t_{lim} 基线数据会导致天花板效应。与增量阈值耐力测试(中到大效应大小为 0.68)相比,IMT 降低了恒定负载测试(小至中等效应大小为 0.44)的效应水平[76]。根据这些数据得出结论,阈值测试可能对 IMT 干预更敏感。来自大型多中心 RCT 的数据显示,IMT 时使用恒定负荷测量的耐力时间(0.77)能够保证更短的基线 t_{lim}(小于 7 分钟)(图 18-3)[33]。

表 18-2　最大呼吸压力的年龄相关参考值(RV 测量 1 秒以上平均峰压平台压(95% 可信区间)并且以 cmH_2O 为单位)

最大吸气压	18-29	30-39	40-49	50-59	60-69
男性	128(116-140)	129(118-139)	117(105-129)	108(99-118)	93(85-101)
女性	97(89-105)	89(85-94)	93(78-107)	80(75-85)	75(67-83)

Sclauser Pessoa et al. Can Respir J2014; 21(1): 43-50

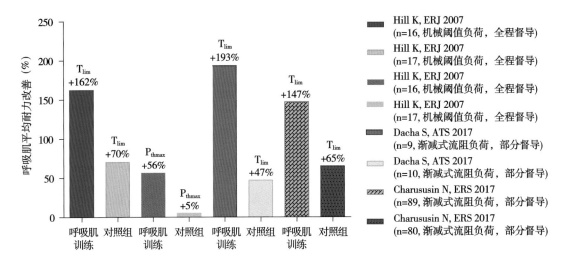

图 18-3　COPD 患者高强度 IMT 方案下增益（Pthamx）或
恒定负荷测试（t_{lim}）对呼吸肌耐力的改善

专业人员应提供标准化的呼吸指导，IMT 干预后应该用干预前相同的负荷进行重复测量。t_{lim} 的改善和总的外部做功（external work）可以作为主要临床结局进行记录。研究观察到 IMT 后典型的呼吸参数变化包括[1]较高的吸气流量，导致吸气时间缩短（Ti），[2]每次呼吸吸气容积的增加和做功的增加[29]。虽然较短的吸气时间（Ti）可以被解释为了减少肌肉负荷而产生的一种呼吸模式的适应，它同时也反映了肌肉在高阻力下的收缩更快（如肌肉力量的改善）。如果观察到吸气容积和外部做功（包括总量和每次呼吸做功）的增加，那么显然其并不是一种能降低呼吸肌负荷的呼吸模式。这些变化更倾向于说明 IMT 后吸气肌耐力得到真正改善。它们也反映了在两种情况下（干预前和干预后），给予患者标准化指导，能产生尽可能快、有力和深的吸气动作。IMT 训练期间也提供同样的指导。综上所述，这种进行标准化呼吸指导和呼吸参数记录的恒定负荷耐力测试为将呼吸肌耐力测量落实到临床实践中提供了一种可行的技术。

18.3.4　训练模式

目前，几乎没有研究将不同的训练设备或训练方案进行比较。因此，没有确实的证据对不同目的的首选设备和训练方案给予推荐。下面将讨论不同方案的一般特性以及潜在的优缺点。在过去的几十年里，三种不同类型的负荷被用于大多数呼吸肌训练。这些方法要么主要是为了提高肌肉力量（中等流量/高压方式：目标流阻负荷以及阈值负荷），要么是为了提高呼吸肌耐力（高流量/低压方式：正常二氧化碳型呼吸过度）。所有这些训练方式都可以用商品化设备实现，并且可以提供可控的基于家庭的训练干预。第四种负荷方式近年来越来越流行，这种名为渐减式流阻负荷可以看作是阈值负荷和目标流阻负荷的混合产物。最近开发的电子设备在内存中可以存储数据，有助于更好地监测和控制以家庭为基础的训练干预。下文各段和表 18-3 对列出了可用的方法和装置的特点。

表 18-3　不同训练方法和设备总览

训练方法	关注点	费用	反馈系统	储存训练数据	设备
机械阈值负荷	肌力及肌耐力	低	不适用	不适用	Threshold IMT®；POWERbreathe Medic®
目标流阻负荷	肌力及肌耐力	高	可视	是	Respifit S®
渐减式流阻负荷	肌力及肌耐力	中	可视 / 声学	是	Powerbreathe（K-Series）®
等 CO_2 过度通气	肌耐力	高	可视 / 声学	是	Spirotiger®

18.3.5　目标流阻负荷

为了产生足够的训练阻力，至少达到最大吸气压的 30%，患者需要按照指示通过不同直径的小孔呼吸并产生高吸气流量。孔径的直径越小，需要克服的阻力越大。由于阻力是与流量有关的设备，因此能够在流量和压力反应基础上记录吸气流量，并提供反馈（"目标流阻呼吸"）。

18.3.6　机械阈值负荷

机械阈值负荷中，在产生吸气气流之前，首先需要克服弹性负荷阀（等张阈值负荷）产生的已知的固定阻力，在克服了这个阈值负荷之后，对抗恒定负荷的吸气才能完成。这种阻力应该设定至少达到 $30\%P_{imax}$，并且不依赖于患者的吸气流量。因此，在这个前提下，反馈系统就不那么有必要了。这种方法的一个缺点是（就像任何等张肢体肌肉训练一样），吸气肌只会在全收缩范围内的一小段范围里获得最佳的阻力（与最大的压力产能相关）。举个例子，我们假设将 RV 时测量的 P_{imax} 作为参考以确定训练强度（如达到 $50\%P_{imax}$ RV 的训练）。在 RV 吸气开始时，训练负荷将根据这一目标强度进行优化。随着肺活量的增加，恒定负荷在最大压力产能中的比例将越来越大。这将导致肌肉过早地进入等长收缩，最终限制肌肉进一步收缩的能力。特别是在更高的训练强度时（50% 的 P_{imax} 或者更高），这也将限制容量反应和全肺活量吸气的能力（图 18-4）。这就提示了在训练过程中呼吸肌可以被刺激的长度是多少。它也可能会影响到患者对抗设定负荷的吸气努力的感知[29]。

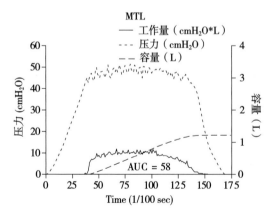 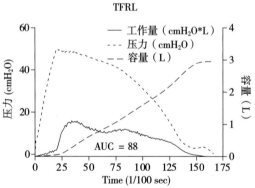

图 18-4　吸气时达到 $60\%P_{imax}$（50cmH$_2$O）的强度下两种训练设备的比较。TFRL，渐减式流阻负荷；MTL，机械阈值负荷。口腔压（cmH$_2$O）和容量信号改变下反映外部总吸气做功的 AUC 曲线面积

18.3.7　渐减式流阻负荷

这种新的负荷训练方式结合了上述两种负荷方式的优点。在克服流量非依赖的阈值负荷后,流量依赖的渐减式流阻的阻力在吸气时随之下降,并适应呼吸系统的压力容量关系,允许在更高的训练阻力下,仍保证充分的吸气容量。研究表明,在训练过程中相对于机械阈值负荷,在相同阻力下,这种负荷方式可以使吸气容量更高(图 18-4)。

这种负荷方式可以使 COPD 患者对 IMT 更耐受,且与机械阈值负荷方式相比,在两者呼吸努力评分相同或具有可比性时,渐减式流阻负荷的训练强度可以更高[29]。

18.3.7.1　正常二氧化碳型呼吸过度

与前面提到的三种技术相比,这种类型的训练不需要在呼吸时额外施加阻力。与此相反,受试者通过最大通气容积(深吸气和深呼气)的 60% 的程度,刺激呼吸并维持较长时间(常规训练持续时间约为 30 分钟),这样能够刺激患者产生更高的吸气和呼气流速。这种方法主要是为了提高呼吸肌耐力而不是呼吸肌的力量。为了防止过度通气导致的低碳酸血症,目前开发的家庭训练设备已经通过呼出气体部分重新再进入呼吸循环中来确保血碳酸在正常水平。该技术在执行上可能会遇到技术层面的困难与挑战,并且想与呼吸达到良好配合需要不断的练习[76]。此外,对于严重的呼气气流受限的患者而言,这种训练方法也具有挑战性。基于这类训练的原理,预计不会增加最大压力产能(maximal pressure generating capacity),针对 COPD 患者最新的荟萃分析中就证实了这一点[25],该方法对呼吸困难症状及运动能力也无显著作用[25]。最后,为了有效地在家庭中实施训练,能够提供光学和声学反馈的家庭式训练设备是必需的,这些设备通常比较先进而且相当昂贵。

18.3.7.2　训练参数

我们建议在呼吸康复过程中使用机械阈值负荷、目标流阻负荷或渐减式流阻负荷来训练吸气肌。基于现有证据和等 CO_2 过度通气的复杂性,这种训练方式在特定环境下似乎不太理想。在此之前,大部分训练项目都使用机械阈值负荷,阻力设置至少是 $30\%P_{imax}$,每天 30 分钟的力量训练。最近,有研究证实时间更短、高强度的项目也是可行和有效的[29,77,78]。在这些项目中将每天的训练时间减少到 10 分钟以内,并使用强度达到至少 $40\%P_{imax}$(机械阈值负荷)或 $50\%P_{imax}$(渐减式流阻负荷)的训练方式。研究是在全程监督和部分监督的情况下(每周监督一次训练课程)进行的。这种干预是方式为了在通气需求增加时(例如每日体力活动时)改善呼吸,训练时间的缩短则能更好地满足了患者在日常生活中的功能需求。这些患者的活动记录显示,大多数患者的日常活动在 10 分钟以内[79,80]。在这种情况下,15 或 30 分钟的训练时间似乎不合适。此外,已有研究证明与较长时间的训练相比,短时间高强度训练能够更显著地改善 P_{imax}(图 18-5)和呼吸肌耐力(图 18-3)[29,77,78]。

每一次训练一般包括 30 次全肺活量抗阻力呼吸,平均需要 4~5 分钟完成。一般情况下患者在坐位时进行训练,鼻夹并不是必需的。如果有需要,患者可以向前倾,将双上肢放在椅子或者桌子上。建议在呼吸康复期间,每周至少有一次督导下的训练,一方面便于逐渐增加训练负荷,另一方面可以动态观察患者遵嘱情况和康复进展。如果设备含有内部数据存储功能,那么督导下训练课程的质量就能够与基于家庭训练的康复课程相比较,这也使医疗人员能够给予患者具体的指导。在此要强调快速而有力的吸气的重要性,以及要求患者在每一次呼吸时都要达到最大的容量反应。通过这样的方式可以最大限度地增加肌肉力量,并增加训练总量。与其他骨骼肌一样,呼吸肌肌力的改善可能与强度有关[81]。因此,随着时间的推移,必须增加负荷以增加训练强度,初始训练负荷应至少等同于30%P_{imax}。小于30%P_{imax}的负荷不足以增强吸气肌力量[25,32]。图18-6是COPD患者IMT期间训练负荷进展的典型案例。

建议采用是否出现限制性症状的方法来指导训练负荷的强度。当患者在训练结束时(30次呼吸后)请他们描述呼吸努力的程度,通过改良BORG量表(0~10)评分,分数在4~5之间则说明训练负荷合适。如果患者能够忍受,他们可以在相应的最大负荷下进行训练。患者应该以保证能够实现全肺扩张(吸气达到全肺活量)情况下的最大的可承受负荷为目标进行训练。在第一周训练结束时,患者训练负荷通常在40%P_{imax}(机械阈值负荷)或50%P_{imax}(渐减式流阻负荷)(图18-6)。吸气负荷通常需要在训练的前

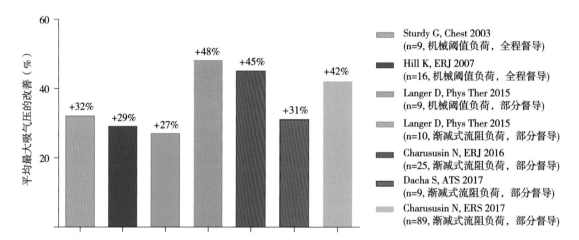

图18-5　采用短时间、高强度IMT方案中干预组最大吸气压力(P_{imax})的改善情况

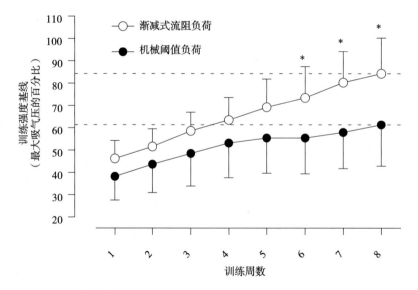

图18-6　以占基线P_{imax}的百分比的变化显示训练强度的提高。TFRL,渐减式流阻负荷;MTL,机械阈值负荷。*$p<0.05$显示组间差异。两条点线分别表示TFRL和MTL下的平均训练强度

4 周迅速增加,这主要是为了神经系统对训练的适应[81,82]。因此,强烈建议在初始阶段每周对患者进行适应和监督训练,这样可以优化训练的效果。此后,吸气负荷的增加速度会减慢,而呼吸肌功能的进一步提高可能是肌肉肥厚的反应[39]。

在计划开始前应该告知患者呼吸肌训练的生理相关知识(如耐力运动训练及日常体力活动是为了改善呼吸训练及减少呼吸不适的症状)。还需要告知预期的训练效果和在训练后机体发生的适应性的生理改变。在开始训练时,患者不仅要了解如何准确地进行训练,还要了解如何维护训练设备的卫生,建议患者每天用自来水冲洗口器和呼吸阀,并对这些部件进行定期消毒,以确保呼吸设备的卫生和最佳工作性能。可控的呼吸肌干预训练受限于实验室情况或专科医院的环境,并需要额外的督导以保证干预的效果。

18.4　结论

近年来训练设备技术不断发展,训练计划不断改良,这些进步使得有效且可控的训练计划无需在全程督导下进行,并可能减少医疗专业人员和患者的时间投入,有助于在未来几年将呼吸肌训练加入呼吸康复项目,并促进呼吸肌干预的实施。目前的指南承认在呼吸康复项目中对呼吸肌无力的患者进行呼吸肌训练的潜在附加价值。对于这类患者,可以将 IMT 作为常规运动训练的附加干预手段,除了呼吸肌功能的提高外,已有报道显示 IMT 对其他临床结局也产生影响。未来最重要的挑战在于如何更好地识别那些最有可能从 IMT 干预中获益的患者。

(李晓欧　译)

参考文献

1. Rennard S, Decramer M, Calverley PM, et al. Impact of COPD in North America and Europe in 2000: subjects' perspective of confronting COPD International Survey. Eur Respir J. 2002;20(4):799–805.
2. O'Donnell DE. Hyperinflation, dyspnea, and exercise intolerance in chronic obstructive pulmonary disease. Proc Am Thorac Soc. 2006;3(2):180–4.
3. Manning HL, Schwartzstein RM. Pathophysiology of dyspnea. N Engl J Med. 1995;333(23):1547–53.
4. Killian KJ, Jones NL. Respiratory muscles and dyspnea. Clin Chest Med. 1988;9:237–48.
5. Hamilton N, Killian KJ, Summers E, Jones NL. Muscle strength, symptom intensity, and exercise capacity in patients with cardiorespiratory disorders. Am J Respir Crit Care Med. 1995;152:2021–31.
6. Gosselink R, Troosters T, Decramer M. Peripheral muscle weakness contributes to exercise limitation in COPD. Am J Respir Crit Care Med. 1996;153(3):976–80.
7. Laghi F, Tobin MJ. Disorders of the respiratory muscles. AmJ Respir Crit Care Med. 2003;168(1):10–48.
8. Begin P, Grassino A. Inspiratory muscle dysfunction and chronic hypercapnia in chronic obstructive pulmonary disease. Am Rev Respir Dis. 1991;143:905–12.
9. Decramer M, Demedts M, Rochette F, Billiet L. Maximal transrespiratory pressures in obstructive lung disease. Bull Eur Physiopathol Respir. 1980;16(4):479–90.
10. Polkey MI, Kyroussis D, Hamnegard CH, Mills GH, Green M, Moxham J. Diaphragm strength in chronic obstructive pulmonary disease. Am J Respir Crit Care Med. 1996;154(5):1310–7.
11. Satta A, Migliori GB, Spanevello A, et al. Fibre types in skeletal muscles of chronic obstructive pulmonary disease patients related to respiratory function and exercise tolerance. Eur Respir J. 1997;10(12):2853–60.
12. Levine S, Kaiser L, Leferovich J, Tikunov B. Cellular adaptations in the diaphragm in chronic obstructive pulmonary disease. N Engl J Med. 1997;337(25):1799–806.
13. Testelmans D, Crul T, Maes K, et al. Atrophy and hypertrophy signalling in the diaphragm of patients with COPD. Eur Respir J. 2010;35(3):549–56.
14. De Troyer A, Wilson TA. Effect of acute inflation on the mechanics of the inspiratory muscles. J Appl Physiol (1985). 2009;107(1):315–23.
15. Similowski T, Yan S, Gauthier AP, Macklem PT, Bellemare F. Contractile properties of the human diaphragm during chronic hyperinflation. N Engl J Med. 1991;325(13):917–23.
16. Gorman RB, McKenzie DK, Pride NB, Tolman JF, Gandevia SC. Diaphragm length during tidal breathing in patients with chronic obstructive pulmonary disease. Am J Respir Crit Care Med. 2002;166(11):1461–9.
17. Rochester DF. The diaphragm in COPD. Better

than expected, but not good enough. N Engl J Med. 1991;325(13):961–2.

18. Clanton TL, Levine S. Respiratory muscle fiber remodeling in chronic hyperinflation: dysfunction or adaptation? J Appl Physiol (1985). 2009;107(1):324–35.

19. Barreiro E, Bustamante V, Cejudo P, et al. Guidelines for the evaluation and treatment of muscle dysfunction in patients with chronic obstructive pulmonary disease. Arch Bronconeumol. 2015;51(8):384–95.

20. Jolley CJ, Moxham J. Dyspnea intensity: a patient-reported measure of respiratory drive and disease severity. Am J Respir Crit Care Med. 2016;193(3):236–8.

21. Aliverti A, Macklem PT. The major limitation to exercise performance in COPD is inadequate energy supply to the respiratory and locomotor muscles. J Appl Physiol (1985). 2008;105(2):749–51. discussion 755–747

22. Debigare R, Maltais F. The major limitation to exercise performance in COPD is lower limb muscle dysfunction. J Appl Physiol (1985). 2008;105(2):751–3. discussion 755-757

23. Marchand E, Decramer M. Respiratory muscle function and drive in chronic obstructive pulmonary disease. Clin Chest Med. 2000;21(4):679–92.

24. Langer D. Non-pharmacological treatment options for hyperinflation. In: Siafakas N, O'Donnell D, editors. Hyperinflation of the lung and its management. p. 90–100.

25. Gosselink R, De Vos J, van den Heuvel SP, Segers J, Decramer M, Kwakkel G. Impact of inspiratory muscle training in patients with COPD: what is the evidence? Eur Respir J. 2011;37(2):416–25.

26. Belman MJ, Shadmehr R. Targeted resistive ventilatory muscle training in chronic obstructive pulmonary disease. J Appl Physiol. 1988;65(6):2726–35.

27. Larson JL, Kim MJ, Sharp JT, Larson DA. Inspiratory muscle training with a pressure threshold breathing device in patients with chronic obstructive pulmonary disease. Am Rev Respir Dis. 1988;138(3):689–96.

28. Scherer TA, Spengler CM, Owassapian D, Imhof E, Boutellier U. Respiratory muscle endurance training in chronic obstructive pulmonary disease: impact on exercise capacity, dyspnea, and quality of life. Am J Respir Crit Care Med. 2000;162(5):1709–14.

29. Langer D, Charususin N, Jacome C, et al. Efficacy of a novel method for inspiratory muscle training in people with chronic obstructive pulmonary disease. Phys Ther. 2015;95(9):1264–73.

30. Decramer M. Response of the respiratory muscles to rehabilitation in COPD. J Appl Physiol. 2009;107(3):971–6.

31. Lötters F, van TB KG, Gosselink R. Effects of controlled inspiratory muscle training in patients with COPD: a meta-analysis. J Eur Respir. 2002;20(3):570–6.

32. Smith K, Cook D, Guyatt GH, Madhavan J, Oxman AD. Respiratory muscle training in chronic airflow limitation: a meta-analysis. Am Rev Respir Dis. 1992;145:533–9.

33. Charususin N, Gosselink R, Decramer M, et al. Inspiratory muscle training protocol for patients with chronic obstructive pulmonary disease (IMTCO

study): a multicentre randomised controlled trial. BMJ Open. 2013;3(8):e003101.

34. Spruit MA, Singh SJ, Garvey C, et al. An official American Thoracic Society/European Respiratory Society statement: key concepts and advances in pulmonary rehabilitation. Am J Respir Crit Care Med. 2013;188(8):e13–64.

35. Camillo CA, Osadnik CR, van Remoortel H, Burtin C, Janssens W, Troosters T. Effect of "add-on" interventions on exercise training in individuals with COPD: a systematic review. ERJ Open Res. 2016;2(1). pii: 00078-2015.

36. Polkey MI, Moxham J, Green M. The case against inspiratory muscle training in COPD. Eur Respir J. 2011;37(2):236–7.

37. Vogelmeier CF, Criner GJ, Martinez FJ, et al. Global strategy for the diagnosis, management, and prevention of chronic obstructive lung disease 2017 report: GOLD executive summary. Eur Respir J. 2017;49(3).

38. Gayan-Ramirez G, Rollier H, Vanderhoydonc F, Verhoeven G, Gosselink R, Decramer M. Nandrolone decanoate does not enhance training effects but increases IGF-I mRNA in rat diaphragm. J Appl Physiol (1985). 2000;88(1):26–34.

39. Ramirez-Sarmiento A, Orozco-Levi M, Guell R, et al. Inspiratory muscle training in patients with chronic obstructive pulmonary disease: structural adaptation and physiologic outcomes. Am J Respir Crit Care Med. 2002;166(11):1491–7.

40. Redline S, Gottfried SB, Altose MD. Effects of changes in inspiratory muscle strength on the sensation of respiratory force. J Appl Physiol (1985). 1991;70(1):240–5.

41. Charususin N, Gosselink R, McConnell A, et al. Inspiratory muscle training improves breathing pattern during exercise in COPD patients. Eur Respir J. 2016;47(4):1261–4.

42. Petrovic M, Reiter M, Zipko H, Pohl W, Wanke T. Effects of inspiratory muscle training on dynamic hyperinflation in patients with COPD. Int J Chron Obstruct Pulmon Dis. 2012;7:797–805.

43. Langer D, Ciavaglia C, Webb K, et al. Inspiratory muscle training reduces respiratory neural drive in patients with COPD. Eur Respir J. 2014;44(Suppl 58):1912.

44. Perez T, Becquart LA, Stach B, Wallaert B, Tonnel AB. Inspiratory muscle strength and endurance in steroid-dependent asthma. Am J Respir Crit Care Med. 1996;153:610–5.

45. Stell IM, Polkey MI, Rees PJ, Green M, Moxham J. Inspiratory muscle strength in acute asthma. Chest. 2001;120(3):757–64.

46. Lavietes MH, Grocela JA, Maniatis T, Potulski F, Ritter AB, Sunderam G. Inspiratory muscle strength in asthma. Chest. 1988;93(5):1043–8.

47. McKenzie DK, Gandevia SC. Strength and endurance of inspiratory, expiratory, and limb muscles in asthma. Am Rev Respir Dis. 1986;134(5):999–1004.

48. Silva IS, Fregonezi GA, Dias FA, Ribeiro CT, Guerra RO, Ferreira GM. Inspiratory muscle train-

ing for asthma. Cochrane Database Syst Rev. 2013;9: CD003792.

49. Turner LA, Mickleborough TD, McConnell AK, Stager JM, Tecklenburg-Lund S, Lindley MR. Effect of inspiratory muscle training on exercise tolerance in asthmatic individuals. Med Sci Sports Exerc. 2011;43(11):2031–8.

50. Reid WD, Geddes EL, O'Brien K, Brooks D, Crowe J. Effects of inspiratory muscle training in cystic fibrosis: a systematic review. Clin Rehabil. 2008;22(10–11):1003–13.

51. Pinet C, Cassart M, Scillia P, et al. Function and bulk of respiratory and limb muscles in patients with cystic fibrosis. Am J Respir Crit Care Med. 2003;168(8):989–94.

52. Ionescu AA, Chatham K, Davies CA, Nixon LS, Enright S, Shale DJ. Inspiratory muscle function and body composition in cystic fibrosis. Am J Respir Crit Care Med. 1998;158(4):1271–6.

53. Santana-Sosa E, Gonzalez-Saiz L, Groeneveld IF, et al. Benefits of combining inspiratory muscle with 'whole muscle' training in children with cystic fibrosis: a randomised controlled trial. Br J Sports Med. 2014;48(20):1513–7.

54. American Thoracic Society. ERS ATS/ERS Statement on respiratory muscle testing. Am J Respir Crit Care Med. 2002;166(4):518–624.

55. Enright S, Chatham K, Ionescu AA, Unnithan VB, Shale DJ. Inspiratory muscle training improves lung function and exercise capacity in adults with cystic fibrosis. Chest. 2004;126(2):405–11.

56. de Jong W, van Aalderen WM, Kraan J, Koeter GH, van der Schans CP. Inspiratory muscle training in patients with cystic fibrosis. Respir Med. 2001;95(1):31–6.

57. Koulouris NG, Retsou S, Kosmas E, et al. Tidal expiratory flow limitation, dyspnoea and exercise capacity in patients with bilateral bronchiectasis. Eur Respir J. 2003;21(5):743–8.

58. Moran F, Piper A, Elborn JS, Bradley JM. Respiratory muscle pressures in non-CF bronchiectasis: repeatability and reliability. Chron Respir Dis. 2010;7(3):165–71.

59. Rochester CL, Fairburn C, Crouch RH. Pulmonary rehabilitation for respiratory disorders other than chronic obstructive pulmonary disease. Clin Chest Med. 2014;35(2):369–89.

60. Newall C, Stockley RA, Hill SL. Exercise training and inspiratory muscle training in patients with bronchiectasis. Thorax. 2005;60(11):943–8.

61. Liaw MY, Wang YH, Tsai YC, et al. Inspiratory muscle training in bronchiectasis patients: a prospective randomized controlled study. Clin Rehabil. 2011;25(6):524–36.

62. de Troyer A, Yernault JC. Inspiratory muscle force in normal subjects and patients with interstitial lung disease. Thorax. 1980;35(2):92–100.

63. Faisal A, Alghamdi BJ, Ciavaglia CE, et al. Common mechanisms of dyspnea in chronic interstitial and obstructive lung disorders. Am J Respir Crit Care Med. 2016;193(3):299–309.

64. O'Donnell DE, Chau LK, Webb KA. Qualitative aspects of exertional dyspnea in patients with interstitial lung disease. J Appl Physiol (1985). 1998;84(6):2000–9.

65. Jastrzebski D, Kozielski J, Zebrowska A. Pulmonary rehabilitation in patients with idiopathic pulmonary fibrosis with inspiratory muscle training. Pneumonol Alergol Pol. 2008;76(3):131–41.

66. Vainshelboim B, Oliveira J, Yehoshua L, et al. Exercise training-based pulmonary rehabilitation program is clinically beneficial for idiopathic pulmonary fibrosis. Respiration. 2014;88(5):378–88.

67. Kenn K, Gloeckl R, Behr J. Pulmonary rehabilitation in patients with idiopathic pulmonary fibrosis—a review. Respiration. 2013;86(2):89–99.

68. Hamnegard CH, Wragg S, Kyroussis D, Aquilina R, Moxham J, Green M. Portable measurement of maximum mouth pressures. Eur Respir J. 1994;7(2):398–401.

69. Larson JL, Covey MK, Vitalo CA, Alex CG, Patel M, Kim MJ. Maximal inspiratory pressure. Learning effect and test-retest reliability in patients with chronic obstructive pulmonary disease. Chest. 1993;104(2):448–53.

70. Windisch W, Hennings E, Sorichter S, Hamm H, Criee CP. Peak or plateau maximal inspiratory mouth pressure: which is best? Eur Respir J. 2004;23(5):708–13.

71. Sclauser Pessoa IM, Franco Parreira V, Fregonezi GA, Sheel AW, Chung F, Reid WD. Reference values for maximal inspiratory pressure: a systematic review. Can Respir J. 2014;21(1):43–50.

72. Hill K, Jenkins SC, Philippe DL, Shepherd KL, Hillman DR, Eastwood PR. Comparison of incremental and constant load tests of inspiratory muscle endurance in COPD. Eur Respir J. 2007;30(3):479–86.

73. Langer D, Jacome C, Charususin N, et al. Measurement validity of an electronic inspiratory loading device during a loaded breathing task in patients with COPD. Respir Med. 2013;107(4):633–5.

74. Hart N, Hawkins P, Hamnegard CH, Green M, Moxham J, Polkey MI. A novel clinical test of respiratory muscle endurance. Eur Respir J. 2002;19(2):232–9.

75. Hill K, Cecins NM, Eastwood PR, Jenkins SC. Inspiratory muscle training for patients with chronic obstructive pulmonary disease: a practical guide for clinicians. Arch Phys Med Rehabil. 2010;91(9):1466–70.

76. Göhl O, Walker DJ, Walterspacher S, et al. Respiratory muscle training: state of the art. Pneumologie. 2016;70(1):37–48.

77. Hill K, Jenkins SC, Philippe DL, et al. High-intensity inspiratory muscle training in COPD. Eur Respir J. 2006;27(6):1119–28.

78. Sturdy G, Hillman D, Green D, Jenkins S, Cecins N, Eastwood P. Feasibility of high-intensity, interval-based respiratory muscle training in COPD. Chest. 2003;123(1):142–50.

79. Donaire-Gonzalez D, Gimeno-Santos E, Balcells E, et al. Physical activity in COPD patients: patterns and bouts. Eur Respir J. 2013;42(4):993–1002.

80. van Remoortel H, Camillo CA, Langer D, et al.

Moderate intense physical activity depends on selected metabolic equivalent of task (MET) cut-off and type of data analysis. PLoS One. 2013;8(12):e84365.

81. Kraemer WJ, Fleck SJ, Evans WJ. Strength and power training: physiological mechanisms of adaptation.

Exerc Sport Sci Rev. 1996;24:363–97.

82. Huang CH, Martin AD, Davenport PW. Effect of inspiratory muscle strength training on inspiratory motor drive and RREP early peak components. J Appl Physiol (1985). 2003;94(2):462–8.

第五篇
成果和预期结果

第 19 章　以患者为中心的结果

Karina C. Furlanetto, Nidia A. Hernandes, and Fabio Pitta

19.1　介绍

"以患者为中心的结果"通常可以理解为对患者重要的医疗结局。以患者为中心的结局涉及生理和心理两方面,这些结果通常通过各种评估工具进行量化评估。这些关键方法适用于患者评估,以及测量干预措施(例如呼吸康复[PR])对慢性呼吸道疾病患者呼吸康复的变化或影响。

本章叙述涉及以下评估领域的不同结局:肺功能和呼吸肌力、症状、运动能力、外周肌肉力量、平衡、身体组分、生活质量、焦虑与抑郁、功能状态、日常生活活动、自我效能感。这些评估领域中的每一个都有自己的特点和解读方式。共同之处在于,作者旨在确定最广泛使用的测试,概述如何应用,如果有最小重要差值(minimal important difference, MID)也将一并介绍。最小重要差值是指在可测量的临床参数中,为患者、临床医生或研究者所能感知的、能表明患者病情加重或缓解的、有意义的最小差值。建议避免在个体患者中使用群体 MID,因为它们反映的是群体反应。

在呼吸康复的背景下,以患者为中心的结局不仅能反映个体和群体特点,评估治疗效果,还能随访治疗过程以及疾病的自然过程。本章所述的测量工具主要适用于慢性阻塞性肺疾病(chronic obstructive pulmonary disease, COPD)患者的评估,但大多数项目也可直接用于其他慢性呼吸疾患者群。

19.2　肺功能

尽管肺功能,特别是第 1 秒用力呼气容积(forced expiratory volume in the first second, FEV$_1$)对于诊断和评价 COPD 的疾病严重程度至关重要,但根据文献,呼吸康复并不会显著影响肺功能。该领域最早的研究显示,短期或长期的呼吸康复能有效改善运动耐量、生活质量以及患者的症状,但肺功能并无临床相关变化[1,2]。美国胸科学会/欧洲呼吸学会呼吸康复声明(American Thoracic Society/European Respiratory Society statement on pulmonary rehabilitation)[3]也明确指出"尽管肺功能没有变化,但运动训练后骨骼肌功能的改善能提高患者运动耐量。"因此不建议使用肺功能参数如用力肺活量(forced vital capacity, FVC)和 FEV$_1$来评估呼吸康复的结局,不过这些指标对于诊断及随访非常重要。

尽管呼吸康复对肺功能没有影响,但最近的一项研究[4]提出了一个重要的讨论点:在 FEV$_1$随时间下降过程中,呼吸康复会影响最佳药物治疗。FIRST 研究[4]是在意大利进行的一项前瞻性观察研究,该显示,与试验组(在对照组基础上加入了3年反复进行每次为期6周的呼吸康复)COPD患者相比,对照组(仅接受药物治疗:吸入皮质类固醇和(或)长效β$_2$受体激动剂和(或)噻托溴铵)患者3年内FEV$_1$下降幅度更大。在接受呼吸康复的患者中,未吸烟患者与现症吸烟者的FEV$_1$下降没有差异,在随访期间至少有一次急性发作与那些没有急性发作的患者相比,两者FEV$_1$下降也没有差异。因此,呼吸康复的目标不应旨在改善肺功能,而是控制疾病进展。当然,需要更多的研究来佐证。

19.3　症状

慢性呼吸系统疾病患者经常报告的症状包括呼吸困难、咳嗽、咳痰、乏力、疲劳和心理不适。其中,呼吸困难(休息和(或)劳累时)被认为是导致更差结局的症状;因此,减少呼吸困难是呼吸康复的主要目标之一。近年来,研究一致显示在减少呼吸困难(证据A)的强度这种干预的益处[3,5]。

评估呼吸康复中的症状主要通过问卷形式,其主要包括是否存在症状、症状的严重程度及影响等方面。一些已被证实可用于COPD患者的针对性问卷是:慢性呼吸系统疾病问卷(chronic respiratory disease questionnaire,CRDQ)(疲劳和呼吸困难分量表),改良肺功能状态和呼吸困难问卷(modified pulmonary functional status and dyspnea questionnaire,PFSDQ-M)(呼吸困难和疲劳领域),圣·乔治呼吸问卷(St. George respiratory questionnaire,SGRQ)(症状领域),基线呼吸困难指数(baseline dyspnea index,BDI)和过渡性呼吸困难指数(transitional dyspnea index,TDI),以及COPD评估测试(COPD assessment test,CAT)等[3]。所有上述量表都已发布MID并列在表19-1中。虽然英国医学研究理事会(Medical Research Council,MRC)量表因其用于呼吸困难严重程度分类评估的效能不错而在呼吸康复场所被广泛使用,但由于其分类较少,因此对于评估干预效果用处有限。该量表只有五个分级选项,这可能不足以评估呼吸康复引起的中等程度的症状变化[6]。

表19-1　用于评估COPD症状的测量工具的最小重要差值

量表	最小重要差值
COPD评估测试[7]	2个单位
慢性呼吸系统疾病问卷[8]	0.5单位(每个子量表)
改良肺功能状态和呼吸困难问卷[9]	5个单位(每个子领域)
圣乔治呼吸问卷[10]	4个单位(每个子领域)
过渡性呼吸困难指数[11]	1个单位

PR在减轻症状方面的益处在文献中有很充分的报道。最近Cochrane系统评价对呼吸康复的影响相关内容进行了更新,McCarthy等人证明,至少4周以运动治疗为基础的呼吸康复辅助或不辅助教育或心理支持治疗均可减轻COPD症状。这项系统评价对于CRDQ疲劳和呼吸困难分量表的效应量分别为0.68[95%CI:0.45~0.92]和0.79[0.56~1.03],而对于SGRQ症状领域为-5.09[-7.69~-2.49]。所有这些效应量的大小均超过相应量表的MID,证明PR的作用不仅具有统计学意义,而且对于患者具有临床意义[12]。

尽管康复后症状的减轻已被充分报道,但要注意并非所有参与呼吸康复的患者都会对干预措施有所反应,即减轻症状。Troosters等人[13]的研究表明,如果设定CRDQ量表10分的差异为"有反应",参与12周康复计划的COPD患者里只能产生不到一半(44%)的"有反应者"。de Torres等人[14]在一项研究中也发现了类似的结果: 只有大约 50% 的患者在 CRDQ 呼吸困难领域的改善超过 0.5 单位的 MID。

　　一些作者认为 TDI 等多维测量工具可能对干预反应的识别更敏感。以往的研究已经报道约 4 单位的 TID 增加[15,16];此外,大约一半的患者的改善程度超过 1 个 MID(即 1 个单位)[14]。有趣的是,von Leopoldt 等人发现,中度至重度 COPD 患者在 3 周强化门诊 PR 方案中生活质量改善的最重要预测指标正是 TDI 所证实的呼吸困难症状改善[15]。

　　此外,很重要的一点是 PR 后的症状改善是可以长期保持的。Troosters 等人[2]发现,经过 6 个月的康复计划观察到 COPD 患者 CRDQ 呼吸困难评定中 14 个单位的改善能在 12 个月的随访点得以维持。

19.4　运动耐量

　　运动训练(锻炼)被认为是呼吸康复的基石[17],在参与呼吸康复的 COPD 患者中,运动能力提高具有很高的证据级别[1,3,12]。"锻炼"是指结构化的、有计划的、重复的"身体活动",通常通过运动耐量测试来评估[18]。

　　目前的文献中提供了大量随机对照试验(randomized controlled trial, RCT)来比较 COPD 患者的常规护理和呼吸康复的影响。他们认为呼吸康复后预计会对运动耐量产生积极影响[12];因此,运动耐量的提高通常被用作确定呼吸康复是否有效的参数。患者可以通过不同参数的改善来显示最大或次最大运动耐量的改善,例如行走距离(m),蹬车时间(s)和最大功率(W)等。基于评估参数多种多样,因此,在进行运动耐量测试时必须考虑标准化的问题。此外,在 COPD 患者中用于同一目的的运动测试有多种不同形式,例如实验室检查或场地步行试验。

　　最常见的实验室循环测力计测试是心肺运动试验(cardiopulmonary exercise testing, CPET)和蹬车耐力测试。在前者中,患者通过增量方案来达到最大运动耐量,而后者则是允许通过恒定负荷蹬车测力计测试(如恒定功率蹬车耐力测试(cycle endurance test, CET))的持续时间来评估次最大运动耐量。增量运动测试能极好地识别测试中患者出现的异常,还能直观反映出患者特点。在另一方面,耐力性蹬车测力计测试则对运动耐力的变化识别更为敏感,能更好地判别干预效果[19,20]。

　　场地测试由于更易执行并且花费较少而通常用于临床实践中以评估运动耐量。Holland 等人在 2014 年发布的 ATS/ERS 官方声明中描述了场地步行测试的标准程序,其中包括 6 分钟步行试验(6-minute walking test, 6MWT),增量和耐力往返步行测试(分别为 ISWT 和 ESWT)。越来越多的证据表明,6MWT,ISWT 和 ESWT 在评估实施干预措施后的变化方面是有效、可靠且敏感的[3]。但是,Laviolette 等人已经证明,CET 对于检测 PR 后的短期和长期变化比 6MWT 更敏感[21]。

　　此外,还有不少其他比 6MWT 更省时省地的测试来评估 COPD 患者。这些测试通常被称为"功能测试",因为它们通过诸如步行、坐下和站立等功能活动来执行。由于简单易行,下肢功能测试已越来越多地应用于家庭环境中,这些简单的测试包括步态速度(gait speed, GS),起立行走时间(timed up and go, TUG),从坐到站(sit-to-stand, STS)测试和踏步测试,这些测试未包含在官方声明中,但其特性在 Bisca 等人完成的包括 42 项涉及 COPD 患者研究系统评价[22]中有详细描述。在这些测试中,患者尽可能快地执行预先设计好的动作。在临床实践中使用这些简单测试评估下肢运动的其他建议见于其他文章[22]。

　　目前已有多种评估 COPD 患者运动耐量的方法,在第五章有详细讨论。关于运动耐量评估方法的相关知识对于理解如何量化

PR 相关的改善至关重要。应在 PR 计划开始前和计划结束后分别对患者进行评估。一般来说，患者在入组时表现为明显的运动耐量下降，但幸运的是，PR 可能会减轻这种临床状况；但另一方面，对干预的反应可能根据患者的人口学特征和锻炼方案有所不同。

有关呼吸康复对运动耐量影响的补充信息由 MID 值给出。MID 反映了运动耐量（或任何其他临床可测量参数）的最小重要差值。当干预结束时，研究者、临床医生或患者均可感知改善或恶化所致的评分变化[23]。尽管 MID 与个体结果的解释不是特别相关，但它可以指导确定患者所实现的变化是否反映了与临床结果相关的实质性改善[20]。表19-2 中描述了不同运动测试的 MID 值。

表 19-2　COPD 患者常用的一些运动试验的最小重要差值（minimal important difference，MID）

	最小重要差值
实验室测试	
增量功率自行车试验[24, 25]	4~10 瓦
耐力蹬车试验[21, 26]	100~200 秒
现场步行测试	
6 分钟步行试验[24, 27, 28]	25~35m
递增穿梭步行测试[29]	47.5m
耐力穿梭步行测试[30]	65 秒 [a] 或 180 秒 [b]
简单的功能测试	
4m 步态速度[31]	（-）0.11m/s
起立行走计时[32]	（-）1.4 秒（14%）
五次重复坐 – 行测试[33]	（-）1.7 秒

[a] 支气管扩张剂后 ESWT MID
[b] 呼吸康复后的近似 ESWT MID

McArthy 等人对来自 16 个 RCT（779 名参与者）的数据进行了系统评价。他们发现，使用增量蹬车测力计与常规护理相比[12]，W_{max}（W）增加的平均差（MD）为 6.77

[95%CI：1.89~11.65]。该值超过 Puhan 等人提出的 4 瓦的 MID[24]。另一方面，CET 可能比基线评估增加至少 80%[1]。Cambach 等人提出，与对照组相比，PR 3 个月后 CET 增加 421 秒[34]。这种差异说明了为什么耐力测试被认为比增量测试能够好地反映变化。

在 Borel 等人的综述研究中已经研究了各种运动测试方案评估变化的敏感度[20]。图 19-1 总结了使用六种不同运动试验干预后的反应性。

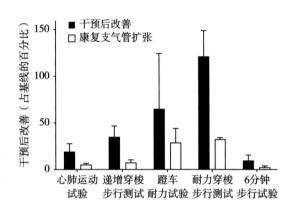

图 19-1　COPD 人群经不同方法干预后对运动表现的影响[20]

针对场地测试评估 PR 前后运动耐量，McArthy 等人根据 1879 名参与者的数据进行了荟萃分析，PR 与常规治疗相比，6MWT 的平均改善量为 43.93m[95%CI：32.64~55.21][12]，该距离显著超过 30m 的 MID[35]。此外，McArthy 等人还报告，与常规护理相比，PR 后 ISWT 显著增加 39.77m[95%CI：22.38~57.15][12]，虽然以上结果具有统计学意义，但这个基于 8 项试验（694 名参与者）的结果并未超过 47.5m 的 MID[29]。

关于 ESWT，由于现有研究所能提供的数据有限，因此没有可用的荟萃分析。但是，Singh 等人研究了 ATS/ERS 官方系统综述中所提供的慢性呼吸系统疾病场地行走测试的参数特征[36]。7 项研究分析了 ESWT 评估对治疗反应的敏感度（3 项使用支气管扩张剂，

2 项使用氧疗, 2 项使用 PR), 其表现为中度至高度敏感。其中比较了 PR 前后 ESWT 的步行距离 (302 ± 387m) 或时间 (439 ± 346 秒) 平均变化的两项研究表明运动耐量存在较大变异率[36]。进一步了解呼吸康复如何影响 ESWT 十分必要, 以期深入理解该指标的敏感度。

总之, 针对慢性呼吸系统疾病患者的场地步行测试中, 现有共识再次证实了 ISWT, 6MWT 和 ESWT 都具备敏感性[35] 并且显示出平均变化值的较大差异。另一方面, 如果在 PR 前后进行简单的功能测试, 则预期的变化范围较小, 因为这些测试的持续时间远低于本章前面讨论的实验室和场地测试。例如, PR 后的 4m 步态速度 (GS) 测试平均改善 0.08m/s[31]; TUG 改进了 0.9 秒[32]; 并且 STS 测试 (五次重复方案) 改进了 1.4 秒[33]。值得注意的是, 所有这些简单功能测试结果的提高意味着患者的速度增加, 随之带来平均值的降低, 这反映 COPD 患者对 PR 的反应。

另一个重要的讨论点是, 应该开具高强度运动以获得显著的生理功能改善[37]。PR 后运动耐量的提高主要由于重要肌肉的适应性改变, 包括外周肌肉结构和功能的变化。此外, 能够引起骨骼肌明显疲劳的方案, 通常可以实现对运动耐量提高和症状减轻的更佳训练效果[38]。通过运动训练不仅能改善生理指标, 非生理因素的改善, 包括对呼吸困难的脱敏, 工作中机体机械效率提高, 以及减少焦虑和抑郁, 也有助于改善 PR 后 COPD 患者的运动耐量[39]。

最后, PR 的非传统方案也在运动提高耐量方面具有积极效果, 这意味着专业人员可以选择开展不同形式的高强度运动, 以提高运动耐量。间歇训练, 单腿运动训练和下坡步行训练等均可作为备选训练方案。此外, 以家庭和以社区为基础的运动训练以及远程保健技术辅助运动训练 (远程监护和电话支持) 是 COPD 患者的值得期待的治疗选择[3]。

19.5 周围肌肉力量

在过去的二十年中, 针对 COPD 患者的骨骼肌功能障碍开展了越来越多的研究[40]。如今, 肢体肌肉的一些结构变化, 如氧化能力差、萎缩、无力、线粒体功能障碍和纤维类型的变化, 都得到了很好的认识和描述[41]。这些肌肉功能障碍似乎与发病有关, 而且可能影响日常活动的能力。关于这一主题的知识体系最近得到了更新, 可参阅 ATS/ERS 官方声明中 COPD 肢体肌肉功能障碍部分[41]。

我们强烈鼓励对肢体肌肉功能进行评估。与健康个体比较, COPD 患者不仅有股四头肌的肌力下降, 还存在耐力下降[42,43]。来自 ATS 和 ERS 的专家建议评估外周肌肉力量和身体成分, 这两个重要的临床评价指标不仅相互关联, 可以用于识别死亡风险增加和运动不耐受的患者。身体成分将在下一个主题中讨论。

评估外周肌肉力量可通过主动和被动两种方式。临床医生更熟悉主动方式, 如手动肌肉测试、手持式测力计、一次重复测量或最大自主收缩 (MVC) 等测试。事实上 MVC 被认为高度可靠和可重复的[44]。此外, 为了给临床医生和患者提供更多的临床应用环境, Canavan 等人最近确定和验证了 MVC 的失败预测界值: $5.99kg/m^2$ (女性) 和 $8.30kg/m^2$ (男性)[45]。此外, 握力是与 COPD 患者的死亡率相关的上肢肌肉功能简单测量方法[46]。这些正常值以及界值不仅可以用于诊断 COPD 患者握力减弱, 还能提供预后信息 (例如正常值的第 10 百分位数)[47,48]。

另一个重要特征是, 外周肌力评估还能为阻力训练规定足够的负荷, 因为改善骨骼肌功能是运动训练计划的重要目标[3]。通常，PR 能使 COPD 患者的外周肌力增加。然而，在制定锻炼计划时，其强度和持续时间是非常重要的考虑因素。根据运动训练的原则，总训练负荷必须个体化制定；此外，它必须超过日常活动中所承受的负荷，并且必须逐步增加负荷才能使体育锻炼有效[3]。

De Brandt 等人最近公布了一项系统评价，有助于了解 COPD 患者在运动训练后肌肉代谢和结构特征的变化[49]，并发现高强度间歇训练可以带来非常积极的结果。此外，在结合有氧锻炼和阻力训练后，肌肉结构相关指标有所改善，例如纤维类型的比例，纤维的尺寸和毛细管与纤维之比。此外，运动训练干预后还会使炎症、线粒体酶活性、肌肉蛋白质周转调节以及氧化和氮化应激得以改善[49]。

事实上，进一步的证据证实，PR 对肌肉力量的积极影响发生在不同的运动训练模式中。耐力训练和阻力训练均可提高 COPD 患者的肌肉质量和力量[50-52]。然而，相对于耐力训练，阻力训练更可能改善肌量和肌力[50,51,53]。在这一系列研究中，Liao 等人在一项系统评价中分析了包含 750 例 COPD 患者的 18 项试验，发现进行阻力训练的患者与非训练组相比，其腿部推力能够得到改善，其加权均数差（WMD）达到了 16.67[95%CI：2.87~30.47]公斤（$p=0.02$）[52]。此外，与单独的耐力训练相比，联合阻力和耐力训练组显示腿部压力强度的显著改善（WMD：12.34[5.96；18.72]kg）（$p=0.001$）。在这些研究中，没有关于运动训练相关的不良事件的报告，这表明耐力训练或耐力联合阻力运动训练可以顺利进行，并且在 PR 期间不会产生不良事件[52]。

19.6　身体组分

在公认的 COPD 肺外表现中，通常能观察到营养不良等身体成分异常[54]。低体重指数（BMI）以及去脂体重指数（FFM）消耗将导致重要的临床影响，因为这些因素与 COPD 患者的死亡风险增加有关[54-56]。有趣的是，对于体重指数低于 $25kg/m^2$ 的患者，体重增加反而降低死亡率；此外，"肥胖颠倒"也可能作为一种保护因素，即处于疾病晚期的患者体重增加可能有所受益，降低死亡率[54,57,58]。

一项研究表明，FFM 消耗发生在约 37%（男性）和 59%（女性）的中重度 COPD 患者中，导致其生活质量下降，肌肉力量和运动耐量下降[59]。FFM 和身体成分的其他变量通常通过生物电阻抗分析（BIA）结合经过验证的预测方程，或通过双能 X 线骨密度测量法（DEXA）来量化评估。

另一个与营养不良以及慢性疾病相关的反映骨骼肌质量减少的特征是肌肉减少症，COPD 患者的患病率约为 15%[60]。肌肉减少症的发生随着年龄以及气道阻塞严重程度而增加（GOLD 分类）而增加；然而，股四头肌无力的存在没有性别差异[60]。

由于 COPD 患者通常被转诊去做 PR[3,5]，先前有人研究过 PR 对表现为不同身体组分异常的患者的影响。肥胖患者在行走（而非蹬车）时表现较差[61]；然而，PR 前后的改善程度似乎是与肥胖程度[61,62]、BMI 值[63]、FFM 消耗[64]或肌肉减少症[60]均无关。

正如本章前面所讨论的，PR 能使部分肌肉产生适应改变[41]。肌肉质量是 FFM 的主要部分；因此，运动表现和肌肉改变（例如随着体重增加而增加的 FFM）是正常体重患者实行 PR 的预期获益[65]。另一方面，对 PR 有反应的肥胖患者体重减轻，但骨骼肌质量保持不变[66]。尽管目前的研究阐明了 PR 对身体成分的积极影响，但先前已有报道 COPD 患者 PR 后 FFM 增加困难与日常生活中更严重的呼吸困难和更差的肺功能有关[67]。

19.7　平衡

越来越多的证据表明，与年龄匹配的健康受试者相比，COPD 患者在平衡控制中存在重要损伤[68~70]。平衡和跌倒风险之间的关联强化了正确识别平衡障碍以及治疗和改善 COPD 患者平衡控制的重要性[71]。

伯格平衡量表（Berg balance scale，BBS），平衡评估系统测试（Balance Evaluation Systems Test，BESTest），Mini-BESTest 和 Brief-BESTest 被描述为评估该人群平衡的有用工具。Jácome 等人已证明，这四项平衡测试用于评估 COPD 患者的跌倒状态是有效、可靠并且有价值的[72]。此外，测力平台能通过在其上实施单腿站立等测试来提供有关静态平衡的详细可靠信息[69]。然而，到目前为止，由于其设备昂贵，它的使用通常仅限于科研。

作为评估平衡的附加选项，有人也使用 TUG 测试。它快速、简单，并已在目标人群中得到了验证，临床推广相对容易些[32,69]。

由于 COPD 患者普遍存在平衡障碍，已经提出了一些旨在降低跌倒风险的策略。PR 似乎能有效改善 COPD 患者的平衡，特别是在接受了旨在改善平衡、至少 6 个月以上的长周期 PR 后[73~75]。然而，最近一项旨在研究 PR 对 COPD 患者平衡和跌倒风险影响的系统综述表明仍需要进一步研究[76]，该综述只包括 7 项研究，并且没有一项研究是针对跌倒评估的。作者认为针对 PR 对平衡的影响，仍然存在不一致的结果和不确定的证据[76]。

19.8　生活质量

健康状况是一个笼统的概念，包括生理功能、功能障碍、症状和生活质量。生活质量又可进一步细分，其中包括例如"健康相关生活质量"，其定义为对健康的满意度[3]，即本节重点。提高生活质量是 PR 的主要目标之一；因此，理想情况下，治疗应根据患者的个人需求量身订制。根据 GOLD 报告，PR 益处之一是提高生活质量，其证据级别为 A[5]。

有几种方法可以评估生活质量。其中通用调查问卷的区分度较小，因此用于识别干预后变化的敏感性较低。健康状况调查简表 36 项（SF-36）在很多领域经常使用，同样也用于评估 PR 效果的研究中，且用于判断治疗后改善程度十分敏感。Benzo 等人[77]证明，PR 之后患者的生活质量在 SF-36 所调查的各个方面都得到了改善。

疾病特异性的评估工具对于检测治疗后的变化更敏感，因为它们更贴切地反映慢性呼吸系统疾病患者的特定病情。PR 里使用最广泛的疾病特异性问卷是圣·乔治呼吸问卷（St. George respiratory questionnaire，SGRQ）和慢性呼吸系统疾病问卷（CRDQ 或 CRDQ）。最近，CAT 被认为是评估生活质量的简单而短小的工具。这些问卷均定义了 MID，因此可以更好地解释临床实践中的康复结果（表 19-1）。尽管 SGRQ 的 MID 先前已确定，但 Welling 等人[78]用它评估严重 COPD 患者的生活质量时，提出了该评估工具的 MID 新界值。作者发现在干预 1 个月后 MID 为 -8.3 单位（或 -13.4%），干预 6 个月后为 -7.1 单位（或 -11.1%）。

2015 年更新的关于 PR 获益的 Cochrane 系统综述证实，4 周的康复治疗能够改善 COPD 患者的生活质量。CRDQ 分量表的效果大小从 0.56 到 0.79 不等，都超过了 MID。SGRQ 总分也超过了 4 个单位的 MID，效果大小为 -6.89（95%CI：-9.26~-4.52）[12]。CAT 也显示出对康复的反应性。第一项显示其患者对 PR 反应性的研究由 Jones 等人发表[79]，该研究显示在接受 6 周的 PR 后，COPD 患者的 CAT 评分的中位数减少

–2.2 ± 5.3 单位（p=0.002）。

似乎疾病的严重程度会干扰 PR 在改善生活质量方面的有效性评估。Bratas 等人[80]发现，经过为期 4 周的住院 PR，COPD 患者的 SGRQ 总分减少 –3.1 单位（95%CI：–5.1~–1.1）（p=0.003）。然而，他们还发现，FEV$_1$pred ≥50%（即患有轻度至中度疾病）的患者，实现真正的临床显著改善的可能性（SGRQ 的改变 ≥4 单位）是那些重度、极重度患者的四倍。近期 Alfarroba 等人[81]证实，所有 GOLD 类别（A 至 D）的 SGRQ 总分均有所下降，但分类为 A，B 和 C 类的患者得分下降得更明显。

虽然最新的 ATS/ERS 声明没有就 PR 的最佳持续时间达成共识，但一些数据表明，对于大多数 COPD 患者而言，每周 3 次、为期 8 周的门诊康复治疗已经足够在生活质量改善方面达到平台[82]。但另一些研究表明，更长期的 PR 可以带来更进一步的改善[83,84]。Foglio 等人[85]发现，当重复的 PR（7 年里 5 个疗程）被用于治疗 COPD 时，其生活质量达到了稳定的平台期。在第 1 疗程之后，SGRQ 总得分（–9 ± 10 个单位）的降幅最大，剩余 4 疗程的降幅约为 4 个单位（p=0.067）。

PR 中的另一个值得讨论的点是如何长期维持其益处。一般来说，当患者完成干预措施后若不再维持其他任何康复治疗，其生活质量的改善比运动耐量的改善相对更易保持，但 6~12 个月以后其改善成果便不再能维持[3]。然而，Godoy 等人[86]报道，在 12 周的康复计划后，统计学上仍然能在未来 24 个月中持续观察到 SGRQ 总分的降低。欢迎大家未来对该问题继续深入研究。

19.9 焦虑和抑郁

我们通常能在患者参加 PR 项目时观察到他们的焦虑和抑郁症状。大约 40% 的 COPD 患者会出现焦虑或抑郁症状，但并不一定意味着他们患有抑郁症或焦虑症。此外，这些症状的患病率在处于疾病晚期的患者中更高，特别是那些接受长期氧疗（LTOT）的患者[3]。

有研究表明运动训练结合心理干预对情绪症状有积极效果，因此关于 PR 的最新 ATS/ERS 共识推荐针对存在焦虑和（或）抑郁的患者在接受康复训练时需要将运动训练与心理支持相结合[3]。Coventry 和 Hind[87]在荟萃分析中比较了综合康复与常规护理带来的改变。在这篇综述中，三项随机对照试验显示干预后焦虑和抑郁的减少，效应值分别为 –0.33［95%CI：–0.57~–0.09］（焦虑）和 –0.58［–0.93~–0.23］（抑郁）。因此，在 PR 初始和结束后应该评估焦虑和抑郁，这一点非常重要。

虽然抑郁症或焦虑症的诊断必须基于精神疾病专科诊断标准及统计方法，但一些筛查量表可用于评估精神症状。在 COPD 人群中已被证实适用的 HADS[88]现已在康复机构广泛使用，其 MID 是 1.5 个单位[89]。

Bhandari 等人[90]研究了 366 名接受 PR 治疗的 COPD 患者，发现 HADS 评分异常是患者未能完成康复治疗的预测因素。而完成治疗的患者减少了焦虑和抑郁的症状，大约 40% 达到了 HADS 的 MID。另一个有趣的发现是那些在康复计划开始时具有异常 HADS 评分的患者反而对情绪症状的干预措施有更好的治疗反应（约 90% 在 HADS 中达到 MID）。Harrison 等人也观察到了类似的结果[91]。在这项临床试验中，作者发现 PR 前没有症状的患者（即 HADS 焦虑和（或）抑郁症 ≤7 个单位），在 7 周的门诊 PR 后 HADS 评分没有显著变化。另一方面，那些具有较高基线 HADS 评分（焦虑或抑郁 ≥8 个单位）的患者在康复后得分有所下降，而评分为 11~21 个单位的患者改善更明显（焦虑和抑郁分别改变了 –3.11 ± 0.35 和 –3.19 ± 0.47）。

尽管情绪与慢性呼吸系统疾病的其他结局变量相关，如影响生活质量、死亡率和住院率[92]，但焦虑和抑郁症状的存在并不限制 PR 的效果。Trappenburg 等人[93]研究了一项为期 12 周的 PR 对 65 名 COPD 患者的影响，这些患者 PR 前已存在情绪症状（平均 HADS 焦虑和抑郁症均为 8±4 单位；两者合计约为 40%，评分≥10 单位），而 PR 后患者的功能运动耐量、最大运动耐量，健康相关的生活质量，功能状态以及焦虑和抑郁症状均有改善（HADS 评分在焦虑方面改变 −2±3，在抑郁方面改变 −3±3）。

19.10　功能状态和日常生活方式

功能状态通常是指个人在生理、心理和社会领域中进行日常生活活动的能力[94]。ADL 是日常生活的所有活动或任务。它们通常分为三种类型：基本（即满足基本生存所需，如衣、食、个人卫生）；需借助工具的（其更复杂，如工作和购物）；和更高级的（如社交和娱乐活动）[95]。因此，作为一般概念，功能状态是一个广泛的术语，涉及承担不同 ADL 以维持功能的能力，以及受试者对承担这些任务是否受限的认识。

由于呼吸系统疾病与呼吸困难、疲劳、功能受限、肌肉功能障碍、缺乏身体活动、焦虑和抑郁等症状密切相关，因此评估患者的 ADL 表现应该是 PR 计划的一部分[5]。基本上有两种评估功能状态的方法：一个是自我报告的工具（问卷，量表，指数），即患者报告他们对给定 ADL 的困难和限制的看法的工具；另一个是标准化的 ADL 测试，要求患者执行一系列任务。

19.10.1　自评工具

用于评估慢性呼吸系统疾病患者功能状态的最广泛使用的问卷和量表如下：

19.10.1.1　改良肺功能状态和呼吸困难问卷

改良肺功能状态和呼吸困难问卷（modified pulmonary functional status and dyspnea questionnaire, PFSDQ-M）[96]修改自同一作者之前编写的更长版本[97]。它是患者自评量表，对执行 10 个 ADL 过程中呼吸困难和疲劳的强度进行评价。量表对评估 COPD 患者呼吸困难、疲劳和 ADL 变化是有效和可靠的[96]。如前所述，该量表在重度 COPD 患者中的每个评价项目都有 5 分的 MID（范围 −6~−3）[9]，PFSDQ-M 的"生活活动能力"域在接受 3 个月高强度运动训练的 COPD 患者中是会发生变化[98]。

19.10.1.2　伦敦胸科日常生活活动量表

伦敦胸科日常生活活动量表（London chest activities of daily living scale, LCADL）[99]评估 COPD 患者的功能状态损害程度，其中 15 个 ADL 分为四个领域（躯体活动、室内活动、自理和休闲），总分数是四个领域的总和。该受试者将其进行这些活动中的困难评为 0~5 等级，其中 5 表示较严重的损害。该量表与其他自评问卷（例如圣乔治呼吸问卷[99]，进行过相关性验证并证明是可靠的。总分中 4 分的变化可以解释为有意义[100]，并且已经证明 LCADL 对 PR 的反应的评估比 COPD 患者的其他功能状态问卷更敏感[98]。

19.10.1.3　曼彻斯特呼吸日常生活问卷调查

曼彻斯特呼吸日常生活问卷调查（Manchester respiratory activities of daily living questionnaire, MRADLQ）[101]是一份 21 道题的调查问卷，用于评估 COPD 老年患者功能受损的四个领域：活动、下厨、家务、休闲[102]。该调查问卷包括其邮寄版本在内均被证明用于评估 PR 的反应是有效、可靠且敏感的。虽然该量表没有确定最小的重要差异，但是

目前得分 <12 是 COPD 急性加重患者出院后 1 年内死亡率的单一预测因子[103]。

19.10.1.4 肺功能状态简表

肺功能状态简表（pulmonary functional status scale–short form, PFSS–11）[104]是之前 35 题 PFSS 的精简形式[105]。它是一种有效工具，虽然该量表在精神症状测量方面并未妥善解读，但其仍具有一定的有效性和敏感性，该量表同样未确定最小重要差值。

19.10.1.5 功能表现库存简表

功能表现库存简表（functional performance inventory–short form, FPI–SF）[106]是基于功能状态分析框架自填问卷。它旨在评估受访者在 6 个领域或分量表中进行躯体活动的困难程度，即自我照顾、家务、体育锻炼、娱乐，精神活动和社交互动。通过定性和定量题目缩减的系统化过程将先前版本从 65 题[107]减少到 32 题[106]，且格式清晰，易于使用。

19.10.1.6 加拿大作业表现量表

加拿大作业表现量表（Canadian occupational performance measure, COPM）[108]是一种个性化的功能衡量指标，旨在识别 ADL 中自我感知道的困难。它被证明对 PR 后的变化是可靠和敏感的[108]。

19.10.1.7 其他工具

某些健康状况调查表也会包含评估功能状态的各个方面，主要是疾病对日常生活的影响。它们包括（但不限于）医疗结局研究量表（MOS/SF–36）[109]，SGRQ[110]，CRDQ[111]和西雅图慢性阻塞性肺疾病问卷（SOLQ）[112]。

19.10.1.8 呼吸康复后的功能状态改善

通过各种自评量表评估均发现 PR 后有改善，这反映出患者觉得经 PR 后再去执行

ADL 比较容易[101, 113]。有些初步证据揭示出某些问卷比其他问卷更敏感（例如 LCADL），自评的功能状态被认为是康复治疗后比较易于改善的结局之一[98]。

19.10.2 标准化 ADL 测试

在标准化的 ADL 测试中，患者在评估其表现时执行一系列常规 ADL 动作。与自评法不同，这些测试反映了患者的客观能力而不是他们的主观感知。在可用的工具中有两个 COPD 患者的实例：

19.10.2.1 Glittre ADL 测试

迄今为止，COPD 患者中最广泛使用的标准化 ADL 检测是 Glittre ADL 测试[114]。在这个测试中，受试者被指示从椅子起立、走路，上下楼梯，并将纸箱从架子上上下移动（图 19-2）。然后将顺序反转，使受试者向后走，返回坐在椅子上的起始位置，并立即进入到下一回合开始。告知受试者尽快完成以上过程，主要评估结局是完成 5 个回合所需的时间。在测试期间，患者背负一个装有重量为 2.5kg（女性）或 5kg（男性）的背包。这一额外的重量模拟的是补充氧气的重量，可在适当时用于交换。不同的背包重量可将男女之间肌肉质量差异拉平。或者也可以使用患者体重 10% 的物品作为负荷。

Glittre ADL 测试所需要的耗氧量高于 6MWT，但两者在心血管和通气需求相似[115]。此外，虽然显示了 6%~7% 的学习效应，但测试持续时间和通气参数是可重复的，因此建议进行两次测试[116]。关于测试对 PR 效果评估的敏感性仍然缺乏证据。

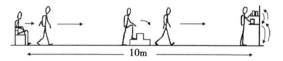

图 19-2 Glittre ADL 测试[114]

19.10.2.2　Londrina ADL 协议

为了弥补 Glittre ADL 测试的某些局限性，我们提出了一种新的标准化 ADL 检测方法，即 Londrina ADL 协议（Londrina ADL protocol，LAP）[117]（它不包括对上肢参与的涉及有问题的活动深入而客观地评估。并且该方案需要尽可能快地进行，而不是以通常的速度进行）[117]。它由代表 ADL 的 5 项活动组成，包括上肢、下肢和躯干运动。即使当受试者使用面罩进行气体分析时，LAP 也显示出有效且可靠的测试[117]。正常参考值已经建立[118]，但迄今为止尚未研究 LAP 对 PR 的效果评估的敏感度。

无论为了反映功能状态而选择什么样的结局变量，反复评估对于了解患者是否已经改善症状和改善 ADL 表现至关重要，从而实现行为改变，才能让康复后获得的运动耐量改善转化为有意义的现实生活改善。

19.10.3　日常生活体力活动水平

由于少动的生活方式是明显有害的，PR 训练必须旨在增强日常生活体力活动水平（physical activity in daily life，PADL），从而中断疾病的"恶性循环"，即不活动和失用。为了正确评估该目标实现与否，建议使用准确有效的工具来量化 PADL。PADL 的量化通常通过三种不同的方式进行：问卷调查、能量消耗计算和运动传感器。

19.10.3.1　调查问卷（或自我报告的方法）

问卷的主要优点是它们简单易用，利于流行病学研究。然而，由于它们依赖于患者的记忆，因此随着回忆时间增加，信息的可靠性降低。此外，进行的体力活动越轻，患者就越难以充分回忆。因此，调查问卷能更好地反映高强度的活动，而不是轻度至中等强度的活动，不利于在慢性病患者中使用。此外，信息的可靠性还会根据患者特征（例如年

龄，文化方面和认知能力）而变化。问卷的设计也可能影响评估质量，这样简单的问卷就更能充分评估 PADL。此外，与"开放"问题相比，特定问题（如您每周运动多少天？）可能会高估 PADL。出于上述原因，我们必须记住尽管在人群研究中有用，但估计个体状况的能力值得怀疑[119]。一般而言，患有 COPD 的个体患者无法准确报告一天内甚至一小时内进行的 PADL 量[120]。

有各种各样的问卷调查目标量化 PADL。然而，对于患有呼吸道疾病的患者，没有多少人应用和（或）验证过这些问卷。在 COPD 患者中使用的自评量表具有不同的设计、长度和回忆期，以及不同的有效性、可靠性和响应性。列举如下。

斯坦福七日体力活动回忆

斯坦福七日体力活动回忆（Stanford seven-day physical activity recall，7D-PAR 或简称 PAR）是一份半结构化的调查问卷，用于估算在体育活动中花费的时间。在填写之前 7 天进行抗阻/柔韧性练习。它是在囊性纤维化患者和慢性阻塞性肺疾病被视为有效的[121, 122]。

Baecke 体力活动问卷

该调查问卷的目的是根据去年体力活动所花费的时间和精力，将个体分为低，中，高水平的 PADL。该问卷已用于涉及 COPD 患者的研究，提出了与重要疾病结局指标（如肌肉功能）的相关性[123]。

耶鲁体力活动调查

耶鲁体力活动调查（Yale physical activity survey，YPAS）专门用于评估老年人的 PADL。它包括家务、娱乐和锻炼等各种活动，包括轻度、中度和高强度活动。经研究，该问卷不能用于量化评估 COPD 中的 PADL，但是对该群体的 PADL 进行分类是经过证实的，因为总分能识别出习惯静坐的患者[124]。值得强

调的是,调查问卷在使用之前应经过文化背景调整,而不是将原始调查问卷直接在不同国家或地区的人口中使用。

19.10.3.2 能量消耗测定

量热法(直接和间接)和双重标记的水分子被认为是用于量化能量消耗的金标准[125]。然而,这些方法相对昂贵,需要复杂、昂贵的特别培训,从而妨碍其适用性。此外,能量消耗的估算不能描述体力活动的持续时间和频率,而这是参数是刻画 PADL 表型及量化 PADL 的关键部分[119]。由于这些原因,本章将不再详述能源消耗的测定标准。

身体活动水平(PAL)指数是常见于文献中的能量消耗的测定方法,用于 COPD 患者[126]。它的计算方法是将总能量消耗除以基础代谢率。PAL 指数≥1.70 定义为躯体活动多;在 1.40 和 1.69 之间为久坐不动;<1.40 定义为少动。

19.10.3.3 运动传感器

由于前面提到的方法的局限性,研究人员和客户对运动传感器的兴趣越来越大。这些仪器检测身体运动,客观地量化 PADL。它们本质上可以分为计步器和加速度计两大类[119]。

19.10.3.3.1 计步器

这些是简单、小型且经济可用的设备,用于检测在给定时间段内被试者的步数。大多数仪器穿戴在腰部,其结果通常表述为步数/天,最终计算出步行距离和能量消耗。步数/天越高,PADL 越高。这些装置的缺点是缺乏关于所进行的躯体活动的类型、模式和强度的信息,并且在行走速度缓慢的患者中(如 COPD 患者)准确性降低[127]。

19.10.3.3.2 加速度计

这些是技术上更先进的设备,能够在很长的时间内记录日常生活中的运动量和强度。它们可以是单轴或多轴的。多轴装置检测两个或多个运动轴的运动,并允许更详细的数据分析。一些多轴加速度计甚至可以检测特定的活动和姿势,起到对身体活动监测的作用,并能以非常详细和准确的方式评估 PADL 的特征[119]。加速度计的缺点是它们无法评估上肢(在大多数设备中)的活动,另外,它与计步器相比其成本较高。

KC Furlanetto 等人在两项研究中调查了运动传感器在 COPD 患者中应用的准确性。第一项研究评估了 6 个运动传感器在 1 小时标准运动方案中对间接量热法的有效性。它表明 DynaPort MiniMod(荷兰 McRoberts)、Actigraph GT3X(Actigraph,美国)和 SenseWear 臂带(BodyMedia,美国)是最有效的设备,而前两个显示最好区分不同步行速度的能力[128]。第二项研究也评估了 6 种运动传感器的有效性,但这次是与双重标记水分子进行比较,研究了 COPD 患者的实际 PADL 评估。它表明 DynaPort MoveMonitor 和 Actigraph GT3X 更好地反映了这一人群的活动和总能量消耗[129]。当然,可用的运动传感器设备种类越来越多,技术也在迅速发展,因此模型可能会迅速过时。

常用于运动传感器的变量包括(但不限于)每天在某一强度阈值以上的活动所花费的时间(即"活跃"时间)、每天在活动中花费低于一定的强度阈值(即"不活跃"或久坐时间)的时间、活动计数;和矢量幅度单位,运动强度和步数/天。一些运动传感器能够提供能量消耗的估计,主要基于设备检测到的运动的量化来计算。然而,有证据表明,运动传感器对于运动的量化(其原始目的)比对能量消耗的估计更准确[119]。

无论用于反映 PADL 的结果如何,结果可能高度依赖于某些特征,例如评估天数,每个设备的灵敏度和可用性,感兴趣的结果,日照长度和环境-气候-社会因素等[130,131]。

PR 之后 PADL 是否得到改善是一个备

受争议的研究对象。这取决于康复计划的内容和持续时间,所选运动传感器的灵敏度和其他因素。一些研究发现了积极的结果,而另一些研究则没有[132]。此外,研究建议将 PADL 的 MID 设为每天步数较 PR 前增加 600~1100 步,因为它反映了 COPD 患者住院治疗的风险降低[133]。

19.10.4　混合结局变量:PROactive 工具

PROactive 是由 18 个合作伙伴组成的联盟,包括学术机构、制药公司和中小型企业(SME)。该联盟开发了一种混合工具,旨在捕捉身体活动的所有方面,即 PROactive[134]。它由问卷(两个版本:每日和临床访问)与从活动监测器获得的结果组成。这种组合不仅可以量化 PADL 的"量",还可以量化患者在日常运作中与身体活动相关的"困难"经历。它为 COPD 患者提供了简单,有效和可靠的体力活动测量方法。

19.11　自我效能感

自我效能可以被认为是人们可以成功地执行特定行为以产生某些特定结果的自信程度[135]。我们认为必须去深入理解这个概念,才能将改进的运动耐量转化为更优的功能表现和自我管理技能的提高[3]。

呼吸康复适应性自我效能指数(PRAISE)是一种可靠的工具,能够检测 PR 后自我效能的改善[136]。另一个是 COPD 自我效能量表(CSES),也已经使用[137,138]。欢迎大家对这些工具的进行下一步研究。

致谢　作者要感谢 Hindawi Publishing Corporation 允许从 Borel B 的文章中复制材料,Provencher S, Saey D, Maltais F:各种运动测试方案对 COPD 治疗干预的反应性。肺科 2013, 2013:410748;和 Elsevier 批准

Skumlien S, Hagelund T, Bjortuft O, Ryg MS 从文章中复制材料:作为 COPD 患者日常生活活动表现的功能状态的现场测试。呼吸内科 2006, 100: 316-323。

(曲木诗玮　译)

参考文献

1. Ries AL, Kaplan RM, Limberg TM, Prewitt LM. Effects of pulmonary rehabilitation on physiologic and psychosocial outcomes in patients with chronic obstructive pulmonary disease. Ann Intern Med. 1995;122:823–32.
2. Troosters T, Gosselink R, Decramer M. Short- and long-term effects of outpatient rehabilitation in patients with chronic obstructive pulmonary disease: a randomized trial. Am J Med. 2000;109:207–12.
3. Spruit MA, Singh SJ, Garvey C, ZuWallack R, Nici L, Rochester C, Hill K, Holland AE, Lareau SC, Man WD, et al. An official American Thoracic Society/European Respiratory Society statement: key concepts and advances in pulmonary rehabilitation. Am J Respir Crit Care Med. 2013;188:e13–64.
4. Incorvaia C, Russo A, Foresi A, Berra D, Elia R, Passalacqua G, Riario-Sforza GG, Ridolo E. Effects of pulmonary rehabilitation on lung function in chronic obstructive pulmonary disease: the FIRST study. Eur J Phys Rehabil Med. 2014;50:419–26.
5. Global strategy for the diagnosis, management, and prevention of chronic obstructive pulmonary disease. 2016. www.goldcopd.org
6. Crisafulli E, Clini EM. Measures of dyspnea in pulmonary rehabilitation. Multidiscip Respir Med. 2010;5:202–10.
7. Kon SS, Canavan JL, Jones SE, Nolan CM, Clark AL, Dickson MJ, Haselden BM, Polkey MI, Man WD. Minimum clinically important difference for the COPD assessment test: a prospective analysis. Lancet Respir Med. 2014;2:195–203.
8. Redelmeier DA, Guyatt GH, Goldstein RS. Assessing the minimal important difference in symptoms: a comparison of two techniques. J Clin Epidemiol. 1996;49:1215–9.
9. Regueiro EM, Burtin C, Baten P, Langer D, van Remoortel H, Di Lorenzo VA, Costa D, Janssens W, Decramer M, Gosselink R, Troosters T. The minimal important difference of the pulmonary functional status and dyspnea questionnaire in patients with severe chronic obstructive pulmonary disease. Respir Res. 2013;14:58.
10. Jones PW. St. George's respiratory questionnaire: MCID. COPD. 2005;2:75–9.
11. Witek TJ Jr, Mahler DA. Minimal important difference of the transition dyspnoea index in a multinational clinical trial. Eur Respir J. 2003;21:267–72.

12. McCarthy B, Casey D, Devane D, Murphy K, Murphy E, Lacasse Y. Pulmonary rehabilitation for chronic obstructive pulmonary disease. Cochrane Database Syst Rev. 2015;2:CD003793.

13. Troosters T, Gosselink R, Decramer M. Exercise training in COPD: how to distinguish responders from nonresponders. J Cardiopulm Rehabil. 2001;21:10–7.

14. de Torres JP, Pinto-Plata V, Ingenito E, Bagley P, Gray A, Berger R, Celli B. Power of outcome measurements to detect clinically significant changes in pulmonary rehabilitation of patients with COPD. Chest. 2002;121:1092–8.

15. von Leupoldt A, Hahn E, Taube K, Schubert-Heukeshoven S, Magnussen H, Dahme B. Effects of 3-week outpatient pulmonary rehabilitation on exercise capacity, dyspnea, and quality of life in COPD. Lung. 2008;186:387–91.

16. Wadell K, Webb KA, Preston ME, Amornputtisathaporn N, Samis L, Patelli J, Guenette JA, O'Donnell DE. Impact of pulmonary rehabilitation on the major dimensions of dyspnea in COPD. COPD. 2013;10:425–35.

17. Nici L, Donner C, Wouters E, Zuwallack R, Ambrosino N, Bourbeau J, Carone M, Celli B, Engelen M, Fahy B, et al. American Thoracic Society/European Respiratory Society statement on pulmonary rehabilitation. Am J Respir Crit Care Med. 2006;173:1390–413.

18. Caspersen CJ, Powell KE, Christenson GM. Physical activity, exercise, and physical fitness: definitions and distinctions for health-related research. Public Health Rep. 1985;100:126–31.

19. Palange P, Ward SA, Carlsen KH, Casaburi R, Gallagher CG, Gosselink R, O'Donnell DE, Puente-Maestu L, Schols AM, Singh S, Whipp BJ. Recommendations on the use of exercise testing in clinical practice. Eur Respir J. 2007;29:185–209.

20. Borel B, Provencher S, Saey D, Maltais F. Responsiveness of various exercise-testing protocols to therapeutic interventions in COPD. Pulm Med. 2013;2013:410748.

21. Laviolette L, Bourbeau J, Bernard S, Lacasse Y, Pepin V, Breton MJ, Baltzan M, Rouleau M, Maltais F. Assessing the impact of pulmonary rehabilitation on functional status in COPD. Thorax. 2008;63:115–21.

22. Bisca GW, Morita AA, Hernandes NA, Probst VS, Pitta F. Simple lower limb functional tests in patients with chronic obstructive pulmonary disease: a systematic review. Arch Phys Med Rehabil. 2015;96:2221–30.

23. Kiley JP, Sri Ram J, Croxton TL, Weinmann GG. Challenges associated with estimating minimal clinically important differences in COPD-the NHLBI perspective. COPD. 2005;2:43–6.

24. Puhan MA, Chandra D, Mosenifar Z, Ries A, Make B, Hansel NN, Wise RA, Sciurba F. The minimal important difference of exercise tests in severe COPD. Eur Respir J. 2011;37:784–90.

25. Sutherland ER, Make BJ. Maximum exercise as an outcome in COPD: minimal clinically important difference. COPD. 2005;2:137–41.

26. Casaburi R. Factors determining constant work rate exercise tolerance in COPD and their role in dictating the minimal clinically important difference in response to interventions. COPD. 2005;2:131–6.

27. Holland AE, Hill CJ, Rasekaba T, Lee A, Naughton MT, McDonald CF. Updating the minimal important difference for six-minute walk distance in patients with chronic obstructive pulmonary disease. Arch Phys Med Rehabil. 2010;91:221–5.

28. Puhan MA, Mador MJ, Held U, Goldstein R, Guyatt GH, Schunemann HJ. Interpretation of treatment changes in 6-minute walk distance in patients with COPD. Eur Respir J. 2008;32:637–43.

29. Singh SJ, Jones PW, Evans R, Morgan MD. Minimum clinically important improvement for the incremental shuttle walking test. Thorax. 2008;63:775–7.

30. Pepin V, Laviolette L, Brouillard C, Sewell L, Singh SJ, Revill SM, Lacasse Y, Maltais F. Significance of changes in endurance shuttle walking performance. Thorax. 2011;66:115–20.

31. Kon SS, Canavan JL, Nolan CM, Clark AL, Jones SE, Cullinan P, Polkey MI, Man WD. The 4-metre gait speed in COPD: responsiveness and minimal clinically important difference. Eur Respir J. 2014;43:1298–305.

32. Mesquita R, Wilke S, Smid DE, Janssen DJ, Franssen FM, Probst VS, Wouters EF, Muris JW, Pitta F, Spruit MA. Measurement properties of the Timed Up & Go test in patients with COPD. Chron Respir Dis. 2016. pii: 1479972316647178.

33. Jones SE, Kon SS, Canavan JL, Patel MS, Clark AL, Nolan CM, Polkey MI, Man WD. The five-repetition sit-to-stand test as a functional outcome measure in COPD. Thorax. 2013;68:1015–20.

34. Cambach W, Chadwick-Straver RV, Wagenaar RC, van Keimpema AR, Kemper HC. The effects of a community-based pulmonary rehabilitation programme on exercise tolerance and quality of life: a randomized controlled trial. Eur Respir J. 1997;10:104–13.

35. Holland AE, Spruit MA, Troosters T, Puhan MA, Pepin V, Saey D, McCormack MC, Carlin BW, Sciurba FC, Pitta F, et al. An official European Respiratory Society/American Thoracic Society technical standard: field walking tests in chronic respiratory disease. Eur Respir J. 2014;44:1428–46.

36. Singh SJ, Puhan MA, Andrianopoulos V, Hernandes NA, Mitchell KE, Hill CJ, Lee AL, Camillo CA, Troosters T, Spruit MA, et al. An official systematic review of the European Respiratory Society/American Thoracic Society: measurement properties of field walking tests in chronic respiratory disease. Eur Respir J. 2014;44:1447–78.

37. Garber CE, Blissmer B, Deschenes MR, Franklin BA, Lamonte MJ, Lee IM, Nieman DC, Swain DP, American College of Sports Medicine position stand. Quantity and quality of exercise for developing and maintaining cardiorespiratory, musculoskeletal, and neuromotor fitness in apparently healthy

adults: guidance for prescribing exercise. Med Sci Sports Exerc. 2011;43:1334–59.

38. Burtin C, Saey D, Saglam M, Langer D, Gosselink R, Janssens W, Decramer M, Maltais F, Troosters T. Effectiveness of exercise training in patients with COPD: the role of muscle fatigue. Eur Respir J. 2012;40:338–44.

39. Vogiatzis I, Zakynthinos S. The physiological basis of rehabilitation in chronic heart and lung disease. J Appl Physiol (1985). 2013;115:16–21.

40. Skeletal muscle dysfunction in chronic obstructive pulmonary disease. A statement of the American Thoracic Society and European Respiratory Society. Am J Respir Crit Care Med. 1999;159:S1–40.

41. Maltais F, Decramer M, Casaburi R, Barreiro E, Burelle Y, Debigare R, Dekhuijzen PN, Franssen F, Gayan-Ramirez G, Gea J, et al. An official American Thoracic Society/European Respiratory Society statement: update on limb muscle dysfunction in chronic obstructive pulmonary disease. Am J Respir Crit Care Med. 2014;189:e15–62.

42. Evans RA, Kaplovitch E, Beauchamp MK, Dolmage TE, Goldstein RS, Gillies CL, Brooks D, Mathur S. Is quadriceps endurance reduced in COPD? A systematic review. Chest. 2015;147:673–84.

43. Bernard S, LeBlanc P, Whittom F, Carrier G, Jobin J, Belleau R, Maltais F. Peripheral muscle weakness in patients with chronic obstructive pulmonary disease. Am J Respir Crit Care Med. 1998;158:629–34.

44. Maffiuletti NA, Bizzini M, Desbrosses K, Babault N, Munzinger U. Reliability of knee extension and flexion measurements using the Con-Trex isokinetic dynamometer. Clin Physiol Funct Imaging. 2007;27:346–53.

45. Canavan JL, Maddocks M, Nolan CM, Jones SE, Kon SS, Clark AL, Polkey MI, Man WD. Functionally relevant cut point for isometric quadriceps muscle strength in chronic respiratory disease. Am J Respir Crit Care Med. 2015;192:395–7.

46. Puhan MA, Siebeling L, Zoller M, Muggensturm P, ter Riet G. Simple functional performance tests and mortality in COPD. Eur Respir J. 2013;42:956–63.

47. Spruit MA, Sillen MJ, Groenen MT, Wouters EF, Franssen FM. New normative values for handgrip strength: results from the UK Biobank. J Am Med Dir Assoc. 2013;14:775 e775–11.

48. Burtin C, Ter Riet G, Puhan MA, Waschki B, Garcia-Aymerich J, Pinto-Plata V, Celli B, Watz H, Spruit MA. Handgrip weakness and mortality risk in COPD: a multicentre analysis. Thorax. 2016;71:86–7.

49. De Brandt J, Spruit MA, Derave W, Hansen D, Vanfleteren LE, Burtin C. Changes in structural and metabolic muscle characteristics following exercise-based interventions in patients with COPD: a systematic review. Expert Rev Respir Med. 2016;10:521–45.

50. Spruit MA, Gosselink R, Troosters T, De PK, Decramer M. Resistance versus endurance training in patients with COPD and peripheral muscle weakness. Eur Respir J. 2002;19:1072–8.

51. O'Shea SD, Taylor NF, Paratz J. Peripheral muscle strength training in COPD: a systematic review. Chest. 2004;126:903–14.

52. Liao WH, Chen JW, Chen X, Lin L, Yan HY, Zhou YQ, Chen R. Impact of resistance training in subjects with COPD: a systematic review and meta-analysis. Respir Care. 2015;60:1130–45.

53. Ortega F, Toral J, Cejudo P, Villagomez R, Sanchez H, Castillo J, Montemayor T. Comparison of effects of strength and endurance training in patients with chronic obstructive pulmonary disease. Am J Respir Crit Care Med. 2002;166:669–74.

54. Vestbo J, Prescott E, Almdal T, Dahl M, Nordestgaard BG, Andersen T, Sorensen TI, Lange P. Body mass, fat-free body mass, and prognosis in patients with chronic obstructive pulmonary disease from a random population sample: findings from the Copenhagen City Heart Study. Am J Respir Crit Care Med. 2006;173:79–83.

55. Lainscak M, von Haehling S, Doehner W, Sarc I, Jeric T, Ziherl K, Kosnik M, Anker SD, Suskovic S. Body mass index and prognosis in patients hospitalized with acute exacerbation of chronic obstructive pulmonary disease. J Cachexia Sarcopenia Muscle. 2011;2:81–6.

56. Schols AM, Broekhuizen R, Weling-Scheepers CA, Wouters EF. Body composition and mortality in chronic obstructive pulmonary disease. Am J Clin Nutr. 2005;82:53–9.

57. Schols AM, Slangen J, Volovics L, Wouters EF. Weight loss is a reversible factor in the prognosis of chronic obstructive pulmonary disease. Am J Respir Crit Care Med. 1998;157:1791–7.

58. Prescott E, Almdal T, Mikkelsen KL, Tofteng CL, Vestbo J, Lange P. Prognostic value of weight change in chronic obstructive pulmonary disease: results from the Copenhagen City Heart Study. Eur Respir J. 2002;20:539–44.

59. Rutten EP, Spruit MA, Wouters EF. Critical view on diagnosing muscle wasting by single-frequency bio-electrical impedance in COPD. Respir Med. 2010;104:91–8.

60. Jones SE, Maddocks M, Kon SS, Canavan JL, Nolan CM, Clark AL, Polkey MI, Man WD. Sarcopenia in COPD: prevalence, clinical correlates and response to pulmonary rehabilitation. Thorax. 2015;70:213–8.

61. Sava F, Laviolette L, Bernard S, Breton MJ, Bourbeau J, Maltais F. The impact of obesity on walking and cycling performance and response to pulmonary rehabilitation in COPD. BMC Pulm Med. 2010;6:10–55.

62. Ramachandran K, McCusker C, Connors M, Zuwallack R, Lahiri B. The influence of obesity on pulmonary rehabilitation outcomes in patients with COPD. Chron Respir Dis. 2008;5:205–9.

63. Greening NJ, Evans RA, Williams JE, Green RH, Singh SJ, Steiner MC. Does body mass index influence the outcomes of a Waking-based pulmonary rehabilitation programme in COPD? Chron Respir Dis. 2012;9:99–106.

64. Berton DC, Silveira L, Da Costa CC, De Souza RM, Winter CD, Zimermann Teixeira PJ. Effectiveness of pulmonary rehabilitation in exercise capac-

ity and quality of life in chronic obstructive pulmonary disease patients with and without global fat-free mass depletion. Arch Phys Med Rehabil. 2013;94:1607–14.

65. Franssen FM, Broekhuizen R, Janssen PP, Wouters EF, Schols AM. Effects of whole-body exercise training on body composition and functional capacity in normal-weight patients with COPD. Chest. 2004;125:2021–8.

66. McDonald VM, Gibson PG, Scott HA, Baines PJ, Hensley MJ, Pretto JJ, Wood LG. Should we treat obesity in COPD? The effects of diet and resistance exercise training. Respirology. 2016;21:875–82.

67. Emtner M, Hallin R, Arnardottir RH, Janson C. Effect of physical training on fat-free mass in patients with chronic obstructive pulmonary disease (COPD). Ups J Med Sci. 2015;120:52–8.

68. Beauchamp MK, Sibley KM, Lakhani B, Romano J, Mathur S, Goldstein RS, Brooks D. Impairments in systems underlying control of balance in COPD. Chest. 2012;141:1496–503.

69. de Castro LA, Ribeiro LR, Mesquita R, de Carvalho DR, Felcar JM, Merli MF, Fernandes KB, da Silva RA, Teixeira DC, Spruit MA, et al. Static and functional balance in individuals with COPD: comparison with healthy controls and differences according to sex and disease severity. Respir Care. 2016;61:1488–96.

70. Butcher SJ, Meshke JM, Sheppard MS. Reductions in functional balance, coordination, and mobility measures among patients with stable chronic obstructive pulmonary disease. J Cardiopulm Rehabil. 2004;24:274–80.

71. Beauchamp MK, Hill K, Goldstein RS, Janaudis-Ferreira T, Brooks D. Impairments in balance discriminate fallers from non-fallers in COPD. Respir Med. 2009;103:1885–91.

72. Jacome C, Cruz J, Oliveira A, Marques A. Validity, reliability, and ability to identify fall status of the berg balance scale, BESTest, Mini-BESTest, and Brief-BESTest in patients with COPD. Phys Ther. 2016;96:1807–15.

73. Mkacher W, Mekki M, Tabka Z, Trabelsi Y. Effect of 6 months of balance training during pulmonary rehabilitation in patients with COPD. J Cardiopulm Rehabil Prev. 2015;35:207–13.

74. Beauchamp MK, Janaudis-Ferreira T, Parreira V, Romano JM, Woon L, Goldstein RS, Brooks D. A randomized controlled trial of balance training during pulmonary rehabilitation for individuals with COPD. Chest. 2013;144:1803–10.

75. Marques A, Jacome C, Cruz J, Gabriel R, Figueiredo D. Effects of a pulmonary rehabilitation program with balance training on patients with COPD. J Cardiopulm Rehabil Prev. 2015;35:154–8.

76. Hakamy A, Bolton CE, McKeever TM. The effect of pulmonary rehabilitation on mortality, balance, and risk of fall in stable patients with chronic obstructive pulmonary disease: a systematic review. Chron Respir Dis. 2017;14(1):54–62.

77. Benzo R, Flume PA, Turner D, Tempest M. Effect of pulmonary rehabilitation on quality of life in patients with COPD: the use of SF-36 summary scores as outcomes measures. J Cardiopulm Rehabil. 2000;20:231–4.

78. Welling JB, Hartman JE, Ten Hacken NH, Klooster K, Slebos DJ. The minimal important difference for the St George's respiratory questionnaire in patients with severe COPD. Eur Respir J. 2015;46:1598–604.

79. Jones PW, Harding G, Wiklund I, Berry P, Tabberer M, Yu R, Leidy NK. Tests of the responsiveness of the COPD assessment test following acute exacerbation and pulmonary rehabilitation. Chest. 2012;142:134–40.

80. Bratas O, Espnes GA, Rannestad T, Walstad R. Pulmonary rehabilitation reduces depression and enhances health-related quality of life in COPD patients—especially in patients with mild or moderate disease. Chron Respir Dis. 2010;7:229–37.

81. Alfarroba S, Rodrigues F, Papoila AL, Santos AF, Morais L. Pulmonary rehabilitation in COPD according to global initiative for chronic obstructive lung disease categories. Respir Care. 2016;61:1331–40.

82. Solanes I, Guell R, Casan P, Sotomayor C, Gonzalez A, Feixas T, Gonzalez M, Guyatt G. Duration of pulmonary rehabilitation to achieve a plateau in quality of life and walk test in COPD. Respir Med. 2009;103:722–8.

83. Reis LF, Guimaraes FS, Fernandes SJ, Cantanhede LA, Dias CM, Lopes AJ, De Menezes SL. A long-term pulmonary rehabilitation program progressively improves exercise tolerance, quality of life and cardiovascular risk factors in patients with COPD. Eur J Phys Rehabil Med. 2013;49:491–7.

84. Pitta F, Troosters T, Probst VS, Langer D, Decramer M, Gosselink R. Are patients with COPD more active after pulmonary rehabilitation? Chest. 2008;134:273–80.

85. Foglio K, Bianchi L, Bruletti G, Porta R, Vitacca M, Balbi B, Ambrosino N. Seven-year time course of lung function, symptoms, health-related quality of life, and exercise tolerance in COPD patients undergoing pulmonary rehabilitation programs. Respir Med. 2007;101:1961–70.

86. Godoy RF, Teixeira PJ, Becker Junior B, Michelli M, Godoy DV. Long-term repercussions of a pulmonary rehabilitation program on the indices of anxiety, depression, quality of life and physical performance in patients with COPD. J Bras Pneumol. 2009;35:129–36.

87. Coventry PA, Hind D. Comprehensive pulmonary rehabilitation for anxiety and depression in adults with chronic obstructive pulmonary disease: systematic review and meta-analysis. J Psychosom Res. 2007;63:551–65.

88. Zigmond AS, Snaith RP. The hospital anxiety and depression scale. Acta Psychiatr Scand. 1983;67:361–70.

89. Puhan MA, Frey M, Buchi S, Schunemann HJ. The minimal important difference of the hospital anxiety and depression scale in patients with chronic obstructive pulmonary disease. Health Qual Life

Outcomes. 2008;6:46.

90. Bhandari NJ, Jain T, Marolda C, ZuWallack RL. Comprehensive pulmonary rehabilitation results in clinically meaningful improvements in anxiety and depression in patients with chronic obstructive pulmonary disease. J Cardiopulm Rehabil Prev. 2013;33:123–7.

91. Harrison SL, Greening NJ, Williams JE, Morgan MD, Steiner MC, Singh SJ. Have we underestimated the efficacy of pulmonary rehabilitation in improving mood? Respir Med. 2012;106:838–44.

92. Pumar MI, Gray CR, Walsh JR, Yang IA, Rolls TA, Ward DL. Anxiety and depression-important psychological comorbidities of COPD. J Thorac Dis. 2014;6:1615–31.

93. Trappenburg JC, Troosters T, Spruit MA, Vandebrouck N, Decramer M, Gosselink R. Psychosocial conditions do not affect short-term outcome of multidisciplinary rehabilitation in chronic obstructive pulmonary disease. Arch Phys Med Rehabil. 2005;86:1788–92.

94. Liu Y, Li H, Ding N, Wang N, Wen D. Functional status assessment of patients with COPD: a systematic review of performance-based measures and patient-reported measures. Medicine (Baltimore). 2016;95:e3672.

95. De Vriendt P, Gorus E, Cornelis E, Velghe A, Petrovic M, Mets T. The process of decline in advanced activities of daily living: a qualitative explorative study in mild cognitive impairment. Int Psychogeriatr. 2012;24:974–86.

96. Lareau SC, Meek PM, Roos PJ. Development and testing of the modified version of the pulmonary functional status and dyspnea questionnaire (PFSDQ-M). Heart Lung. 1998;27:159–68.

97. Lareau SC, Carrieri-Kohlman V, Janson-Bjerklie S, Roos PJ. Development and testing of the pulmonary functional status and dyspnea questionnaire (PFSDQ). Heart Lung. 1994;23:242–50.

98. Kovelis D, Zabatiero J, Oldemberg N, Colange AL, Barzon D, Nascimento CH, Probst VS, Pitta F. Responsiveness of three instruments to assess self-reported functional status in patients with COPD. COPD. 2011;8:334–9.

99. Garrod R, Bestall JC, Paul EA, Wedzicha JA, Jones PW. Development and validation of a standardized measure of activity of daily living in patients with severe COPD: the London chest activity of daily living scale (LCADL). Respir Med. 2000;94:589–96.

100. Bisca GW, Proenca M, Salomao A, Hernandes NA, Pitta F. Minimal detectable change of the London chest activity of daily living scale in patients with COPD. J Cardiopulm Rehabil Prev. 2014;34:213–6.

101. Yohannes AM, Roomi J, Winn S, Connolly MJ. The manchester respiratory activities of daily living questionnaire: development, reliability, validity, and responsiveness to pulmonary rehabilitation. J Am Geriatr Soc. 2000;48:1496–500.

102. Yohannes AM, Greenwood YA, Connolly MJ. Reliability of the manchester respiratory activities of daily living questionnaire as a postal ques-tionnaire. Age Ageing. 2002;31:355–8.

103. Yohannes AM, Baldwin RC, Connolly MJ. Predictors of 1-year mortality in patients discharged from hospital following acute exacerbation of chronic obstructive pulmonary disease. Age Ageing. 2005;34:491–6.

104. Chen YJ, Narsavage GL, Culp SL, Weaver TE. The development and psychometric analysis of the short-form Pulmonary Functional Status Scale (PFSS-11). Res Nurs Health. 2010;33:477–85.

105. Weaver TE, Narsavage GL, Guilfoyle MJ. The development and psychometric evaluation of the Pulmonary Functional Status Scale: an instrument to assess functional status in pulmonary disease. J Cardiopulm Rehabil. 1998;18:105–11.

106. Leidy NK, Hamilton A, Becker K. Assessing patient report of function: content validity of the functional performance inventory-short form (FPI-SF) in patients with chronic obstructive pulmonary disease (COPD). Int J Chron Obstruct Pulmon Dis. 2012;7:543–54.

107. Larson JL, Kapella MC, Wirtz S, Covey MK, Berry J. Reliability and validity of the functional performance inventory in patients with moderate to severe chronic obstructive pulmonary disease. J Nurs Meas. 1998;6:55–73.

108. Sewell L, Singh SJ, Williams JE, Collier R, Morgan MD. Can individualized rehabilitation improve functional independence in elderly patients with COPD? Chest. 2005;128:1194–200.

109. Ware JE Jr, Sherbourne CD. The MOS 36-item short-form health survey (SF-36). I. Conceptual framework and item selection. Med Care. 1992;30:473–83.

110. Jones PW, Quirk FH, Baveystock CM. The St George's respiratory questionnaire. Respir Med. 1991;85(Suppl B):25–31. discussion 33-27

111. Guyatt GH, Berman LB, Townsend M, Pugsley SO, Chambers LW. A measure of quality of life for clinical trials in chronic lung disease. Thorax. 1987;42:773–8.

112. Tu SP, McDonell MB, Spertus JA, Steele BG, Fihn SD. A new self-administered questionnaire to monitor health-related quality of life in patients with COPD. Ambulatory Care Quality Improvement Project (ACQUIP) Investigators. Chest. 1997;112:614–22.

113. Probst VS, Kovelis D, Hernandes NA, Camillo CA, Cavalheri V, Pitta F. Effects of 2 exercise training programs on physical activity in daily life in patients with COPD. Respir Care. 2011;56:1799–807.

114. Skumlien S, Hagelund T, Bjortuft O, Ryg MS. A field test of functional status as performance of activities of daily living in COPD patients. Respir Med. 2006;100:316–23.

115. Karloh M, Karsten M, Pissaia FV, de Araujo CL, Mayer AF. Physiological responses to the Glittre-ADL test in patients with chronic obstructive pulmonary disease. J Rehabil Med. 2014;46:88–94.

116. Dos Santos K, Gulart AA, Munari AB, Cani KC, Mayer AF. Reproducibility of ventilatory parameters, dynamic hyperinflation, and performance in the Glittre-ADL TEST in COPD patients. COPD.

2016;13:700–5.

117. Sant'Anna T, Donaria L, Furlanetto KC, Morakami F, Rodrigues A, Grosskreutz T, Hernandes NA, Gosselink R, Pitta F. Development, validity and reliability of the Londrina activities of daily living (ADL) protocol for patients with COPD. Respir Care. 2017;62(3):288–97.

118. Paes T, Belo LF, Silva DR, Morita AA, Donaria L, Furlanetto KC, Sant'Anna T, Pitta F, Hernandes NA. Londrina ADL Protocol: reproducibility, validity and reference values in physically independent adults aged 50 and older. Respir Care. 2017;62(3):298–306.

119. Pitta F, Troosters T, Probst VS, Spruit MA, Decramer M, Gosselink R. Quantifying physical activity in daily life with questionnaires and motion sensors in COPD. Eur Respir J. 2006;27:1040–55.

120. Pitta F, Troosters T, Spruit MA, Decramer M, Gosselink R. Activity monitoring for assessment of physical activities in daily life in patients with chronic obstructive pulmonary disease. Arch Phys Med Rehabil. 2005;86:1979–85.

121. Ruf KC, Fehn S, Bachmann M, Moeller A, Roth K, Kriemler S, Hebestreit H. Validation of activity questionnaires in patients with cystic fibrosis by accelerometry and cycle ergometry. BMC Med Res Methodol. 2012;12:43.

122. Garfield BE, Canavan JL, Smith CJ, Ingram KA, Fowler RP, Clark AL, Polkey MI, Man WD. Stanford seven-day physical activity recall questionnaire in COPD. Eur Respir J. 2012;40:356–62.

123. Serres I, Gautier V, Varray A, Prefaut C. Impaired skeletal muscle endurance related to physical inactivity and altered lung function in COPD patients. Chest. 1998;113:900–5.

124. Donaire-Gonzalez D, Gimeno-Santos E, Serra I, Roca J, Balcells E, Rodriguez E, Farrero E, Anto JM, Garcia-Aymerich J; en representación del PAC-COPD Study Group. Validation of the yale physical activity survey in chronic obstructive pulmonary disease patients. Arch Bronconeumol. 2011;47:552–60.

125. Ainslie P, Reilly T, Westerterp K. Estimating human energy expenditure: a review of techniques with particular reference to doubly labelled water. Sports Med. 2003;33:683–98.

126. Watz H, Waschki B, Meyer T, Magnussen H. Physical activity in patients with COPD. Eur Respir J. 2009;33:262–72.

127. Turner LJ, Houchen L, Williams J, Singh SJ. Reliability of pedometers to measure step counts in patients with chronic respiratory disease.

J Cardiopulm Rehabil Prev. 2012;32:284–91.

128. Van Remoortel H, Raste Y, Louvaris Z, Giavedoni S, Burtin C, Langer D, Wilson F, Rabinovich R, Vogiatzis I, Hopkinson NS, et al. Validity of six activity monitors in chronic obstructive pulmonary disease: a comparison with indirect calorimetry. PLoS One. 2012;7:e39198.

129. Rabinovich RA, Louvaris Z, Raste Y, Langer D, Van Remoortel H, Giavedoni S, Burtin C, Regueiro EM, Vogiatzis I, Hopkinson NS, et al. Validity of physical activity monitors during daily life in patients with COPD. Eur Respir J. 2013;42:1205–15.

130. Watz H, Pitta F, Rochester CL, Garcia-Aymerich J, ZuWallack R, Troosters T, Vaes AW, Puhan MA, Jehn M, Polkey MI, et al. An official European Respiratory Society statement on physical activity in COPD. Eur Respir J. 2014;44:1521–37.

131. Demeyer H, Burtin C, Van Remoortel H, Hornikx M, Langer D, Decramer M, Gosselink R, Janssens W, Troosters T. Standardizing the analysis of physical activity in patients with COPD following a pulmonary rehabilitation program. Chest. 2014;146:318–27.

132. Cindy Ng LW, Mackney J, Jenkins S, Hill K. Does exercise training change physical activity in people with COPD? A systematic review and meta-analysis. Chron Respir Dis. 2012;9:17–26.

133. Demeyer H, Burtin C, Hornikx M, Camillo CA, Van Remoortel H, Langer D, Janssens W, Troosters T. The minimal important difference in physical activity in patients with COPD. PLoS One. 2016;11:e0154587.

134. Gimeno-Santos E, Raste Y, Demeyer H, Louvaris Z, de Jong C, Rabinovich RA, Hopkinson NS, Polkey MI, Vogiatzis I, Tabberer M, et al. The PROactive instruments to measure physical activity in patients with chronic obstructive pulmonary disease. Eur Respir J. 2015;46:988–1000.

135. Bandura A. Self-efficacy: toward a unifying theory of behavioral change. Psychol Rev. 1977;84:191–215.

136. Vincent E, Sewell L, Wagg K, Deacon S, Williams J, Singh S. Measuring a change in self-efficacy following pulmonary rehabilitation: an evaluation of the PRAISE tool. Chest. 2011;140:1534–9.

137. Garrod R, Marshall J, Jones F. Self efficacy measurement and goal attainment after pulmonary rehabilitation. Int J Chron Obstruct Pulmon Dis. 2008;3:791–6.

138. Scherer YK, Schmieder LE. The effect of a pulmonary rehabilitation program on self-efficacy, perception of dyspnea, and physical endurance. Heart Lung. 1997;26:15–22.

第20章　COPD：成本效益与卫生战略

Roberto W. Dal Negro and Claudio F. Donner

我们将以慢性阻塞性肺疾病（chronic obstructive pulmonary disease，COPD）为模型探讨呼吸康复的整体经济学，因为它是西方国家及发展中国家最普遍、最常见的慢性呼吸系统疾病[1-3]。关于呼吸康复的可行性将在相应章节中做具体讨论。目前，几乎包括有成熟卫生模式在内的所有国家均已开始进行呼吸慢病的管理，尤其是COPD患者。

如果我们假设"慢性疾病"如COPD为"一个缓慢进展的病理过程，预后（如完全康复、死亡或为适应生活形成新的生活方式等）不良"。我们据此对此过程中消耗的资源进行持续、特定的评估，即可了解COPD对整个卫生系统及社区的影响，并依此制定遏制COPD最适宜的方案。

因COPD对社会多方面的影响，需要明确一些假设概念。在此过程中，存在COPD的"个体影响"，即对患者个体感受的影响，同时亦存在狭义"社会影响"，其涉及患者家庭及患者日常生活的社会微环境（如患者的工作环境、照顾者及其好友等）。此外，COPD广义"社会影响"指COPD对所有患者所属社区的多重综合影响（表20-1）。

表 20-1　COPD 对不同领域的影响

影响部位	影响领域
个体	人文（+++）& 经济效益（+--）
社会	人文（++-）& 经济效益（++-）
医疗卫生系统	组织机构（+++）& 经济效益（+++）

如前所述，COPD 发病率高、对卫生资源利用率高，因此，其对社会可产生巨大影响。COPD 是全球人类主要慢性疾病之一，预计到 2030 年其将成为人类第三大死因，并将在全球疾病负担中位居第七位[4,5]。同时，由于人口平均年龄逐步增长，使得 COPD 等慢性疾病发病率进一步增加，最终导致欧洲国家药物治疗费用稳步增加。

大约在 20 世纪末，药物经济学成为研究热点，与此同时，针对此而实施的经济学评价成为决策者分配日益减少医疗资源的主要依据。

尽管不同国家卫生系统的药物经济学数据具有明显异质性，但其存在共同根源特征，即 COPD 绝对和相对负担非常高（尽管该病散发且存在漏诊）、成本增加与疾病严重程度成正比（主要费用由疾病急性加重和住院产生）、长期氧疗（long-term oxygen therapy，LTOT）费用在整个治疗费用中占据较高比例以及药物费用覆盖不足[6]。

不同国家公共卫生系统亦存在不同,一些研究通过定期对不同国家 COPD 影响进行评估,结果发现,COPD 负担呈明显加重趋势。2000 年,美国关于 COPD 总费用为 240 亿美元,其中,超过 60% 是直接费用,18% 涉及收入损失,20% 与其发病率相关[7]。几年后,这一成本增加到 320 亿美元,直接费用的比例几乎翻了一番[8]。在 2006 年,有学者进行的一项前瞻性研究预算得出,在接下来的五年中,COPD 总费用将从 320 亿美元增加到 1768 亿美元,在十年中将增加到 3892 亿美元,并在接下来的 20 年中将增加到 8329 亿美元[9]。到 2010 年,COPD 直接医疗费用预计将达到 295 亿美元[10],其中,132 亿、55 亿、58 亿、13 亿、30 亿美元分别用于医院护理、医师服务、门诊处方药、家庭医疗保健及疗养院护理费用。COPD 患者 LTOT 费用每年超过 20 亿美元,并以每年 12%~13% 速度增长[11]。此外,因患 COPD 致死及致残造成生产力损失达 204 亿美元。

与此同时,意大利每例 COPD 患者年平均费用自 608.4 欧元(轻度患者)至 2457.3 欧元(重度患者),每例患者年平均费用为 1801 欧元[12];到 2007 年,上述费用达到 1314.9~5451.1 欧元,每例患者年平均费用为 2724 欧元[13];到 2015 年,上述费用上升到 1161.0~6158.9 欧元,每例患者年平均费用达到 3291 欧元[14]。

因此,慢病经济负担评估应成为卫生保健系统决策者持续关注焦点。经济危机使上述情况进一步恶化,许多欧洲及非欧洲国家的医疗保健预算明显缩减。换言之,由于需从有限资源中获得最大的卫生效益,人们对卫生经济发展情况的关注度日趋增长[15]。

在第一期专题论文之后[12,16,17],伴随药物经济学研究,流行病学领域学者亦开展了一些研究,旨在深入了解该领域最方便且最具战略意义的内在动力学。最终,自 21 世纪初开始,关于 COPD 影响的研究日益增加,并最终成为一研究热点并持续得到关注(图 20-1)。

总之,COPD 作为一种慢性进展性疾病,多个国家通过计算此疾病相应费用发现,COPD 可对社会经济产生巨大影响,尤其是对劳动产出者[18,19]。COPD 患者住院及门诊费用分别是其他慢病患者的 2.5 倍和 1.6 倍,因此,在初级保健中,每年 COPD 患者直接费用均高于其他呼吸系统疾病患者[17,20,21]。此外,当 COPD 和支气管哮喘(即 COPD- 哮喘重叠综合征)共存时,卫生保健资源占用率会更高[22]。COPD 的并发症[23]、种族差异[24]及合并阻塞性睡眠呼吸暂停综合征(OSAS)可进一步加重 COPD 患者额外经济负担[25]。

通过计算发现,COPD 亦可产生明显的间接负担,其主要与患者工作日休假、生产力损失、机会丧失相关,最终导致个人收入损失[26]。

作为一种慢性进展性疾病,持续时间长(20~30 年)是导致 COPD 费用高的关键因素。与病程较短疾病(如重症传染病 / 肿瘤)相比,无论该疾病最终预后(如完全康复而不是死亡)如何,COPD 花费均远远高于上述疾病(图 20-2)。

所有治疗费用组成根据 COPD 临床严重程度有所不同。然而,COPD 大约 70% 直接费用与住院相关,而与 COPD 严重程度无明显相关[13,14,16,27]。在此需明确指出,上述研究结果可能被低估,具体原因:①上述结果主要来自临床试验,这些临床试验通常以调节为目的进行设计[15];②获得的结果数据多来源于 COPD 为主要诊断的患者,而排除了 COPD 作为并发症的患者(如慢性充血性心力衰竭、反复下呼吸道感染等)。

许多研究表明,急性加重是 COPD 负担增加的主要因素,一方面它影响 COPD 发病率、死亡率、生活质量及相关医疗保健费用[2,28~33];另一方面,住院与加重率与患者的生存期紧密相关,相关年费用由同样的趋势并且具有较高的预测性[34]。

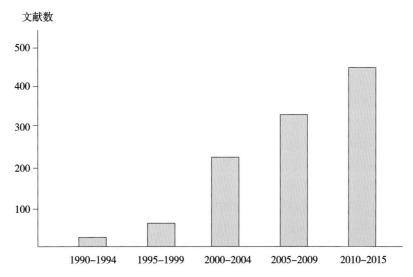

图 20-1　关于 COPD 卫生经济学相关文献动态趋势（1990~2015 年）

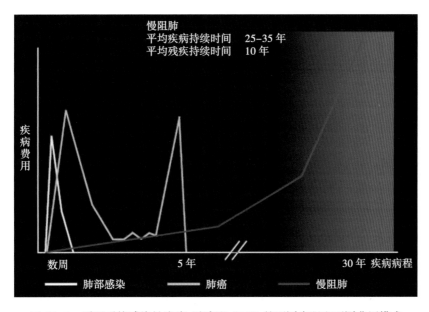

图 20-2　呼吸系统感染性疾病、肺癌和 COPD 的不同病程和不同费用模式

综上，COPD 引起的卫生保健负担使得公共卫生组织面临巨大挑战，进而激发公共卫生组织积极努力采取相应措施，进而遏制该疾病对社会经济的影响。目前，自预防到诊治，政府相关部门对 COPD 的治理态度在很大程度上尚存在严重不足和欠缺。表 20-2 总结了具有经济价值的有效行动，为更有效进行 COPD 管理指明方向。

表 20-2　有效遏制 COPD 疾病负担的可能有效措施

A	早期诊断
B	戒烟
C	药物
D	教育疗法
E	呼吸康复
F	战略方针

20.1　A：早期诊断

　　早期诊断为及早发现初始阶段 COPD 患者提供最佳时机,通常这些患者肺脏结构损伤处于初始阶段,而肺功能下降处于高危阶段[35]。漏诊/延迟诊断均可导致 COPD 患者花费明显增加,直接因素包括定期和非定期的全科医生和专家门诊、急诊、住院、使用卫生保健资源和药物;间接因素包括旷工、收入损失及生活质量差等。此外,漏诊致使 COPD 患者错过早期诊治,其自然病史进展迅速,常常导致患者肺功能明显下降、呼吸困难进行性加重甚至失能,而早期诊断可明显延缓疾病进展[36]。

　　需要强调的是,即使是重度 COPD 患者,亦存在一定漏诊率[37]。并且,很不幸,在临床实践中,只有小部分诊断试验被广泛运用,而这些诊断试验在 COPD 诊断及评价患者肺功能损伤严重程度中起着至关重要的作用。

20.2　B：戒烟

　　目前已确切证实戒烟在减轻 COPD 疾病负担中起关键作用。与常规护理相比,戒烟可节省 COPD 患者生活成本费用(Markow 模型),提高生活质量(增加 0.54QALY),因此,戒烟已成为减轻 COPD 疾病负担的主导策略[38]。运用概率分析发现,戒烟在 COPD 疾病进展中(尤其在早期阶段)的作用存在不确定性,但其在 95% 模拟模型中仍占据主导地位。

　　通过采取各种戒烟措施,目前已引入了各种模拟模型评估戒烟可能的收益,取得了令人鼓舞的结果,[39,40]。在上述相关研究中,资助/支持戒烟被明确证实为一个可节约卫生成本的政策,尤其在引进戒烟药物伐尼克兰后,进一步节约了 COPD 相关成本[41]。

20.3　C：药物疗法

　　COPD 最常用的即为药物管理策略,因此,长期以来许多学者均热衷于研究药物成本节约与效益。

　　由于多数药物费用昂贵,而卫生保健资源稀缺,关于药物疗效确切与否及其对 COPD 进展改善是否明显的数据成为卫生保健提供者和决策者的密切关注点。众所周知,对于 COPD 患者,不同药物治疗方案可产生不同治疗效果。

　　许多学者均集中进行不同药物选择相关研究,主要包括单独使用不同类型支气管扩张剂[42~44],或联合吸入激素[45~47]。研究显示,通过对 COPD 患者长期规范药物诊治,而非某一特定药物,是唯一确保可以很好控制患者症状,进而提高患者长期生活质量的策略。

　　亦有许多学者致力于抗生素经济性相关研究,目前尚未得到统一结论。实际上,即使一些研究结果提示抗生素具有显著益处[48,49],但抗生素运用的真正经济价值仍受到其他多种因素影响(如病原体识别困难、病原体耐药性、抗生素剂量及疗程[50])。

　　一些学者亦研究了其他药物可能带来的经济效益,如 PDE4 抑制剂罗氟司特(重度及极重度 COPD 患者用 12 个月)[51]及厄多半胱(一种抗氧化剂且具有祛痰作用的药物,COPD 患者运用 8 个月,可减少急性加重及降低住院率)[52],最终证明上述药物亦改善成本效益。

　　对于 α1-抗胰蛋白酶缺陷的肺气肿患者,通过长期补充 α1-抗胰蛋白酶可明显延长患者生存时间,并且,与常规干预治疗相比,补充 α1-抗胰蛋白酶年花费成本无明显改变[53]。

　　亦有学者对注射流感疫苗及肺炎球菌疫苗进行了药物经济学分析,结果显示其可产生经济效益，且在 COPD 危险人群中经济效益更高[54,55]。

此外，亦有学者对氧疗做了相应研究，但目前结果尚不统一。研究显示，对于重度COPD 患者，通过制定适当氧疗处方、监控程序干预质量、严格控制输送系统、密切监督氧气使用，可明显节约成本费用。旨在方便家庭氧疗及推广远程医疗实施的项目措施证实可以大幅降低医疗成本并获得较高成本效益[56]。

20.4　D：患者宣教

长期持续治疗是 COPD 管理的一个关键环节。事实上，若患者未遵循规范诊治，任何药物及其他干预治疗的疗效均欠佳。有研究报道，仅有 40%~60%COPD 患者坚持长期持续规范诊治[57]，而未坚持规范诊治的患者（包括：有意 / 无意减量药物使用，或不当 / 过量使用药物）亦构成了医疗资源支出的重要组成部分。

一项回顾性研究结果显示，COPD 患者的依从性与经济效益（如死亡率、生活质量、工作生产率及成本）密切相关，这就提示：患者依从性不足是提高 COPD 相关成本效益首先应当解决的问题[58]。

此外，需特别指出，COPD 患者吸入装置使用技术存在明显差异。研究显示，仅有 10%COPD 患者可正确操作使用吸入装置[57,59]。因此，提高吸入装置使用能力亦可节约COPD 治疗成本[60]。

近期，有学者对 COPD 患者使用的不同干粉吸入器使用情况及成本进行了评估，结果发现，患者操作步骤、理解操作过程时间、需训练时间及适当使用时间均存在明显差异，并且，上述因素可导致患者对使用装置的利用率不同，致使对经济效益产生不同影响[61]。因此，在制定新的 COPD 诊治方案时，应综合考虑吸入装置的适用性及其可能产生的经济影响。

20.5　E：呼吸康复

目前，COPD 相关指南推荐，呼吸康复（PR）是 COPD 非药物治疗主要方案。循证医学证据显示，呼吸康复对 COPD 患者具有较好医疗及经济效益。之后，美国胸科学会（American Thoracic Society，ATS）和欧洲呼吸学会（ERS）共同制定并发布了关于呼吸康复的官方声明[62]，旨在促进呼吸康复实施、使用及推广[63]。尽管如此，目前仅有极少数COPD 患者参加至少 8 周呼吸康复计划。

大部分研究关注整合治疗方案能否有效降低重度 COPD 患者急性加重发生率及住院率，此结果目前尚存争议；仅少部分研究关注呼吸康复在重度 COPD 患者中的经济效益。

有学者对呼吸康复成本效益进行了分析研究，即对重度稳定期 COPD 患者住院期间 8 周呼吸康复及门诊 16 周呼吸康复训练进行了经济效益评价，结果显示：每例 COPD患者掌握呼吸康复技术、改善焦虑抑郁状态、改善呼吸困难症状及疲劳状态各需 28 993、38 270、47 548、51 027 加元[64]。

近期，有学者开展了对照研究，旨在调查不同呼吸康复干预方式的经济卫生效益。其中，由呼吸领域专家实施的相关疾病管理方案显示，呼吸康复可明显降低 COPD 急性加重发生率，且具有较高的成本效益，每年可节省约 117 万美元[65]。

一些学者开展了一项为期 12 个月的随机对照试验，旨在探讨初级及二级保健机构中一项低强度维持方案的经济便利性。在此研究中，研究者将完成至少 60% 标准呼吸康复方案的患者随机分为两组，即 2 小时维持干预组及常规干预组，观察两组患者症状评分、基于 EQ-5D 量表的质量调整生命年（QALY）、英国社会服务成本（NHS）及增量成本 – 效果比（ICERs）的改变,结果显示:从 NHS 角度来看,12 个月持续呼吸康复在每例患者 QALY 成本中居主导地位,每例 QALY 的 ICER 低于 20 000~30 000 英镑的可能性为 72.9%[66]。

另有学者开展了一项研究,调查了 30 个初级医疗机构开展的 6 个月 COPD 自我管理方案的成本效益,结果显示,该干预措施成本较高,但疗效优于常规干预措施,并且,以 20 000 英镑/QALY 的阈值为标准,此干预措施具有成本效果,可能性高达 97%,即为呼吸康复的成本效益[67]。

近期,有学者系统回顾分析并发表了健康相关呼吸康复的经济效益评估。该研究共纳入了 64 项系统评价,其中多数数据均来自随机对照临床研究,结果显示,呼吸康复干预具有成本效益,且对残疾患者具有不可忽视的作用,这一结果仅在发达国家得到明确证实[68]。显然,这一数据亦将引出医疗保健中机遇、差距、不平等及不公正问题。

由于呼吸康复内容及强度、评估结果指标、目标人群及检测工具不同,使得其成本效益的估计值过于复杂而难以制定[62]。

20.6　F：战略方针

COPD 的"流行"趋势使得流行病学领域、医学领域及社会均面临巨大挑战,并引起了卫生政策制定者的高度重视,而与当地运用实施的卫生保健模式无明显相关性。

另一方面,若 20 世纪人们一般高度重视卫生健康,那么遗留下来的卫生模式几乎大部分是针对于控制急性感染性疾病,因该种疾病在早些年代在各个年龄阶段人群(尤其在儿童)中具有很高的病死率。

事实上,在 20 世纪末之前,人类很少或几乎没有采取任何措施来预防日益增加的慢性呼吸系统疾病及其相关卫生健康问题。然而,随着工业飞速发展,环境污染物飞增,化石燃料肆意燃烧,有毒物质(特别是香烟)大量滥用,以及人口老龄化和预期寿命的大幅增长,卫生政策制定者毫无防范,随之才意识到慢性呼吸系统疾病将在短期内严重破坏公共卫生系统。

社会经济状况对 COPD 发生率的影响尚未得到关注。研究发现,教育程度及经济状况越低的人群,COPD 患病率反而明显增加[69-71]。事实上,教育程度与经济状况具有协同效应,即教育程度低、经济状况差的人群,具有较高的吸烟率、呼吸道感染率(尤其儿童时期)、恶劣工作环境就业率,而该人群住房条件差、营养摄入偏低,最终导致 COPD 患病率明显增加[72]。

目前,卫生系统组织需根据战略行动的成本效益和成本效用,采取高价值的策略。这一决策可能与之前策略显著不同,决策者将依据其可持续性、可产生最佳结果及最便利资源分配做出相应决策。由于上述原因,可能需更强机构制定并落实相应决策。

目前决策者需以新的战略眼光,以减轻 COPD 给人类带来的巨大负担。大量的流行病学、临床及经济方面数据提示,人类迫切需要制定并采取长期医学干预措施。换言之,现已证实,通过削减每年成本(即减少药物使用、康复训练费用及教育费用)是无效的,以限制财政为导向并不能有效遏制 COPD 及其产生的长期卫生经济后果[73]。

与此同时,目前全球人口老龄化,在工业及非工业国家,环境污染日益加剧,烟草消费居高不下,低收入人口比例日益增加,这些因素均可进一步加剧 COPD 对卫生系统的负担。

因此,建立更适当的社会经济干预模型,制定更特异的预测结果指数,是有利于卫生系统及社区的最重要、最关键措施。

（任晓霞　译）

参考文献

1. Murray CJ, Lopez AD. Alternative projections of mortalità and disability by cause 1990–2020—Global Burden of Disease Study. Lancet. 1997;349:1498–504.

2. Global Initiative for Chronic Obstructive Lung Disease. Global strategy for the diagnosis, management, and prevention of chronic obstructive pulmonary disease (Updated February 2013), 2013. Available from: http://www.goldcopd.org/Guidelines/guidelines-global-strategy-for-diagnosis-management-2013.html Accessed December 10, 2014

3. Yack D, Hawkes C, Gould CL, Hofman KJ. The global Burden of chronic diseases. Overcoming impediments of prevention and control. JAMA. 2004;291(21)

4. Mathers CD, Loncar D. Projections of global mortality and Burden of disease from 2002 to 2030. PLoS Med. 2006;3(11):e442.

5. Mannino DM, Higuchi K, Yu TC, Zhou H, Li Y, Tian H, Suh K. Economic burden of chronic obstructive pulmonary disease by presence of comorbidities. Chest. 2015;147:1199–201.

6. Donner CF, Virchow JC, Lusuardi M. Pharmacoeconomics in COPD and inappropriateness of diagnostics, management and treatment. Respir Med. 2011;105:828–37.

7. Sullivan SD, Ramsey SD, Lee TA. The economic burden of COPD. Chest. 2000;117(Suppl. 2):5–9s.

8. Sullivan SD, Buist AS, Weiss K. Health outcomes assessment and economic evaluation in COPD: challenges and opportunities. Eur Respir J Suppl. 2003;41:1–3s.

9. Lee TA, Sullivan SD, Buist AS, Vollmer W, Weiss KB. Estimating the future burden of COPD; 2006; ATS Abstract Issue, vol. 3: A598.

10. National Heart, Lung, and Blood Institute. Morbidity and mortality: 2009 chart book on cardiovascular, lung, and blood diseases. http://www.nhlbi.nih.gov/resources/docs/2009_ChartBook.pdf. accessed 18.01.2010.

11. Croxton TL, Bailey WC. Long-term oxygen treatment in chronic obstructive pulmonary disease: recommendations for future research: an NHLBI workshop report. Am J Respir Crit Care Med. 2006;174:373e8.

12. Dal NR, Berto P, Tognella S, Quareni L. Cost-of-illness of lung disease in the TriVeneto Region, Italy: the GOLD study. Monaldi Arch Chest Dis. 2002;57:1–7.

13. Dal Negro RW, Tognella S, Tosatto R, Dionisi M, Turco P, Donner CF. Costs of chronic obstructive pulmonary disease (COPD) in Italy: the SIRIO study. Respir Med. 2008;102:92–101.

14. Dal Negro RW, Bonadiman L, Turco P, Tognella S, Iannazzo S. Costs of illness analysis in Italian patients with chronic obstructive pulmonary disease (COPD): an update. Clinicoecon Outcomes Res. 2015;7:153–9.

15. Sculpher M. Using economic evaluations to reduce the burden of asthma and chronic obstructive pulmonary disease. Pharmacoeconomics. 2001;19(Suppl. 2):21–5.

16. Ruchlin HS, Dasbach AJ. An economic overview of chronic obstructive pulmonary disease. Pharmacoeconomics. 2001;19:623–42.

17. Rennard S, Decramer M, Calverley PMA, et al. Impact of COPD in North America and Europe in 2000: subjects' perspective of Confronting COPD International Survey. Eur Respir J. 2002;20:799–805.

18. Mathers CD, Loncar D. Projections of global mortality and burden of disease from 2002 to 2030. PLoS Med. 2006;3(11):e442.

19. van Boven JF, Vegter S, van der Molen T, Postma MJ. COPD in the working age population: the economic impact on both patients and government. COPD. 2013;10:629–39.

20. Grupo DAFNE- Direct costs to primary care of chronic bronchitis. Analysis of a prospective study. Aten Primaria. 2001;27:399–4.

21. Rutten van-Molken MP, Feenstra TL. The burden of asthma and chronic obstructive pulmonary disease: data from The Nederlands. Pharmacoeconomics. 2001;19 Suppl. 2:1–6.

22. Shaya FT, Dongyi D, Akazawa MO, Blanchette CM, Wang J, Mapel DW, Dalal A, Scharf SM. Burden of concomitant asthma and COPD in a Medical population. Chest. 2008;134:14–9.

23. Srivastava K, Thakur D, Sharma S, Punekar YS. Systematic review of humanistic and economic burden of symptomatic chronic obstructive pulmonary disease. Pharmacoeconomics. 2015;33:467–88.

24. Shaya FT, Maneval MS, Gbarayor CM, Sohn K, Dalal A, Du D, Scharf SM. Burden of COPD, asthma, and concomitant COPD and asthma among adults: racial disparities in a medical population. Chest. 2009;136:405–11.

25. Shaya FT, Lin PJ, Aljiawadi MH, Scharf SM. Elevated economic burden in obstructive lung disease patients with concomitant sleep apnea syndrome. Sleep Breath. 2009;13:317–23.

26. Patel JG, Nagar SP, Dala AA. Indirect costs in chronic obstructive pulmonary disease: e reiew of the economic burden on employers and individuals in the United states. Int J Chron Obstruct Pulmon Dis. 2014;19:289–300.

27. Hilleman DE, Dewan N, Malesker M, Friedman M. Pharmacoeconomic evalutation of COPD. Chest. 2000;118:1278–85.

28. Toy EL, Gallagher KF, Stanley EL, Swensen AR, Duh MS. The economic impact of exacerbations of chronic obstructive pulmonary disease and exacerbation definition: a review. COPD. 2010;7:214–28.

29. Jahnz-Rozyk K, Targowski T, From S. Costs of exacerbations of chronic obstructive pulmonary disease in primary ans secondary care in 2007—results of a multicenter Polish study. Pol Menkur Lekarski. 2009;26:208–14.

30. Seemungal TA, Donaldson GC, Bhowmik A, Jeffries DJ, Wedzicha JA. Time course and recovery of exacerbations in patients with chronic obstructive pulmonary disease. Am J Respir Crit Care Med. 2000;161(5):1608–13.

31. Soler-Cataluña JJ, Martínez-García MA, Román Sánchez P, Salcedo E, Navarro M, Ochando R. Severe

acute exacerbations and mortality in patients with chronic obstructive pulmonary disease. Thorax. 2005;60(11):925–31.

32. Simoens S, Decramer M. Pharmacoeconomics of the management of acute exacerbations of chronic obstructive pulmonary disease. Expert Opin Pharmacother. 2007;8:633–48.

33. Mapel DW, Schum M, Lydick E, MArton JP. A new method for examining the cost savings of reducing COPD exacerbations. Pharmacoeconomics. 2010;28:733–49.

34. Dal Negro RW, Celli BR. The BODECOST Index (BCI): a composite index for assessing the impact of COPD in real life. Multidiscip Respir Med. 2016;11:10.

35. Tantucci C, Modina D. Lung function decline in COPD. Int J ChronObstruct Pulmon Dis. 2012;7:95–9.

36. Ramsey SD, Sullivan SD. Chronic obstructive pulmonary disease: is there a case for early intervention? Am J Med. 2004;117 Suppl 12A:3S–10S.

37. Zoia MC, Corsico AG, Beccaria M, Guarnone R, Cervio G, Testi R, Bressan MA, Pozzi E, Cerveri I. Exacerbations as a starting point of pro-active chronic obstructive pulmonary disease management. Respir Med. 2005;99(12):1568–75.

38. Menn P, Leidl R, Holle R. A lifetime Markov model for the economic evaluation of chronic obstructive pulmonary disease. Pharmacoeconomics. 2012;30(9):825–40.

39. Getsios D, Marton JP, Revankar N, Ward AJ, Willke RJ, Rublee D, Ishak KJ, Xenakis JG. Smoking cessation treatment and outcomes patterns simulation: a new framework for evaluating the potential health and economic impact of smoking cessation interventions. Pharmacoeconomics. 2013;31(9):767–80.

40. Jiménez-Ruiz CA, Solano-Reina S, Signes-Costa J, de Higes-Martinez E, Granda-Orive JI, Lorza-Blasco JJ, Riesco-Miranda JA, Altet-Gomez N, Barrueco M, Oyagüez I, Rejas J, SESEPARAR's Integrated Tobacco Research Program. Budgetary impact analysis on funding smoking-cessation drugs in patients with COPD in Spain. Int J Chron Obstruct Pulmon Dis. 2015;10:2027–36.

41. Howard P, Knight C, Boler A, Baker C. Cost-utility analysis of varenicline versus existing smoking cessation strategies using the BENESCO Simulation model: application to a population of US adult smokers. Pharmacoeconomics. 2008;26(6):497–511.

42. Lee KH, Phua J, Lim TK. Evaluating the pharmacoeconomic effect of adding tiotropium bromide to the management of chronic obstructive pulmonary disease patients in Singapore. Respir Med. 2006;100(12):2190–6.

43. Zaniolo O, Iannazzo S, Pradelli L, Miravitlles M. Pharmacoeconomic evaluation of tiotropium bromide in the long-term treatment of chronic obstructive pulmonary disease (COPD) in Italy. Eur J Health Econ. 2012;13(1):71–80.

44. Ferroni E, Belleudi V, Cascini S, Di Martino M, Kirchmayer U, Pistelli R, Patorno E, Formoso G, Fusco D, Perucci CA, Davoli M, Agabiti N, OUTPUL

study group. Role of tiotropium in reducing exacerbations of chronic obstructive pulmonary disease when combined with long-acting B2-agonists and inhaled corticosteroids: the OUTPUL Study. J Clin Pharmacol. 2016; doi:10.1002/jcph.750. [Epub ahead of print]

45. Halpin DM. Symbicort: a pharmacoeconomic review. J Med Econ. 2008;11:345–62.

46. Najafzadeh M, Marra CA, Sadatsafavi M, Aaron SD, Sullivan SD, Vandemheen KL, Jones PW, Fitzgerald JM. Cost effectiveness of therapy with combinations of long acting bronchodilators and inhaled steroids for treatment of COPD. Thorax. 2008;63(11):962–7.

47. Dal Negro R, Bonadiman L, Tognella S, Micheletto C, Turco P. The impact of LABA+ICS fixed combinations on morbidity and economic burden of COPD in Italy: a six-year observational study. Ther Adv Respir Dis. 2011;5(2):83–90.

48. Simoens S, Decramer M. A pharmacoeconomic review of the management of respiratory tract infections with moxafloxacin. Expert Opin Pharmacother. 2008;9:1735–44.

49. Simoens S, Laekeman G, Decramer M. Preventing COPD exacerbations with macrolids; a review and budget impact analysis. Respir Med. 2013;107:637–48.

50. Simoens S, Decramer M, Laekeman G. Economic aspects of antimicrobial therapy of acute exacerbations of COPD. Respir Med. 2007;101(1):15–26.

51. Rutten-van Mölken MP, van Nooten FE, Lindemann M, Caeser M, Calverley PM. A 1-year prospective cost-effectiveness analysis of roflumilast for the treatment of patients with severe chronic obstructive pulmonary disease. Pharmacoeconomics. 2007;25(8):695–711.

52. Moretti M, Bottrighi P, Dallari R, Da Porto R, Dolcetti A, Grandi P, Garuti G, Guffanti E, Roversi P, De Gugliemo M, Potena A, EQUALIFE Study Group. The effect of long-term treatment with erdosteine on chronic obstructive pulmonary disease: the EQUALIFE Study. Drugs Exp Clin Res. 2004;30(4):143–52.

53. Sclar DA, Evans MA, Robison LM, Skaer TL. α1-Proteinase inhibitor (human) in the treatment of hereditary emphysema secondary to α1-antitrypsin deficiency: number and costs of years of life gained. Clin Drug Investig. 2012;32(5):353–60.

54. Słominski JM, Kubiak A. Pharmacoeconomics of vaccinations in chronic obstructive pulmonary disease. Pol Merkur Lekarski. 2004;16(Suppl 1):83–5.

55. Rodríguez González-Moro JM, Menéndez R, Campins M, Lwoff N, Oyagüez I, Echave M, Rejas J, Antoñanzas F. Cost effectiveness of the 13-valent pneumococcal conjugate vaccination program in chronic obstructive pulmonary disease patients aged 50+ years in Spain. Clin Drug Investig. 2016;36(1):41–53.

56. Dal Negro RW. The tele-control at home. In: Dal Negro RW, Hodder R, editors. Long-term oxygen therapy. New insights & perspectives. Milan: Springer Verlag; 2012. p. 171–84.

57. Restrepo RD, Alvarez MT, Wittnebel LD, Sorenson H, Wettstein R, Vines DL, Sikkema-Ortiz J, Gardner DD, Wilkins RL. Medication adherence issues in patients treated for COPD. Int J Chron Obstruct Pulmon Dis. 2008;3(3):371–84.

58. van Boven JF, Chavannes NH, van der Molen T, Rutten-van Mölken MP, Postma MJ, Vegter S. Clinical and economic impact of non-adherence in COPD: a systematic review. Respir Med. 2014;108(1):103–13.

59. Virchow JC, Crompton GK, Dal Negro RW, Pedersen S, Magnan A, Seidemberg J, et al. Importance of inhaler devices in the management of airway diseases. Respir Med. 2008;102:10–9.

60. van Boven JF, Tommelein E, Boussery K, Mehuys E, Vegter S, Brusselle GG, Rutten-van Mölken MP, Postma MJ. Improving inhaler adherence in patients with chronic obstructive pulmonary disease: a cost-effectiveness analysis. Respir Res. 2014;15:66. doi:10.1186/1465-9921-15-66.

61. Dal Negro RW, Povero M. The economic impact of educational training assessed by the Handling Questionnaire with three inhalation devices in asthma and Chronic Obstructive Pulmonary Disease patients. Clinicoeconomics Outcomes Res. 2016;8:171–6.

62. Spruit MA, Singh SJ, Garvey C, Zuwallack R, Nici L, Rochester C, Hill K, Holland AE, Lareau SC, Man WD, Pitta F, Sewell L, Raskin J, Bourbeau J, Crouch R, Franssen FM, Casaburi R, Vercoulen JH, Vogiatzis I, Gosselink R, Clini EM, Effing TW, Maltais F, van der Palen J, Troosters T, Janssen DJ, Collins E, Garcia-Aymerich J, Brooks D, Fahy BF, Puhan MA, Hoogendoorn M, Garrod R, Schols AM, Carlin B, Benzo R, Meek P, Morgan M, Rutten-van Mölken MP, Ries AL, Make B, Goldstein RS, Dowson CA, Brozek JL, Donner CF, Wouters EF, ATS/ERS Task Force on Pulmonary Rehabilitation. An official American Thoracic Society/European Respiratory Society statement: Key concepts and advances in pulmonary rehabilitation. Am J Respir Crit Care Med. 2013;188(8):e13–64. doi:10.1164/rccm.201309-1634ST.

63. Rochester CL, Vogiatzis I, Holland AE, Lareau SC, Marciniuk DD, Puhan MA, Spruit MA, Masefield S, Casaburi R, Clini EM, Crouch R, Garcia-Aymerich J, Garvey C, Goldstein RS, Hill K, Morgan M, Nici L, Pitta F, Ries AL, Singh SJ, Troosters T, Wijkstra PJ, Yawn BP, RL ZW. ATS/ERS Task Force on Policy in Pulmonary Rehabilitation. Am J Respir Crit Care Med. 2015;192(11):1373–86.

64. Goldstein RS, Gort EH, Guyatt GH, Feeny D. Economic analysis of respiratory rehabilitation. Chest. 1997;112:370–9.

65. Jain VV, Allison R, Beck SJ, Jain R, Mills PK, McCurley JW, Van Gundy KP, Peterson MW. Impact of an integrated disease management program in reducing exacerbations in patients with severe asthma and COPD. Respir Med. 2014;108(12):1794–800.

66. Burns DK, Wilson EC, Browne P, Olive S, Clark A, Galey P, Dix E, Woodhouse H, Robinson S, Wilson A. The cost effectiveness of maintenance schedules following pulmonary rehabilitation in patients with chronic obstructive pulmonary disease: an economic evaluation alongside a randomised controlled trial. Appl Health Econ Health Policy. 2016;14(1):105–15.

67. Dritsaki M, Johnson-Warrington V, Mitchell K, Singh S, Rees K. An economic evaluation of a self-management programme of activity, coping and education for patients with chronic obstructive pulmonary disease. Chron Respir Dis. 2016;13(1):48–56.

68. Howard-Wilsher S, Irvine L, Fan H, Shakespeare T, Suhrcke M, Horton S, Poland F, Hooper L, Song F. Systematic overview of economic evaluations of health-related rehabilitation. Disabil Health J. 2016;9(1):11–25.

69. Prescott E, Lange P, Vestbo J. Socioeconomic status, lung function and admission to hospital for COPD: results from the Copenhagen City Health Study. Eur Respir J. 1999;13:1109–14.

70. Thorn J, Bjorkelund C, Bengtsson C, Guo X, Lissenr L, Sundh V. Low socio-economic status, smoking, mental stress and obesity predict obstructive symptoms in women, but only smoking also predicts subsequent experience of poor health. Int J Med Sci. 2006;4:7–12.

71. Kanervist M, Vasankari T, Laitinen T, Heliovaara M, Jpusilathi P, Saarelainen S. Low socioeconomic status is associated with chronic obstructive airway disease. Respir Med. 2011;105:1140–6.

72. Bousquet J, Dahl R, Khaltaev N. Global Alliance against chronic respiratory disease. Allergy. 2007;62:216–23.

73. Roberts MH, Borrego ME, Kharat AA, Marshik PL, Mapel DW. Economic evaluations of fluticasone-propionate/salmeterol combination therapy for chronic obstructive pulmonary disease: a review of published studies. Expert Rev Pharmacoecon Outcomes Res. 2016;16(2):167–92.

第六篇
组织机构

第 21 章　常规项目：设置、成本、人员及维护

Carolyn L. Rochester and Enrico Clini

21.1　前言

呼吸康复（pulmonary rehabilitation, PR）在病房、门诊和家庭等不同的场所都可以顺利实施[1,2]，既适合稳定期慢性呼吸疾病患者，也适合 COPD 急性加重的患者。呼吸康复的地点和构成方案在同一国家内部及不同国家之间都有很大差别[3-5]。呼吸康复的场所设置、内容构成和人员配置主要取决于各自国家的医疗体系、当地的项目资金和资源。但核心组成部分至少应包括患者评估（运动能力、症状和健康状况/生活质量），指导下的多模块上下肢运动训练，健康行为的督促教育，以及疗效评估[1,6,7]。本身呼吸疾病的严重度、并发症的复杂性、患者个人偏好及交通便利性也能影响呼吸康复的设置，重在维持呼吸康复。虽然所获资源各不相同，但也有几种模式可供参考。下面将详细探讨呼吸康复的常规设置、人员配备和成本等内容。

21.2　门诊呼吸康复

已发表的大多数呼吸康复研究都是在门诊、病房及社区完成的[1,6,8-11]。门诊呼吸康复是最常见的形式，具体模式则可能有所不同[5]。典型的门诊呼吸康复是在医院，特别是在呼吸康复中心或社区康复中心进行的，每周两到三次。方案主要包括多模块运动训练 1 小时，教育课程 1 小时，也有些课程长达 4 小时[1]。尽管持续时间越长，获益越大越持久[1,12-14]，但呼吸康复治疗一般持续 6~12 周。Ries 等人做了一项里程碑式的随机对照试验，首次证实了 8 周的综合门诊呼吸康复与单纯教育相比，能显著提高运动能力（代谢当量、最大摄氧量及运动耐力）、步行、自我效能，呼吸困难和下肢疲劳也随之减少[15]。最近一个系统性评价和荟萃分析比较了 COPD 患者接受呼吸康复和常规治疗的各种效果[16]。呼吸康复被定义为 4 周以上的运动训练，包括或不包括教育和（或）其他干预措施。总共纳入了 3822 名患者，65 个随机对照试验，其中 41 个门诊或住院的，23 个社区呼吸康复。持续时间为 4~52 周，其中大部分为 8~12 周。结果显示，呼吸康复能显著提高最大运动能力，6 分钟步行距离平均提高 43.93m（95% 可信区间为 32.64~55.21m），大于最小临床重要差异（minimal clinical important difference, MCID）。慢性呼吸系统疾病问卷（CRDQ）在呼吸困难、疲劳、情感状态和疾病控制力等每一个方面的改善值都大于 0.5 分（MCID），圣·乔治呼吸问卷（SGRQ）评分的改善也大于 4 分

（MCID）[16]。亚组分析比较了医院呼吸康复和社区呼吸康复,发现医院呼吸康复对慢性呼吸系统疾病问卷评分的改善更大,圣·乔治呼吸问卷评分则没有差别[16],其临床意义尚不完全清楚。真实世界临床研究也同样证实了随机对照临床试验中门诊呼吸康复的获益[17,18]。因此,COPD 患者门诊呼吸康复获益确定无疑。除此之外,哮喘、囊性纤维化、肺动脉高压、间质性肺疾病及肺癌等呼吸疾病患者做门诊呼吸康复也能获益[19]。最近一项初步研究表明,在社区健身房开展由物理治疗师指导的社区呼吸康复也可行且能获益[20]。转诊过来的参与者经过仔细评估都是适合的低风险患者,比如不需要吸氧、不需要坐轮椅、认知能力正常、听力视力尚可、体重低于 150kg、不需要急救[20]。这种有指导的社区健身房呼吸康复还缩短了那些病情更复杂的患者进入康复中心的等待时间,能够让不同严重程度、不同病情复杂程度和不同康复需求的患者均有更多的机会接受呼吸康复治疗。

21.3　住院呼吸康复

相对于门诊呼吸康复患者每周只能去两到三次,住院患者呼吸康复则可以做到每周 6 天,持续 2~4 周[1,21-23]。在比利时等国家,还有更长时间的方案[14]。不同国家住院呼吸康复的实用性、对疾病严重程度的限制和准入条件是不同的。在一些国家,根据病情的严重程度和功能状态来确定患者是否适合做门诊呼吸康复,而居住地离呼吸康复中心较远和（或）有复杂并发症的患者则更适合住院呼吸康复[22,23]。然而美国等其他国家,住院呼吸康复只针对那些因为功能性残疾无法在家中生活的,因医疗和（或）护理需要必须来做住院康复的患者。在这种情况下,住院呼吸康复通常会优先考虑那些因

为急症住院后需要康复,但又不能回家做家庭家庭或者门诊呼吸康复的患者。因此,住院康复的内容和目标也因国家和医疗体系而异。

总体来说,与门诊呼吸康复相比,住院呼吸康复在运动耐量和生活质量方面的获益更大,至少对于 COPD 患者来说是如此[1,16,23,24]。特设的呼吸治疗病房能够让患者同时接受一般性康复和急慢性呼吸衰竭的管理[25,26]。住院呼吸康复还能改善患者的抑郁状态[27]。不同疗效评价方法可以发现不同的患者反应[21]。除了 COPD 以外,其他呼吸疾病患者做住院呼吸康复也有各种获益[19,28-30]。

住院呼吸康复的优点主要包括:①有专业医务人员组成的综合多学科团队去执行复杂的多层面评估,处理复杂的多种疾病状态,并满足不同患者的康复需求[31];②有专科护理服务,能够完成复杂伤口护理等工作;③有专业康复设备,比如减肥运动设备、步行器、神经肌肉电刺激仪等;④能帮助患者适应无创机械通气,以及在无创通气支持下进行运动训练;⑤定期的团队现场会将讨论和审查每名患者的进展,制订康复计划,设定切实可行的目标;⑥有护理协调员协助管理患者从病房转回家庭和社区的过程。

21.4　家庭呼吸康复

家庭呼吸康复曾有两个定义。其一,患者住在家里,参加当地社区的非医院呼吸康复项目。其二,患者在家中自己完成呼吸康复。虽然两种家庭呼吸康复模式都有成功的应用,但是目前的家庭呼吸康复大多局限于临床研究,在多数国家并没有得到广泛的应用,实际应用比例还不到 5%[5]。而且家庭呼吸康复研究目前也主要是针对 COPD 患者。针对其他慢性呼吸疾病患者,比较家庭呼吸康复与其他模式疗效的研究非

常少。

有两项家庭呼吸康复的研究，稳定期重度 COPD 患者住在家里，最初 3 个月是每周两次有物理治疗师指导的社区运动训练，然后是每周或每月有物理治疗师指导的运动训练、呼吸训练和吸气肌训练，以及放松运动，而且还有呼吸专科护士上门家访，每月定期去全科医生那里检查。结果患者的生活质量在 12 个月里有了显著提高[32]。虽然干预后运动耐量并没有明显提高，但没有接受呼吸康复的对照组随着时间的推移，运动能力则是有所下降[32,33]。

研究表明稳定期 COPD 患者参与至少部分督导下的家庭呼吸康复后，6 分钟步行距离和（或）生活质量比常规治疗都有显著提高[34-37]。这其中包括了中度到极重度 COPD 患者，但他们的初始评估都是在医院呼吸康复中心进行的。一个 12 周家庭呼吸康复研究中，患者最初在康复中心接受了医疗专业人员运动训练方面的培训，随后运动训练虽然没有督导，但有电话随访。结果表明同门诊呼吸康复一样，家庭呼吸康复患者 6 分钟步行距离和 BODE 指数也有明显改善[38]。另一个随机临床试验显示，（与不做呼吸康复相比）门诊呼吸康复和家庭呼吸康复患者治疗结束时和随访 6 个月，在踏车运动能力、Borg 呼吸困难量表及下肢疲劳评分上均有改善，但随后的 12 个月，家庭呼吸康复的患者能更好地维持这些获益[39]。

Maltais 等做了一项随机对照试验，在最初 4 周的教育之后，紧接一个为期 8 周全面自我监控的家庭运动训练。结果患者呼吸困难（慢性呼吸系统疾病问卷呼吸困难评分）的改善程度与医院门诊运动训练相当[40]。在 3 个月和 1 年随访时，家庭呼吸康复也非劣效于门诊干预。两组患者的踏车耐力时间和健康状况（圣·乔治呼吸问卷评分）也有显著改善。然而，因为研究期间患者使用了便携式踏车功率计去支持家庭有氧运动训

练，所以这项研究并不能代表家庭呼吸康复的真实情况。最近另一项随机对照试验显示，稳定期 COPD 患者在使用最少资源的情况下接受了精心设计的结构化家庭呼吸康复治疗，康复结束 6 个月后 6 分钟步行距离的获益同样非劣效于门诊康复患者[41]。完成康复时和 12 个月随访时，生活质量都得到了同样的提高。无论是家庭呼吸康复还是康复中心门诊呼吸康复，在 12 个月随访时都没能保持住所得获益。两组患者住院次数和住院天数无显著差异，但家庭呼吸康复患者在康复治疗后距离下次住院的时间似乎较长[41]。家庭呼吸康复完成率更高。而且这项研究并不需要特别的运动设备，表明在常规的临床呼吸康复中可以做到如此低成本。但是，必须强调这个项目的成功有赖于物理治疗师在动机性访谈方面的技能培训，以及家庭呼吸康复的精心组织和监测。此外，患者病情稳定，很少有病态肥胖或需要补充性氧疗。因此，对更多患者而言，仍然无法确定这类呼吸康复治疗真正的普适性和安全性。其他家庭呼吸康复的随机对照试验也证明了使用最少运动设备，就能提高患者运动能力和生活质量[42]。

家庭康复也可以通过各种远程康复干预措施成功实施，包括互动式分步渐进式网络运动和教育课程[43,44]，以及实时视频会议技术。后者是一名或多名患者在家（或在社区小组）进行康复时，通过实时视频与专业康复中心的物理治疗师或其他专业人员进行现场互动[45-47]。尽管在目前研究中家庭远程康复能够改善患者的现场步行测试和自评生活质量，增加那些缺少（现场）康复条件的患者接受呼吸康复治疗的机会，但仍无法确定筛选远程呼吸康复患者的最佳标准。最适合的应该是那些呼吸系统疾病程度更轻、并发症更少、残疾程度更低、不良医疗事件发生风险更小的患者。最近一项研究表明远程康复能够减少住院和急诊就诊[48]。目前远程康

复主要是在临床试验的背景下进行的，由于设备、人员、成本和其他后勤等限制，还不能在一般的医疗场所广泛应用，其在呼吸康复领域中的最终作用仍有待确定。在第 24 章将详细探讨远程康复的利弊。

家庭呼吸康复可以增加那些没有康复中心做呼吸康复，或者交通不便的患者接受呼吸康复治疗的机会。在家里进行运动训练和教育，不需要特殊设备，不打乱日常生活，没有额外费用，可以更好地吸引患者参与和长期保持锻炼和体育活动等有益健康的行为。然而，在常规临床实践中，家庭呼吸康复的最佳患者人选和方案结构尚不清楚，也不清楚其是否适用于所有医疗体系的所有患者。对于严重残疾的患者，家庭康复可能没有那么有效[49]。患有严重疾病和复杂多病的患者需要专业康复设备或训练方法，和（或）个体化心理、作业或营养治疗，他们更适合在传统的康复中心，由多学科团队来实施呼吸康复[1]。家庭呼吸康复的其他潜在缺点还包括缺少同伴的支持、少有多学科团队、运动训练环境的安全性不确定，以及专业医疗人员访视 / 支持的相关成本等。需要进一步研究非慢性阻塞性肺疾病患者家庭呼吸康复的可行性、安全性和有效性；大力探索家庭呼吸康复的其他疗效，比如改善体力活动水平、疲劳、焦虑、抑郁、重返工作岗位的能力，减少急诊或住院治疗，增加耐受胸外科手术（包括肺移植）的能力等。

21.5　慢性阻塞性肺疾病急性加重后的早期康复

COPD 急性加重可导致肺功能下降、症状加重、生活质量下降、活动受限、功能受限和残疾，可能需要住院治疗[50]。近年来认为不仅稳定期 COPD 患者有效，急性加重期患者早期（30 天内）做呼吸康复也有效[1, 13]。最近一个荟萃分析纳入了 20 个随机对照试验，共 1477 名参与者，结果表明在 COPD 急性加重（acute exacerbation of COPD, AECOPD）后早期实施呼吸康复，能够中到高度地提高患者运动能力（6 分钟步行距离增加 62m，95%CI：38~86m），改善健康相关生活质量[51]。其中的 8 项研究（810 名参与者）表明急性加重后呼吸康复可以减少再入院率（汇总比值比为 0.44，95%CI：0.21~0.91）。6 项研究（670 名参与者）的汇总结果显示急性加重后呼吸康复对死亡率没有影响[51]。值得注意的是，急性加重后呼吸康复对住院治疗和死亡率的影响存在异质性，可能是因为呼吸康复内容和结构上的不同以及医疗体系的差异。另一项随机对照试验荟萃分析提示急性加重期接受呼吸康复可以降低住院率[52]。而观察性队列研究的综合分析并没有显示出住院的明显减少，也可能系研究方案的异质性所致。

尽管急性加重期患者接受呼吸康复有明显获益，但出院后只有不足 25%~35% 的患者被转诊进行做呼吸康复[53]，不到 10% 的患者能够完成出院后呼吸康复[54]。因此需要进一步了解其医疗体系、呼吸康复计划和患者方面的障碍。

在 COPD 患者急症住院期间是否就开始呼吸康复仍然有争议。目前全球呼吸康复专业人士都支持在 COPD 急性加重期间做恰当的呼吸康复[7]，与常规治疗相比，可以改善运动能力、外周肌肉功能和生活质量。75% 以上现有呼吸康复方案都包括了这些 COPD 急性加重患者[5]。另外，住院期间可以做抗阻训练和（或）神经肌肉电刺激等康复干预，重症患者早期下床活动也能够改善患者预后（见第 27 章）。尽管如此，仍有一些医生担心急症住院期间实施呼吸康复的安全性。这种担忧很大程度上源于最近一项随机对照试验，即在医院内康复干预之后，患者在家里继续做无监督的锻炼不仅无效,并且随后 6 个月的死亡率还略有增加[55]。因为该研究所做干预并没有明显效果,其后几个月死亡也不太可能与这些措施有关。然而在对 COPD 急性加重期间呼吸康复做进一步研究之前,确实需要慎重。此外,还缺少对 COPD 以外其他呼吸疾病急性加重后早期呼吸康复疗效的评价。

21.6　维持呼吸康复计划

呼吸康复的获益通常在 6~12 个月后降低[1, 15]。因此,需要努力保持呼吸康复的获益。一些研究评估了各种呼吸康复维持模式的有效性和可行性。呼吸康复后的维持干预包括在 6 个月到 2 年的随访期间进行不同频率的社区和(或)家庭无监督或最小监督的运动训练、小组支持、专业人员后续的电话随访和(或)教育课程[48, 56-59]。

目前这些研究的结果各有不同,一些研究提示至少可以延长和维持前期呼吸康复的某些短期获益[60, 61],另一些则表明维持方案并没有明显的获益[58, 59]。最近针对几个呼吸康复后维持干预的随机对照试验所进行的系统性评价显示,完成呼吸康复后继续做有督导的运动有助于保持 3~6 个月的运动耐量,但一年后作用就减弱了[62, 63],健康相关生活质量的改善也无法维持[62]。

在最近一项 143 名中至重度慢性阻塞性肺疾病患者参与的多中心随机对照试验中,Guell 等证实在最初 8 周门诊呼吸康复后进行为期 3 年以运动为基础的维持干预,可以在 24 个月内更好地保持 6 分钟步行距离和 BODE 指数上的获益[64]。就像其他研究一样,维持干预对健康相关生活质量也没有明显的作用。3 年后呼吸康复再没有任何获益。

因此,目前维持呼吸康复获益的最佳方法尚不清楚,但不同医疗体系不尽相同,患者本身在不同时段的需求也会有所变化[65]。呼吸康复维持的脱落率很高[66]。包括方案结构和内容,患者的动机、学习、自我效能和行为改变等诸多因素都可能影响到能否成功保持呼吸康复对预后的改善作用[67, 68]。还需要进一步研究如何在不同的医疗环境下更好地维持呼吸康复,同时也要适应患者的不同类型、呼吸疾病严重程度、并发症、社会心理问题和后勤问题,比如交通、工作责任、特殊适应设备的需求及其他因素。

21.7　呼吸康复人员配备

呼吸康复的人员配备在不同国家不同项目之间差别很大[3-5],这取决于项目设置和可用资源。人员可以从 1~2 人,到综合性多学科呼吸康复专业团队[69]。常见的呼吸康复团队一般包括一名或多名物理治疗师(或运动生理学家)、护士、呼吸治疗师、呼吸科医生/医疗主管,还可以包括一名健康心理学家、营养师、作业治疗师、药师、社会工作者和其他工作人员[1, 3-5, 10, 70, 71]。在美国,除了医疗主管之外,大多数项目都有指定的项目协调员[71]。相关工作人员必须在呼吸康复实施过程中表现出核心能力[70, 71]。工作人员还应熟练掌握心肺复苏技术,现场也应配备复苏设备。工作人员与患者的比例各个国家要求不同[6],最佳比例也不确定[1]。在美国,运动训练推荐 1:4 的(工作人员与患者)比例,而英国为 1:8[1]。

不同学科和不同国家呼吸康复领域的培训机会各不相同。目前并不是所有医疗专业人员都需要培训呼吸康复的核心流程和获益[7],也没有针对性的标准化课程。因此,主要是感兴趣的人在接受呼吸康复培训。呼吸康复相关的研究生课程、研讨会、在线临床实践指南和视频内容可以通过美国胸科学会、欧洲呼吸学会、加拿大胸科学会、澳大利亚肺基金会、英国胸科学会、美国心血管和呼吸康复协会等多个呼吸学术团体获得。

呼吸康复从业人员必须了解慢性呼吸系统疾病（包括慢性阻塞性肺疾病、哮喘、囊性纤维化、肺动脉高压、间质性肺疾病、肺癌和神经肌肉疾病等）的病理生理学、临床表现、并发症和现有治疗方法[70,72]。最近有文献综述回顾了呼吸康复实施过程各个方面的核心能力和作用[10,70]。呼吸科医生需要了解每名患者的病史并查体，确保患者能够安全参与并可能从中获益。呼吸康复开始之前，患者还应根据需要去做其他的检查，比如药理学心脏应激试验（心肺运动试验）。呼吸科医生还要联系其他工作人员监控患者病情是否稳定，建议和（或）直接调整治疗方案，包括吸氧，必要时协助管理呼吸康复过程中可能出现的任何意外情况。美国等国家要求呼吸康复过程中医生必须要能马上到现场。物理治疗师和（或）运动生理学家通常是评估患者的运动能力，制定运动处方，实施和监督运动训练，并做一些疗效评估。某些时候，这个工作也由呼吸专科护士和（或）呼吸治疗师来做。呼吸专科护士和（或）呼吸治疗师做疾病相关的教育，协助制定疾病急性加重的管理行动计划。前述其他工作人员的作用取决于当地的呼吸康复资源及其可用性。在可能的情况下，健康心理学家通常会与患者一起制定策略，以应对疾病、管理焦虑和抑郁，并在必要时把患者转诊给心理学家或精神病学家。药师与患者一起了解治疗药物的作用、使用方法和潜在的副作用。如果有呼吸治疗师，也会在患者学习正确的吸入药物方法、指导患者氧疗和（或）无创通气、确定步速、正确呼吸技术和症状管理方面发挥作用。营养师帮助患者学习如何健康饮食，更好地管理其营养需求，给体重过轻或恶病质的患者提供膳食计划来满足他们的热量需求，也给肥胖者提供个性化

的减肥计划。作业治疗师与患者一起更好地管理他们的日常生活活动和（或）设计方案帮助他们处理休闲和（或）与工作有关的事项。

表 21-1 汇总了多学科呼吸康复团队各专业人员的作用。

21.8　呼吸康复的成本

呼吸康复的成本取决于项目的设置、组成，以及对应的医疗体系。大部分评估呼吸康复成本的数据都来自门诊呼吸康复。在美国，具体成本从单纯步行的 75 美元[73]到综合呼吸康复的 2200 美元[74]不等。总的来说，呼吸康复是 COPD 患者最具成本效益的治疗方法之一[75,76]，与支气管扩张治疗和疫苗接种[77]相当。除了 COPD 以外，目前还没有其他疾病呼吸康复的成本效益数据。虽然一些研究表明住院呼吸康复比门诊呼吸康复的成本更高[6,78]，但另一些研究表明，相对于时间较长的门诊呼吸康复，住院呼吸康复时间短且集中，总成本反而降低了[79]。然而，不同的场所开展呼吸康复的成本并没有明确的对比性。通过减少住院[1,17,18]和急诊就诊，呼吸康复还有可能降低医疗成本。当然，这些成本的减少必须与实施呼吸康复的成本相权衡。在加拿大的一项研究中，呼吸康复后一年的人均医疗花费较呼吸康复前一年减少了大约每年 344 加元[80]。需要进一步全面研究在不同医疗体系下，针对慢性阻塞性肺疾病和其他呼吸道疾病的患者开展实用的真实世界呼吸康复研究的成本和成本效益比。

21.9　结论

在各种不同的场所都可以开展呼吸康

表 21-1　呼吸康复专业人员的主要作用 / 工作

呼吸康复工作人员	医生	物理治疗师 /运动生理学家	护士	健康心理学家	药师	呼吸治疗师	营养师	作业治疗师
工作								
病史与查体	√							
提出补充检查	√							
调整药物	√							
运动评估		√						
运动处方		√						
训练监督		√						
疗效评估		√						
疾病教育			√					
行动计划			√					
应对策略				√				
管理焦虑 / 抑郁				√				
转诊给精神科医生				√				
药物使用 / 滥用教育					√			
技巧学习					√	√		
吸氧 / 无创通气使用						√		
营养评估							√	
膳食计划							√	
计划日常生活活动								√
休闲 / 工作任务								√

复，患者也都能获益，只要包括了呼吸康复的核心组成部分、数量和强度适当的运动训练内容，以及相关教育内容。

目前，医疗体系和当地可用资源的类型决定了大多数呼吸康复项目的精确组成。需要为呼吸康复的最佳设置和人员配置制定国际标准。

（黄勇　译）

参考文献

1. Spruit MA, et al. ATS/ERS Task Force on Pulmonary Rehabilitation, An official American Thoracic Society/European Respiratory Society statement: key concepts and advances in pulmonary rehabilitation. Am J Respir Crit Care Med. 2013;188:e13–64.

2. Troosters T, et al. Pulmonary rehabilitation in chronic obstructive pulmonary disease. Am J Respir Crit Care Med. 2005;172:19–38.

3. Brooks D, et al. Characterization of pulmonary rehabilitation programs in Canada in 2005. Can Respir J. 2007;14:87–92.

4. Garvey C, et al. Pulmonary rehabilitation exercise prescription in chronic obstructive lung disease; US Survey and review of guidelines and clinical practices. J Cardiopulm Rehabil Prev. 2013;33:314–22.

5. Spruit MA, et al. Differences in content and organizational aspects of pulmonary rehabilitation programmes. Eur Respir J. 2014;43:1326–37.

6. Nici L, et al. American Thoracic Society/European respiratory Society statement on pulmonary rehabilitation. Am J Respir Crit Care Med. 2006;173:1390–413.

7. Rochester CL, et al. An Official American Thoracic Society/European respiratory Society policy statement: enhancing implementation, use and delivery of pulmonary rehabilitation. Am J Respir Crit Care Med. 2015;192:1373–86.

8. Bolton CE, et al. British Thoracic Society guideline on pulmonary rehabilitation in adults. Thorax. 2013;68:ii1–ii30.

9. Casaburi R, et al. Pulmonary rehabilitation for management of chronic obstructive pulmonary disease. New Engl J Med. 2009;360(13):1329–35.

10. Jenkins S, et al. State of the art: how to set up a pulmonary rehabilitation program. Respirology. 2010;15:1157–73.

11. Ries A, et al. Pulmonary rehabilitation; Joint ACCP/AACVPR evidence-based clinical practice guidelines. Chest. 2007;131:4S–42S.

12. Berry MJ, et al. A randomized, controlled trial comparing long-term and short-term exercise in patients with chronic obstructive pulmonary disease. J Cardiopulm Rehabil. 2003;23(1):60–8.

13. Marciniuk D, et al. Optimizing pulmonary rehabilitation in chronic obstructive pulmonary disease—practical issues: a Canadian Thoracic Society Clinical Practice Guideline. Can Respir J. 2010;17(4):159–68.

14. Pitta F, et al. Are patients with COPD more active following pulmonary rehabilitation? Chest. 2008;134:273–80.

15. Ries A, et al. Effects of pulmonary rehabilitation on physiologic and psychosocial outcomes in patients with chronic obstructive pulmonary disease. Ann Intern Med. 1995;122:823–32.

16. McCarthy B, et al. Pulmonary rehabilitation for chronic obstructive pulmonary disease. Cochrane Database Syst Rev. 2015;2:CD003793. doi:10.1002/14651858.

17. California Pulmonary Rehabilitation Collaborative Group. Effects of pulmonary rehabilitation on dyspnea, quality of life and healthcare costs in California. J Cardiopulm Rehabil. 2004;24:52–62.

18. Raskin J, et al. The effect of pulmonary rehabilitation on healthcare utilization in chronic obstructive pulmonary disease: the Northeast Pulmonary Rehabilitation Consortium. J Cardiopulm Rehabil. 2006;26:231–6.

19. Rochester CL, et al. Pulmonary rehabilitation for respiratory disorders other than COPD. Clin Chest Med. 2014;35:369–89.

20. McNamara RJ, et al. Community-based exercise training for people with chronic respiratory and chronic cardiac disease, a mixed-methods evaluation. Int J COPD. 2016;11:2839–50.

21. Haave E, et al. Improvements in exercise capacity during a 4-weeks pulmonary rehabilitation program for COPD patients do not correspond with improvements in self-reported health status or quality of life. Int J COPD. 2007;2(3):355–9.

22. Kenn K, et al. Predictors of success for pulmonary rehabilitation in patients awaiting lung transplantation. Transplantation. 2015;99:1072–7.

23. Korczak D, et al. Outpatient pulmonary rehabilitation–rehabilitation models and shortcomings in outpatient aftercare. GMS Health Technol Assess. 2010;6 doi:10.3205/hta000089.

24. Clini E, et al. Inpatient pulmonary rehabilitation: does it make sense? Chron Respir Dis. 2005;2:43–6.

25. Confalonieri M, et al. Respiratory intensive care units in Italy: a national census and prospective cohort study. Thorax. 2001;56:373–8.

26. Nava S. Rehabilitation of patients admitted to a respiratory intensive care unit. Arch Phys Med Rehabil. 1998;79:849–54.

27. Alexopoulos GS, et al. Outcomes of depressed patients undergoing inpatient pulmonary rehabilitation. Am J Geriatr Psychiatry. 2006;14(5):466–75.

28. Jose A, et al. Inpatient rehabilitation improves functional capacity, peripheral muscle strength and quality of life in patients with community acquired pneumonia: a randomised trial. J Physiother. 2016;62(2):96–102.

29. Lai Y, et al. Systematic short-term pulmonary rehabilitation before lung cancer lobectomy: a randomized trial. Interact Cardiovasc Thorac Surg. 2017; doi:10.1093/icvts/ivx141.

30. Morris NR, et al. Exercise-based rehabilitation programmes for pulmonary hypertension. Cochrane Database Syst Rev. 2017;1:CD011285. doi:10.1002/14651858.

31. Vanfleteren L, et al. Tailoring the approach to multimorbidity in adults with respiratory disease: the NICE Guideline. Eur Respir J. 2017;49:1601696. doi:10.1183/13993003.01696-2016.

32. Wijkstra PJ, et al. Long term benefits of rehabilitation at home on quality of life and exercise tolerance in patients with chronic obstructive pulmonary disease. Thorax. 1995;50:824–8.

33. Wijkstra PJ, et al. Long-term effects of home rehabilitation on physical performance in chronic obstructive pulmonary disease. Am J Respir Crit Care Med. 1996;153:1234–41.

34. Alison J, et al. Australian and New Zealand Pulmonary rehabilitation guidelines. Respirology. 2017;22:800–19.

35. Boxall AM, et al. Managing chronic obstructive pulmonary disease in the community. A randomized controlled trial of home-based pulmonary rehabilitation for elderly housebound patients. J Cardiopulm Rehabil. 2005;25:378–85.

36. Hernandez MTE, et al. Results of a home-based training program for patients with COPD. Chest. 2000;118:106–14.

37. Munoz-Fernandez A, et al. Home-based pulmonary rehabilitation in very severe COPD: is it safe and useful? J Cardiopulm Rehabil Prev. 2009;29:325–31.

38. Mendes de Oliveira JC, et al. Outpatient vs. home-based pulmonary rehabilitation in COPD: a randomized controlled trial. Multidisciplinary Respiratory Medicine. 2010;5(6):401–8.

39. Strijbos JH, et al. A comparison between an outpatient hospital-based pulmonary rehabilitation program and a home-care pulmonary rehabilitation program in patients with COPD. Chest. 1996;109:366–72.

40. Maltais F, et al. Effects of home-based pulmonary rehabilitation in patients with chronic obstructive pulmonary disease. Ann Intern Med. 2008;149:869–78.

41. Holland AE, et al. Home-based rehabilitation for COPD using minimal resources: a randomised, controlled equivalence trial. Thorax. 2017;72:57–65.

42. Alison JA, et al. Pulmonary rehabilitation for COPD: are programs with minimal exercise equipment effective? J Thoracic Dis. 2014;6(11):1606–14.

43. Chaplin E, et al. The evaluation of an interactive web-based pulmonary rehabilitation programme: protocol for the WEB SPACE for COPD feasibility study. BMJ Open. 2015;5:3008055.

44. Chaplin E, et al. Interactive web-based pulmonary rehabilitation programme: a randomized controlled feasibility trial. BMJ Open. 2017;7:e013682.

45. Burkow TM, et al. Comprehensive pulmonary rehabilitation in home-based online groups: a mixed-method pilot study in COPD. BMC Res Notes. 2015;8:766–76.

46. Stickland M, et al. Using telehealth technology to deliver pulmonary rehabilitation in chronic obstructive pulmonary disease patients. Can Respir J. 2011;18(4):216–20.

47. Tsai LLY, et al. Home-based tele-rehabilitation via real-time videoconferencing improves endurance exercise capacity in patients with COPD: the randomized controlled TeleR Study. Respirology. 2017;22:699–707.

48. Vasilopoulou M, et al. Home-based maintenance tele-rehabilitation reduces the risk for acute exacerbations of COPD, hospitalisations and emergency department visits. Eur Respir J. 2017;49:1602129. (doi.org/10.1183/13993003.02129-2016)

49. Wedzicha JA, et al. Randomized controlled trial of pulmonary rehabilitation in severe chronic obstructive pulmonary disease patients, stratified with the MRC dyspnoea scale. Eur Respir J. 1998;12:363–9.

50. Goldstein R, et al. Pulmonary rehabilitation at the time of the COPD exacerbation. Clin Chest Med. 2014;35:391–8.

51. Puhan MA, et al. Pulmonary rehabilitation following exacerbations of chronic obstructive pulmonary disease. Cochrane Database Syst Rev. 2016;12:CD005305. doi:10.1002/14651858.

52. Moore E, et al. Pulmonary rehabilitation as a mechanism to reduce hospitalizations for acute exacerbations of COPD. Chest. 2016;150(4):837–59.

53. Harth L, et al. Physical therapy practice patterns in acute exacerbations of chronic obstructive pulmonary disease. Can Respir J. 2009;16(3):86–92.

54. Jones SE, et al. Pulmonary rehabilitation following hospitalization for acute exacerbation of COPD: referrals, uptake and adherence. Thorax. 2014;69(2):181–2.

55. Greening NJ, et al. An early rehabilitation intervention to enhance recovery during hospital admission for an exacerbation of chronic respiratory disease: a randomised controlled trial. BMJ. 2014;349:g4315. doi:10.1136/bmj.g4315.

56. Brooks D, et al. The effect of postrehabilitation programmes among individuals with chronic obstructive pulmonary disease. Eur Respir J. 2002;20:20–9.

57. Heppner PS, et al. Regular walking and long-term maintenance of outcomes after pulmonary rehabilitation. J Cardiopulm Rehabil. 2006;26:44–53.

58. Spencer LM, et al. Maintaining benefits following pulmonary rehabilitation: a randomised controlled trial. Eur Respir J. 2010;35:571–7.

59. Wilson AM, et al. The effects of maintenance schedules following pulmonary rehabilitation in patients with chronic obstructive pulmonary disease: a randomised controlled trial. BMJ Open. 2015;5:e005921.

60. Cockram J, et al. Maintaining exercise capacity and quality of life following pulmonary rehabilitation. Respirology. 2006;11:98–104.

61. Ries A, et al. Maintenance after pulmonary rehabilitationin chronic lung disease: a randomized trial. Am J Respir Crit Care Med. 2003;167:880–8.

62. Beauchamp MK, et al. Systematic review of supervised exercise programs after pulmonary rehabilitation in individuals with COPD. Chest. 2013;144(4):1124–33.

63. Busby AK, et al. Pulmonary rehabilitation maintenance interventions: a systematic review. Am J Health Behav. 2014;38(3):321–30.

64. Guell M-R, et al. Benefits of long-term pulmonary rehabilitation maintenance program in patients with severe chronic obstructive pulmonary disease; three-year follow-up. Am J Respir Crit Care Med. 2017;195(5):622–9.

65. Rochester CL, et al. Maintaining the benefits of pulmonary rehabilitation: the holy grail. Am J Respir Crit Care Med. 2017;195(5):548–51.

66. Heerema-Poelman A, et al. Adherence to a maintenance exercise program 1 year after pulmonary rehabilitation. J Cardiopulm Rehabil Prev. 2013;33:419–26.

67. Blackstock FC, et al. Why don't our patients with chronic obstructive pulmonary disease listen to us? The enigma of non-adherence. Ann Am Thorac Soc. 2016;13(3):317–23.

68. Stewart KF, et al. Maintenance of a physically active lifestyle after pulmonary rehabilitation in patients with COPD: a qualitative study toward motivational factors. J Am Med Dir Assoc. 2014;15(9):655–64.

69. Spruit MA, et al. Differential response to pulmonary rehabilitation in COPD: multidimensional profiling. Eur Respir J. 2015;46:1538–40.

70. Collins EG, et al. Clinical competency guidelines for pulmonary rehabilitation professionals. Position statement of the American Association of Cardiovascular and Pulmonary Rehabilitation. J Cardiopulm Rehabil Prev. 2014; doi:10.1097/HCR.0000000000000077.

71. Garvey C, et al. Program organization in pulmonary rehabilitation. Clin Chest Med. 2014;35:423–8.

72. Holland AE, et al. How to adapt the pulmonary rehabilitation programme to patients with chronic respiratory disease other than COPD. Eur Respir Rev. 2013;22:577–86.

73. Farias CC, et al. Costs and benefits of pulmonary rehabilitation in chronic obstructive pulmonary disease: a randomized controlled trial. Braz J Phys Ther. 2014;18(2):165–73.

74. Fan VS, et al. Costs of pulmonary rehabilitation and predictors of adherence in the national emphysema treatment trial. COPD: J COPD. 2008;5(2):105–16.

75. Atsou K, et al. Simulation-based estimates of the effec-

tiveness and cost-effectiveness of pulmonary rehabili-
tation in patients with chronic obstructive pulmonary
disease in France. PLoS One. 2016;11(6):e0156514.

76. Griffiths TL, et al. Cost effectiveness of an outpatient
multidisciplinary pulmonary rehabilitation program.
Thorax. 2001;56:779–84.

77. Zoumot Z, et al. Emphysema: time to say farewell to
therapeutic nihilism. Thorax. 2014;69:973–5.

78. Goldstein RS, et al. Economic analysis of respiratory

rehabilitation. Chest. 1997;112:370–9.

79. Clini E, et al. In-hospital short-term training program
for patients with chronic airway obstruction. Chest.
2001;120:1500–5.

80. Golmohammadi K, et al. Economic evaluation of a
community-based pulmonary rehabilitation program
for chronic obstructive pulmonary disease. Lung.
2004;182(3):187–96.

第 22 章　当代替代性设置

Anne E. Holland

22.1　引言

有研究表明在康复中心实施有监督的呼吸康复的获益是明确的[1]。世界各地住院和门诊呼吸康复都成功应用了有监督的全身运动训练以及自我管理教育和指导计划[2]。尽管如此,仍有相当多呼吸康复的潜在受益者还没有参与,估计只有 10% 的慢性阻塞性肺疾病患者完成了呼吸康复[3]。其中的原因不难理解,方案调整不充分、转诊操作不完善、患者期望值过高、交通、转运和残疾等[3,4]。这些问题激发了人们对替代模式的兴趣,并可能借此将呼吸康复推广应用到更多的患者中。

现有康复中心呼吸康复的替代方案包括改变地点(如家庭呼吸康复或社区呼吸康复)或者改变运动方式(如水中运动、太极或北欧式健走)。这些新方案大多都已经显示出了重要的临床获益,如运动耐量(图 22-1)和与健康相关生活质量(图 22-2)的改善。

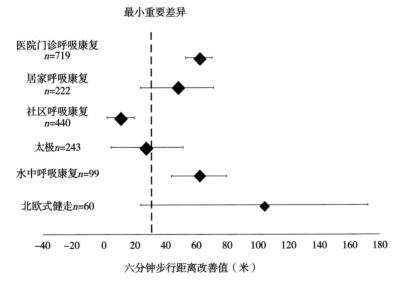

图 22-1　COPD 患者接受传统呼吸康复和替代方案后 6 分钟步行距离的改善值,数据来自从系统性评价[1,5,26,31]和原创研究[35],标注了均值和 95% 可信区间。虚线代表最小重要差值,n 为参与例数

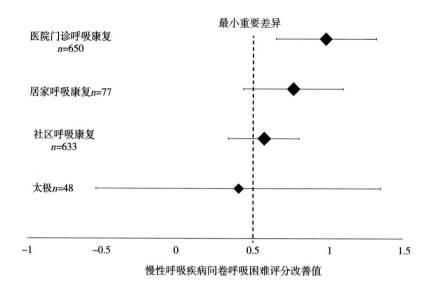

图 22-2　COPD 患者接受传统呼吸康复和替代方案后健康相关生活质量（慢性呼吸系统疾病问卷呼吸困难评分）的改善值，数据来自从系统性评价[1,5,31]，标注了均值和 95% 可信区间。虚线代表最小重要差值，n 为参与例数

远程技术也为慢性呼吸系统疾病患者参与呼吸康复提供了新机会，通过视频指导、远程监测和手机应用程序可将远程康复延伸到患者家中。远程医疗在呼吸康复中的作用将在第 23 章讨论。传统康复中心模式也可以借机全面扩展，包括整合终末期姑息性干预，并推广到其他慢性病康复，比如心力衰竭。本章将探讨这些新出现的呼吸康复模式。

22.2　改变呼吸康复的地点

22.2.1　家庭呼吸康复

COPD 呼吸康复患者[3]的交通和转运困难已经引起了人们对家庭呼吸康复的广泛兴趣，在全球也开展了越来越多的随机对照试验。这些试验的结果多数是阳性的。最近一个系统性评价[5]纳入了 11 个随机对照试验，主要比较了稳定期 COPD 患者家庭呼吸康复与常规治疗的获益。结果一致认同家庭呼吸康复能够显著改善健康相关生活质量。

稳定期 COPD 患者 6 分钟步行距离的增加超过了 MICD（47m，95% 置信区间为 24~71m，图 22-1）。有 6 个随机对照试验直接比较了家庭呼吸康复和康复中心呼吸康复的获益，其中包括两个较大的等效性研究[6,7]。两者在健康相关生活质量和运动耐量方面的改善相当，都具有临床意义[5]。这一系列研究的局限性主要是刚由急性加重恢复的 COPD 患者接受家庭呼吸康复的数据偏少，多数研究不是评估者盲评，家庭呼吸康复模式多而杂乱。

家庭呼吸康复内容和实施过程上的差异使得很难确定最佳模式。图 22-3 列举了随机对照试验中家庭呼吸康复的组成内容。步行训练是一种常用的耐力运动形式，大多数患者在室内室外都很容易做到。然而部分研究更接近于康复中心呼吸康复，包括使用踏车功率计，以便更好地掌控运动强度和进展。这些设备多是先送到患者家中，训练完全结束后再拿走。许多研究使用家庭日志或锻炼日志来记录坚持情况，有些还提供计步器来监视或累计步数。也经常采用上下肢抗阻训练，一些研究使用哑铃或弹力带，另一些则使用家

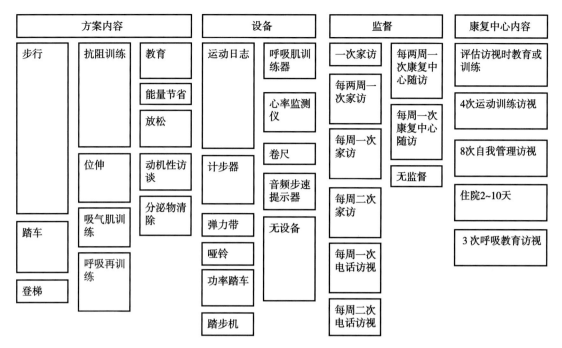

图 22-3 随机对照试验中使用的家庭呼吸康复模式,矩形框大小按比例反映使用
该方法的研究数量。数据来自 22 个随机对照试验[6~10, 12~14, 16, 17, 50~61]

庭中常见的物品,如罐装食品、瓶装水或体重。

家庭呼吸康复在监督层面也有所不同。早期研究使用的是物理治疗师或护士频繁家访来监督锻炼并增强依从性[8~10]。这种监督模式与康复中心呼吸康复类似,但实施成本太高,无法在临床实践中广泛采用[11]。其他模式则要求家庭呼吸康复患者频繁去医院随访[12,13],体弱患者因为很难做到而无法参加。最近,无监督家庭呼吸康复模式大量涌现,包括一次家访加定期电话随访,从而设定目标和监督进展[14,15]。因为没有监督,采用的是定期讨论和及时向患者反馈的高度结构化模式。目前效果良好,成本可能很低,但仍需要其他研究来重复验证。应该指出的是,除一项研究外[16],患者开始呼吸康复之前都必须先到医院进行评估,做充分的运动测试。因为缺乏金标准,是否选择家庭呼吸康复大多取决于当地的资源和偏好。

患者选择家庭呼吸康复需要悉心考虑。一些家庭康复的研究主要是针对重度 COPD 患者或者无法外出的患者,其结果差异较大[10,17]。最近针对 COPD 患者的研究显示了令人信服的获益[6,15]。因此,没有理由按 FEV$_1$ 或症状严重程度的标准来决定患者能否接受家庭呼吸康复。目前大多数家庭呼吸康复研究都是在稳定期 COPD 患者中进行的;对于其他慢性肺部疾病患者,或者刚从急性加重恢复的 COPD 患者来说,安全性和有效性还有待强有力的进一步证据。可能有一些患者需要直接监测和监督,比如重度劳力性低氧血症、肺动脉高压或多种并存病的患者。其他患者可能需要多学科团队的广泛参与,而家庭呼吸康复患者不太容易做到,最终还是取决于方案设计。因为严重的肌肉骨骼问题而运动受限的患者不太适合以步行为主的家庭呼吸康复。任何呼吸康复开始之前的综合评估就是用来确定这些问题的[2]。有些人喜欢集体锻炼,还可以直接接触医生,而另一些人则更愿意在自己的家里做康复[15]。让患者自己做选择有助于他们参与、坚持和完成呼吸康复。

22.2.2   社区呼吸康复

在医院环境之外开展康复中心呼吸康复更容易为患者所用,也为方案调整提供了更多选择。社区呼吸康复的场所包括初级卫生保健机构(如全科医生诊所)[18,19]、社区健身房[20]、物理治疗工作室[21]和其他社区卫生机构[22]。最近一项系统性评价分析了社区呼吸康复实施方式的巨大差异,特别是运动训练[5]。有4项研究采用了每周至少两次中等强度有监督的运动训练[21-24](n=259),与目前国际最佳做法[2]相一致。结果健康相关生活质量显著改善(圣·乔治呼吸问卷评分降低了4.2分,95%CI:6.5~1.9),与医院呼吸康复的改善程度相当[1]。其他强度较低的或每周只做一次运动训练的研究[18-20],临床获益并不一致。这使得社区呼吸康复对运动能力的总体影响偏小(图22-1)。

把呼吸康复推广到社区,让患者有机会在自己社区参与呼吸康复,还能更好地与社区医疗服务相结合。任何呼吸康复都必须注意运动处方,确保有效的运动量,尤其是训练的频率和强度。目前所有研究都纳入了慢性阻塞性肺疾病稳定期患者,尚不清楚社区呼吸康复是否适合正从急性加重中恢复,或者有其他诊断的患者。社区呼吸康复场地设施差别很大。例如并不是所有地方都能满足训练时吸氧,这让严重的劳力性低氧血症患者无法参与。与家庭呼吸康复一样,社区呼吸康复开始时都应该对每个人进行全面评估和分类,以确保与患者的生理和心理社会需求、病理生理学、价值观和偏好一致。

22.3   改变呼吸康复的运动方式

22.3.1   水中运动

慢性阻塞性肺疾病患者常伴有躯体并发症,限制了他们参加传统陆地运动训练。其中包括肌肉骨骼问题(例如骨关节炎、类风湿关节炎、慢性腰痛、既往关节置换相关的疼痛或活动范围受限)、慢性神经疾病或肥胖等。许多有严重躯体并发症的患者经常不被转介去做呼吸康复或对方不接受转介。此外,在运动训练课上出现疼痛也可能导致无法完成呼吸康复[25]。由于可以利用浮力支撑体重和减少重力的影响,水中是更舒适的锻炼环境,有利于达到更为有效的运动训练量。

在一篇 Cochrane 综述[26]中汇集了支持COPD患者水中运动的证据。纳入5项随机对照试验,共有176人。水中训练持续时间从4到12周不等,每周的次数与陆地运动一样。多数研究纳入了不同严重程度的COPD患者,其中一项还特别纳入了那些患有一种或多种躯体并发症的患者[27]。与无运动训练相比,水中训练对运动能力和生活质量的改善具有重要的临床意义,改善程度与传统的陆地运动训练类似,水中运动还能额外改善耐力训练时间和疲劳。纳入患有躯体并发症患者的那项研究也有同样的阳性结果,表明这些人可能从水中运动中获益更大,因为他们在水里的训练强度可以更大。

水中训练旨在利用水生环境的独特性质(浮力、阻力和湍流)进行与陆地相似强度的训练。经典项目包括上下肢有氧操;在水中骑自行车、慢跑或步行,有时会使用浮选装置;利用水的阻力增强泡沫哑铃的运动量;伸展上肢和胸廓,有时也做呼吸训练。鼓励参与者进行与陆地强度相似的训练,即 Borg 呼吸困难量表评分达到3~5分。尽管与陆地相比,COPD患者在水中呼吸功能更差,但对静止状态下不缺氧患者的血氧饱和度似乎并没有明显影响[28]。中度COPD患者做水中训练没有发生不良事件[26],而水中训练对病情更严重患者的作用还未见报道。

水中训练通常在社区游泳池或康复中心的水疗池进行。参与临床试验的COPD患者对水中训练和水生环境的满意度很高[29]。虽然并不是所有患者都能得到或者需要适合的水中训练,但对于那些因为并发症限制其参加陆地训练的患者来说,这是一种很有希望的训练方式。

22.3.2　慢性阻塞性肺疾病患者练太极拳

太极拳是起源于中国的一种古老运动形式。其特点是缓慢而有节奏的圆周运动,从一种形式(或运动)到另一种形式。太极拳通常采用半蹲的姿势,涉及肌肉力量、耐力、平衡、放松和腹式呼吸[30]。有许多流派的太极拳,包括陈氏、杨氏、吴氏、孙氏,它们的区别在于形式和动作。太极拳学起来很快,不需要专门的运动器材,在家里或社区里都很容易练习。因此,太极拳在世界各地越来越流行。

有 1 篇 Cochrane 综述纳入了 12 个慢性阻塞性肺疾病患者练太极拳的随机对照试验[31]。采用了多种风格,包括杨氏太极和孙氏太极、气功,形式也多种多样。每次锻炼时间从 15 分钟到 60 分钟不等,每周 5~7 天。最常用的持续时间是 12 周。与常规治疗的对照组相比,太极拳能够显著提高了 6 分钟步行距离(平均 30m,95%CI:11~49m,涉及 6 项研究共318 名参与者)。太极拳组在健康相关生活质量方面的改善相对更大,但没有达到统计学意义。也有一项研究报告了平衡功能的改善[30],这对 COPD 患者尤其重要,因为他们更容易跌倒[32]。

太极拳训练的有效机制尚不清楚。其生理负荷为中等强度,相当于以 60% 最大运动负荷在跑步机上行走)[33],因此在心肺适能方面的改善很可能与标准项目相当。同轴和偏心的肌肉收缩可能提高力量和耐力,半蹲和重心转移则能改善平衡能力。腹式呼吸也是一个重要的组成部分。目前还不清楚哪一种风格更适合 COPD 患者。还有一些研究试图改良传统风格,包括减少动作数或使用哑铃[31]。只要能在足够长的时间内进行中等强度的训练刺激,似乎任何一种风格都是有益的。

与健身房训练相比,太极拳还有一个优势就是某些人和在世界上某些地方更容易从文化上接受它。许多人选择在公园等公共场所集体练习太极拳,这样可以增加社会联系。虽然目前少有呼吸康复项目教授太极,但老年人确实经常有机会参加社区团体活动。

22.3.3　北欧式健走

北欧式健走就是走路时每只手各握着一根弹性手杖。当手杖与地面接触时就会被压缩,在离开时又会弹回来,从而增加肌肉的使用和行走速度。在普通人群和慢病患者中都很流行。作为一种全身运动,与正常步行相比,增加能量消耗,却不加重症状。对于中到重度 COPD 患者来说,使用北欧手杖比标准步行,有更高的摄氧量,但不会加重劳力性呼吸困难[34]。一个单独的北欧式健走随机对照试验纳入了 60 名稳定期 COPD 患者,病情严重程度不一[35]。有趣的是,在 75% 最高心率的情况下进行为期 3 个月有监督的北欧式健走训练,体力活动能力明显改善,站立和步行时间增加,静坐时间减少;这些改善能维持到训练结束后 6 个月。在这项试验中,北欧式健走对身体活动能力的影响比传统呼吸康复都要大[36]。如果其他研究能够重复出如此好的效果,就意味着这种新的安全易行的训练方法能让 COPD 患者长期获益。

22.4　强化传统呼吸康复模式

22.4.1　COPD 合并心衰的康复

慢性心力衰竭患者经常有劳力性呼吸困难和疲劳,这限制了功能性运动能力,患者也常见虚弱、情绪失调和骨骼肌功能障碍。与慢性阻塞性肺疾病相似,慢性心衰的特点是缺乏运动、全身炎症、氧化应激和缺氧,这些都导致了预后不良[37]。两种情况经常共存。最近一项研究表明 12% 的 COPD 门诊患者合并慢性心衰,32% 的慢性心衰患者合并 COPD[38]。与之相似,15% 的 COPD 呼吸康复患者合并慢性心衰[39]。尽管有强有力的证据支持慢性心衰的康复治疗[40],但可用的方案仍然有限,心脏康复方案大多都侧重于心肌梗死和(或)手术后的再发预防。

鉴于这些相似之处以及慢性心衰的康复需要尚未得到满足,一些研究报道了"呼吸困难康复"的新方法[41-43],从症状(而非疾病)的角度着手。在一项随机对照试验中,慢性心衰患者采用现有的呼吸康复方案进行康复治疗[41]。所有患者均以症状为导向,每周进行两次康复治疗,包括耐力训练、力量训练和教育,整个过程未发生不良事件。慢性心衰患者的运动能力和生活质量均得到了明显的改善,改善程度与同时接受该康复治疗的 COPD 患者相当。其他报道也称慢性阻塞性肺疾病和慢性心脏疾病患者对共同的社区运动康复的满意度都很高[43]。一项英国专家共识称 75% 的利益相关者都支持以症状为导向的 COPD 和慢性心衰康复方法,87% 的人认为 COPD 运动训练方法同样适用于慢性心衰患者,反之亦然[42]。呼吸困难康复方案包括非运动和自我管理、气喘管理、活动节奏、焦虑管理、心理社会支持、呼吸危象应急方案、放松、营养和补液建议、药物复核和护理人员辅助等[42]。

呼吸康复应该在合适的环境中进行,以便于为慢性心衰和 COPD 患者提供"呼吸困难康复",改善康复入径和患者预后,需要进行一些必要的调整。建议慢性心衰患者在康复治疗前的运动评估中,做心电图来排除严重的心律失常;呼吸康复从业者也应接受识别失代偿性心衰体征和症状方面的培训;并考虑开展慢性心衰的专项疾病教育,不管是在康复方案内还是与现有管理体系相结合[37]。

22.4.2　呼吸康复的姑息性干预

姑息性干预是指患者通过让他人了解其医疗和生活方式的价值观和偏好,为未来的能力丧失做好准备的过程。这类讨论对于频繁出现窘迫症状、预后不确定和健康状况可能突发恶化的慢性呼吸疾病患者尤其重要。姑息性干预可以改善老年慢性病患者临终关怀的感受和结果,增加了解和遵循临终关怀愿望的可能性,减少家庭成员的应激性焦虑和抑郁[44]。尽管如此,仍然只有少数慢性呼吸疾病患者有机会可以讨论临终关怀或表达他们的愿望。只有 25% 的呼吸康复患者接受了临终关怀辅导[45]。尽管 99% 的呼吸康复患者都想与他们的医生讨论临终关怀,但只有 19% 的人曾有过,只有 14% 认为他们的医生了解其临终关怀的愿望[46]。

呼吸康复可以提供一个独特的机会让患者在他们愿意和能够参与的时候,与医务人员建立信任,并参与到姑息性干预计划中。在一组 67 名参与呼吸康复治疗或维持计划的患者中,大多数患有慢性阻塞性肺疾病,他们接受了姑息性干预的教育课程,并且认为很有用[47]。参与者很高兴在小组环境中接收到这样的信息,对于某些人来说,这种实施方式比单独探讨更好。1/3 的参与者继续完成了姑息性干预,更多的人与家人和朋友讨论了他们的临终关怀愿望,这也是姑息性干预另一个重要内容。间质性肺疾病患者也希望在呼吸康复中讨论临床关怀,许多人希望了解在生命终末期会发生什么,以及如何处理他们的症状[48]。参与的患者认为这类讨论的主持人经验丰富很重要[47],他们应该诚实、敏感、富有同情心,并投入真情实感[49]。应该承认,一小部分呼吸康复患者不愿意参加姑息性干预的讨论[47],这也应该得到承认和尊重。

22.5　结论

虽然以康复中心为基础的呼吸康复仍然是呼吸康复实践的核心,但越来越多的证据表明,采用替代方案同样有临床获益。不论其地点或方式如何,都应确保开展了呼吸康复的核心内容,比如患者全面评估、强度和频率恰当的运动训练、教育和行为改变[2]。扩大选择范围,吸引患者参与呼吸康复,可以推广以患者为中心的治疗,让更多患者接受这项重要治疗。

（黄勇 译）

参考文献

1. McCarthy B, et al. Pulmonary rehabilitation for chronic obstructive pulmonary disease. Cochrane Database Syst Rev. 2015;2:CD003793.

2. Spruit MA, et al. An Official American Thoracic Society/European Respiratory Society statement: key concepts and advances in pulmonary rehabilitation. Am J Respir Crit Care Med. 2013;188(8):e13–64.

3. Rochester CL, et al. An Official American Thoracic Society/European Respiratory Society Policy Statement: enhancing implementation, use, and delivery of pulmonary rehabilitation. Am J Respir Crit Care Med. 2015;192(11):1373–86.

4. Keating A, Lee A, Holland AE. What prevents people with chronic obstructive pulmonary disease from attending pulmonary rehabilitation? A systematic review. Chron Respir Dis. 2011;8(2):89–99.

5. Alison JA, et al. Australian and New Zealand Pulmonary Rehabilitation Guidelines. Respirology. 2017;22(4):800–19.

6. Maltais F, et al. Effects of home-based pulmonary rehabilitation in patients with chronic obstructive pulmonary disease: a randomized trial. Ann Intern Med. 2008;149(12):869–78.

7. Holland AE, et al. Short term improvement in exercise capacity and symptoms following exercise training in interstitial lung disease. Thorax. 2008;63(6):549–54.

8. Strijbos JH, et al. A comparison between an outpatient hospital-based pulmonary rehabilitation program and a home-care pulmonary rehabilitation program in patients with COPD. A follow-up of 18 months. Chest. 1996;109(2):366–72.

9. Wijkstra PJ, et al. Effects of home rehabilitation on physical performance in patients with chronic obstructive pulmonary disease (COPD). Eur Respir J. 1996;9(1):104–10.

10. Wedzicha JA, et al. Randomized controlled trial of pulmonary rehabilitation in severe chronic obstructive pulmonary disease patients, stratified with the MRC dyspnoea scale. Eur Respir J. 1998;12(2):363–9.

11. Spruit MA, et al. Differences in content and organisational aspects of pulmonary rehabilitation pro-grammes. Eur Respir J. 2014;43(5):1326–37.

12. Ghanem M, et al. Home-based pulmonary rehabilitation program: effect on exercise tolerance and quality of life in chronic obstructive pulmonary disease patients. Ann Thorac Med. 2010;5(1):18–25.

13. Dias FD, et al. Home-based pulmonary rehabilitation in patients with chronic obstructive pulmonary disease: a randomized clinical trial. Int J Chron Obstruct Pulmon Dis. 2013;8:537–44.

14. Pradella CO, et al. home-based pulmonary rehabilitation for subjects with COPD: a randomized study. Respir Care. 2015;60(4):526–32.

15. Holland AE, et al. Home-based rehabilitation for COPD using minimal resources: a randomised, controlled equivalence trial. Thorax. 2017;72(1):57–65.

16. Boxall AM, et al. Managing chronic obstructive pulmonary disease in the community. A randomized controlled trial of home-based pulmonary rehabilitation for elderly housebound patients. J Cardiopulm Rehabil. 2005;25(6):378–85.

17. Busch AJ, McClements JD. Effects of a supervised home exercise program on patients with severe chronic obstructive pulmonary disease. Phys Ther. 1988;68(4):469–74.

18. Casey D, et al. The effectiveness of a structured education pulmonary rehabilitation programme for improving the health status of people with moderate and severe chronic obstructive pulmonary disease in primary care: the PRINCE cluster randomised trial. Thorax. 2013;68(10):922–8.

19. Roman M, et al. Efficacy of pulmonary rehabilitation in patients with moderate chronic obstructive pulmonary disease: a randomized controlled trial. BMC Fam Pract. 2013;14:21.

20. Faulkner J, et al. The feasibility of recruiting patients with early COPD to a pilot trial assessing the effects of a physical activity intervention. Prim Care Respir J. 2010;19(2):124–30.

21. Cambach W, et al. The effects of a community-based pulmonary rehabilitation programme on exercise tolerance and quality of life: a randomized controlled trial. Eur Respir J. 1997;10(1):104–13.

22. Gottlieb V, et al. Pulmonary rehabilitation for moderate COPD (GOLD 2)--does it have an effect? COPD. 2011;8(5):380–6.

23. Amin S, et al. A controlled study of community-based exercise training in patients with moderate COPD. BMC Pulm Med. 2014;14:125.

24. van Wetering CR, et al. Short- and long-term efficacy of a community-based COPD management programme in less advanced COPD: a randomised controlled trial. Thorax. 2010;65(1):7–13.

25. Keating A, Lee AL, Holland AE. Lack of perceived benefit and inadequate transport influence uptake and completion of pulmonary rehabilitation in people with chronic obstructive pulmonary disease: a qualitative study. J Physiother. 2011;57(3):183–90.

26. McNamara RJ, et al. Water-based exercise training for chronic obstructive pulmonary disease. Cochrane Database Syst Rev. 2013;12:CD008290.

27. McNamara RJ, et al. Water-based exercise in COPD

with physical comorbidities: a randomised controlled trial. Eur Respir J. 2013;41(6):1284–91.

28. Perk J, Perk L, Boden C. Cardiorespiratory adaptation of COPD patients to physical training on land and in water. Eur Respir J. 1996;9(2):248–52.

29. McNamara RJ, et al. Acceptability of the aquatic environment for exercise training by people with chronic obstructive pulmonary disease with physical comorbidities: additional results from a randomised controlled trial. Physiotherapy. 2015;101(2):187–92.

30. Leung RW, et al. Short-form Sun-style t'ai chi as an exercise training modality in people with COPD. Eur Respir J. 2013;41(5):1051–7.

31. Ngai SP, Jones AY, Tam WW. Tai Chi for chronic obstructive pulmonary disease (COPD). Cochrane Database Syst Rev. 2016;6:CD009953.

32. Oliveira CC, et al. Fear of falling in people with chronic obstructive pulmonary disease. Respir Med. 2015;109(4):483–9.

33. Qiu ZH, et al. Physiological responses to Tai Chi in stable patients with COPD. Respir Physiol Neurobiol. 2016;221:30–4.

34. Barberan-Garcia A, et al. Nordic walking enhances oxygen uptake without increasing the rate of perceived exertion in patients with chronic obstructive pulmonary disease. Respiration. 2015;89(3):221–5.

35. Breyer MK, et al. Nordic walking improves daily physical activities in COPD: a randomised controlled trial. Respir Res. 2010;11:112.

36. Cindy Ng LW, et al. Does exercise training change physical activity in people with COPD? A systematic review and meta-analysis. Chron Respir Dis. 2012;9(1):17–26.

37. Evans RA. Developing the model of pulmonary rehabilitation for chronic heart failure. Chron Respir Dis. 2011;8(4):259–69.

38. Griffo R, et al. Frequent coexistence of chronic heart failure and chronic obstructive pulmonary disease in respiratory and cardiac outpatients: evidence from SUSPIRIUM, a multicentre Italian survey. Eur J Prev Cardiol. 2017:2047487316687425.

39. Crisafulli E, et al. Role of comorbidities in a cohort of patients with COPD undergoing pulmonary rehabilitation. Thorax. 2008;63(6):487–92.

40. Taylor RS, et al. Exercise-based rehabilitation for heart failure. Cochrane Database Syst Rev. 2014; 4:CD003331.

41. Evans RA, et al. Generic, symptom based, exercise rehabilitation; integrating patients with COPD and heart failure. Respir Med. 2010;104(10):1473–81.

42. Man WD, et al. Building consensus for provision of breathlessness rehabilitation for patients with chronic obstructive pulmonary disease and chronic heart failure. Chron Respir Dis. 2016;13(3):229–39.

43. McNamara RJ, et al. Community-based exercise training for people with chronic respiratory and chronic cardiac disease: a mixed-methods evaluation. Int J Chron Obstruct Pulmon Dis. 2016;11:2839–50.

44. Detering KM, et al. The impact of advance care planning on end of life care in elderly patients: randomised controlled trial. BMJ. 2010;340:c1345.

45. Gerald LB, et al. Advance directives in cardiac and pulmonary rehabilitation patients. J Cardiopulm Rehabil. 2000;20(6):340–5.

46. Heffner JE, et al. Attitudes regarding advance directives among patients in pulmonary rehabilitation. Am J Respir Crit Care Med. 1996;154(6 Pt 1):1735–40.

47. Burge AT, et al. Advance care planning education in pulmonary rehabilitation: a qualitative study exploring participant perspectives. Palliat Med. 2013;27(6):508–15.

48. Holland AE, et al. Be honest and help me prepare for the future: what people with interstitial lung disease want from education in pulmonary rehabilitation. Chron Respir Dis. 2015;12(2):93–101.

49. Janssen DJ, et al. Advance care planning for patients with COPD: past, present and future. Patient Educ Couns. 2012;86(1):19–24.

50. Puente-Maestu L, et al. Comparison of effects of supervised versus self-monitored training programmes in patients with chronic obstructive pulmonary disease. Eur Respir J. 2000;15(3):517–25.

51. Murphy N, Bell C, Costello RW. Extending a home from hospital care programme for COPD exacerbations to include pulmonary rehabilitation. Respir Med. 2005;99(10):1297–302.

52. Guell MR, et al. Home vs hospital-based pulmonary rehabilitation for patients with chronic obstructive pulmonary disease: a Spanish multicenter trial. Arch Bronconeumol. 2008;44(10):512–8.

53. Behnke M, et al. Home-based exercise is capable of preserving hospital-based improvements in severe chronic obstructive pulmonary disease. Respir Med. 2000;94(12):1184–91.

54. Fernandez AM, et al. Home-based pulmonary rehabilitation in very severe COPD: is it safe and useful? J Cardiopulm Rehabil Prev. 2009;29(5):325–31.

55. Oh EG. The effects of home-based pulmonary rehabilitation in patients with chronic lung disease. Int J Nurs Stud. 2003;40(8):873–9.

56. Hernandez MT, et al. Results of a home-based training program for patients with COPD. Chest. 2000;118(1):106–14.

57. de Sousa Pinto JM, et al. Clinical benefits of home-based pulmonary rehabilitation in patients with chronic obstructive pulmonary disease. J Cardiopulm Rehabil Prev. 2014;34(5):355–9.

58. Mendes de Oliveira JC, et al. Outpatient vs. home-based pulmonary rehabilitation in COPD: a randomized controlled trial. Multidiscip Respir Med. 2010;5(6):401–8.

59. Xie SL, et al. Influence of home-based training program on patients with COPD. Chin J Clin Rehab. 2003;7(18):2554–5.

60. Singh V, et al. Pulmonary rehabilitation in patients with chronic obstructive pulmonary disease. Indian J Chest Dis Allied Sci. 2003;45(1):13–7.

61. Larson JL, et al. Cycle ergometer and inspiratory muscle training in chronic obstructive pulmonary disease. Am J Respir Crit Care Med. 1999; 160(2):500–7.

第23章 呼吸康复中的远程医疗

Michele Vitacca and Anne Holland

23.1 定义

远程医疗的定义为使用信息通信技术（information and communication technologies，ICT）通过长或短距离传输医疗数据并提供医疗服务的技术[1]。它包括视频会议、互联网平台、存储和转发设备、流媒体及地面和无线通信在内的多种技术，如。远程医疗可用于多种目的，包括减少对现有医院和医疗服务的需求，降低护理成本，评估治疗依从性，识别疾病恶化，提高服务的可及性并将服务范围延伸到偏远地区。远程健康是一个广泛的概念，涉及诊断、治疗、监测、教育和预防。

- 在远程医疗范围内有许多与呼吸康复相关的领域：
- 远程监控：使用ICT远程监测患者
- 远程协助：使用ICT提供远距离临床护理
- 远程康复：使用ICT提供远程临床康复服务[2]。

23.2 呼吸康复远程医疗的理论基础

23.2.1 优化医疗照护

患有慢性呼吸系统疾病进行呼吸康复的患者常常有复杂的健康问题和多种并发症。呼吸康复通过全面的患者评估、应用最佳治疗、提高自我监测、更好地理解处方、提高依从性和与卫生专业人员进行更好的沟通等方式为加强疾病管理提供了一个理想的机会[3]。使用远程医疗来实现这些目标的机会正在增长。远程医疗干预可以广泛用于优化护理和改善患者预后，包括生理指标（例如脉搏血氧饱和度、家庭呼吸机波形）或症状（咳嗽、咳痰、呼吸困难）的日常监测、早期向患者和临床医生提示临床恶化、电话支持、基于网络的教育方案以及通过视频会议进行个案管理。

23.2.2 改进途径

尽管有非常有力的证据表明呼吸康复的益处，并且COPD指南中也有明确的建议[4]，但只有5%~10%的有症状COPD患者曾经接受过呼吸康复计划[5-7]。执行情况不佳的原因包括体系不完善，比如缺乏相关诊疗程序以及有资格的卫生专业人员数量不足，特别是在农村和偏远地区问题更突出[7,8]。随着许多发达国家的人口老龄化情况的加重，这些问题预计在未来几年变得更为突出。也有患者参与不佳的原因，如身体活动能力差、症状较重以及不能行走[9]。使用ICT可以实现无论患者是否能亲临康复中心,康复治疗都能直接传送到患者的位置。这可能涉及(但不限于)对运动能力的评估,监督下的运动训练,疾病相关教育,目标设定和问题解决,健康辅导和病友间的同伴支持。它还可以涉及远距离对卫生专业人员提供呼吸康复计划进行培训和监督。同时远程康复对于远离城市中心的患者提供呼吸康复指导是非常有用的,它也能增加因疾病受限无法参加康复中心活动的患者的参与度。

23.3　远程协助

在过去的十年中,发表了几项关于不同远程协助方案对慢性呼吸功能不全(COPD为主要的诊断)患者影响(表 23-1)的研究。

大多数关于远程长期家庭医疗照护干预和患者教育的研究显示其可减少住院和使用其他紧急健康服务、提高生活质量和患者满意度。这些方案基于严格遵守干预措施、加强患者和其照顾者的症状自我监测,增加他们对药物治疗、症状和治疗监测的理解,并作为初级保健提供者和医院之间的联络人。这需要护士和其他人员如呼吸治疗师进行时间密集的教育[10~13]。文献显示,远程监测能在以下情况取得最好的效果:①致力于有严重症状、频繁恶化加重、患多种疾病但社区支持有限的非常严重的患者;②长期干预;③使用第三代远程检测系统提供持续分析和制定决策的方案,其中监测中心由医生领导,配备专科护士,并具有 24 小时 / 天、7 天 / 周的完全治疗权限。如果存在广泛的与社区紧密联系的家庭护理,远程监控可能会增加一些额外的益处。

表 23-1　远程医疗协助的主要研究总结

研究	患者样本量	结果	花费
Johnston[14]	CHF,COPD,脑血管意外,癌症,糖尿病,焦虑症: TM(n=102)vs 对照组(n=102)	QOL>	27%<
Farrero[15]	接受 LTOT 的 COPD 患者: TM(n=46)vs 对照组(n=48)	H 和 ER<	共节省 46.823 美元
Agha[16]	多种疾病: TM vs 对照组 vs 现场治疗	花费	TM 组 43%<
Hernandez[17]	急诊 AECOPD 患者: TM(n=121)vs 对照组(n=101)	QOL>;H 和 ER<	NA
Bourbeau[18]	COPD	QOL>;ER 或者呼叫 GP<	NA
Pare[19]	COPD: TM(n=19)vs 对照组(n=10)	H<	15%<
Casas[20]	出院的 COPD 患者: TM(n=65)vs 对照组(n=90)	对生存无影响;H<	NA
Miyasaka[21]	接受家庭通气护理的儿科患者(n=7)	呼叫或者拜访 GP;H<	NA
Vitacca[22]	ALS(n=73,其中 18 例 NIV,18 例有创机械通气)	TM 时间,TM 可行性,团队耗时,花费	TM 组花费 105 欧元/(人·月)

续表

研究	患者样本量	结果	花费
Vitacca[23]	ALS（n=40，其中 19 例 NIV；12 例有创机械通气）	TM 使用，患者对 TM 的需求，TM 人员活跃程度，TM 满意度	NA
Zamith[24]	哮　喘（n=21）+CRF（n=51），LTOT（n=41）；NIV（n=32）	TM 的使用和接受情况；H< 并且 QOL>	NA
Bertini[25]	HMV（n=16）： 有创 MV（n=5）+NIV（n=11） COPD（n=3）+RTD（n=4）+NMD（n=8）+ Ondine 综合征（n=1）	TM 的使用和接受情况；ER<；好的满意度	NA
Vontetsianos[26]	COPD（n=18）+ 近 2 年至少 4 次住院	H 和 ER<	NA
Trappenburg[27]	COPD：实验组 n=59；对照组 n=56	H 和复发 <；QOL=	NA
Segrelles calvo[28]	FEV₁<50%，年龄≥50 岁，LTOT，非吸烟者，最近 1 年最少住院 1 次： 家庭远程医疗（n=30），对照组（n=30）	H，H 天数，需要 NIV；好的满意度	NA
Jodar sanchez[29]	常规护理。LTOT，最近 1 年因为呼吸疾病最少住院 1 次： TM（n=24），对照组（n=21）	ER<；H>；QOL；好的满意度	NA
Maiolo[30]	LTOT 的 COPD 患者（n=20）+RTD（n=3）	QOL>；H 和复发 <	17%<
Moreira[31]	患者（n=30）： OSA 40.0%，COPD 22.8%，NMD 11.4%，TB 后遗症 2.9%，脊柱后侧凸 2.9%，其他导致 CRF 的疾病 20.0%	TM 组使用时间和使用天数的百分比 >	NA
Pinnock[32]	TM（n=128 随机分配），常规护理（n=128）	H，H 天数，QOL= 对照组	NA
Pedone[33]	TM（n=50），对照组（n=49）COPD	复发并且 H<	NA
Vitacca[34]	需要 LTOT 或者 HMV 的 CRF 患者 + 最近 1 年因为呼吸疾病最少住院 1 次。COPD 56%，RTD 15%，NMD 10%，ALS 9%，其他 10%。NIV 46%，IMV 21.4%，LTOT 63%	对生存率没有影响，QOL>；H，ER，拜访 GP，复发 <	33%<
Lopes de Almeida {Lopes de Almeida, 2012#3814}	18~75 岁 ALS 患者（n=40）：TM（n=20），对照组（n=20）	意向性分析比较 3 种不同形式的花费。	使用 NIV 的 ALS 患者运用 TM 的成本效益是好的。估计长期的年节省花费为 700 欧元 / 人

研究	患者样本量	结果	花费
Cartwright[35]	CHF, COPD 或者糖尿病：TM(n=845 随机分配), 对照组(n=728)	质量调整生命年的单位花费	TM 组和对照组质量调整生命年相似。TM 组的花费更高
Chatwin[36]	接受 HMV 的神经肌肉疾病、COPD 或胸壁疾病的成人或者儿童患者（ n=1121)	TM 时间：528 日间呼叫 / 月 内部人员的家庭拜访：<2 次 / 月	NA
Chatwin[37]	CRF(n=68)患者（其中 COPD(n=38)) 使用或者不使用家庭机械通气	H 风险无差异；H 和家庭拜访多于 TM 组；GP 拜访无改变；TM 组的自我效能感下降	NA

ABG, 动脉血气；ALS, 肌萎缩侧索硬化；CHF, 慢性充血性心力衰竭；COPD, 慢性阻塞性肺疾病；CRF, 慢性呼吸衰竭；ER, 急诊室入住时间；FEV₁, 第 1 秒用力呼气容积；GP, 全科医生；H, 住院时长；HMV, 家庭机械通气；IMV, 有创机械通气；LTOT, 长期氧疗；MV, 机械通气；NA, 无资料；NIV, 无创通气；NMD, 神经肌肉疾病；OSA, 阻塞性睡眠呼吸暂停；QOL, 生活质量；RTD, 限制性胸廓疾病；TB, 肺结核；TM, 远程检测

23.4　远程检测的信号和跟踪

23.4.1　家庭机械通气患者的远程检测

接受家庭机械通气患者的具体数量是未知的。在欧洲，呼吸机依赖者的患病率估测为 6.6/10 万[38]。用欧盟患病率推算美国人口表明，2010 年美国总家庭机械通气人口约为 20 377 人，同时大约有 47 981 位医疗保险患者接受某种形式的家庭机械通气[39]。在加拿大，已经确定有 4334 人使用呼吸机，估测患病率为 129/10 万人口[40]。2013 年，澳大利亚的估测患病率为 9.9 人 /10 万[41]。这些患者的数量和成本不断增加，使得目前的卫生机构在很大程度上不足以满足他们的需要。

在一项多中心的关于家庭机械通气（ home mechanical ventilation, HMV ）质量控制研究所涉及的 300 例 HMV 中，发现呼吸机变量的实际值、设定值和处方值之间存在相当大的差异[42]。该研究强调了目前 HMV 质量控制的局限性，并建议作出改进，以确保适当的呼吸机设置和正确的呼吸机性能和呼吸机报警操作。其结果负担主要归于家庭。减少医疗费用和提高安全性的需求促进了家庭通气辅助远程检测的发展。许多远程健康监测系统是可用的，并能确保其安全性、可行性、有效性、可持续性和灵活性，以满足不同患者的需要。HMV 患者使用远程检测的可能益处在于远程帮助患者适应 MV，监测副作用和残余的呼吸暂停或氧饱和度降低，预测可能的复发，降低健康成本，改善患者相关的结局，提高对 HMV 的依从性，改善生活方式或减轻痛苦，以及满足生活的需要。

表 23-2 总结了 HMV 患者使用远程检测相关研究文献的人群和结局。关于该主题的整体文献揭示了影响患者状态和经济组织期望效果的幅度和意义并不完全一致，有时结果是不确定的。

"一副手套适合所有人"的远程监测方法对于慢性呼吸功能不全这个具有异质性的群体显得过于简单化。远程监控成功实施的重要因素是定制个体化的方法、具有灵活性和本地应答的服务。慢性疾病增加了医疗系统的负担。面对日益增长的需求，初级保健需要继续维持：家庭医疗照护和远程检测可

表 23-2　家庭机械通气患者远程检测主要研究总结

研究	人群	结局
Pinto[43]	ALS（n=40，全部机械通气）	对 NIV 适应性好，再次就诊及急诊次数较少
Hazenberg[44]	77 例患者，其中 38 例在家中开始 HMV（神经肌肉或胸廓疾病）	用 TM 进行 HMV 家庭传授可改善 ABG 和 QoL 结果不劣于对照组，TM 是安全、可行、价格低廉的
Janssens JP[45]	使用 NIV 治疗的患者	由呼吸机软件提供的数据通过估计患者的通气量、潮气量、漏气量、吸气或呼气触发率提供帮助。利用如脉搏血氧测定信号的脉搏波振幅等信号进行交感神经张力的自主标记可以提供睡眠片段的可靠信息
Georges M[46]	肥胖低通气综合征 10 例	AHI-NIV 与 AHI-PSG 的相关性非常显著。呼吸机软件的敏感性为 90.9%，特异性和阳性预测值为 100%，阴性预测值为 71%
Pasquina[47]	150 例接受长期 NIV 的临床稳定患者（多种疾病）家用呼吸机的数据	家庭呼吸机的内置软件为临床医生提供了新的参数（漏气、顺应性、触发呼吸机行为、呼吸频率、残余呼吸暂停和低通气），这些参数有助于护理和更好地理解残余低通气和（或）饱和度
Borel[48]	家庭 NIV 的 COPD 患者	使用 TM 监测呼吸节律以预测复发；21 例急性加重被正确的预测

　　AHI-NIV，使用 NIV 的低通气指数；AHI-PSG，多导睡眠监测的低通气指数

以帮助初级保健专业人员和专家减少预期的负担。慢性病患者的住院是医疗系统的"失败"，也为大规模开展随访策略提供了例证。出于这些原因，家庭医疗照护计划和远程检测可以为卫生组织建立新的策略和临床流程提供机会。

23.4.2　睡眠相关呼吸紊乱的远程检测

　　睡眠相关呼吸紊乱（sleep-relate breathing disorders，SRD）是指睡眠过程中呼吸模式的异常。持续正压通气和 NIV 对这些患者有益。此外，SRD 的夜间监测是复杂的，并且由于许多因素会出现无法预料的问题，如①多变的生理变量；②临床问题（疼痛、分泌物及其他）；③睡眠障碍[49,50]。美国睡眠医学会建议使用常规可用参数的多导睡眠监测进行滴定，这是避免大多数患者异常并实现最佳

治疗、达到最大临床疗效的可靠方法[51]。

　　自我管理是 SRD 慢性医疗照护模式的重要组成部分。远程协助和远程检测是通过卫生专业人员的直接和及时干预来改善患者行为的工具之一。将远程协助、远程检测与自我管理相结合，能够改善患者的行为，包括主动自我监测症状以及决策并解决日常问题。通过这种方式，自我管理技能可以建立于家庭，也可以用于日常医疗保健系统的互动和提供患者支持。远程协助和远程检测可以实现包括监测、支持、教育和改变行为在内的各种任务，比面对面进行的家庭干预方案的频率更高且成本更低[52]。

　　为了提高依从性以及寻找新的诊断策略，一些研究调查了远程监测在 SRD 中的作用[52-57]。然而，比较基于远程监测的额外干预措施与标准措施对 CPAP 依从性的 RCT 结果却自相矛盾[52,58-61]。患者的选择、干预的

类型和强度的差异以及两组 CPAP 依从性的差别可以解释这些差异。低通气综合征的远程监测的相关研究较少，临床方案[50-52,62-66]或流程也没有明确的建议[63,67]。

信息通信技术在 SRD 综合护理中具有巨大的潜力。例如，许多情况下在睡眠实验室睡一晚然后进行随访，没有足够的数据设置呼吸机，ICT 可以支持对这些患者的压力滴定进行家庭改进[68]。最近的一项多中心随机对照研究证明，基于网络平台和远程会诊对 OSA 患者 CPAP 进行随访的策略与面对面治疗同样有效，而且成本更低[52]。然而，需要注意的是，设备制造商的不同会导致数据收集策略不同。数据采集与传输的规范化和同质化应由科学协会进行规范[69]。

尽管有这些令人鼓舞的结果，这些技术进步在临床实践中的突破仍然很慢，尤其是与其他慢性呼吸系统疾病或其他疾病相比[68,70]。此外，最近发表的结果质疑这项技术作为为所有人群提供医疗保健方法的有效

性[71]。因此，合理解释研究结果并针对最易接受的患者群体似乎是至关重要的。

23.5　远程康复

远程康复为提高呼吸康复的可行性和产生良好的临床效果提供了新机会。呼吸康复的内容已经被定义[3]，并且新的证据表明许多内容可以通过使用各种 ICT 方法有效实现。这包括监督或无监督的运动训练、生理指标和症状的监测、自我管理训练、疾病教育、目标设定和同伴支持。虽然目前全世界只有少数呼吸康复项目提供远程康复[72]，但随着远程健康应用越来越容易被患者和临床医生获得，这个数字可能会增长。

迄今为止，已经有 7 个临床试验评估 COPD 患者的远程康复（表 23-3）。没有报告与远程检测有关的不良事件，远程康复包括以下多种模式：

表 23-3　远程康复的对照试验

作者	设计	n	远程康复模型	结果
Oh 2003[87]	RCT	23	护士每周打两次电话讨论问题和顾虑；在家里进行无指导的运动训练	运动能力、呼吸困难和 HRQOL 较对照组显著改善（没有 PR）
Maltais 2008[74]	RCT	252	护士每周打电话强调锻炼并发现问题；在家里进行无指导的运动训练	与基于中心的 PR 相比，呼吸困难、HRQOL 和运动能力得到等效改善
Holland 2017[73]	RCT	166	理疗师每周打电话，用激励性交谈来设定锻炼目标；在家里进行无监督的锻炼训练	与基于中心的 PR 相比，呼吸困难、HRQOL 和运动能力得到等效改善
Stickland[75]	CCT	409	从主要中心到较小的卫星中心的视频会议；支持远程临床医生和联合教育会议	与基于中心的 PR 相比，HRQOL 和运动能力得到相似改善
Tsai 2017[76]	RCT	37	视频会议监督家庭团体训练	与对照组相比，运动能力、自我效能和情绪显著改善（没有 PR）
Paneroni 2015[77]	CCT 预实验	36	互联网平台包括远程监控、远程处方、视频辅助和电话呼叫	与对照组相比，运动能力、症状或 HRQOL 无差异（回顾性配对组，进行了基于中心的 PR）
Tabak 2013[81]	RCT	30	用连接无线加速度计的智能手测定身体活动量；症状日记的门户网站	体力活动水平与对照无差异（无 PR）

CCT，临床对照试验；RCT，随机对照试验；n，受试者样本数

23.5.1　电话指导

两项大型研究显示,利用每周打电话和无监督运动训练实施的呼吸康复与传统的基于康复中心的呼吸康复项目所获得的益处相当[73,74]。在两项试验中,电话均由运动专家拨打,但通话的性质不同。一项研究通过电话来强调锻炼的重要性并发现问题[74],另一项研究通过电话进行激励性访谈,设定锻炼目标和指导自我管理训练[73]。这两项研究在拨打电话开始前都会由一位运动专家进行家庭访问。

23.5.2　视频会议

视频会议被用来连接大型专业康复中心和较小的区域中心[75]。这使得有经验的呼吸康复专家能够为临床医生提供支持,提供大中心的多学科团队的教学会议。运动训练不能够通过视频网络进行直接监督。这项对照试验报告的结果与那些在大型中心进行传统呼吸康复的结果相似。视频会议还被用来将呼吸康复直接同步传送到参与者的家庭中,组成一个虚拟的"小组",每次最多有4名参与者[76]。与普通照护相比,这些参与者在体能和情绪上有了显著的改善,尽管这项研究未能发现生活质量方面的差异。

23.5.3　互联网平台与远程监控

一项RCT的预试验阐明了将远程监控、视频会议和在线日记结合起来的复杂策略的潜力[77]。84%的参与者对这项服务感到满意,临床结局有所改善,与接受中心康复的回顾性对照组相似。其他定制的互联网平台也在单组研究中得到了类似的结论[78~80]。

23.5.4　智能手机应用

"活动教练"是一个无线连接到智能手机的加速度计,用来记录步数并提供实时反馈[81]。智能手机提供图像反馈、目标和激励性短信。专业的门户网站提供症状日记,用来记录急性加重的自我治疗和活动水平的概况。虽然这个小RCT(n=30)统计学力度不足以显示临床结果的差异,但其患者的依从性很高。

目前远程康复研究的局限性包括平台和设备种类繁多;大量的预试验描述的模型还未在正式试验中得到证实;几乎没有试验的统计学效力足以证实其效果等同于基于中心的呼吸康复;缺乏关于不同远程照护模式成本效益的数据;选择标准相对狭窄,通常排除有严重疾病和有并发症的COPD患者;以及研究方法不够坚实,包括随机分配、评估者盲法和意向性治疗。尽管如此,主要证据还是提供了一致的信号,即远程康复可能带来临床上的重要益处。目前将结合多种远程康复方法并解决以往研究局限性的试验正在进行中[82]。

23.5.5　远程检测的可接受性

简单的远程康复设备似乎并不需要事先接入网络[83],而且对连接信息的准确性很高[76]。然而,一项使用更复杂平台的研究显示,22%的参与者认为这项技术"不友好"[77]。一项使用视频会议进行团体锻炼和教育的研究指出,患者重视支持性的社会环境,以得到鼓励和分享经验[79]。参会者还重视与医疗保健专业人员的定期接触,因为这使他们感到安全[84]。体验远程医疗带来的健康益处是坚持该方案的强大动力[84]。有些人可能不愿意参加远程康复试验,因为他们对这种方式感到不舒服[85]。因此,这些数据可能不能反映符合资格进行肺部康复的慢性肺病患者的全部观点。

远程康复没有"最优"模型。在特定临床背景下可以参考以下因素选择最佳的模型：

- 远程康复方案的目的：中心之间的视频会议可用于支持和教育偏远地区的临床医生[75]，而家庭远程康复可提高虚弱患者的可及性[76]。
- 患者特征：包括使用互联网的意愿和能力，视觉的限制——可能会影响需使用屏幕的应用程序和视频会议的模型，家庭设备是否会增加跌倒风险，可能妨碍家庭康复的社会状况。
- 家庭环境的特征：包括是否有空间用于摆放运动自行车[76]或跑步机[86]等设备。对一些患者来说，具有较低设备需求的模型可能会更合适[73]。
- 患者对不同方案的偏好：一些患者更喜欢基于康复中心的方案[73]，通常因为它提供更大的监督或同伴支持。然而，远程康复和虚拟小组有可能解决这个问题[79]。
- 远程康复的成本：基于电话的模型成本较低[73]，而其他模型需要更复杂的设备[77]。很多时候，需要资金进行设备运输和初始家庭访问。医保可能难以支付这些新的医疗照护模式。
- ICT 设备的可及性：一些试验使用定制系统[77]，而其他试验使用"现成的"设备，如平板电脑、运动自行车和指脉氧饱和度仪[83]。越来越多的智能手机成为传递远程服务的有效手段。
- 能够提供肺部康复的所有内容，包括疾病教育和改变行为。

总之，越来越多的证据表明，远程康复能够实现对患者有意义的临床获益。最佳模型尚未确定，并且可能主要取决于患者和设备的不同。需要更为坚实的 RCT 和成本效益研究来推动实际运用，特别是对于更为复杂的远程康复模型。虽然它不会取代以中心为基础的方案的金标准，但远程康复在将已知的呼吸康复益处推广到更多受益者方面具有很大的潜力。

23.6 机遇与风险

23.6.1 法律问题

与远程协助（TA）和远程监测（TM）相关的法律问题仍然存在争议。尽管许多远程会诊的过程是独特的，但是适用于传统的、面对面的、医患关系的法律原则在远程医学实践中可能同样有效[88,89]。在 TA 和 TM 中，三个角色需对其行为承担法律责任[89]：

（1）数据传输方：TA 和 TM 的任何应用都被认为是医疗行为。使用服务的对象（尤其是当他 / 她是患者时）和其他利益相关者之间的关系必须由"知情同意"来约束。这项基本措施使得患者能够被充分告知服务的特点、潜在风险、减少风险的预防措施以及确保信息的保密性[88]。

（2）数据接收方：开展远程健康服务的人员，即服务的医疗用户和医疗顾问[88]。

（3）服务提供者：数据的质量和机密性必须由服务者保证[88]。

TA 和 TM 的使用具有若干风险[88~90]：远程会诊可能达不到医疗照护标准；设备或系统可能出问题；电子数据可以被操纵；电子记录可能被滥用；数据的网络保密性差（不良的机密性、真实性、数据报告、程序认证、安全和隐私）；网络可能难以确定卫生专业人员的责任和潜在义务。

电子健康用户需要使用重要的系统预防措施[91,92]：

（1）数据安全和保密：供应商和用户必须确保机密性、数据及其报告的真实性、数字签名程序的授权认证、机密性的保护、受助人员的安全和隐私、敏感数据在一个单位和另一个单位之间的存储和传输不被操纵。

（2）卫生专业人员的责任和潜在义务：需要明确三个关键方面：①医生（远程顾问）

和远距离患者(远程咨询者)的责任;②专家顾问和请求医生之间的关系和共同责任;③申请人、顾问和服务供应商的责任和它们之间的关系。

(3)互操作性:为了更好地协调和整合整个医疗保健交付链,以提供个性化解决方案,必须相互交换启用 ICT 的解决方案和数据。

随着这一技术的日益普及,案例法将被更新并给出对目前尚未解决问题的回答。政府应促进远程医疗的普遍化、道德、法律、管理、技术、行政标准,以协助 VDI 和医疗照护人员提供安全和有效的服务。

23.6.2　经济考量

远程援助和 TM 可以看作是健康服务的挑战和机遇[93]。家庭机械通气需要大量的人力和物力资源[94]。一些研究评估和比较了与家庭和机构或医院设置的替代方案相关的成本。菲尔德等早期发表的一篇关于呼吸技术依赖儿童家庭照护技术的成本效益论文[95],报告了呼吸机依赖儿童家庭照护的平均费用至少为 10 万美元 / 年,氧气依赖气管切开患者家庭照护的平均费用至少为 6 万美元 / 年。与替代机构护理相比,每位患者分别节省 79 000 美元和 83 000 美元。最近的文献回顾[96]指出,与 ICU 住院治疗相比,家庭机械通气(HMV)是一种成本效益更高的治疗,成本降低 62%~74%。此外,与家庭无创通气(NIV)相比,侵袭性 HMV 成本更高,主要由于医疗设备和部分患者需要由高素质专业人员提供 24 小时护理。VDI 中机构和家庭解决方案的比较可能低估了家庭的重要性,例如:

(1)VDI 家庭护理中的远程监测与常规护理者监测相比,远程监测可在高强度劳动家庭节省医疗花费;

(2)使用家庭和医院护理方案的患者的生活质量比较。

几乎没有关于 VDI 远程检测的成本效益的报道。例如,由 Vitacca 等人进行的研究[34]推断当病重和虚弱的患者需要 LTOT 和(或)NIV 呼吸机或有创机械通气时,考虑到医疗服务成本,远程检测的成本效益更高。固定费用主要取决于电话的数量,而医疗保健服务费用的节省主要是由于预防住院。每位患者的费用比普通门诊随访少 33%,而每位 COPD 患者的远程监控费用比普通门诊随访少 50%。尽管这些初步研究表明远程医疗系统在应用上有优势,但最近的研究对这些系统是否比一般医疗照护更有效且更便宜提出了一些疑问[35, 97, 98]。为了评估诸如远程检测之类的新方法在这一人群中的实际成本 / 效果,理解迄今为止发表的论文中的"标准治疗"和"常规治疗"的定义很重要。很显然,这种新的照护方法的优越性(如果有的话)必须与家庭护理的"金标准"相比较,这种标准在各国之间差异很大。

另一方面,远程检测也可以为医疗服务提供一个机遇。尽管有经济危机的影响,电子健康市场还是很有潜力的。全球远程医疗市场从 2010 年 98 亿美元增长到 2011 年 116 亿美元,预计到 2016 年将继续增长至 273 亿美元,年复合增长率为 18.6%[99]。数字技术(移动应用、设备)促进健康市场迅速发展。无线通信技术与医疗健康设备之间以及卫生与社会保健之间的融合正在催生新的业务[99]。

23.7　未来方向

23.7.1　研究

ATS/ERS 关于呼吸康复的声明提出"明确远程健康及其他新技术的作用"是解决"增加呼吸康复的可及性"研究优先事项的

关键[3]。未来的关键步骤是：

- 就什么是"常规照护"达成共识，从而可以量化远程健康提供的额外益处。
- 使慢性肺病远程健康模式标准化，以便实施一致的研究和研究间有意义的比较。
- 界定远程监测和远程协助在慢性肺病各病种中角色，其中诊断组最有用，何时开始（包括考虑疾病严重程度，疾病的急性期与稳定期）以及何时停止。
- 进行成熟的成本效益研究，以制定卫生决策。

23.7.2　临床实践

远程医疗可以加大医疗照护的普及性，特别对于那些远离医疗中心的患者。在临床实践中，已经实施了简单创新的远程健康解决方案，以改善医疗照护的可及性和接受度，并取得了良好的结果[75]。包括简单的远程康复模式和远程咨询在内的方案应该得到更广泛的应用。在高质量的临床照护已经可用的情况下，远程医疗增加的显著益处尚不明确。虽然个别患者可能受益，但目前的数据还不足以证明在这种情况下常规实施远程健康管理的合理性。

23.8　结论

家庭远程监测和慢性疾病的远程康复似乎是一个有前途的患者管理战略，它可以产生准确和可靠的数据，赋予患者权力，影响他们的态度和行为，并可能改善他们的医疗状况。远程康复的临床试验表明，呼吸康复的临床结局如运动能力和生活质量得到了有意义的改善。然而，对家庭远程监测的系统回顾显示，其对患者病情影响的程度和意义仍然没有定论[100~102]。对临床疗效和卫生经济

的影响同样没有定论。

总之，目前远程监测在慢性呼吸功能不全管理中有效实施的基本先决条件是建立共同的标准化流程，而不是确定如何开展照护[103]。远程监测对慢性呼吸功能不全有益的确定性证据尚缺乏，但并不能认为其没有益处。显然，仅靠远程检测本身并不足以产生更好的结果；远程监测可能是治疗慢性呼吸功能不全患者的一个关键因素，但是很难在不考虑患者接受的其他服务的情况下评估其益处（家庭护理、就诊和住院、社会护理）。考虑到患者所接受的整体医疗照护整体，远程监测可作为整体内提供的服务之一。但是，其他方面——提高质量、整合方案和服务、增加不同照护设施之间的协作和沟通及发展共同的愿景、目标和优先事项——都需要提高所提供的保健服务的效率。优化远程监测应用的关键是正确地识别出谁是理想的实施对象，监测应在何时实施以及持续多久[103]。换言之，在期望与幻灭之间摇摆，当前的困境不是"远程监控是或否？"而是如何以成熟和平衡的方式使用它，以提高慢性患者的健康水平。

（王和　译）

参考文献

1. International Organisation for Standardization. ISO Strategy for Services—Case study 1: International SOS (ISO/TS 13131, Telehealth services); 2016.
2. Kairy D, et al. A systematic review of clinical outcomes, clinical process, healthcare utilization and costs associated with telerehabilitation. Disabil Rehabil. 2009;31(6):427–47.
3. Spruit MA, et al. An official American Thoracic Society/European Respiratory Society statement: key concepts and advances in pulmonary rehabilitation. American Journal of Respiratory and Critical Care Medicine. 2013;188(8):e13–64.
4. Global strategy for the diagnosis, management, and prevention of chronic obstructive pulmonary disease. www.goldcopd.org
5. Australian Institute for Health and Welfare. Monitoring pulmonary rehabilitation and long-term

oxygen therapy for people with chronic obstructive pulmonary disease (COPD) in Australia: a discussion paper. Canberra: AIHW; 2013.

6. Yohannes AM, Connolly MJ. Pulmonary rehabilitation programmes in the UK: a national representative survey. Clin Rehabil. 2004;18(4):444–9.

7. Brooks D, et al. Characterization of pulmonary rehabilitation programs in Canada in 2005. Can Respir J. 2007;14(2):87–92.

8. Johnston CL, et al. How prepared are rural and remote health care practitioners to provide evidence-based management for people with chronic lung disease? Aust J Rural Health. 2012;20(4):200–7.

9. Keating A, Lee A, Holland AE. What prevents people with chronic obstructive pulmonary disease from attending pulmonary rehabilitation? A systematic review. Chron Respir Dis. 2011;8(2):89–99.

10. Tougaard L, et al. Economic benefits of teaching patients with chronic obstructive pulmonary disease about their illness. The PASTMA Group. Lancet. 1992;339(8808):1517–20.

11. Haggerty MC, Stockdale-Woolley R, Nair S. Respi-Care. An innovative home care program for the patient with chronic obstructive pulmonary disease. Chest. 1991;100(3):607–12.

12. Littlejohns P, et al. Randomised controlled trial of the effectiveness of a respiratory health worker in reducing impairment, disability, and handicap due to chronic airflow limitation. Thorax. 1991;46(8):559–64.

13. Cockcroft A, et al. Controlled trial of respiratory health worker visiting patients with chronic respiratory disability. Br Med J (Clin Res Ed). 1987;294(6566):225–8.

14. Johnston B, et al. Outcomes of the Kaiser Permanente Tele-Home Health Research Project. Arch Fam Med. 2000;9(1):40–5.

15. Farrero E, et al. Impact of a hospital-based home-care program on the management of COPD patients receiving long-term oxygen therapy. Chest. 2001;119(2):364–9.

16. Agha Z, Schapira RM, Maker AH. Cost effectiveness of telemedicine for the delivery of outpatient pulmonary care to a rural population. Telemed J E Health. 2002;8(3):281–91.

17. Hernandez C, et al. Home hospitalisation of exacerbated chronic obstructive pulmonary disease patients. Eur Respir J. 2003;21(1):58–67.

18. Bourbeau J, et al. Reduction of hospital utilization in patients with chronic obstructive pulmonary disease: a disease-specific self-management intervention. Arch Intern Med. 2003;163(5):585–91.

19. Pare G, et al. Cost-minimization analysis of a telehomecare program for patients with chronic obstructive pulmonary disease. Telemed J E Health. 2006;12(2):114–21.

20. Casas A, et al. Integrated care prevents hospitalisations for exacerbations in COPD patients. Eur Respir J. 2006;28(1):123–30.

21. Miyasaka K, et al. Interactive communication in high-technology home care: videophones for pediatric ventilatory care. Pediatrics. 1997;99(1):E1.

22. Vitacca M, et al. Tele-assistance in patients with amyotrophic lateral sclerosis: long term activity and costs. Disabil Rehabil Assist Technol. 2012;7(6):494–500.

23. Vitacca M, et al. A pilot trial of telemedicine-assisted, integrated care for patients with advanced amyotrophic lateral sclerosis and their caregivers. J Telemed Telecare. 2010;16(2):83–8.

24. Zamith M, et al. Home telemonitoring of severe chronic respiratory insufficient and asthmatic patients. Rev Port Pneumol. 2009;15(3):385–417.

25. Bertini S, et al. Telemonitoring in chronic ventilatory failure: a new model of survellaince, a pilot study. Monaldi Arch Chest Dis. 2012;77(2):57–66.

26. Vontetsianos T, et al. Telemedicine-assisted home support for patients with advanced chronic obstructive pulmonary disease: preliminary results after nine-month follow-up. J Telemed Telecare. 2005;11(Suppl 1):86–8.

27. Trappenburg JC, et al. Effects of telemonitoring in patients with chronic obstructive pulmonary disease. Telemed J E Health. 2008;14(2):138–46.

28. Segrelles Calvo G, et al. A home telehealth program for patients with severe COPD: the PROMETE study. Respir Med. 2014;108(3):453–62.

29. Jodar-Sanchez F, et al. Implementation of a telehealth programme for patients with severe chronic obstructive pulmonary disease treated with long-term oxygen therapy. J Telemed Telecare. 2013;19(1):11–7.

30. Maiolo C, et al. Home telemonitoring for patients with severe respiratory illness: the Italian experience. J Telemed Telecare. 2003;9(2):67–71.

31. Moreira J, et al. Compliance with home non-invasive mechanical ventilation in patients with chronic respiratory failure: telemonitoring versus usual care surveillance—a randomized pilot study. Eur Respir J. 2014;44(Suppl 58):447.

32. Pinnock H, et al. Effectiveness of telemonitoring integrated into existing clinical services on hospital admission for exacerbation of chronic obstructive pulmonary disease: researcher blind, multicentre, randomised controlled trial. BMJ. 2013;347:f6070.

33. Pedone C, et al. Efficacy of multiparametric telemonitoring on respiratory outcomes in elderly people with COPD: a randomized controlled trial. BMC Health Serv Res. 2013;13:82.

34. Vitacca M, et al. Tele-assistance in chronic respiratory failure patients: a randomised clinical trial. Eur Respir J. 2009;33(2):411–8.

35. Cartwright M, et al. Effect of telehealth on quality of life and psychological outcomes over 12 months (Whole Systems Demonstrator telehealth questionnaire study): nested study of patient reported outcomes in a pragmatic, cluster randomised controlled trial. BMJ. 2013;346:f653.

36. Chatwin M, et al. Analysis of home support and ventilator malfunction in 1211 ventilator-dependent patients. Eur Respir J. 2010;35(2):310–6.

37. Chatwin M, et al. Randomised crossover trial of telemonitoring in chronic respiratory patients (TeleCRAFT trial). Thorax. 2016;71(4):305–11.

38. Lloyd-Owen SJ, et al. Patterns of home mechanical

ventilation use in Europe: results from the Eurovent survey. Eur Respir J. 2005;25(6):1025–31.

39. King AC. Long-term home mechanical ventilation in the United States. Respir Care. 2012;57(6):921–30. discussion 930-2

40. Rose L, et al. Home mechanical ventilation in Canada: a national survey. Respir Care. 2015;60(5):695–704.

41. Garner DJ, et al. Home mechanical ventilation in Australia and New Zealand. Eur Respir J. 2013;41(1):39–45.

42. Farre R, et al. Performance of mechanical ventilators at the patient's home: a multicentre quality control study. Thorax. 2006;61(5):400–4.

43. Pinto A, et al. Home telemonitoring of non-invasive ventilation decreases healthcare utilisation in a prospective controlled trial of patients with amyotrophic lateral sclerosis. J Neurol Neurosurg Psychiatry. 2010;81(11):1238–42.

44. Hazenberg A, et al. Initiation of home mechanical ventilation at home: a randomised controlled trial of efficacy, feasibility and costs. Respir Med. 2014;108(9):1387–95.

45. Janssens JP, et al. Nocturnal monitoring of home non-invasive ventilation: Contribution of simple tools such as pulse-oximetry, capnography, built-in ventilator software and autonomic markers of sleep fragmentation. Rev Mal Respir. 2014;31(2):107–18.

46. Georges M, et al. Reliability of apnea-hypopnea index measured by a home bi-level pressure support ventilator versus a polysomnographic assessment. Respir Care. 2015;60(7):1051–6.

47. Pasquina P, et al. What does built-in software of home ventilators tell us? An observational study of 150 patients on home ventilation. Respiration. 2012;83(4):293–9.

48. Borel JC, et al. Parameters recorded by software of non-invasive ventilators predict COPD exacerbation: a proof-of-concept study. Thorax. 2015;70(3):284–5.

49. Rabec C, et al. Ventilator modes and settings during non-invasive ventilation: effects on respiratory events and implications for their identification. Thorax. 2011;66(2):170–8.

50. Gonzalez-Bermejo J, et al. Proposal for a systematic analysis of polygraphy or polysomnography for identifying and scoring abnormal events occurring during non-invasive ventilation. Thorax. 2012;67(6):546–52.

51. Berry RB, et al. Rules for scoring respiratory events in sleep: update of the 2007 AASM manual for the scoring of sleep and associated events. Deliberations of the Sleep Apnea Definitions Task Force of the American Academy of Sleep Medicine. J Clin Sleep Med. 2012;8(5):597–619.

52. Isetta V, et al. A Bayesian cost-effectiveness analysis of a telemedicine-based strategy for the management of sleep apnoea: a multicentre randomised controlled trial. Thorax. 2015;70(11):1054–61.

53. Wozniak DR, Lasserson TJ, Smith I. Educational, supportive and behavioural interventions to improve usage of continuous positive airway pressure machines in adults with obstructive sleep apnoea.

Cochrane Database Syst Rev. 2014;1:CD007736.

54. Bruyneel M, Ninane V. Unattended home-based polysomnography for sleep disordered breathing: current concepts and perspectives. Sleep Med Rev. 2014;18(4):341–7.

55. Coma-Del-Corral MJ, et al. Reliability of telemedicine in the diagnosis and treatment of sleep apnea syndrome. Telemed J E Health. 2013;19(1):7–12.

56. Isetta V, et al. Telemedicine-based approach for obstructive sleep apnea management: building evidence. Interact J Med Res. 2014;3(1):e6.

57. Dellaca R, et al. Telemetric CPAP titration at home in patients with sleep apnea-hypopnea syndrome. Sleep Med. 2011;12(2):153–7.

58. Taylor Y, et al. The role of telemedicine in CPAP compliance for patients with obstructive sleep apnea syndrome. Sleep Breath. 2006;10(3):132–8.

59. Fox N, et al. The impact of a telemedicine monitoring system on positive airway pressure adherence in patients with obstructive sleep apnea: a randomized controlled trial. Sleep. 2012;35(4):477–81.

60. Sparrow D, et al. A telemedicine intervention to improve adherence to continuous positive airway pressure: a randomised controlled trial. Thorax. 2010;65(12):1061–6.

61. Mendelson M, et al. CPAP treatment supported by telemedicine does not improve blood pressure in high cardiovascular risk OSA patients: a randomized, controlled trial. Sleep. 2014;37(11):1863–70.

62. Fraysse JL, et al. Home telemonitoring of CPAP: a feasibility study. Rev Mal Respir. 2012;29(1):60–3.

63. Mokhlesi B, Tulaimat A. Recent advances in obesity hypoventilation syndrome. Chest. 2007;132(4):1322–36.

64. Benditt JO, Boitano LJ. Pulmonary issues in patients with chronic neuromuscular disease. Am J Respir Crit Care Med. 2013;187(10):1046–55.

65. Hess DR. The growing role of noninvasive ventilation in patients requiring prolonged mechanical ventilation. Respir Care. 2012;57(6):900–18. discussion 918-20

66. Piper AJ. Nocturnal hypoventilation—identifying & treating syndromes. Indian J Med Res. 2010;131:350–65.

67. Piper AJ, Grunstein RR. Big breathing: the complex interaction of obesity, hypoventilation, weight loss, and respiratory function. J Appl Physiol 1985. 2010;108(1):199–205.

68. Kitsiou S, Pare G, Jaana M. Systematic reviews and meta-analyses of home telemonitoring interventions for patients with chronic diseases: a critical assessment of their methodological quality. J Med Internet Res. 2013;15(7):e150.

69. Lujan M, Pomares X. Noninvasive mechanical ventilation. Reflections on home monitoring. Arch Bronconeumol. 2014;50(3):85–6.

70. Wootton R. Twenty years of telemedicine in chronic disease management--an evidence synthesis. J Telemed Telecare. 2012;18(4):211–20.

71. Hall WJ, ACP Journal Club. Telemonitoring did not reduce hospitalizations or ED visits in high-risk

elderly patients. Ann Intern Med. 2012;157(6):JC3–8.

72. Spruit MA, et al. Differences in content and organisational aspects of pulmonary rehabilitation programmes. Eur Respir J. 2014;43(5):1326–37.

73. Holland AE, et al. Home-based rehabilitation for COPD using minimal resources: a randomised, controlled equivalence trial. Thorax. 2017;72(1):57–65.

74. Maltais F, et al. Effects of home-based pulmonary rehabilitation in patients with chronic obstructive pulmonary disease: a randomized trial. Ann Intern Med. 2008;149(12):869–78.

75. Stickland M, et al. Using Telehealth technology to deliver pulmonary rehabilitation in chronic obstructive pulmonary disease patients. Canadian Respiratory Journal. 2011;18(4):216–20.

76. Tsai, L.L., et al., Home-based telerehabilitation via real-time videoconferencing improves endurance exercise capacity in patients with COPD: The randomized controlled TeleR Study. Respirology, 2016.

77. Paneroni M, et al. Is telerehabilitation a safe and viable option for patients with COPD? A Feasibility Study. COPD. 2015;12(2):217–25.

78. Tousignant M, et al. In-home telerehabilitation for older persons with chronic obstructive pulmonary disease: a pilot study. International Journal of Telerehabilitation. 2012;4(1):7–13.

79. Burkow TM, et al. Comprehensive pulmonary rehabilitation in home-based online groups: a mixed method pilot study in COPD. BMC Res Notes. 2015;8:766.

80. Marquis N, et al. In-home pulmonary telerehabilitation for patients with chronic obstructive pulmonary disease: a pre-experimental study on effectiveness, satisfaction, and adherence. Telemed J E Health. 2015;21(11):870–9.

81. Tabak M, et al. A telerehabilitation intervention for patients with Chronic Obstructive Pulmonary Disease: a randomized controlled pilot trial. Clinical Rehabilitation. 2013;28(6):582–91.

82. Bernocchi P, et al. A multidisciplinary telehealth program in patients with combined chronic obstructive pulmonary disease and chronic heart failure: study protocol for a randomized controlled trial. Trials. 2016;17(1):462.

83. Holland AE, et al. Telerehabilitation for people with chronic obstructive pulmonary disease: feasibility of a simple, real time model of supervised exercise training. Journal of Telemedicine and Telecare. 2013;19(4):222–6.

84. Hoaas H, et al. Adherence and factors affecting satisfaction in long-term telerehabilitation for patients with chronic obstructive pulmonary disease: a mixed methods study. BMC Med Inform Decis Mak. 2016;16:26.

85. Crotty M, et al. Telerehabilitation for older people using off-the-shelf applications: acceptability and feasibility. J Telemed Telecare. 2014;20(7):370–6.

86. Zanaboni P, et al. Long-term integrated telerehabilitation of COPD Patients: a multicentre randomised controlled trial (iTrain). BMC Pulm Med. 2016;16(1):126.

87. Oh EG. The effects of home-based pulmonary rehabilitation in patients with chronic lung disease. Int J Nurs Stud. 2003;40(8):873–9.

88. Bauer KA. The ethical and social dimensions of home-based telemedicine. Crit Rev Biomed Eng. 2000;28(3–4):541–4.

89. Stanberry B. Legal and ethical aspects of telemedicine. J Telemed Telecare. 2006;12(4):166–75.

90. Brahams D. The medicolegal implications of teleconsulting in the UK. J Telemed Telecare. 1995;1(4):196–201.

91. E-Health and Its Impact on Medical Practice. Position Paper. 2008, Available from American College of Physicians, 190 N. Independence Mall West, Philadelphia, PA 19106.

92. Kaufman DR, et al. Usability in the real world: assessing medical information technologies in patients' homes. J Biomed Inform. 2003;36(1-2):45–60.

93. Doherty ST, Oh P. A multi-sensor monitoring system of human physiology and daily activities. Telemed J E Health. 2012;18(3):185–92.

94. Sevick MA, et al. A confirmatory factor analysis of the Caregiving Appraisal Scale for caregivers of home-based ventilator-assisted individuals. Heart Lung. 1997;26(6):430–8.

95. Fields AI, et al. Home care cost-effectiveness for respiratory technology-dependent children. Am J Dis Child. 1991;145(7):729–33.

96. Geiseler J, et al. Invasive home mechanical ventilation, mainly focused on neuromuscular disorders. GMS Health Technol Assess. 2010;6. Doc08

97. Henderson C, et al. Cost effectiveness of telehealth for patients with long term conditions (Whole Systems Demonstrator telehealth questionnaire study): nested economic evaluation in a pragmatic, cluster randomised controlled trial. BMJ. 2013;346:f1035.

98. Stoddart A, et al. Telemonitoring for chronic obstructive pulmonary disease: a cost and cost-utility analysis of a randomised controlled trial. J Telemed Telecare. 2015;21(2):108–18.

99. Communication from the commission to the European Parliament, the council, the European economic and social committee and the committee of the regions. eHealth Action Plan. 2012–2020;6(12):2012.

100. Pare G, Jaana M, Sicotte C. Systematic review of home telemonitoring for chronic diseases: the evidence base. J Am Med Inform Assoc. 2007;14(3):269–77.

101. Jaana M, Pare G, Sicotte C. Home telemonitoring for respiratory conditions: a systematic review. Am J Manag Care. 2009;15(5):313–20.

102. Polisena J, et al. Home telehealth for chronic obstructive pulmonary disease: a systematic review and meta-analysis. J Telemed Telecare. 2010;16(3):120–7.

103. Vitacca M. Telemonitoring in patients with chronic respiratory insufficiency: expectations deluded? Thorax. 2016;71(4):299–301.

第七篇
特 殊 情 况

第 24 章 胸部肿瘤学与胸外科手术

Catherine L. Granger and Gill Arbane

24.1 胸部肿瘤学概论

癌症是全球最主要的疾病负担之一。这源自异常细胞不能经正常代谢途径凋亡，反而不断增殖、生长失控的疾病[1]。胸部肿瘤学研究的就是发生在胸部的癌症，包括肺癌、恶性胸膜间皮瘤、纵隔肿瘤和类癌。本章节主要探讨肺癌患者的呼吸康复策略。

肺癌是最常见的癌症，也是全球因癌症致死的主要疾病[2]。原发性肺癌的主要类型是非小细胞肺癌（non-small cell lung cancer, NSCLC），（其比例高达 88%）。NSCLC 起源于肺上皮细胞，包含腺癌、鳞状细胞癌和大细胞肺癌三种病理类型。小细胞肺癌（small cell lung cancer, SCLC）是另外一种侵袭性更高的原发性肺癌诱因（比例为 12%）[3]。肺癌发生的重要高危因素之一是吸烟（包括香烟、雪茄、卷烟）。其他的高危因素包括被动吸入二手烟；接触石棉、氡、铬、镍、砷、煤烟或焦油；空气污染；基因易感性；肺部慢性炎症；饮食不良和运动量过少。上述多种因素相互作用很可能会导致肺部正常的细胞发生癌变，如果吸烟与其他高危因素合并存在，肺癌的发生风险将显著增加[3]。由于不良的生活方式（吸烟、不健康饮食和运动过少）与疾病的病因密切相关，多种疾病共存的现象很普遍。大约 67% 的肺癌患者同时合并两种或更多种其他的慢性疾病[4]，其中以 COPD 最多见（40%~70%）[5]。因此，对肺癌患者进行呼吸康复时，对其既往病史、共存的慢性疾病、过去和现在生活方式的评估与考量也非常重要。

24.1.1 肺癌的治疗与副作用

肺癌的治疗包括外科手术、化学治疗、放射治疗和靶向治疗[3,6]。联合治疗的方案选择取决于肿瘤位置、疾病分期（肿瘤的大小和侵犯程度）、患者的一般状况（决定其能否耐受治疗）等多个因素。每一种治疗都可能带来相应的副作用，导致患者整体的疾病负担增加，影响患者的活动能力。这些副作用简单总结如下（表 24-1）。

24.1.1.1 外科手术

外科手术是早期 NSCLC 患者（Ⅰ期、Ⅱ期和ⅢA 期）的首选治疗方案[3,6]，肺癌治愈率最高。根据癌症分期，患者手术后也可能进一步接受术后化疗或放疗。外科手术可以选择胸腔手术（开胸实施），或经胸腔镜实施（VATS）。下面是肺切除术常用的术式：

表 24-1　肺癌治疗的副作用

治疗	副作用	治疗	副作用
外科手术	疼痛	放射治疗	疲劳
	活动减少		咳嗽
	咳嗽		难受
	呼吸困难		皮疹
	疲劳		食管炎
化学治疗	疲劳		恶心
	恶心		呕吐
	感染（免疫抑制）		腹泻
	贫血		食欲缺乏
	呕吐		脱发
	腹泻		流感样症状
	便秘	分子靶向治疗	疲劳
	食欲缺乏		恶心
	脱发		呕吐
	口腔溃疡		食欲缺乏
	体重增加或减低		腹泻
			便秘
			皮肤和头发改变

- 楔形切除——呈"楔形"切除肺叶的一小部分
- 肺段切除——跟"楔形切除"相比,切掉肺叶的部分更大
- 肺叶切除——切除一整个肺叶
- 袖式肺叶切除——切除一个包含肿瘤的肺叶和与之相连的支气管,剩下的肺叶与剩下的支气管吻合
- 全肺切除——切除一侧完整的肺。该术式适用于无法通过切掉一块楔形肺组织、某个肺段或肺叶而完全切除肿瘤的患者

　　肺癌患者需要一定的心肺功能才能耐受外科手术治疗(有创操作和肺段丢失)。通常情况下,患者的峰值耗氧量(peak oxygen consumption, VO_2peak)低于 10ml/(kg·min)被认为无法耐受手术,故而会选择化疗或放疗[7]。一些小型的预试验研究认为,呼吸康复可以改善这些患者的 VO_2peak,从而使其有机会接受外科手术治疗[8]。然而,这并未

在临床上常规开展,呼吸康复这一的特殊适应证得到广泛认可之前,尚需更多研究加以证实(见 24.4.2)。

　　胸外科术后并发症(post-operative pulmonary complications, PPC)预防很重要。开胸手术后约 4%~15% 的患者会有并发症 VATS 的患者术后并发症发病率约为 2%[9-12]。术后并发症包括呼吸衰竭(例如机械通气时间延长、非计划再插管或急性呼吸窘迫综合征)、肺炎、需要行支气管镜检查的肺不张、心肌梗死、心律失常等[13]。胸外科手术后发生 PPC 的独立危险因素有高龄(≥75 岁)、高体重指数(>30kg/m²)、原发病为 COPD、吸烟者[9,10]。目前研究认为,计划实施外科手术的患者推荐术前即开始呼吸康复锻炼,有助于降低术后发生 PPC 的风险[8](见 24.4.2)。

　　肺切除手术会导致 VO_2peak 即刻降低,肺叶切除约降低 12%,全肺切除约降低 18%[14]。大多数接受肺叶切除的患者运动能力可在术

后 6 个月恢复至术前的基线水平[15,16]，但全肺切除术后患者的运动能力在术后 6 个月仍比基线水平低 20%[15]。肺功能并不是反映术后运动能力的良好指标[15]。术后体力活动水平的降低也很常见，并能持续至术后 6 个月之久[16]。其他常见的并发症包括术后疼痛、肩部活动受限（表 24-1）。上述情况均可通过术后呼吸康复加以改善（见 24.4.3）。

24.1.1.2　化学治疗

化学治疗，也被称为辅助治疗，是通过抗癌药物（细胞毒性药物）阻碍肿瘤细胞生长，从而杀灭肿瘤细胞。用药方式包括静脉注射、静脉点滴和口服。NSCLC 常用的化疗药物是烷化剂（顺铂和卡铂）。化疗通常以 3~6 个月为一个疗程，每个疗程包括 4~6 次治疗，每两次治疗间隔 3~4 周。化疗的适应证如下：

- 术后病理分期为 IB~ⅢA 期的 NSCLC（合并或不合并放疗）[6]。这种情况下化疗通常在术后 8 周内开始。
- 局部进展的 NSCLC（例如肺癌已经侵犯至淋巴结或肺周组织）。这种情况下化疗能够延缓肿瘤生长和（或）抑制肿瘤转移。
- 小细胞肺癌

细胞毒药物的副作用来自于它对人体正常细胞的损伤（表 24-1）。两个在呼吸康复中需要重点筛选和关注的重要的副作用是免疫抑制（感染风险增加）和贫血。免疫抑制的发生是由于化疗药物所致的骨髓抑制，一般用药后 2 周左右白细胞计数降至最低。因此，对化疗期间或化疗后一个月内的患者，呼吸康复时注意控制感染尤其重要。贫血是另一个重要的副作用。血红蛋白水平降低导致机体的氧输送能力下降，因此患者康复时更容易感到疲劳，运动耐力也更差。如果血红蛋白水平低于 80g/L，应避免运动锻炼（表 24-2）。

表 24-2　肺癌患者呼吸康复的禁忌证和注意事项[8]

运动形式	患者状况	应对措施
所有运动	极度疲乏	避免运动
	严重恶心	避免运动
	体温 >38℃	避免运动
	血红蛋白 <80g/L	避免运动
	血小板计数 <50×10⁹/L	避免运动
	中性粒细胞计数 ≤ 0.5×10⁹/L	避免运动
	淋巴水肿（上肢或下肢）	运动时穿弹力袜
有氧运动	严重的恶病质或肌肉萎缩	从阻抗训练开始，一旦肌肉重量和肌肉力量有所改善，就适当增加有氧训练
阻抗运动	已发生骨转移或骨转移高风险	制定运动处方时须慎重（尤其对不稳定的骨或脊柱转移/骨折的患者，推荐康复开始前体检）
	骨质疏松高风险	制定运动处方时须慎重
	骨折高风险	制定运动处方时须慎重
	心肺功能不全，比如化疗导致的左室功能障碍或重度贫血	通常为运动禁忌（推荐康复开始前体检）
	外科术后患者	注意伤口愈合时间——通常阻抗训练开始前需 6~8 周时间使伤口愈合（推荐术后康复开始前体检）
拉伸训练	外科术后患者	避免上肢的拉伸运动，除非肋间胸引管（引流胸水用）已拔除

24.1.1.3 放射治疗

放射治疗是指利用高能射线杀死肿瘤细胞。放疗有两个主要类型：内部放疗和外部放疗。内部放疗（也被称为短程放疗或支气管内放疗）是经由支气管镜治疗阻塞气道的肿瘤，以使肿瘤体积缩小。外部放疗更常用，是通过外部的机器将高能射线对准肺内肿瘤进行放射治疗。治疗剂量取决于治疗目的和疾病分期：

● 以治愈（抑制肿瘤增长）为目的的放疗：总共 20~36 次，每周 5 次，持续 4~7 周。
● 连续加速超分割（continuous hyperfrac-tionated accelerated radiotherapy，CHART）：每天 3 次，持续 12 天。
● 以缓解症状为目的的放疗：每隔 1 周进行 1~2 次放疗，或每天放疗，持续 3 周。

放疗的副作用与其对外周正常组织的损伤有关。以快速分裂细胞为主的正常人体组织，比如食管黏膜，对放疗尤其敏感。广泛的炎症反应和细胞因子的释放也可引起全身的副反应（表 24–1），能持续 4~6 周之久。

2009 年，欧洲呼吸学会（EuropeanRespiratory Society，ERS）曾成立专家组，旨在就有关肺癌患者放疗指征方面制定指南。他们依据患者的不同病情，推荐其选择化疗或放疗等不同的治疗方案；然而，由于缺少数据，他们并不能在治疗开始之前根据某个特异的化验、临界值或计算方法对选择化疗还是放疗做出推荐。这种特殊情况应由多学科团队共商对策。

24.1.2 症状

症状根据肺癌的病程进展有不同体现。疾病早期最常见的症状是疲乏、疼痛、咳嗽、食欲缺乏和失眠；而到了进展期，最常见的症状是疼痛、呼吸困难和畏食[17]。不同的患者往往有其自身特有的临床症状，取决于疾病确诊或开始治疗的时机及其他合并疾病[17,18]。最常见的临床症状"组合"是疲劳、呼吸困难和咳嗽[18]。然而，引起患者最大不适且干扰日常生活的症状是疲劳、疼痛和呼吸困难[19~21]。体力活动通常被患者视为引起各种临床症状的一个触发因素，因此患者会尽量避免体力活动，而这又会引起活动量的下降和肌肉功能不良，形成恶性循环[22]。向呼吸康复患者宣教的一个重要内容就是告诉他们，运动并不会引起临床症状加重，反而常能缓解癌症引起的包括疲劳在内的一系列症状[23,24]。

24.1.3 机体损伤和心理障碍

肺癌患者会出现许多生理功能下降和心理障碍。包括：

● 运动耐量差
● 四肢肌肉无力
● 呼吸功能不全
● 肩部活动受限（手术后）
● 体力活动受限
● 营养不良
● 焦虑
● 抑郁
● 健康相关生活质量下降

上述很多症状在疾病确诊时就已经存在，随着疾病进展还会继续加重。肺癌患者尤其容易出现体力活动受限。确诊时不到 40% 的患者符合老年人的体力活动水平[22,25,26]，并且随着疾病进展，活动量还会进一步减少[22,26]。呼吸康复的重要目标包括避免原发病确诊后出现体力活动量不断减少的恶性循环，以及鼓励患者采取更积极的生活方式。肺癌患者确诊后机体功能恶化的速度很快，尤其是那些无法耐受手术的患者更为明显[16,22]，往往确诊后 6 个月内他们的运动能力（如 6 分钟步行试验）可较基线水平下降高达 20%。但很多功能损害能够通过呼吸康复得到缓解，因此患者运动功能受损程度的评估和个体化的运动处方制定显得非常重要的[27-30]。

肿瘤的恶病质是一种"多因素所致的以持续性骨骼肌重量减轻（伴或不伴有脂肪组织的丢失）为主要特征的临床综合征，不能通过传统的营养支持而完全缓解，将导致机体功能进行性恶化"[31]。这在肺癌患者很常见，可分为营养不良、肌肉萎缩、体重下降和肌力减退等不同的临床类型。肺癌患者的运动受限通常是骨骼肌功能障碍所致[32,33]，肌力下降也是一大问题。

24.2　癌症与体力活动

24.2.1　癌症预防

为预防肿瘤，美国癌症协会（American Cancer Society，ACS）[34]推荐如下：
- 保持积极运动的生活方式（每周进行≥150 分钟的中等强度运动或 75 分钟的高强度运动）
- 避免吸烟和二手烟
- 保持合理体重
- 坚持健康饮食

以上推荐被很多循证医学证据所支持，同样，体力活动过少也是结肠癌、胰腺癌、子宫内膜癌和前列腺癌发生的独立危险因素[35]。体力活动增加可降低 40%~50% 的结直肠癌风险，降低 30%~40% 的乳腺癌风险[36]。久坐不动也是癌症发生的独立危险因素（独立于中等强度和高强度体力活动）[37]。肺癌预防方面也有少数研究发现，体力活动增加与肺癌发生风险降低相关，但研究结果尚有争议之处。

24.2.2　癌症管理

目前已有大量研究证实，体力活动和运动训练在预防和降低癌症发病率方面具有很

好的效果[23,24]。ACS 推荐成年癌症患者做到如下几点：
- 每周进行≥150 分钟的中等强度运动
- 每周进行 2~3 次阻抗训练
- 避免久坐不动[23,24]

既往给癌症患者的建议是注意"休息"和避免体力活动，但这一建议并不正确，因为越来越多高级别的循证医学证据表明，癌症患者进行体力活动甚至运动训练是安全且有效的。预期的结局包括运动能力、肿瘤相关症状（包括疲劳）和健康相关生活质量的改善[23,24]。大多数循证医学证据来自有关乳腺癌、结肠癌或前列腺癌的研究，少部分来自肺癌，但得出的结论是相似的（见 24.4）。癌症确诊后（乳腺癌、结肠癌和前列腺癌）坚持运动锻炼也与降低肿瘤相关死亡率和全因死亡率相关[38,39]。尽管现在很多研究支持体力活动和运动训练对肺癌患者有益，但研究结论尚未有效地转化为临床实践，世界上大部分地区还没有常规开展肺癌患者的呼吸康复。

支持在肺癌患者中进行运动训练有效性、可行性和疗效的研究多是近期开展的，目前仍在快速发展中[8,29,30,40]。肺癌治疗过程中坚持呼吸康复，能预防患者体能状态下滑，最大化保持或恢复原有的体能状态。大多数研究的兴趣点都在具备手术指征的NSCLC 患者（术前或术后），但越来越多的研究聚焦于进展期/姑息性患者的化疗或放疗上[8,30]。除了癌症治疗，运动干预开始的时机将在 24.4 章节中讨论。

24.3　呼吸康复评估

肺癌患者应进行常规呼吸康复患者评估（见第三篇）。其他呼吸疾病患者所用的体能测试也同样适用于肺癌患者，且其中很多测试项目是专门用于肺癌患者的[41]。对于基于问卷的评估来说，目前有很多针对癌

症的问卷可以替代通用的或其他呼吸疾病的问卷。其中较为著名的评估工具有欧洲癌症研究和治疗组织的生命质量核心量表和肺癌模块（European Organisation for the Research and Treatment of Cancer，EORTC-QLQ-C30和 LC13），以及肺癌治疗状态评价核心量表和肺癌模块（functional assessment of cancer therapy，FACT）。这两个量表均可以评估肺癌患者的临床症状和健康相关生活质量，也被用于评价呼吸康复的有效性[30]。

　　除了常规的评估之外，肺癌患者在启动呼吸康复之前还有很多其他方面的评估。如下所示：

● 肿瘤症状的类型和严重程度（表 24-2）
● 计划中的或已经开始的药物治疗情况
● 副反应或并发症的治疗（表 24-2）
● 伤口愈合情况（针对手术后患者）
● 手术侧的肩部活动范围（针对手术后患者）
● 肿瘤转移情况（表 24-2）
● 患者的康复目标——这对预后不良的Ⅳ期患者而言尤其重要
● 心理痛苦程度（可采用心理痛苦温度计来评估）
● 筛查其他运动的注意事项和禁忌（表 24-2）

　　接受过化疗或放疗，或进展期肿瘤患者都应筛查外周神经病变、心功能、骨折、肌肉萎缩和严重恶病质等情况。合并上述任一情况的患者都必须在启动康复前保证体检达标（表 24-2）。每次运动训练开始之前都需简要评估患者的症状严重程度，因为患者病情经常会波动。患者极度疲劳的情况下应暂缓运动锻炼（表 24-2）。

24.4 肺癌患者的呼吸康复

24.4.1 运动处方

　　呼吸康复的运动处方对于肺癌患者与对其他接受呼吸康复的呼吸疾病患者是一样的，如 COPD 患者。目前研究证实有效的运动形式主要是有氧运动和阻抗运动，这些被设计为门诊中的督导式康复训练[27-30]。鉴于比较不同的运动处方或训练形式对肺癌患者疗效的研究数量很少，现在对肺癌患者常规的呼吸康复方案推荐如下：

● 30 分钟中等强度有氧训练，可分 3 次完成，每次 10 分钟；采用 BORG 呼吸困难评分量表来监测运动强度；运动形式包括：活动平板、踏车、步行、爬楼梯或踏步机。
● 上肢或下肢的阻抗训练，可借助自身体重、自由重量器械、弹力带或重量计等完成。
● 运动后的全身拉伸训练，尤其是上半身。

　　但是，运动处方的个体化定制非常重要，康复方案应根据患者的基线体能状态、运动禁忌情况、目前的临床症状、康复目标及偏好等因素适时调整。由于患者常有各种临床症状，康复过程中（尤其是阻抗训练时）间断休息一天也很重要阻抗训练。对经常感到疲劳的患者而言，教其学会休息和体力保存方法也是很有意义的。

　　迄今为止，呼吸康复经历了三个阶段的考验：术前，术后和疾病进展期（处于/不处于化疗或放疗期间）（图24-1）。不同阶段的呼吸康复策略将在下面的章节逐一讨论。

24.4.2 预康复

　　肺癌的预康复指的是胸部手术前的运动训练（图 24-1）[27]。预康复在大多数医院不属于常规治疗，但它是一个迅速发展的研究领域。预康复可用于计划手术的患者，帮助其术前达到最佳的体能状态，也能用于无法耐受手术（心肺功能不足）的患者，使其体能状态改善至可接受手术的状态。外科手术有最大概率治愈肺癌，手术后可能也会延长存

疾病早期只进行外科手术治疗

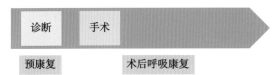

疾病早期行外科手术治疗和（或）化疗和（或）放疗

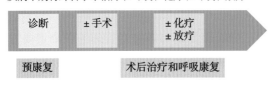

无法手术的疾病

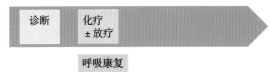

图 24-1　肺癌患者呼吸康复的时机选择

活期，但这方面的研究比较少（现在的 RCT 研究并未涉及长期结果），尚待进一步研究证实[8]。

越来越多的证据来自于对于计划进行肺切除手术患者的随机对照组来比对预康复与常规治疗（术前无运动训练）的差异。尽管这方面研究数量不多，但结果却令人鼓舞。研究发现预康复与 PPC 发生率的下降、胸引管留置时间的缩短、住院时间的缩短、预康复后运动能力的即刻改善等均密切相关[8]。现在几乎没有来自 RCT 研究的循证医学证据证实预康复与常规治疗相比能够改善肺功能、疲劳或呼吸困难程度[8]。目前的研究都缺少时间更长的随访观察数据，因此预康复对肺癌患者远期预后（包括生存率）的影响并不清楚。

预康复的运动方案的时长比较短（1~4 周），这是为了适应肺癌患者确诊后与外科手术前的那段时间。目前并不推荐为了完成术前的预康复而推迟手术。在督导式门诊康复时，每周通常可进行 5 次运动训练。所有研究都包含有氧训练，超过半数研究还有阻抗训练。预康复是安全且有益的，但由于术前

时间太短，在某些国家并不可行。常规临床实践中如何开展预康复，是个充满挑战性的问题。

24.4.3　根治性治疗后的呼吸康复

根治性治疗（手术、化疗和（或）放疗）（表 24-1）后的呼吸康复，旨在改善或恢复与疾病或治疗有关的机体功能受损，尤其是短期内显著降低的运动能力和肌肉力量[22]。此阶段的呼吸康复也希望通过最大化地改善肺癌幸存者的身体功能、减轻临床症状、改善 HRQOL，来推行一种健康的生活方式。目前有很多系统综述和 Cochrane 研究总结这方面的循证医学证据[29,30,34]。总体说来，肺癌患者外科手术后、根治性的化疗和（或）放疗后进行运动训练，能够改善运动能力、肌肉力量（如果进行了阻抗训练）、肌肉重量、减轻临床症状（包括焦虑和抑郁）。但此阶段的运动训练能否提高 HRQOL 或肺功能仍存在争议。

根治性治疗后的呼吸康复由于不受时间限制，研究中所采用的运动训练时间通常比较长（3~20 周）（更接近于传统 COPD 患者的呼吸康复时间）。运动训练开始的时间也不同。有的术后第 1 天就开始，此时患者仍在住院，出院后则继续康复[42,43]；有的则延后 1~3 个月（等患者从手术创伤中自然恢复后）再开始康复[30]。虽然研究发现呼吸康复延迟开始 3 个月以上，可能使患者不活动或机体失功能的时间延长，但何时才是康复开始的最佳时机并无定论。现在有很多效果不错的运动项目，最常用的方案为中等强度的有氧运动联合（或不联合）阻抗训练。高强度的耐力训练也是一种选择，已被最新的 RCT 研究证实，术后 5~7 周开始对患者是安全有效的[44]。虽然大多数的 RCT 研究纳入了门诊康复，但更早的非 RCT 研究也证实了院内康复的有效性[45,46]，然而，不少医务人

员认为 8 周的院内康复可能并不可行。现在肺癌患者的院内康复是否比门诊康复效果更好或更差并不明确,因此,有关肺癌患者的呼吸康复并无特别推荐,任何形式和时间的呼吸康复都是可以的。

24.4.4　进展期肺癌的运动训练

治疗中和(或)进展期肺癌患者康复的目标是将体力衰退降到最低,最大限度上保持各项机体功能独立,维持良好的 HRQOL(图 24-1)。虽然将进展期与早期肺癌患者呼吸康复效果比较的研究还比较少,但这是一个充满前景的研究领域,目前有不少 RCT 研究正在进行中。进展期肺癌患者进行呼吸康复可以改善或维持运动能力、身体功能、肌肉力量、临床症状和 HRQOL[47~52]。鉴于进展期肺癌患者的身体功能下降速度很快,且会带来一系列问题,故尽量维持较好的身体功能状态会对预后产生积极影响。目前已有的研究纳入了接受治疗的(化疗、放疗和(或)靶向治疗)进展期肺癌患者,发现运动训练是安全的。

与其他阶段的患者一样,进展期肺癌患者的运动方案组合是有氧运动联合阻抗训练,可在门诊[48,51,52]或院内[47,53]开展,也可两者同时开展[49,50]。进展期肺癌患者呼吸康复的一大问题是患者的坚持率和完成率比较低。Ⅳ期肺癌患者的预后很差(1 年生存率分别为男性 17%,女性 22%)[54],因此应优先为其制定呼吸康复方案。越来越多的研究证实呼吸康复能改善患者预后,但其能否提高生存率(肺癌的任何阶段)目前并不明确。现有的大多数研究未能做到长期随访,故呼吸康复能否为肺癌患者带来生存获益还有待进一步研究。与未受监督的家庭康复[50]相比,督导式的医院内康复(包括住院康复和门诊康复)患者的坚持率最高[49-52]。家庭康复的可行性和确切疗效及远程康复的应用潜力等,都预示着未来这方面还会深入研究,而这可能会大大有益于进展期肺癌患者的呼吸康复开展。

24.5　结论

呼吸康复是肺癌患者管理的一个重要方面。预防或尽可能减少肺癌患者确诊后活动量减少与机体功能下降之间的恶性循环非常重要。肺癌患者会出现各种临床症状,承受着身体和心理的双重煎熬,比如疲劳、运动不耐受、肌无力、活动量减少等,而这些都是可以通过康复改善的。在术前、治疗中(化疗、放疗或靶向治疗)、治疗后进行呼吸康复都是安全且有效的。肺癌患者开始康复之前必须认真评估,以避开可能的禁忌证并提前做好防范措施。肺癌患者的呼吸康复是一个飞速发展的研究领域,希望下一个十年经过更深入的研究,呼吸康复能成为临床的常规治疗。

(赵丽　译)

参考文献

1. Australian Institute of Health and Welfare & Australasian Association of Cancer Registries. (2012). Cancer in Australia: an overview 2012. Cancer series no. 74. Cat. no. CAN 70. Canberra: AIHW.
2. Ervik, M., Lam, F., Ferlay, J., Mery, L., Soerjomataram, I., & Bray, F. (2016). Cancer today. Lyon, France: International Agency for Research on Cancer. Cancer Today. Available from: http://gco.iarc.fr/today, accessed [27/09/2016].
3. NICE. (2011). National Institute for Health and Clinical Excellence Clinical Guidelines, CG 121 Lung cancer: The diagnosis and treatment of lung cancer.
4. Smith A, Reeve B, Bellizzi K, Harlan L, Klabunde C, Amsellem M, et al. Cancer, comorbidities, and health-related quality of life of older adults. Health Care Financ Rev. 2008;24(9):41–56.
5. Dela Cruz C, Tanoue L, Matthay R. Lung cancer: epidemiology, etiology, and prevention. Clin Chest Med. 2011;32(4):605–44.
6. NCCN. (2012). NCCN Clinical Practice Guidelines in

Oncology (NCCN Guidelines): Non-small Cell Lung Cancer. National Comprehensive Cancer Network, Version 3; 2012.

7. Loewen G, Watson D, Kohman L, Herndon J, Shennib H, Kernstine K, et al. Preoperative exercise Vo2 measurement for lung resection candidates: results of cancer and leukemia group B protocol 9238. J Thorac Oncol. 2007;2(7):619–25.

8. Granger C. Physiotherapy management of lung cancer. J Physiother. 2016;62(2):60–7.

9. Agostini P, Cieslik H, Rathinam S, Bishay E, Kalkat M, Rajesh P, et al. Postoperative pulmonary complications following thoracic surgery: are there any modifiable risk factors? Thorax. 2010;65:815–8.

10. Lugg S, Agostini P, Tikka T, Kerr A, Adams K, Bishay E, et al. Long-term impact of developing a postoperative pulmonary complication after lung surgery. Thorax. 2016;71(2):171–6.

11. McKenna R, Houck W, Fuller C. Video-assisted thoracic surgery lobectomy: experience with 1100 cases. Ann Thorac Surg. 2006;81(2):425–6.

12. Reeve J, Nicol K, Stiller K, McPherson K, Birch P, Gordon I, Denehy L. Does physiotherapy reduce the incidence of postoperative pulmonary complications following pulmonary resection via open thoracotomy? A preliminary randomised single-blind clinical trial. Eur J Cardiothorac Surg. 2010;37(5):1158–66.

13. Benzo R, Kelley G, Recchi L, Hofman A, Sciurba F. Complications of lung resection and exercise capacity: a meta-analysis. Respir Med. 2007;101(8):1790–77.

14. Brunelli A, Belardinelli R, Refai M, Salati M, Socci L, Pompili C, Sabbatini A. Peak oxygen consumption during cardiopulmonary exercise test improves risk stratification in candidates to major lung resection. Chest. 2009;135(5):1260–7.

15. Bolliger C, Jordan P, Soler M, Stulz P, Tamm C, Wyser M, et al. Pulmonary function and exercise capacity after lung resection. Eur Respir J. 1996;9:415–21.

16. Granger C, Parry S, Edbrooke L, Denehy L. Deterioration in physical activity and function differs according to treatment type in non-small cell lung cancer - future directions for physiotherapy management. Physiotherapy. 2016;102(3):256–63.

17. Cooley M. Symptoms in adults with lung cancer. A systematic research review. J Pain Symptom Manage. 2000;19(2):137–53.

18. Cheville A, Novotny P, Sloan J, Basford J, Wampfler J, Garces Y, et al. The value of a symptom cluster of fatigue, dyspnea, and cough in predicting clinical outcomes in lung cancer survivors. J Pain Symptom Manage. 2011;42(2):213–21.

19. Degner L, Sloan J. Symptom distress in newly diagnosed ambulatory care patients and as a predictor of survival in lung cancer. J Pain Symptom Manage. 1995;10(6):423–31.

20. Tanaka K, Akechi T, Okuyama T, Nishiwaki Y, Uchitomi Y. Impact of dyspnea, pain, and fatigue on daily life activities in ambulatory patients with advanced lung cancer. J Pain Symptom Manage. 2002;23(5):417–23.

21. Tishelman C, Petersson LM, Degner LF, Sprangers MA. Symptom prevalence, intensity, and distress in patients with inoperable lung cancer in relation to time of death. J Clin Oncol. 2007;25(34):5281–9.

22. Granger C, McDonald C, Irving L, Clark R, Gough K, Murnane A, et al. Low physical activity levels and functional decline in individuals with lung cancer. Lung Cancer. 2014;83(2):292–9.

23. Rock C, Doyle C, Demark-Wahnefried W, Meyerhardt J, Courneya K, Schwartz A, et al. Nutrition and physical activity guidelines for cancer survivors. CA: Cancer J Clin. 2013;62(4):242–74.

24. Schmitz K, Courneya K, Matthews C, Demark-Wahnefried W, Galvao D, Pinto B, et al. ACSM roundtable on exercise guidelines for cancer survivors. Med Sci Sports Exerc. 2010;42(7):1409–26.

25. Coups E, Park B, Feinstein M, Steingart R, Egleston B, Wilson D, Ostroff J. Physical activity among lung cancer survivors: changes across the cancer trajectory and associations with quality of life. Cancer Epidemiol Biomarkers Prev. 2009;18(2):664–72.

26. Novoa N, Varela G, Jimenez M, Aranda J. Influence of major pulmonary resection on postoperative daily ambulatory activity of the patients. Interact Cardiovasc Thorac Surg. 2009;9(6):934–8.

27. Cavalheri, V., & Granger, C. (2015). Preoperative exercise training for patients with non-small cell lung cancer. Cochrane Database Syst Rev (7).

28. Cavalheri, V., Tahirah, F., Nonoyama, M., Sue Jenkins, S., & Hill, K. (2013). Exercise training for people following lung resection for non-small cell lung cancer. Cochrane Database Syst Rev (7), Art. No.: CD009955.

29. Crandall K, Roma Maguire R, Campbell A, Kearney N. Exercise intervention for patients surgically treated for Non-Small Cell Lung Cancer (NSCLC): a systematic review. Surg Oncol. 2014;23(1):17–30.

30. Granger C, McDonald C, Berney S, Chao C, Denehy L. Exercise intervention to improve exercise capacity and health related quality of life for patients with Non-small cell lung cancer: a systematic review. Lung Cancer. 2011;72(2):139–53.

31. Blum D, Omlin A, Baracos V, Solheim T, Tan B, Stone P, et al. Cancer cachexia: a systematic literature review of items and domains associated with involuntary weight loss in cancer. Crit Rev Oncol Hematol. 2011;80(1):114–44.

32. Morice R, Peters E, Ryan M, Putnam J, Ali M, Roth J. Exercise testing in the evaluation of patients at high risk for complications from lung resection. Chest. 1992;101(2):356–61.

33. Nezu K, Kushibe K, Tojo T, Takahama M, Kitamura S. Recovery and limitation of exercise capacity after lung resection for lung cancer. Chest. 1998;113(6):1511–6.

34. American Cancer Society. Cancer prevention & early detection facts & figures 2012. Atlanta: American Cancer Society Website; 2012.

35. World Health Organization. Global recommendations on physical activity for health. Geneva: World Health Organization; 2010. p. 1–58. ISBN: 9789241599979

36. Friedenreich C. Physical activity and cancer prevention: from observational to intervention research. Cancer Epidemiol Biomarkers Prev. 2001;10(4):287–301.

37. Biswas A, Oh P, Faulkner G, Bajaj R, Silver M, Mitchell M, Alter D. Sedentary time and its association with risk for disease incidence, mortality, and hospitalization in adults: a systematic review and meta-analysis. Ann Intern Med. 2015;162(2):123–32.

38. Ballard-Barbash R, Friedenreich C, Courneya K, Siddiqi S, McTiernan A, Alfano C. Physical activity, biomarkers, and disease outcomes in cancer survivors: a systematic review. J Natl Cancer Inst. 2012;104(11):815–40.

39. Lee I, Wolin K, Freeman S, Sattlemair J, Sesso H. Physical activity and survival after cancer diagnosis in men. J Phys Act Health. 2014;11(1):85–90.

40. Cavalheri V, Tahirah F, Nonoyama M, Jenkins S, Hill K. Exercise training undertaken by people within 12 months of lung resection for non-small cell lung cancer. Cochrane Database Syst Rev. 2015;7

41. Granger C, Denehy L, Parry S, Oliveira C, McDonald C. Functional capacity, physical activity and muscle strength of individuals with non-small cell lung cancer: a systematic review of outcome measures and their measurement properties. BMC Cancer. 2012;13(135)

42. Arbane G, Tropman D, Jackson D, Garrod R. Evaluation of an early exercise intervention after thoracotomy for non-small cell lung cancer: effects on quality of life, muscle strength and exercise tolerance: Randomised controlled trial. Lung Cancer. 2011;71(2):229–34.

43. Granger C, Chao C, McDonald C, Berney S, Denehy L. Safety and feasibility of an exercise intervention for patients following lung resection: a pilot randomized controlled trial. Integr Cancer Ther. 2013;12(3):213–24.

44. Edvardsen E, Skjonsberg O, Holme I, Nordsletten L, Borchsenius F, Anderssen S. High-intensity training following lung cancer surgery: a randomised controlled trial. Thorax. 2015;70(3):244–50.

45. Cesario A, Ferri L, Galetta D, Pasqua F, Bonassi S, Clini E, et al. Post-operative respiratory rehabilitation after lung resection for non-small cell lung cancer. Lung Cancer. 2007;57(2):175–80.

46. Spruit M, Janssen P, Willemsen S, Hochstenbag M, Wouters E. Exercise capacity before and after an 8-week multidisciplinary inpatient rehabilitation program in lung cancer patients: a pilot study. Lung Cancer. 2006;52(2):257–60.

47. Henke C, Cabri J, Fricke L, Pankow W, Kandilakis G, Feyer P, de Wit M. Strength and endurance training in the treatment of lung cancer patients in stages IIIA/IIIB/IV. Support Care Cancer. 2014;22(1):95–101.

48. Hwang C, Yu C, Shih J, Yang P, Wu Y. Effects of exercise training on exercise capacity in patients with non-small cell lung cancer receiving targeted therapy. Support Care Cancer. 2012;20(12):3169–77.

49. Kuehr L, Wiskemann J, Abel U, Ulrich C, Hummler S, Thomas M. Exercise in patients with non-small cell lung cancer. Med Sci Sports Exerc. 2014;46(4):656–63.

50. Quist M, Rorth M, Langer S, Jones LW, Laursen JH, Pappot H, et al. Safety and feasibility of a combined exercise intervention for inoperable lung cancer patients undergoing chemotherapy: A pilot study. Lung Cancer. 2012;75(2):203–8.

51. Quist M, Adamsen L, Rorth M, Laursen J, Christensen K, Langer S. The impact of a multidimensional exercise intervention on physical and functional capacity, anxiety, and depression in patients with advanced-stage lung cancer undergoing chemotherapy. Integr Cancer Ther. 2015;14(4):341–9.

52. Temel J, Greer J, Goldberg S, Vogel P, Sullivan M, Pirl W, et al. A structured exercise program for patients with advanced non-small cell lung cancer. J Thorac Oncol. 2009;4(5):595–601.

53. Jastrzębski D, Maksymiak M, Kostorz S, Bezubka B, Osmanska I, Młynczak T, et al. Pulmonary rehabilitation in advanced lung cancer patients during chemotherapy. Adv Exp Med Biol. 2015;861:57–64.

54. National Cancer Intelligence Network. Cancer survival in England by stage 2012. London: NCIN; 2014.

第25章 移 植

Rainer Gloeckl, Tessa Schneeberger,
Inga Jarosch, and Klaus Kenn

25.1 肺移植术前的呼吸康复

呼吸康复在肺移植（lung transplantation, LTx）前与术后的患者管理中发挥着至关重要的作用，被美国胸科学会（American Thoracic Society, ATS）和欧洲呼吸学会（European Respiratory Society, ERS）推荐为肺移植围术期康复不可或缺的一环[1]。研究发现，呼吸康复不仅能改善 COPD 患者的运动耐量、减轻临床症状、提高健康相关生活质量，而且对其他严重慢性呼吸系统疾病，例如间质性肺疾病、囊性纤维化和肺动脉高压等，也具有同样的效果。肺移植术前康复（pre-LTx）除了上述常规作用之外，还能帮助患者充分地做好手术准备，提供移植术后潜在康复风险的信息，并鉴别出并非肺移植良好适应证的患者[2]。研究证实，呼吸康复为待肺患者带来的获益是独立于慢性呼吸系统疾病的类型、患者的年龄、性别、体重指数、6 分钟步行距离（6-minute walking distance, 6MWD）试验和健康相关生活质量的[3]。因此，所有慢性呼吸系统疾病终末期进行移植术前评估或已列入移植等待名单的患者均推荐进行呼吸康复。

一项由多学科团队协作完成的肺移植术前康复项目应该能在 LTx 前维持或优化移植候选者的身体功能状态。以下是待肺患者需要完善的一些必要项目。

25.1.1 运动训练

运动训练被认为是呼吸康复体系中改善准备进行 LTx 患者肌肉功能的基石。尽管与其他高风险的患者相比，心脏移植或肺移植术前康复的副反应发生率更高，但总体来说患者对运动训练的耐受性还是很好的[4]。甚至那些活动能力严重受限的患者，也能耐受适当强度和时间的骨骼肌运动训练[1]，这虽然不能改善肺功能，但能明显改善患者的运动耐量[5]。当给予某个亚极量强度的运动训练时，患者骨骼肌的氧化应激增加，这会导致乳酸酸中毒延迟发生，进而降低通气驱动和动态肺过度充气的程度[6]，这种现象有助于减轻运动训练过程中自觉呼吸困难的严重程度。

目前并无专门针对待肺患者术前运动训练方面的正式指南。大多数移植中心采用的是呼吸康复的 ATS/ERS 指南中有关运动训练的一般性推荐[1]。从根本上讲，慢性呼吸系统疾病患者需要制定个体化的运动训练强度与时间，以便更有效地改善运动耐力和肌肉力量。为达到充足的运动训练刺激并进一步改善运动耐量，患者的康复运动形式可进行适当调整。

运动训练通常由耐力训练和肌力训练两部分组成，另外，灵活性训练、神经肌肉电刺激（neuromuscular electrical stimulation，NMES）或吸气肌训练（inspiratory muscle training，IMT）可作为一些吸气肌无力患者的补充训练形式。

25.1.1.1　耐力训练

为了使患者从呼吸康复中最大限度获益，推荐每周进行 3~5 次运动耐力训练，每次持续 20~60 分钟，运动强度不应低于个体最大运动强度的 60%。Borg 呼吸困难评分量表被用于评估患者自觉的呼吸困难或疲劳程度，从而间接反映运动强度，总分值 10 分，运动耐力训练过程中应达到 4 分（中度）~6 分（重度）[7]。最常用的耐力训练方式是步行或踏车。步行是一种非常好的功能性训练，可改善行走能力，而这对日常活动具有重要意义。与步行相比，踏车更少引起运动诱发的脱水，诱发呼吸困难的程度也更轻，而且对股四头肌的刺激更大。Gloeckl 等人[8]设计了一项随机对照研究，纳入肺移植术前的 COPD 患者，对比间断康复训练与连续康复训练的效果差异。间断训练组的患者要求以 100% 的最大运动功率持续踏车 30 秒，随后休息 30 秒，如此循环；连续训练组的患者则要求以 60% 的最大运动功率持续踏车。研究发现，与连续训练组相比，间断训练组的 Borg 呼吸困难评分更低，说明运动过程中的呼吸困难程度更轻，而且 6 分钟步行距离改善程度相同时，间断训练组的非计划性踏车中断次数也更少。另外，对临床症状较重的患者，单腿踏车训练不失为一种适宜的选择，这会使运动引起的呼吸困难程度更轻[9]。

运动训练过程中应密切监测血流动力学参数，同时注意氧气补充。对那些易发生运动相关高碳酸血症的患者，运动训练过程中需要无创呼吸机辅助通气，以便患者能完成足够强度和时间的耐力训练。然而，这需要医学专业人士的严密监视，能够在运动过程中快速调整吸气压、呼气压和呼吸频率等参数。

25.1.1.2　肌力训练

肌力训练的主要目的是增加肌肉质量、提升肌肉力量，而耐力训练对这两方面的作用有限。研究证实，肌力训练对慢性呼吸疾病患者而言，是非常安全有效的[10]。美国运动医学学会对成人肌力训练的推荐也经常用于慢性呼吸系统疾病的患者[11]，推荐每周运动 2~3 天，每天 1~3 组，每组重复 8~12 次。每次运动负荷应不低于个人最大运动负荷的 60%~70%，或重复运动 8~12 次后应产生疲劳感。运动量应随时间逐渐增加，以使骨骼肌逐步适应。

下肢运动可维持或改善患者的运动能力，同样上肢运动也能改善患者的日常活动能力，比如与上肢有关的穿衣、洗澡、做家务等[12]。有氧运动（如握力训练）或力量训练（如力量训练器或弹力带）均可改善上肢的运动能力。

25.1.1.3　NMES

对无法耐受常规运动训练的患者，如急性加重期的患者，经皮神经肌肉电刺激可能不失为一种可行且有效的呼吸康复方法。该技术可在不引起呼吸困难的前提下选择性地刺激下肢某些特定的肌肉群收缩，从而达到康复目的。研究证实，对运动能力很差的稳定期 COPD 人，NMES 能改善运动能力、提高肌肉力量，减轻呼吸困难程度[13]。对运动能力保留的患者，NMES 的作用效果尚不十分明确。每个训练项目的频次都应调整至个体可耐受的最大频次，以使骨骼肌的获益最大化。那些体内有植入电子设备（如心脏起搏器、植入式起搏器）、惊厥发作、未控制的心律失常、不稳定型心绞痛、新发心肌梗死、有颅内血管夹和（或）完膝/全髋置换的患者，进行 NMES 时需格外小心。

25.1.2 物理与呼吸康复

物理康复用于减轻慢性呼吸系统疾病患者的动态肺过度充气和呼吸困难程度。根据不同患者的不同功能障碍表现选择不同的康复技术来改善患者的临床症状并降低感染风险，其中包括胸部物理治疗、黏液纤毛清除术（如咳嗽）或特殊的呼吸策略。呼吸策略目的是降低呼吸频率、加大呼吸深度，以减轻动态肺过度充气和呼吸困难的程度。缩唇呼吸、计算机控制的反馈式呼吸和瑜伽呼吸法均被证实为有效改善动态肺过度充气或呼吸困难程度的呼吸形式。

由于肺移植术后咳嗽反射消失，患者术前学习气道廓清技术，如伴随"吹气"的自主排痰技术，是非常重要的，这样术后就能直接应用所学技术进行有效的咳嗽排痰了。

25.1.3 教育

移植手术前进行充分的患者教育，不仅有助于患者较全面地理解肺移植手术，也能让其认识到移植术前与术后康复的重要性，从而对手术结局产生积极影响。体能保持方法、营养指导、焦虑与抑郁管理、对原发病的理解等，都是术前待肺期间值得关注的问题。为增加患者的治疗依从性，也可跟患者讨论目前用药及移植术后用药（如抗排异药物）的获益和潜在副作用。患者也需要学习各种呼吸设备的正确使用方法。在手术准备过程中，患者应熟悉肺移植相关的流程，包括手术潜在的获益、预期的结果以及术前术后的相应风险等。患者签署知情同意书时，提供充分的背景信息是必不可少的。术前待肺期间患者需要学习的知识还包括咳嗽控制技巧、肺活量锻炼方法、疼痛管理和早期康复的

重要性[3,14]。一套多学科团队协作的呼吸康复体系是满足肺移植患者上述要求的理想模式。

25.1.4 心理支持

待肺患者等待 LTx 期间往往生活质量很差，因此，实施生活质量干预对成功应对移植前患者的身体功能状态和活动能力下降，以及缓解紧张焦虑的心理压力是非常重要的。同样，焦虑与抑郁症状在待肺患者身上也很常见，伴随生活质量的下降，也会影响移植手术结局[15]。焦虑和恐慌也能对呼吸形式产生负面影响，常会诱发严重的动态肺过度充气。涵盖心理支持、呼吸训练和应对策略在内的呼吸康复更有利于于缓解此类患者的焦虑和抑郁症状。上述综合治疗方法在呼吸康复领域是 A 级推荐[16]。

25.1.5 身体活动

待肺患者的体力活动（physical activity，PA）水平是显著降低的。与普通的 COPD 患者相比，等待肺移植的 COPD 患者更倾向于一种静态少动的生活方式。除了随季节变化的病情和长期氧疗的需求，运动能力下降也是影响其日常活动的重要因素[17]。纠正久坐的行为习惯，可降低 COPD 患者发生并发症的风险。这对移植术前的患者更有意义，因为这些患者发生并发症的风险较高，而且移植术后由于一些药物治疗（如糖皮质激素、免疫抑制剂等）的副作用，风险很可能会进一步升高。因此，加强待肺患者的日常活动水平干预是呼吸康复的重要目标，有助于降低 COPD 急性加重的风险。COPD 相关研究显示，行为改变对鼓励患者进行积极的生活方式是很必要的。有一些方法，包括活动监测与计量、简单的计步器以及患者教育在内的各种方法都有助于帮助患者完成这项困

难的任务[18]。

25.1.6 家庭维持性康复

鼓励患者出院后继续坚持适度的家庭运动训练，以保持住院呼吸康复期间所达到的身体功能状态，直至肺移植手术当日[1]。同理，推荐患者坚持日常活动，这也有助于保持运动耐量。由于原发疾病可能仍在进展，一定频次的门诊随访非常必要，以便适时调整诊断或重新评估患者[19]。规律地与专业医务人员沟通有助于及时调整患者的家庭运动训练水平，以适应其最新的身体功能状态。

25.2 肺移植

据国际心肺移植协会（International Society for Heart and Lung Transplantation，ISHLT）统计的全球肺移植手术的注册数据显示，自1985年开展肺移植手术以来，目前全球已完成50 000例成人肺移植手术，且近年来呈现手术量逐年增长的趋势。2013年，3893例肺移植受者中单肺与双肺移植的比例为1∶4。LTx最常见的适应证是肺气肿（约30%），特发性肺纤维化（约30%）和囊性纤维化（约15%）。

25.2.1 筛选移植候选者

移植候选者的筛选应在患者病情稳定时即开始术前评估，而不是将肺移植作为危重症患者的抢救措施。判断一名患者是否适合肺移植以及最佳的移植时机并非简单的工作（表25-1[20]）。患者不应该承担肺移植手术的风险，除非尝试过所有可行治疗手段。符合要求的移植候选者应该满足以下要求：该患者若不进行移植手术，则生存时间有限，且

表 25-1 肺移植的适应证

肺移植手术适用于满足以下条件的慢性、终末期呼吸系统疾病患者
1. 如果不进行肺移植手术，2年内因肺部原发病死亡风险 >50%
2. 预计肺移植术后 >80% 的可能存活至少 90 天以上
3. 如果移植肺功能良好，预计肺移植术后 >80% 的可能存活 5 年以上

若只接受常规治疗，其存在比接受肺移植手术更高的风险 – 效益比。只有经过移植团队充分评估过所有医学与社会心理学方面的危险因素均事先了解过的移植候选者，方可在某些有指征的病例上应用移植手术前的桥接治疗，比如机械通气或体外生命支持[20]。

25.2.2 特定疾病的移植候选者筛选

25.2.2.1 COPD

除了生存，生活质量的改善是 COPD 患者肺移植手术的最主要获益。考虑到 COPD 终、末期的患者对于治愈的渴望，和器官短缺的现状持续存在，何时为 COPD 患者列入移植等待名单的最佳时机以及是否需要将生活质量改善纳入考虑范围，都是具有挑战性的问题。肺气肿患者肺移植术后的中位生存期为 6 年[21]。COPD 患者面临的一个特殊问题是肺移植与其他手术方式之间的选择，比如外科肺减容术、支气管内活瓣或线圈置入术等。根据严格的移植准入和排除标准，应首先考虑使用上述手术方式来改善患者的肺功能和活动能力。

25.2.2.2 间质性肺疾病

间质性肺疾病（interstitial lung disease，ILD），尤其是特发性肺纤维化（idiopathic pulmonary fibrosis，IPF）是肺移植适应证中

预后最差的疾病。回顾性队列研究显示,间质性肺疾病从确诊起只有平均 2~3 年的生存期,只有 20%~30% 的患者能存活 5 年以上,这导致间质性肺疾病的患者在等待移植手术期间的死亡率较高[22]。

除了极其有限的药物治疗,ATS 共识强烈推荐氧疗和肺移植是 IPF 唯一有效的治疗措施[23, 24]。尤其是 IPF 患者,确诊的同时就可以开始讨论日后肺移植的相关问题。肺移植术后 IPF 的中位生存期是 4.7 年[21]。

25.2.2.3　囊性纤维化

对预计 2 年生存率小于 50% 和活动能力很差的纽约心功能协会(New York Heart Association)分级为 Ⅲ 或 Ⅳ 级的囊性纤维化(cystic fibrosis, CF)患者而言,肺移植也是推荐的治疗方式。肺功能是预测疾病进展最有用的检查手段[25]。FEV$_1$ 是预测 CF 患者死亡率最常用的指标。研究发现,FEV$_1$<30% 预计值与男性 CF 患者约 40% 的 2 年死亡率和女性患者约 55% 的 2 年死亡率有关[26, 27]。其他影响肺移植术后生存率的参数还包括术前 6MWD<400m 和术前存在肺动脉高压[28, 29]。由于 CF 患者通常比较年轻,与其他移植适应证相比,CF 患者移植后的中位生存期会更长(8.6 年)[21]。

25.2.3　器官分配

世界上不同地区的器官分配体系也不尽相同,通常取决于地理位置、移植的紧迫性或移植等待时间的长短。基于移植中心的区域性分配是一些欧洲国家常用的器官分配方式,而其他国家更强调移植等待时间、移植紧迫性或预期的手术获益[30]。

2005 年,美国器官共享联合网络(United Network for Organ Sharing, UNOS)开始应用肺脏分配评分(lung allocation score, LAS)进行器官分配。2011 年,欧洲移植基金会(Eurotransplant Foundation)也开始在某些欧洲国家应用 LAS 评分进行供肺分配。

LAS 评分是根据移植的紧迫性和预计移植后的生存时间与获益,对等待名单上的待肺患者按照病情的轻重缓急进行排序[31]。正因为如此,待肺患者在等待期间的死亡率有所下降[30]。也正因 LAS 评分的应用,接受肺移植手术的 IPF 患者数量明显增加,使 IPF 成为肺移植最多见的适应证[30]。

25.2.4　单肺移植与双肺移植的对比

单肺移植(single lung transplantation, SLTx)和双肺移植(double lung transplantation, DLTx)是指对于没有药物治疗选择的终末期呼吸系统疾病患者的治疗方案[32]。一些移植中心会选择对高龄或并发症多的患者进行 SLTX,以降低短期内的死亡风险。相比之下,尽管年轻患者可能会从更大的肺活量中获益,但他们也更少的受到自原有肺的问题的影响。因此,目前并不清楚是选择 SLTx 还是 DLTx 会使患者的获益最大。ISHLT 的分析数据显示,DLTx 的生存率要高于 SLTx(DLTx 的中位生存期为 6.7 年,SLTx 为 4.6 年:P<0.001)[33]。然而,这一结论是在包含各种移植指征的大规模患者人群上得出的。最近,更多研究总结了 LAS 评分应用之后的 7308 例肺移植数据,分析不同疾病的 SLTx 与 DLTx 选择对预后的影响。结果发现,IPF 患者的 5 年生存率 DLTx 要优于 SLTx,而 COPD 患者并无统计学差异[34]。

总而言之,每名患者的手术与否及移植术式选择必须基于多学科团队共同讨论后慎重做出个体化决策。原发疾病的严重程度、合并疾病、患者的年龄、营养和身体功能状态、肺动脉高压的有无、移植中心的经验等等,都是应该考虑的因素。同样,DLTx 受者的移植等待时间通常会更长,这也意味着等待合适供肺期间的死亡风险更高[35]。此外,目前器官短缺是全世界面临的一大问题。所以，为一个受者进行 DLTx 还是分别为两个受者进行 SLTx，必须慎重考虑后决定。

25.3　肺移植术后的呼吸康复

尽管肺移植受者的肺功能和气体交换能力在术后基本恢复正常，但运动不耐受、体力活动下降、健康相关生活质量降低并不少见，且经常持续至术后数年[36]。因此，肺外因素，比如骨骼肌功能障碍或静止少动的生活方式都应加以改善。术前即存在的肌肉无力甚至会在移植术后早期进一步加重。所以，肺移植受者术后主要是下肢肌肉无力限制其运动耐量，而不再是术前的肺通气功能受限[37]。

研究显示，骨骼肌重量下降和股四头肌肌力减低可持续至肺移植术后 3 年[38]。结构改变，如肌肉重量下降、I 型纤维占比降低和氧化酶改变等，使外周肌肉的无氧代谢增多，这与 COPD 患者的表现是类似的[39]。另外，术后因素，比如延长的住院时间和免疫抑制剂的副作用等，也会影响骨骼肌功能。

面对移植术后骨骼肌功能持续受限的现状，呼吸康复中的运动训练对帮助这一特殊群体重获更好的运动能力与健康相关生活质量是非常关键的。而且，一套具体的多模式呼吸康复方案对帮助肺移植受者处理术后面临的日常生活中的健康或营养问题也非常重要。

尽管目前大部分纳入呼吸康复的是COPD 患者，但 ATS/ERS 推荐非 COPD 患者也应进行呼吸康复，因为越来越多的研究证实呼吸康复同样会为其带来获益[1]。

研究发现，肺移植术后的呼吸康复锻炼能增加肌肉力量，提高运动耐量和健康相关生活质量[1]。但有关肺移植方面的研究数量还很少[1,40]。从肺移植术后早期人群的队列研究中得出的结论一定要慎重解读。由于缺少对照组，不可能鉴别出到底是人为干预的效果还是自然病程转归中的自发改善。

25.3.1　肺移植术后呼吸康复的构成

呼吸康复应在术后 48 小时内开始，不应有没有严重并发症且应偏重于移植肺的复张，气道分泌物的清除，有效呼吸形式的调整，上下肢体的运动及肌力，和行走时步态的稳定等方面[1]。早在移植受者术后转入 ICU 时就可出现骨骼肌质量和力量的改变，这与术后机体功能障碍和死亡率增加密切相关。在目前尚缺乏有关肺移植术后早期患者住院期间呼吸康复效果的循证医学证据的情况下，早期积极的肌肉训练也被视为尽可能减轻肌肉功能恶化的一项重要干预措施[41]。

一项小型预试验[42]首次研究了 LTx 术后患者转出 ICU 后（肺移植术后的 13 ± 10天）即开始全身振动训练（WBVT）的可行性。WBVT 的训练方案为：患者站位或坐位开始训练，频率最高 10Hz，每次 10 分钟，每周 5 次，这一方案被证实为安全可行的。对不能参加任何主动运动训练的患者，神经肌肉电刺激也不失为一种可选的支持治疗[43]。

然而，在术后早期阶段考虑到上肢运动的受限程度，缓慢增加运动强度是对于保证患者安全来说非常重要的[1]。康复时应提前作好应急防范措施，这有赖于患者所采用的外科术式（创伤比较小的后外侧切口或创伤比较大的横断胸骨的"clamshell"切口），外科医生所给出的建议或忠告，也会根据移植中心的建议有所不同。因此，包括运动训练、物理治疗、呼吸治疗等在内的深入的康复干预必须经过认真衡量与慎重考虑。术后康复的某些禁忌情况详见表 25-2 和表 25-3。

表 25-2　经后外侧切口行肺移植手术后的呼吸康复注意事项

肺移植术后时间	注意事项
肺移植术后1~2 周	勿拉伸或牵引瘢痕组织、胸大肌、前锯肌，负重不超过 5kg
肺移植术后3~6 周	肩关节：屈曲和外展不超过 90°
肺移植术后6 周之后	可以负重 >5kg
肺移植术后3 个月之后	上半身的活动和负重不受限制

表 25-3　经"clamshell 切口"行肺移植手术后的康复注意事项

肺移植术后时间	注意事项
肺移植术后1~8 周	保护胸骨：体位变化时必须保证一侧上肢紧贴同侧乳房；咳嗽时注意固定胸骨；避免进行如下动作——双臂环抱身体、抬高上肢 >90°、侧卧、拉或推重物、手提 >1.5kg 的重物、旋转上半身
肺移植术后9 周以上	手提重物不超过 5kg；双手手提重物，避免单手
肺移植术后3 个月以上	上半身运动和负重不受限；手提重物 >5kg；可能架空负重

患者从肺移植中心出院后应在特殊的康复中心继续坚持门诊康复或院内康复。呼吸康复的适应证不应仅限于肺移植术后早期，还应推广至术后随访阶段，尤其是患者出现慢性排斥反应（闭塞性细支气管炎综合征）的迹象，或者出现其他并发症导致生活质量或运动能力受限[44]。

一个广泛的肺移植术后的呼吸康复不同于既往的术后常规治疗。传统的多模式康复如运动训练、呼吸治疗、心理支持和患者宣教，更多的针对肺移植相关的一些特殊问题，比如药物的合理应用、营养支持建议、健康保健知识等。院内康复的好处在于患者能额外享受始终如一的专业医疗，包括贯穿呼吸康复全程的临床诊断。除了基本的内科诊断技术，比如肺功能、动脉血气分析和一些功能性检查，影像学和内镜检查也能够即刻实施。因此，这有助于医生及时发现患者出现的任何异常，如感染、排斥、呼吸功能不全或术后早期的吻合口问题。血液学方面的连续性监测是必不可少的，包括感染方面的筛查、CMV 滴度的监测、抗排异强度的调控和免疫抑制剂的副作用等。有些患者在移植术后早期，由于出现严重并发症或明显的呼吸功能不全，仍有指征进行移动式氧疗或无创通气辅助治疗。

25.3.2　肺移植术后的运动训练

除了被透彻研究的 LTx 术后持续存在的肌肉功能障碍现象和肺移植受者从运动训练中获益，但迄今只有一个随机对照研究探讨了运动训练对肺移植受者的临床疗效[45]。Langer 等人研究发现，出院后的督导式运动训练能促进肺移植受者的各项机体功能恢复。除了病程发展中的自然改善，临床上运动训练能进一步改善患者日常活动能力、股四头肌肌力、运动能力和生活质量。但目前尚无最佳的运动训练方案推荐[36]。因此，可以参考慢性呼吸系统疾病患者呼吸康复的一般性建议，包括运动频率、运动强度、运动训练、干预的时机等[7,41]。另外，也应设计出一套适宜的肌肉刺激和运动强度递增方案[1,46]。开始呼吸康复之前，需要综合评估患者现有的运动耐量（如 6MWT、往返步行测试和心肺运动试验）和肌肉力量[41]。

运动训练通常由耐力训练和力量训练两部分组成。肺移植受者术后不再受通气功能障碍的限制。因此，术后随着时间的推移，运动训练应逐渐增加运动强度和运动持续时间。与移植术前不同,劳力性呼吸困难通常不再是影响术后运动的主要因素。因此,移植受者能够在功率自行车或平板式踏车上完成中等强度的连续性耐力训练。对通气功能不全的患者可选择间歇性耐力训练。

大多数下肢(和上肢)的肌肉群可通过多种形式的运动进行力量训练,每次60%~70% 的最大运动功率,每天 1~3 组,每组重复 8~12 次,若能耐受,可逐步递增运动阻力[41]。根据表 25-2 和表 25-3 中所列的术后康复禁忌,术后早期进行上肢的力量训练时需额外小心。另外,有些肺移植受者患有跟腱炎[41],所以康复时应注意观察患者的症状,避免一些重复性、高强度、高阻力的会使跟腱超负荷的运动。

除了传统的耐力和力量训练,WBVT 似乎是很有前景的一项运动形式,能增加系统性呼吸康复为患者带来的获益,尤其是运动能力方面。与对照组相比,WBVT 组的6MWD(83.5m vs 55.2m)和最大功率(16.8瓦 vs 12.6 瓦)改善更明显($p<0.05$)。WBVT作为常规运动训练外的补充运动,每周进行3 次,要求肺移植受者在一个频率为 24~26Hz的振动台上做双侧动态深蹲运动,每次 4 组,每组持续 2 分钟[39]。目前尚无 WBVT 相关不良事件发生的报道。

为了预防感染和降低急性排斥风险,患者的培训内容里必须包含健康保健知识。肺移植受者在运动训练时应佩戴口罩,在每次运动之前与之后,都要注意双手和训练器械把手的消毒。

25.3.3 物理治疗与呼吸治疗

术前存在的呼吸形式异常通常会在移植术后立即加重,原因为手术所致的疼痛、胸腔积液或膈肌麻痹等。而且,由于移植肺的去神经化和咳嗽反射丧失,黏液纤毛清除(mucociliary clearance, MCC)能力将受到影响而大大减退[47]。故有效咳嗽减少,感染风险随之增加。因此,呼吸治疗目的是改善移植肺的通气和气道廓清能力。

可行的方法包括:提高肺活量,松解瘢痕组织,加强呼吸运动,或动员胸部肌肉。某些肺移植受者因长期呼吸困难而形成的呼吸形式(高呼吸频率)必须加以纠正。而且,要教给移植受者特殊的咳嗽技巧("吹气"样、自我引流)以促进气道分泌物的排出[48]。咳嗽反射很可能在移植术后 1 年恢复[49]。然而,MCC 能力却会持续低下[50]。因此,格外关注 MCC 很有必要,可通过超声雾化机吸入等渗的 EMs 盐水,以促进痰液排出,预防感染发生。辅助性呼吸训练装置(如可促进痰液排出的震动排痰仪)的应用也要格外注意。只有能消毒的装置才能用于肺移植受者,不能违背健康保健原则。物理治疗可锻炼患者的日常活动能力(如步行训练、步态训练、平衡或协调能力训练),帮助其应对日常生活中的各种挑战。个体化的治疗方案应根据每个患者的功能状态和结构问题加以制定。

然而,迄今尚无关于肺移植术后呼吸治疗效果方面的研究。

25.3.4 教育

患者教育是肺移植术后的呼吸康复中不可或缺的组成部分。它对促进患者的行为模式改变、加强术后自我管理是很重要的[1]。移植术后的相关话题包括药物的正确应用、营养支持和卫生保健。由于抗排异药物的应用使机体的免疫防御系统功能下降,移植术后各种感染风险将显著增加。为了能及时治疗,移植受者学会认识急性排斥反应的早起症状很重要。患者必须严格遵守有关的健康保健要求,以便尽可能预防感染发生。必须对移植受者进行健康保健的相关培训,并转化为日常生活中清晰而具体的要求,如注意

身体 / 口腔卫生、常规手消毒、公众场合佩戴口罩、避免与感冒的成年人或孩子接触、不接触宠物或花粉。免疫抑制剂可能的副作用也要告知患者。因为移植术后常规的用药会增加罹患糖尿病、骨质疏松、肥胖、高血压、高脂血症和高钾血症的风险，所以最好从一开始就坚持健康饮食，以避免出现上述并发症，尤其是长期随访的患者更应注意[51]。肺移植受者正确的营养治疗目标是尽可能将免疫抑制剂、大剂量激素和钙调磷酸酶抑制剂所带来的药物相关副作用降到最低[51]。致病原的经口摄入、药物与食物间可能的相互作用（如西柚与免疫抑制剂之间）使营养成为每一名肺移植受者每天最需关注的问题之一。生物电阻抗法对准确评估患者身体构成的变化很有帮助，可能成为促使患者坚持正确营养治疗的动力。

25.3.5　心理支持

专业的心理医生团队在整个跨学科呼吸康复项目中扮演着的不可或缺的角色。除去肺移植手术本身，术后患者的机体功能障碍会持续存在，这很令人沮丧且影响生活质量。问题如对日后器官排斥的担忧、对未来生活的规划、对重返工作岗位的迷茫等等，都是肺移植受者关注的重大问题。肺移植受者越年轻，术前的生活质量越高，术后重返工作岗位的概率也越大[52]。长期随访的受者术后 1 年有 28.7%、术后 5 年有 7.4% 可承担部分或全职工作[53]。

与其他肺移植受者的定期交流也很重要。对术后长期随访的肺移植受者而言，当移植器官开始出现慢性功能障碍时，心理支持尤其有用。

25.3.6　体力活动

体力状态是反映健康相关生活质量的主要因素。它影响日常活动的完成能力，包括能否重返工作岗位和参加社会活动。研究发现，体能活动是 COPD 患者死亡率的重要预测因子[54]。运动耐量的持续受限、感染和排斥的反复发作、免疫抑制剂的应用和静态的生活方式也能对肺移植受者的体力状态和日常活动能力造成负面影响[55]。

一项随机对照试验的研究结果显示，肺移植受者术后的每日活动量显著减少，大多数患者无法恢复正常的积极的生活方式。与健康人群相比，术后一年的肺移植受者每日行走的步数、站立的时间和中等强度的活动时间分别降低了 42%、29% 和 66%[55]。Wickerson 等人的研究发现，肺移植术后 3 个月患者才能有较明显的 PA 改善。然而，患者每日行走的步数依然只能达到正常人群的55%。患者每日行走的步数与其自述的体力状态（ $r=0.81$ ）、6MWD（ $r=0.63$ ）、股四头肌肌力（ $r=0.66$ ）和最大的运动功率（ $r=0.63$ ）均成正相关，这也提示我们呼吸康复，尤其是运动训练，也能用于改善 PA[55]。PA 水平越高，下肢肌力和运动能力也越强[55]。

由于肺移植受者术后有发生高血压、糖尿病等症状的风险，PA 可能在长期的常见并发症管理中起到一定作用，为术后发展带来积极影响。

25.3.7　维持项目

要么坚持，要么放弃——不论是普通人还是运动员，只要停止训练的时间稍长，就会出现体能的下降。对肺移植受者也是同样的道理，虽然起初呼吸康复做得很好，但若中途停止运动训练，体力状态也会再次变差。因此，呼吸康复的主要目标之一就是坚持运动训练，使患者达到更高的 PA 水平。通过呼吸康复得到的机体功能改善必须转变为日常生活中 PA 的提升和自我管理技巧的提高。

目前,尚缺乏有关运动训练或 PA 干预对肌肉功能、健康相关生活质量、生存率、排斥风险、感染和并发症的发生风险等方面长期影响的研究[41]。对那些能主动坚持完成运动训练的患者而言,督导式运动训练可能不是必需的。家庭运动或基于计步器的行走锻炼对肺移植术后长期随访的受者也是很有益的。

(陈文慧　译)

参考文献

1. Spruit MA, Singh SJ, Garvey C, et al. An official American Thoracic Society/European Respiratory Society statement: key concepts and advances in pulmonary rehabilitation. Am J Respir Crit Care Med. 2013;188:e13–64.
2. Rochester CL. Pulmonary rehabilitation for patients who undergo lung-volume-reduction surgery or lung transplantation. Respir Care. 2008;53:1196–202.
3. Kenn K, Gloeckl R, Soennichsen A, et al. Predictors of success for pulmonary rehabilitation in patients awaiting lung transplantation. Transplantation. 2015;99(5):1072–7.
4. Wallen MP, Skinner TL, Pavey TG et al (2016) Safety, adherence and efficacy of exercise training in solid-organ transplant candidates: a systematic review. Transplant Rev
5. Franssen FM, Broekhuizen R, Janssen PP, et al. Effects of whole-body exercise training on body composition and functional capacity in normal-weight patients with COPD. Chest. 2004;125:2021–8.
6. Porszasz J, Emtner M, Goto S, et al. Exercise training decreases ventilatory requirements and exercise-induced hyperinflation at submaximal intensities in patients with COPD. Chest. 2005;128:2025–34.
7. Gloeckl R, Marinov B, Pitta F. Practical recommendations for exercise training in patients with COPD. Eur Respir Rev. 2013;22:178–86.
8. Gloeckl R, Halle M, Kenn K. Interval versus continuous training in lung transplant candidates: a randomized trial. J Heart Lung Transplant. 2012;31:934–41.
9. Dolmage TE, Goldstein RS. Effects of one-legged exercise training of patients with COPD. Chest. 2008;133:370–6.
10. O'Shea SD, Taylor NF, Paratz JD. Progressive resistance exercise improves muscle strength and may improve elements of performance of daily activities for people with COPD: a systematic review. Chest. 2009;136:1269–83.
11. American College of Sports Medicine. American College of Sports Medicine position stand. Progression

models in resistance training for healthy adults. Med Sci Sports Exerc. 2009;41:687–708.
12. Annegarn J, Meijer K, Passos VL, et al. Problematic activities of daily life are weakly associated with clinical characteristics in COPD. J Am Med Dir Assoc. 2012;13:284–90.
13. Sillen MJ, Speksnijder CM, Eterman RM, et al. Effects of neuromuscular electrical stimulation of muscles of ambulation in patients with chronic heart failure or COPD: a systematic review of the English-language literature. Chest. 2009;136:44–61.
14. Langer D. Rehabilitation in patients before and after lung transplantation. Respiration. 2015;89:353–62.
15. Singer HK, Ruchinskas RA, Riley KC, et al. The psychological impact of end-stage lung disease. Chest. 2001;120:1246–52.
16. Cafarella PA, Effing TW, Usmani ZA, et al. Treatments for anxiety and depression in patients with chronic obstructive pulmonary disease: a literature review. Respirology. 2012;17:627–38.
17. Langer D, Cebria i Iranzo MA, Burtin C, et al. Determinants of physical activity in daily life in candidates for lung transplantation. Respir Med. 2012;106:747–54.
18. Mantoani LC, Rubio N, McKinstry B, et al. Interventions to modify physical activity in patients with COPD: a systematic review. Eur Respir J. 2016;48:69–81.
19. Rochester CL, Fairburn C, Crouch RH. Pulmonary rehabilitation for respiratory disorders other than chronic obstructive pulmonary disease. Clin Chest Med. 2014;35:369–89.
20. Weill D, Benden C, Corris PA, et al. A consensus document for the selection of lung transplant candidates: 2014—an update from the Pulmonary Transplantation Council of the International Society for Heart and Lung Transplantation. J Heart Lung Transplant. 2015;34:1–15.
21. Yusen RD, Edwards LB, Kucheryavaya AY, et al. The Registry of the International Society for Heart and Lung Transplantation: Thirty-second Official Adult Lung and Heart-Lung Transplantation Report--2015; Focus Theme: Early Graft Failure. J Heart Lung Transplant. 2015;34:1264–77.
22. Brown AW, Shlobin OA, Weir N, et al. Dynamic patient counseling: a novel concept in idiopathic pulmonary fibrosis. Chest. 2012;142:1005–10.
23. Raghu G, Collard HR, Egan JJ, et al. An official ATS/ERS/JRS/ALAT statement: idiopathic pulmonary fibrosis: evidence-based guidelines for diagnosis and management. Am J Respir Crit Care Med. 2011;183:788–824.
24. Raghu G, Rochwerg B, Zhang Y, et al. An Official ATS/ERS/JRS/ALAT Clinical Practice Guideline: treatment of idiopathic pulmonary fibrosis. an update of the 2011 Clinical Practice Guideline. Am J Respir Crit Care Med. 2015;192:e3–e19.
25. Rosenbluth DB, Wilson K, Ferkol T, et al. Lung function decline in cystic fibrosis patients and timing for lung transplantation referral. Chest. 2004;126:412–9.

26. Kerem E, Reisman J, Corey M, et al. Prediction of mortality in patients with cystic fibrosis. N Engl J Med. 1992;326:1187–91.

27. Mayer-Hamblett N, Rosenfeld M, Emerson J, et al. Developing cystic fibrosis lung transplant referral criteria using predictors of 2-year mortality. Am J Respir Crit Care Med. 2002;166:1550–5.

28. Tuppin MP, Paratz JD, Chang AT, et al. Predictive utility of the 6-minute walk distance on survival in patients awaiting lung transplantation. J Heart Lung Transplant. 2008;27:729–34.

29. Venuta F, Tonelli AR, Anile M, et al. Pulmonary hypertension is associated with higher mortality in cystic fibrosis patients awaiting lung transplantation. J Cardiovasc Surg (Torino). 2012;53:817–20.

30. Gottlieb J, Greer M, Sommerwerck U, et al. Introduction of the lung allocation score in Germany. Am J Transplant. 2014;14:1318–27.

31. Egan TM, Murray S, Bustami RT, et al. Development of the new lung allocation system in the United States. Am J Transplant. 2006;6:1212–27.

32. Kotloff RM, Thabut G. Lung transplantation. Am J Respir Crit Care Med. 2011;184:159–71.

33. Christie JD, Edwards LB, Kucheryavaya AY, et al. The Registry of the International Society for Heart and Lung Transplantation: 29th adult lung and heart-lung transplant report-2012. J Heart Lung Transplant. 2012;31:1073–86.

34. Schaffer JM, Singh SK, Reitz BA, et al. Single- vs double-lung transplantation in patients with chronic obstructive pulmonary disease and idiopathic pulmonary fibrosis since the implementation of lung allocation based on medical need. JAMA. 2015;313:936–48.

35. Nathan SD, Shlobin OA, Ahmad S, et al. Comparison of wait times and mortality for idiopathic pulmonary fibrosis patients listed for single or bilateral lung transplantation. J Heart Lung Transplant. 2010;29:1165–71.

36. Wickerson L, Mathur S, Brooks D. Exercise training after lung transplantation: a systematic review. J Heart Lung Transplant. 2010;29:497–503.

37. Chhajed PN, Plit ML, Hopkins PM, et al. Achilles tendon disease in lung transplant recipients: association with ciprofloxacin. Eur Respir J. 2002;19:469–71.

38. Rozenberg D, Wickerson L, Singer LG, et al. Sarcopenia in lung transplantation: a systematic review. J Heart Lung Transplant. 2014;33:1203–12.

39. Gloeckl R, Heinzelmann I, Seeberg S, et al. Effects of complementary whole-body vibration training in patients after lung transplantation: A randomized, controlled trial. J Heart Lung Transplant. 2015;34(11):1455–61.

40. Puri V, Patterson GA, Meyers BF. Single versus bilateral lung transplantation: do guidelines exist? Thorac Surg Clin. 2015;25:47–54.

41. Langer D. Rehabilitation in patients before and after lung transplantation respiration. Int Rev Thorac Dis. 2015;89:353–62.

42. Brunner S, Brunner D, Winter H, et al. Feasibility of whole-body vibration as an early inpatient rehabilitation tool after lung transplantation--a pilot study. Clin Transplant. 2016;30:93–8.

43. Segers J, Hermans G, Bruyninckx F, et al. Feasibility of neuromuscular electrical stimulation in critically ill patients. J Crit Care. 2014;29:1082–8.

44. van Den BJ, Geertsma A, van Der BW, et al. Bronchiolitis obliterans syndrome after lung transplantation and health-related quality of life. Am J Respir Crit Care Med. 2000;161:1937–41.

45. Langer D, Burtin C, Schepers L, et al. Exercise training after lung transplantation improves participation in daily activity: a randomized controlled trial. Am J Transplant. 2012;12:1584–92.

46. Osadnik CR, Rodrigues FM, Camillo CA, et al. Principles of rehabilitation and reactivation. Respir Int Rev Thorac Dis. 2015;89:2–11.

47. Dolovich M, Rossmann C, Chambers C. Mucociliary function in patients following single lung or lung/heart transplantation. Am Rev Respir Dis. 1987;135:336.

48. Downs AM. Physical therapy in lung transplantation. Phys Ther. 1996;76:626–42.

49. Duarte AG, Terminella L, Smith JT, et al. Restoration of cough reflex in lung transplant recipients. Chest. 2008;134:310–6.

50. Herve P, Silbert D, Cerrina J, et al. Impairment of bronchial mucociliary clearance in long-term survivors of heart/lung and double-lung transplantation. The Paris-Sud Lung Transplant Group Chest. 1993;103:59–63.

51. Tynan C, Hasse JM. Current nutrition practices in adult lung transplantation. Nutr Clin Pract. 2004;19:587–96.

52. Petrucci L, Ricotti S, Michelini I, et al. Return to work after thoracic organ transplantation in a clinically-stable population. Eur J Heart Fail. 2007;9:1112–9.

53. Kugler C, Tegtbur U, Gottlieb J, et al. Health-related quality of life in long-term survivors after heart and lung transplantation: a prospective cohort study. Transplantation. 2010;90:451–7.

54. Waschki B, Kirsten A, Holz O, et al. Physical activity is the strongest predictor of all-cause mortality in patients with COPD: a prospective cohort study. Chest. 2011;140:331–42.

55. Langer D, Gosselink R, Pitta F, et al. Physical activity in daily life 1 year after lung transplantation. J Heart Lung Transplant. 2009;28:572–8.

第 26 章　重症康复

Rik Gosselink and Enrico Clini

26.1 背景及基本原理

重症医学的进步大大提升了患者的生存率,尤其是在急性呼吸窘迫综合征(acute respiratory distress syndrome,ARDS)和脓毒症的诊治方面尤为突出[1-3]。然而,重症患者生存率的提升通常伴随着紊乱、肌无力、机械通气时间延长、呼吸困难、抑郁和焦虑,从重症监护室(intensive care unit,ICU)转出后的生活质量下降[4,5]。去适应作用和肌力的明显下降在转出 ICU 后的功能受损方面起关键作用[6,7]。

最佳生理功能依赖于直立的体位[8-10],因此病重时期卧床和限制活动导致了严重的身体功能失调以及呼吸、循环、骨骼肌肉、肾脏和内分泌系统的异常[11]。这些影响会被炎症反应以及药物作用放大,比如糖皮质激素、神经肌肉阻滞剂和抗生素。监护室内的骨骼肌无力(ICU 获得性衰弱 ICUAW)发病率可达 50%。患者在 ICU 的头 2~3 周中骨骼肌流失最大[12-15]。此外,慢性病患者肌无力可能在收住 ICU 前就已经出现了[16]。这些神经肌病的出现同时也导致了撤机失败[16]。尽管大部分机械通气患者在 3 天内拔管,约有 20% 的患者仍需要延长机械通气时间。慢性呼吸机依赖是一

个严重的医学问题,但对于患者来说也是一种极为不舒服的状态,这导致了严重的生理和心理并发症。确实,肌无力和 ICU 滞留时间和住院时长相关,并且提升了一年死亡率[6,17,18]。

以上提到的肢体和(或)呼吸肌肉的功能状态改变,点明了患者在 ICU 后需要进行康复训练[19-21],但是这低估了在患者住在 ICU 期间进行肢体功能失调的预防和评估的重要性。由于缺乏专业知识[25-27],ICU 内的康复治疗量往往是不够的[22-24]。通常,康复在撤机中心或者呼吸 ICU(respiratory ICU,RICU)完成得更好[28-30]。主要原因是康复方案的切入点不是非常依赖于医疗诊断;相反,康复主要专注在根据国际功能、残疾和健康分类(international classification of functioning,disability and health,ICF)对于健康和缺陷的分类。这就引领到了对于问题的识别和根据身体结构和功能功能,以及活动和参与度的等级开具的一个或多个干预的处方。

因此,ICU 内的康复团队(医生、物理治疗师、护士和作业治疗师)应该有能力择优和识别治疗的目标和参数,保证康复过程的安全性和可控性[31]。该康复团队的康复方案才能被认为是有效的[28,32-35]。

运动和肌力训练可以提高因撤机失败

而入住 RICU 的病情相对稳定的患者的肌肉水平和功能[30,36,37]。事实上,对于预期长期卧床休息的患者来说,尽早预防或减轻肌肉功能障碍是很重要的。引用 1944 年的文章《完全卧床的严重后遗症》(*The evil sequelae of complete bed rest*)[38]:"医生应该意识到完全卧床是一种严重的非生理性的和有危害的治疗,这种治疗方案应仅在特定的个体中实施并且应尽早终止"。运动作为急性患者物理治疗的一部分已经持续了几十年了[39]并且欧洲呼吸学会(ERS)/欧洲重症医学学会(European Society of Intensive Care Medicine)的推荐阅读资料中建议重症患者应在早期开始主动和被动的运动练习[40]。过去的 10 年里,越来越多的科学的和临床的证据都在支持 ICU 医疗团队成员针对重症患者开展安全的早期物理活动[41,42]。

26.2　安全性评估和功效

大量文献报道了平卧和活动受限对所有系统的生理影响以及直立和活动的益处。然而,ICU 患者早期活动作为一项治疗措施,包括安全、剂量和执行的考量,直到最近才成为在 ICU 跨学科团队共同关注的焦点[28,32,34,43]。准确评估患者心肺储备功能和严格筛查其他可能妨碍早期活动的因素是至关重要的[31]。

在充分评估安全性以及患者主动被动运动的可能性之外,应充分从以下角度进行评估:详尽的功能评估(比如肌力、关节活动度),功能状态(功能状态结果如独立功能评定、伯格平衡量表、功能性步行量表、ICU 物理功能测试、切尔西重症监护身体评估)和生活质量评估(医疗结果调查简表 36、疾病特异性问卷)[44](框 26–1)。

框 26–1　重症患者的评估

合作能力 – 意识障碍水平,激越,镇静,和意识水平
- 格拉斯哥评分
- ICU 意识模糊评估法(CAM ICU)
- Richmond 躁动 – 镇静评分(RASS)
- 标准化 5 题

关节活动度
- 主动和被动活动

肌肉功能
- MRC0~5 分 /MRC 总和评分
- Handheld dynamometry
- 肌肉刺激抽搐力
- 超声评估肌肉厚度

总体功能状态
- Barthel 指数
- 功能独立性评估
- Katz ADL 量表
- Berg 平衡指数
- 功能性步行量表
- 4m 步速试验
- 物理功能 ICU 评分(PFIT)
- 切尔西重症监护身体评估(CPAx)

生活质量评估
- 医疗结果调查简表 36
- 诺丁汉健康量表
- 慢行呼吸疾病调查问卷

26.3　配合

除了格拉斯哥昏迷量表(Glasgow coma scale),瞻望评估量表(CAM ICU)的混淆评估,以及镇静程度评估表(richmond agitation and sedation scale,RASS),标准化的 5 个问题(框 26–2)通常被用来评估临床实践中患者的配合能力。

框 26-2　5 个基本问题评估合作能力（S5Q）
- 睁开及闭上眼睛
- 看向我
- 张开嘴伸出舌头
- 点点头
- 数到 5 的时候上扬眉毛

26.3.1　关节活动度

对于大关节挛缩的流行病学研究非常有限。一项系统评价报道了频繁入住 ICU（脊髓损伤、烧伤、脑损伤和卒中）的患者人群中大关节挛缩的患病率很高[45]。长期留滞 ICU 的患者中，超过 30% 的患者出现主要关节的挛缩[46]。肘关节和踝关节是患者转出 ICU 和出院时受影响最多的关节。

26.4　肢体肌力测试

肌力，更准确地说，由肌肉或（更常见的）一组肌肉所产生的最大肌肉力量或张力，可以用多种方法和不同的设备来测量。常用 0~5 级医学研究理事会（Medical Research Council，MRC）评分对肌力进行评估。在危重患者中，MRC 评分的可靠性较好[47]。MRC 总分包括上肢（手臂外展肌、前臂屈肌和腕部伸肌）和下肢（腿部屈肌、膝关节伸肌和足背屈肌）肌肉。De Jonghe 等人提出，MRC 总分低于 48 分显示出显著的 ICU 获得性衰弱[48]。最近，美国胸科学会发表了一份关于 ICU 获得性衰弱的诊断声明，并得出结论 ICU 获得性衰弱缺乏诊断缺乏全球性标准（global standard）。所有可用的测试都有其局限性，但在获得更多数据之前，徒手肌力检查是首选的评估方法[49]。然而，徒手肌力检查似乎对评估 3 级以上肌肉强度的差异不那么敏感（在整个运动范围内主动对抗重力）[50]。因此，一些用于更精确地测量肌肉力量的工具已经被研发出来。

机械或电气设备被用来测量肌肉的等长收缩。手持式测力计已被证明是可靠的，且有文献参考作为证据[47,51]。对于其他上肢和下肢肌肉群肌力的测试，手持式电子设备也已经被研发出来。本文介绍了两种等距测试方法：试测法和破测法（make-test and the break-test）。在试测法中，主体可发挥的最大力等于评估者的力量。在中断测试中，评估员的力量略微超过患者的力量。该试验在危重患者中可重复使用[52]。手持测力计是一种可行的方法，可以替代昂贵的等长收缩测量模式，前提是评估者的强度大于被测量的特定肌肉群的强度。参考价值同样也适用于老年健康受试者[53]。使用最大自发性收缩的限制是观察由次最大努力和皮质驱动引起的次最大收缩的潜力[54]。叠加的电收缩或磁收缩被用来预测这种收缩潜力[54]。此外，它比电刺激疼痛更少，"抽搐"刺激是相对可重复的，但仅在临床测试的内收肌中应用。超声测量股四头肌的厚度被引入并通过 MRI 验证，MRI 是肌肉横截面面积的黄金标准，且最近该结论也在 ICU 患者中得到证实[13,14]。这使得对于无法对治疗进行配合的危重患者的肌肉容积的无创和精确的评估成为可能。

26.4.1　呼吸肌力测试

在临床实践中，呼吸肌力通过测量最大吸气和呼吸口腔压力而获得（P_{imax} and P_{Emax}，重复）。这些压力测量是通过一个小圆柱连接到嘴与一个圆形吹口而获得的。美国胸科学会（American Thoracic Society，ATS）和欧洲呼吸学会（ERS）的声明更详细地描述了呼吸肌肉测试[55]。机械通气患者的吸气肌肉力是量通过气道暂时闭塞（temporary occlusion of the airway）来估测。评估步骤包括通过单相呼气阀让患者在吸气末阀门关闭时可以呼气。成人的最佳阻塞时间为 25~30 秒[56]。一些组织提出了参考的正常值，但是，不论哪组正常值标准差都很大。被认可的吸气无力的标准是吸气压低于 50% 预测值。

Goligher 等人评估了膈肌的厚度,并且记录了在机械通气过程中膈肌收缩力减低和膈肌厚度下降相关[57]。最近,超声检查膈肌被提议作为一种可靠而有效的评估膈肌功能障碍的方式,这也与患有急性呼吸道阻塞和慢性呼吸道阻塞的机械通气患者的预后性较差相关[58]。膈肌功能障碍可能是一部分人群撤机失败的原因。

更多侵入性的方式如膈肌电或磁刺激可提供更精确的膈肌功能信息,且对于诊断膈肌瘫痪和无力有用[15]。

26.4.2　功能状态

功能状态评估似乎不适用于重症监护室的急症患者,但可在脱离脏器支持设施和出院后实施。一些研究报道功能状态评价工具成功应用于评价患者预后方面[29,33,35,44,59]。此外,这些工具可以帮助重建患者 ICU 入院前的功能状态。

Barthel 指数(Barthel index),独立功能评定(functional independence measure, FIM),Katz ADL 比例(Katz ADL scale)和起立行走试验(timed up and go test)通常用来评估患者的独立生活能力,一般情况下与活动能力(例如从床移动到椅子上,行走,上楼梯等)和自理能力(例如洗澡、个人卫生、如厕、穿衣服和吃饭)相关。伯格平衡量表(Berg balance scale, BBS)通过对简单功能任务(如坐、站、转、前伸、转弯)的表现进行打分,量化了平衡功能的受损情况。步行能力也可以简单地使用功能步行类别进行评估。对于能够行走的患者,可以使用穿梭行走测试、6 分钟步行试验或4m 步态速度测试来评估运动能力[60,61]。

26.4.3　生活质量

健康相关生活质量通常会由于延长 ICU 住院时间而随之降低[7,62],因此对身体和心理健康进行适当评估是必需的。SF-36 是一种广泛使用的通用生活质量问卷,它包括 8 个多项目量表,评估身体功能、社会功能、身体角色、情感角色、心理健康、疼痛、活力和一般健康。作为替代工具,诺丁汉健康概况涵盖了六种不同的生活质量领域:疼痛、能量、身体移动、睡眠、社交孤立和情感互动。这两份问卷常被用于研究患者在 ICU 后的生活质量。对于潜在的慢性呼吸系统疾病患者,疾病特异性问卷,如慢性呼吸系统疾病问卷(chronic respiratory disease questionnaire, CRDQ)或圣·乔治呼吸问卷(St. George respiratory questionnaire, SGRQ)可以提供更多关于 ICU 住院对疾病感知影响的具体信息。

26.5　预防和治疗功能失调中的物理疗法

除心理干预外,运动训练是每个康复计划的基石。避免或尽量减少体能下降和其他并发症,缩短机械通气时间和早期拔管是重症监护团队的首要任务。

早期活动,早在 30 年前,就被证明了可以有效缩短撤机时间,近些年来循证医学证据也证实了这一结论[33]。这是长期功能恢复的基础。有关维持姿势、运动、锻炼和肌肉训练在其他患者群体中对于预防和治疗体能下降的好处的证据,在危重症患者管理中也得到了证实[41]。在安全问题之上,运动还应以适当的强度和运动方式为目标。这些将取决于患者的病情稳定程度和合作能力。

病重的、不具备配合能力的患者接受的治疗的形式不需要患者主动配合也不会对心肺系统造成压力,例如被动运动,肌肉拉伸,夹板固定,体位维持,床上踏车或肌肉电刺激。另一方面,病情稳定的、度过急性期之后仍在机械通气,但可以主管配合的患者,可以在床边活动,由床移动到椅子上,进行对抗阻力训练,在有或无协助的情况下进行主动床上或椅子上踏车训练。Gosselink 等人在 Morris 的基础上进行的膈肌康复流程是一个进阶式的方式(图 26-1)。

勒文大学医学院:"开始运动"计划 ASAP(从第 2 天开始,预期在 MICU 多住 5 天)

	0 级	1 级	2 级	3 级	4 级	5 级
临床评估	无合作 S5Q=0 未通过基础评估	配合程度可变 S5Q=0-5 通过基础评估 因为神经系统、手术或外伤因素不能转移至椅子	配合程度可变 S5Q=0-5 通过基础评估 因肥胖、神经系统、外科或外伤因素不能主动转移至椅子	配合程度接近满分 S5Q ≥4/5 通过基础评估 MRCsum ≥36 (MRCsumLL ≥36) BBS 坐起 = 0 BBS 立位 = 0 BBS 坐位 ≥1	完全配合 S5Q=5 通过基础评估 MRCsum ≥48 (MRCsum$_{LL}$ ≥ 24) BBS 坐起 ≥0 BBS 立位 ≥0 BBS 坐位 ≥2	完全配合 S5Q=5 通过基础评估 MRCsum ≥48 BBS 坐起 ≥1 BBS 立位 ≥2 BBS 坐位 ≥3
康复	**体位** ● 2h 翻身 ● 强迫体位 ● 维持姿势	**体位** ● 2h 翻身 ● 强迫体位 ● 半卧位	**体位** ● 2h 翻身 ● 强迫体位 ● 床边半坐位 ● 主动床椅转移	**体位** ● 2h 翻身 ● 辅助床椅转移 ● 床边半坐位 ● 辅助站立	**体位** ● 主动床椅转移 ● 床边半坐位 ● 辅助站立	**体位** ● 主动床椅转移 ● 床边半坐位 ● 站立
	物理治疗 ● 无治疗	**物理治疗** ● 被动/主动 ROM ● 被动/主动床上肢体划圈运动 ● NMES	**物理治疗** ● 被动/主动 ROM ● 肢体抵抗阻力训练 ● 被动/主动床上肢体划圈运动 ● NMES	**物理治疗** ● 被动/主动 ROM ● 肢体抵抗阻力训练 ● 被动/主动床上肢体划圈运动 ● 辅助站立 ● NMES ● ADL	**物理治疗** ● 被动/主动 ROM ● 肢体抵抗阻力训练 ● 被动/主动床上肢体划圈运动 ● 辅助行走 ● NMES ● ADL	**物理治疗** ● 被动/主动 ROM ● 肢体抵抗阻力训练 ● 被动/主动床上肢体划圈运动 ● 辅助行走 ● NMES ● ADL

MRC 评分

	右侧	原因	EP	左侧	原因	EP
MS:上肢外展						
MS:前臂旋转						
MS:腿外展						
MS:膝关节伸直						
MS:足背屈						
力量合计分值						
EP 合计分值						
MRC 总分						

图 26-1　'开始运动'计划——勒文大学医学院:进阶式康复和活动计划[63]。NMES,神经肌肉电刺激;ADL,日常生活活动;MRC,医学研究理事会肌力和量表(0-60);BBS,伯格平衡量表

图 26-1 展现了以循序渐进的强度和增加的需要患者的合作的运动训练方式。移动危重症患者的风险与静止和半卧位的风险是相违背的,选择对危重症患者的运动训练,需要严格把控患者运动的设置是合理且安全的。

26.5.1　无配合能力的危重症患者

身体姿势("唤醒"患者)的重要性早在 20 世纪 40 年代就被提起过[39]。从那时起,体位被指定用于治疗氧气输送不足如气体交换受损,通过调整通气分布(V)和灌注(Q),V/Q 配比,气道关闭,呼吸功和心脏功,以及黏膜纤毛运输(体位引流)。长期卧床给危重症患者带来了风险,因为卧位导致重力垂直梯度被消除且活动受限。为了恢复人体在正常体位时的生理功能,危重症患者需要保持站立位(良好支撑),并在仰卧时旋转。这些活动要频繁安排,以避免长时间保持静态体位对呼吸、心脏和循环功能的不利影响。当运动被禁止时,利用改变体位可以达到对氧输送和氧合的有效且直接的生理作用。这个证据主要来自太空科学研究,在这些文献中,床上休息被用作失重的模型。俯卧位在危重症患者管理中是个研究热点,但实际应用不足。对体位的生理功效影响使得物理治疗师可以开具体位治疗的处方,利用优势体位,最小化有害体位的影响。其他主动和被动定位的适应证包括软组织挛缩、四肢松弛和关节松弛的保护、神经撞击和皮肤损伤。

尽管可以为某一名患者指定一个特殊的体位,但不同的体位和频繁的体位的变化,特别极端的身体姿势,均应在评估的基础上决定。临床上常见的 2 小时变换一次体位的疗效,并未得到有效的科学验证。一个比两小时翻身准则(2- 小时 ly turning regime)使用更频繁且更受推崇的变换方式

是:从一个极端姿势变为另一个接近正常心肺功能的姿势。需要旋转或动力床的临床不稳定的患者,可以从连续的、一边到另一边的微小变化中获益,这也证实了关于患者从频繁的极端姿势转变中可以比固定的、长周期的特定姿势训练获得更多益处的假说[64]。

危重护理的床的设计特征应该包括髋部和膝部的弯曲,这样患者就可以尽可能地保持直立坐姿。沉重护理的患者,如那些服用镇静剂、体重过重或超重的患者,可能需要有更大支撑的椅子,如担架椅。有时可能需要升降机来安全地改变患者的位置。

被动拉伸或在一定范围内的运动可能在对不能主动的患者管理中扮演着重要的角色。在健康的受试者中,被动拉伸会降低僵硬度且增加肌肉的伸展性。使用持续的动态拉伸(以及在危重患者中"沉默"肌肉的平衡[65])的证据是基于对长期不活动的危重症患者的观察。每天 9 小时的连续无创运动,与每天两次、每次 5 分钟的被动拉伸相比,可以减少肌肉力量的损失、肌肉萎缩和蛋白质的损失[66,67]。

对于不能主动活动且伴有软组织挛缩高危的患者,如严重烧伤、外伤和一些新器官衰竭等情况,可采用夹板疗法(splinting)。每天进行半小时以上夹板疗法拉伸关节周围结构,在动物模型中显现出对运动范围(ROM)有益[68]。在烧伤患者中,固定关节位置可以减少肌肉和皮肤的收缩[69]。神经功能障碍的患者,夹板疗法可能会减少肌肉张力[70]。

最后,ICU 入院的早期阶段的运动训练的执行往往由于缺乏合作和患者的临床状况而变得更加复杂。尽管在患者合作的最初阶段进行早期积极训练,即使使用低成本的设备,也是可行且有效的[71],但技术的发展导致在卧床休息期间使用(主动或被动)腿部循环床旁循环功率计(图 26-2)。这种训练方式的应用已在(神经)ICU 中被证明是一

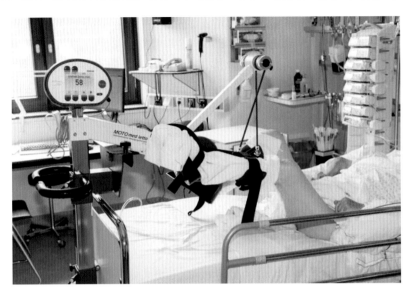

图 26-2　卧床的重症监护患者的主动和被动踏车装置

种安全可行的患者运动工具[35,72,73]。床边循环测力计可以进行长时间的持续运动，可以严格控制运动强度和持续时间。一项早期应用于危重患者床旁踏车的随机对照试验表明，与接受标准物理治疗但不使用床旁踏车的患者相比，在出院时，患者的功能状态、肌肉功能和运动表现都有所改善[35]。

对于无法进行自发性肌肉收缩的患者，神经肌肉电刺激（NMES）已被用来防止停用肌肉萎缩。在下肢骨折和铸型固定术患者中，每天至少 1 小时的 NMES 固定时间可以减少四头肌横截面积的减少，促进正常肌肉蛋白的合成[74]。腹部外科手术患者接受 NMES 后，其肌肉蛋白分解减慢且总RNA 含量增加[75]。在 ICU 不能主动活动的患者中，NMES 也被引入以保持危重患者的肌肉力量和肌肉容积。虽然治疗效果呈积极趋势，但研究结果却与之冲突[76,77]。这些发现可能有几个原因，例如患者特征（败血症、水肿、使用血管加压素[78]），与 ICU 入院与 NMES 介入的时间关系，刺激的治疗方案（设备、刺激持续时间和频率），以及肌肉功能评估方式（肌肉质量、强度）的巨大差异。股四头肌的 NEMS，除了促进危重患者肢体活动，同时增强肌肉力量并加速了长期危重症患者从独立的床转移到椅子的过程[79]。

26.5.2　与危重患者的合作

活动和行走在几十年来一直是危重症患者的物理治疗管理的一部分[39]。活动是指能够引起急性生理反应的体力活动，这些生理反应可增强通气、中枢和外周灌注、改善循环和肌肉代谢。康复方法——按照强度顺序——包括坐在床边、站着、原地踏步、在床上移动、从床上移动到椅子上、在有或没有支撑的情况下行走。虽然早期动员的方法有表面效用，但其有效性仅在三次（随机）对照试验中得到评估[3,19,33,34]。两项研究[3,34]表明接受早期活动治疗的患者减少了 ICU 住院时间和整体住院时间，脱机时间没有差异。早期活动患者的出院地点或住院费用方面没有观察到差异。Schweickert 等人观察到早期的物理治疗改善了出院时的功能状态，缩短了谵妄的发作时间，增加了无机械通气天数。这些发现并没有引起 ICU 或住院时间的差异[33]。

团队协作（医生，护士，物理治疗师和职业治疗师）是建立一个早期活动治疗项目的关键点[80]。早期干预方法，虽然不容易，是专门针对仍需要辅助设备（机械通气，心脏辅助）或没有工作人员或站立辅助设备无法站立的患者，这对患者来说非常值得花时间去做的事情[34,81]。团队心态的差异在Thomsen 等人[28]的一项包括 104 名需要机械通气超过 4 天的呼吸衰竭患者的研究中被完美证明。在纠正混杂因素后，将一名患者从急性重症监护转移到 RICU，患者活动量大幅增加至转移前的三倍。伴随转移到 RICU 的活动增加会根据医疗团队接触患者活动治疗的不同来分配[28]。

站立和行走的支架使患者能够安全移动，且连接的引流袋、导线和管路不会断开。将手臂支撑在支架上已被证明可以增加严重慢性阻塞性肺疾病患者的通气能力[82]。该支架需要能够容纳一个便携式氧气罐，或便携式机械呼吸机和座椅，或可以使用一个合适的手推车设备。

行走和站立辅助设备，以及倾斜台，可以增强生理反应[83]，并使危重患者能够进行早期活动治疗。倾斜台可以被使用当患者无法移动双腿以对抗依赖的液体移位，并可能有直立不耐受风险时。腹带需要小心的放置以提供一定的支撑，而不是限制活动过程中的呼吸运动。在脊髓损伤的患者中，这一点提高了患者的肺活量[84]。传送带便于搬运重物，保护患者和物理治疗师或护士。活动中的无创通气（NIV）可以提升非插管的患者的活动耐力，类似于在稳定期慢性阻塞性肺疾病患者中所展现的[85]。因此，呼吸机的设置可能需要根据患者的需要进行调整（如增加少量通气）。

有氧训练和肌肉强化对于机械通气和慢性危重症患者来说，在常规活动训练的基础上，比单一的活动疗法更能改善步行距离[30,36]。一项随机对照试验表明一个 6 周的上肢和下肢训练计划与对照组相比，需要长期机械通气的患者的肢体肌肉强度、机械通气时间和功能结果都得到了提升[36]。这些结果与一项回顾性分析长期机械通气患者参与的全身和呼吸肌肉训练的结果一致[29]。对于刚撤机的患者，上肢运动增强了全身对活动耐力和呼吸困难的耐受[86]。

多次重复的低阻力肌训练可以增加肌肉的质量、肌力和氧化酶。每天可安排一组患者可耐受强度的重复活动（3 组 8~10 次，每次重复最多 50%~70%（1RM）），来与患者的运动目标相称。抵抗性肌肉训练可以包括使用滑轮、松紧带和传动带。

座椅踏车和前面提到的床上踏车允许患者进行个性化的运动训练计划。骑自行车的强度可以根据个体和进步患者的能力进行调整（如从被动骑自行车，通过辅助骑自行车，到对抗阻力骑自行车）。运动强度、持续时间和频率的分配应取决于——不是时间——临床挑战测试，比如辅助反应或反馈程序，或针对特定的运动挑战。在任何治疗过程中，运动方案都应该是安全可耐受的，如果患者的反馈良好，那么强度和持续时间就可以提高。对于急性重症患者，频繁的短疗程训练（类似于间隔训练）带来比稳定期的慢性病患者的慢频率、长时长疗程更大的康复效果[87]。血流动力学不稳定，或几乎没有氧运输储备能力的患者（如吸氧浓度高、通气支持水平高，或贫血或心血管不稳定的患者）不是积极活动治疗的受众群。危重患者活动的风险应该与不动的风险相权衡，并且需要严格的监控以确保有效性和安全性[31]。

26.6　呼吸系统疾病治疗中的物理治疗

呼吸障碍中的物理治疗的目标是提高肺活量、清除气道分泌物、减少呼吸功耗和增强吸气肌肉功能从而促进自主呼吸恢复[40]。在最近的一项系统评价中,Stiller 得出结论,从随机对照试验中得出的有关评估常规多模式呼吸物理治疗有效性的证据,仍是相互矛盾的[88]。在接下来的段落中将讨论到不同临床条件下的物理治疗。

26.6.1　术后肺部并发症的预防

大部分做胸腹外后手术的患者都恢复良好且并未发生并发症。术前物理治疗,包括吸气肌肉训练,对于高风险的心脏手术的患者来说可减少术后肺部并发症[89]。在常规心脏术后,最佳的术后处理包括早期康复和体位治疗[90]。

在无并发症的[91]或处于(短时间)插管和机械通气期间[41,92]的患者中,进一步的预防性物理治疗干预不是必需的。大手术后的早期活动和直立体位对增加肺容积和预防肺部并发症至关重要。常规呼吸训练不应简单的冠状动脉旁路手术后进行。围术期物理治疗应该在有许可的前提下进行,如在高危患者中,而非列入常规管理。两项随机对照研究提供了强有力的证据,支持预防性物理治疗在预防腹部外科手术后肺部并发症中的作用[93,94]。然而,一项荟萃分析显示,物理疗法对早期腹部外科手术后高危患者的动员效果没有任何附加价值[95]。

刺激性肺活量(incentive spirometry, IS)和无创通气(non-invasive ventilation, NIV)在术后经常使用。IS 用于非插管患者的管理以提高肺活量,但没有在常规的术后患者管理中显现出额外的好处(除了物理治疗,早期活动和体位)[96,97]。NIV 已成功用于对开胸术后患者的支持[98]。持续气道正压通气(continuous positive airway pressure, CPAP)对于治疗肺不张有效,因为它增加了 FRC,提高了依从性,将术后气道塌陷的程度降至最低。NIV 在心脏手术后患者肺不张治疗方面已被

证明优于 CPAP[99]。

26.6.2　气道分泌物潴留和肺不张

图 26-3 概述了增加气道清除的途径和治疗方式。旨在增加潮气量的干预措施(深呼吸练习、活动和体位)可能影响肺扩张、增加区域通气、减少气道阻力和优化肺顺应性。增加呼气流量的干预措施包括用力呼气(吸气和咳嗽)。对于呼吸性肌肉无力或疲劳的患者,可采用人工辅助咳嗽、胸腔或腹部压迫的方法[48]。

借助口器或面罩,机械吸入和呼出器可以在提供吸气压力并随后提供高呼气负压。它已被应用于因呼吸肌无力继发的分泌物潴留的神经肌肉患者的管理中,并取得了不同程度的成功[100],但是在接受 NIV 的撤机困难的神经肌肉患者中取得了成功[101]。当其他技术无效时,气道内吸痰仅用于清除作为主要问题的中心气道分泌物。治疗急性肺不张和气道清除应结合体位引流,以增加潮气量和促进呼气[40]。胸壁振动在这些治疗中没有提供额外的好处。低质量的研究表明CPAP 在治疗肺不张有效[102]。

26.6.3　机械通气患者

在插管和通气患者中,积极的呼气末压力通气、体位引流、胸壁压和气道抽吸在手动式高度充气扩肺术(MHI)或机械式高度充气扩肺术中可以帮助清除分泌物。MHI 的目的是预防肺不张、肺泡再膨胀[103]、改善氧合[104]和肺顺应性[103]、促进气道分泌物向中央气道移动[105]。

MHI 涉及通过人工呼吸袋的缓慢深吸气,一次吸气屏气 2~3 秒[106],随后快速释放呼吸袋内气体来增强呼气流速并模仿用力呼气。然而,MHI 可能也有严重的副作用。首先,MHI 可明显促进与心排出量下降相关的

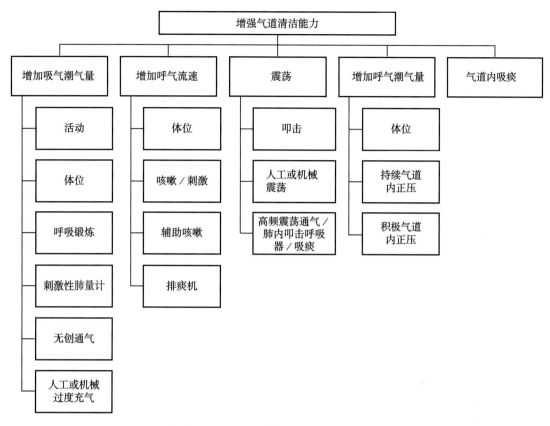

图 26-3　增强气道清洁力的方法和路径

血流动力学,这是由于胸腔内压力的大幅波动引起的[107]。其次,MHI 还会增加颅内压,这可能对脑损伤患者有一定的影响。然而,这种增加通常是有限的,因此脑灌注压通常可保持稳定[57];40cmH₂O 的压力被建议作为上限。

两项关于通气患者的研究报告指出,支气管镜检查在急性肺叶不张的管理中没有提供比物理治疗(体位引流、叩诊、人工膨肺和吸痰)更多的益处[58,59]。

气道抽吸可能有有害的副作用(支气管病变、低氧血症),但患者的安抚、镇静和预充氧可能会将这些后果降至最低[60]。气道内痰液抽吸可以通过密闭式吸痰系统或开放式系统进行。密闭式系统增加了费用,但并没有减少呼吸机相关肺炎(VAP)的发生率,也

没有减少机械通气的持续时间,ICU 住院时间或死亡率[61]。对于机械通气的患者,在压力支持通气的时候,密闭式吸痰系统可能没有开放式吸痰系统的吸痰效率高[62]。气道内吸痰时按常规灌注生理盐水对氧饱和度和心血管稳定性有潜在的不良影响,且在增加吸痰量方面效果也存在不确定性[63]。在未经选择的机械通气患者人群中,气管插管前胸壁压缩并不能改善气道分泌物、氧合和气管插管后的通气[64]。

VAP 是机械通气患者常见的并发症,它与死亡率增加、住院时间延长、医疗费用增加都有关系[65]。研究表明,使用 NIV 而避免气管插管组患者减少了院内肺炎的发病率[66,67]。物理治疗包括人工膨肺、体位引流加气道内抽吸,VAP 的发生率与未治疗相比有明显差异[68-70]。

26.6.4　撤机和呼吸肌训练

15%~20% 的机械通气患者脱机失败,但这些患者需要不成比例的资源。自主呼吸试验通过一系列的测试可用于评估拔管的可能性[108]。早期发现恶化的临床体征,如呼吸窘迫、气道阻塞和反常的胸壁运动,可预防严重问题发生。

在开始撤机前,应评估气道通畅性和保护能力(即有效的咳嗽机制)。在预期拔管时,咳嗽峰流量是预测神经肌肉疾病或脊髓损伤患者成功撤机概率的一个有用参数[109]。一个"气道护理评分(airway care score)"是根据患者在气道吸气时的咳嗽质量、没有"过量"分泌物以及气道需要吸痰频率而制定的[110]。

撤机失败已经在临床文献中得到广泛的研究,有几个因素可能导致这一结果。这些因素包括呼吸动力不足、呼吸肌肉无力、呼吸肌肉疲劳、呼吸功增加或心力衰竭[111]。不能自主呼吸与呼吸肌肉的负荷和容量之间的不平衡有关[112]。ICUAW 机械通气患者中有 80% 显示出呼吸肌肉功能不良[113],表现为入 ICU 第一周跨膈肌压力以每日 2%~4% 下降[15]。膈肌肌力的快速下降与脓毒症相关[16]。

越来越多的证据表明,撤机问题与呼吸肌肉障碍导致通气不足有关[114]。确实,呼吸肌肉效能的高比例(负荷和肌肉容积之比(PI/P_{imax}))是主要导致呼吸机依赖和预测撤功能否成功的指标[114]。由于停滞对肌肉萎缩有相当大的影响:"机械沉默"被认为是收缩性能丧失的一个重要因素[66]。机械通气时隔膜的收缩活性降低与膈肌厚度[57]的进一步降低有关。这一观察结果支持这样一种观点,即在机械通气过程中呼吸肌肉的间歇负荷可能有助于预防或改善肌肉萎缩。事实上,诱导(间歇性)呼吸肌肉负荷的方式,如自主呼吸试验和早期活动已被证明分别增加肌肉强度和缩短机械通气[33]的持续时间[115]。

在有撤机失败风险的患者中,续贯无创通气已被证实是可行的[116]。令人惊讶的是,很少有人关注到增强呼吸肌肉力量和耐力的具体干预措施[117]。的确,在中度至高强度重复 3~4 组 6~8 次收缩的情况下,每天间歇性吸气负荷是安全的,提高了吸气肌肉强度,对脱机困难的患者是有效的[118]。这些研究的挑战之一是能够从干预过程中获益的患者常常不能配合训练内容。呼吸模式的生物反馈常可加强脱机[119]。声音和触觉也可以通过刺激呼吸驱动或者减少焦虑而增加撤机的成功率[120]。环境的影响,例如使用便携式呼吸机行走,已被证明有利于改善长期呼吸机依赖患者的状态[121]。另外,对于不能配合呼吸肌肉训练的患者,可以通过膈神经起搏间断地进行膜片电位刺激[122]。迄今为止,只有脊髓损伤患者的研究报告支持这一概念[123]。

(崔晓阳　译)

参考文献

1. Eisner MD, Thompson T, Hudson LD, Luce JM, Hayden D, Schoenfeld D, et al. Efficacy of low tidal volume ventilation in patients with different clinical risk factors for acute lung injury and the acute respiratory distress syndrome. Am J Respir Crit Care Med. 2001;164(2):231–6.

2. Kaukonen KM, Bailey M, Suzuki S, Pilcher D, Bellomo R. Mortality related to severe sepsis and septic shock among critically ill patients in Australia and New Zealand, 2000–2012. JAMA. 2014;311(13):1308–16.

3. Schaller SJ, Anstey M, Blobner M, Edrich T, Grabitz SD, Gradwohl-Matis I, et al. Early, goal-directed mobilisation in the surgical intensive care unit: a randomised controlled trial. Lancet. 2016;388(10052):1377–88.

4. Herridge MS. Recovery and long-term outcome in acute respiratory distress syndrome. Crit Care Clin. 2011;27(3):685–704.

5. Borges RC, Carvalho CR, Colombo AS, da Silva

Borges MP, Soriano FG. Physical activity, muscle strength, and exercise capacity 3 months after severe sepsis and septic shock. Intensive Care Med. 2015;41(8):1433–44.

6. Hermans G, Van Mechelen H, Clerckx B, Vanhullebusch T, Mesotten D, Wilmer A, et al. Acute outcomes and 1-year mortality of intensive care unit-acquired weakness. A cohort study and propensity-matched analysis. Am J Respir Crit Care Med. 2014;190(4):410–20.

7. Wieske L, Dettling-Ihnenfeldt DS, Verhamme C, Nollet F, van Schaik IN, Schultz MJ, et al. Impact of ICU-acquired weakness on post-ICU physical functioning: a follow-up study. Crit Care. 2015;19:196.

8. Convertino VA. Value of orthostatic stress in maintaining functional status soon after myocardial infarction or cardiac artery bypass grafting. J Cardiovasc Nurs. 2003;18(2):124–30.

9. Dittmer DK, Teasell R. Complications of immobilization and bed rest. Part 1: Musculoskeletal and cardiovascular complications. Can Fam Physician. 1993;39:1428–32. 35-7

10. Teasell R, Dittmer DK. Complications of immobilization and bed rest. Part 2: other complications. Can Fam Physician. 1993;39:1440–2. 5-6

11. Parry SM, Puthucheary ZA. The impact of extended bed rest on the musculoskeletal system in the critical care environment. Extrem Physiol Med. 2015;4:16.

12. Gruther W, Benesch T, Zorn C, Paternostro-Sluga T, Quittan M, Fialka-Moser V, et al. Muscle wasting in intensive care patients: ultrasound observation of the M. Quadriceps femoris muscle layer. J Rehabil Med. 2008;40(3):185–9.

13. Puthucheary ZA, Rawal J, McPhail M, Connolly B, Ratnayake G, Chan P, et al. Acute skeletal muscle wasting in critical illness. JAMA. 2013;310(15):1591–600.

14. Segers J, Hermans G, Charususin N, Fivez T, Vanhorebeek I, Van den Berghe G, et al. Assessment of quadriceps muscle mass with ultrasound in critically ill patients: intra- and inter-observer agreement and sensitivity. Intensive Care Med. 2015;41(3):562–3.

15. Hermans G, Agten A, Testelmans D, Decramer M, Gayan-Ramirez G. Increased duration of mechanical ventilation is associated with decreased diaphragmatic force: a prospective observational study. Crit Care. 2010;14(4):R127.

16. De Jonghe B, Bastuji-Garin S, Durand MC, Malissin I, Rodrigues P, Cerf C, et al. Respiratory weakness is associated with limb weakness and delayed weaning in critical illness. Crit Care Med. 2007;35(9):2007–15.

17. Ali NA, O'Brien JM Jr, Hoffmann SP, Phillips G, Garland A, Finley JC, et al. Acquired weakness, handgrip strength, and mortality in critically ill patients. Am J Respir Crit Care Med. 2008;178(3):261–8.

18. Marchioni A, Fantini R, Antenora F, Clini E, Fabbri L. Chronic critical illness: the price of survival. Eur J Clin Invest. 2015;45(12):1341–9.

19. Rehabilitation After Critical Illness. National Institute for Health and Clinical Excellence: Guidance. London: Rehabilitation After Critical Illness; 2009.

20. Major ME, Kwakman R, Kho ME, Connolly B, McWilliams D, Denehy L, et al. Surviving critical illness: what is next? An expert consensus statement on physical rehabilitation after hospital discharge. Crit Care. 2016;20(1):354.

21. Hodgson CL, Turnbull AE, Iwashyna TJ, Parker A, Davis W, Bingham CO 3rd, et al. Core domains in evaluating patient outcomes after acute respiratory failure: international multidisciplinary clinician consultation. Phys Ther. 2017;97(2):168–74.

22. Corrado A, Roussos C, Ambrosino N, Confalonieri M, Cuvelier A, Elliott M, et al. Respiratory intermediate care units: a European survey. Eur Respir J. 2002;20(5):1343–50.

23. Jolley SE, Moss M, Needham DM, Caldwell E, Morris PE, Miller RR, et al. Point prevalence study of mobilization practices for acute respiratory failure patients in the United States. Crit Care Med. 2017;45(2):205–15.

24. Bakhru RN, Wiebe DJ, McWilliams DJ, Spuhler VJ, Schweickert WD. An environmental scan for early mobilization practices in U.S. ICUs. Crit Care Med. 2015;43(11):2360–9.

25. Koo KK, Choong K, Cook DJ, Herridge M, Newman A, Lo V, et al. Early mobilization of critically ill adults: a survey of knowledge, perceptions and practices of Canadian physicians and physiotherapists. CMAJ Open. 2016;4(3):E448–54.

26. Harrold ME, Salisbury LG, Webb SA, Allison GT, Australia, Scotland ICUPC. Early mobilisation in intensive care units in Australia and Scotland: a prospective, observational cohort study examining mobilisation practises and barriers. Crit Care. 2015;19:336.

27. Bourdin G, Barbier J, Burle JF, Durante G, Passant S, Vincent B, et al. The feasibility of early physical activity in intensive care unit patients: a prospective observational one-center study. Respir Care. 2010;55(4):400–7.

28. Thomsen GE, Snow GL, Rodriguez L, Hopkins RO. Patients with respiratory failure increase ambulation after transfer to an intensive care unit where early activity is a priority. Crit Care Med. 2008;36(4):1119–24.

29. Martin UJ, Hincapie L, Nimchuk M, Gaughan J, Criner GJ. Impact of whole-body rehabilitation in patients receiving chronic mechanical ventilation. Crit Care Med. 2005;33(10):2259–65.

30. Nava S. Rehabilitation of patients admitted to a respiratory intensive care unit. Arch Phys Med Rehabil. 1998;79(7):849–54.

31. Hodgson CL, Stiller K, Needham DM, Tipping CJ, Harrold M, Baldwin CE, et al. Expert consensus and recommendations on safety criteria for active mobilization of mechanically ventilated critically ill adults. Crit Care. 2014;18(6):658.

32. Bailey P, Thomsen GE, Spuhler VJ, Blair R,

Jewkes J, Bezdjian L, et al. Early activity is feasible and safe in respiratory failure patients. Crit Care Med. 2007;35(1):139–45.

33. Schweickert WD, Pohlman MC, Pohlman AS, Nigos C, Pawlik AJ, Esbrook CL, et al. Early physical and occupational therapy in mechanically ventilated, critically ill patients: a randomised controlled trial. Lancet. 2009;373(9678):1874–82.

34. Morris PE, Goad A, Thompson C, Taylor K, Harry B, Passmore L, et al. Early intensive care unit mobility therapy in the treatment of acute respiratory failure. Crit Care Med. 2008;36(8):2238–43.

35. Burtin C, Clerckx B, Robbeets C, Ferdinande P, Langer D, Troosters T, et al. Early exercise in critically ill patients enhances short-term functional recovery. Crit Care Med. 2009;37(9):2499–505.

36. Chiang LL, Wang LY, Wu CP, Wu HD, Wu YT. Effects of physical training on functional status in patients with prolonged mechanical ventilation. Phys Ther. 2006;86(9):1271–81.

37. Ambrosino N, Venturelli E, Vagheggini G, Clini E. Rehabilitation, weaning and physical therapy strategies in chronic critically ill patients. Eur Respir J. 2012;39(2):487–92.

38. Dock W. The evil sequelae of complete bed rest. JAMA. 1944;125:5.

39. Dripps RWW, R.M. Nursing care of surgical patients. Am J Nurs. 1941;41:4.

40. Gosselink R, Bott J, Johnson M, Dean E, Nava S, Norrenberg M, et al. Physiotherapy for adult patients with critical illness: recommendations of the European Respiratory Society and European Society of Intensive Care Medicine Task Force on Physiotherapy For Critically Ill Patients. Intensive Care Med. 2008;34(7):1188–99.

41. Castro-Avila AC, Seron P, Fan E, Gaete M, Mickan S. Effect of early rehabilitation during intensive care unit stay on functional status: systematic review and meta-analysis. PLoS One. 2015;10(7):e0130722.

42. Connolly B, O'Neill B, Salisbury L, Blackwood B. Enhanced recovery after critical illness Programme G. Physical rehabilitation interventions for adult patients during critical illness: an overview of systematic reviews. Thorax. 2016;71(10):881–90.

43. Stiller K. Safety issues that should be considered when mobilizing critically ill patients. Crit Care Clin. 2007;23(1):35–53.

44. Parry SM, Granger CL, Berney S, Jones J, Beach L, El-Ansary D, et al. Assessment of impairment and activity limitations in the critically ill: a systematic review of measurement instruments and their clinimetric properties. Intensive Care Med. 2015;41(5):744–62.

45. Fergusson D, Hutton B, Drodge A. The epidemiology of major joint contractures: a systematic review of the literature. Clin Orthop Relat Res. 2007;456:22–9.

46. Clavet H, Hebert PC, Fergusson D, Doucette S, Trudel G. Joint contracture following prolonged stay in the intensive care unit. CMAJ. 2008;178(6):691–7.

47. Hermans G, Clerckx B, Vanhullebusch T, Segers J, Vanpee G, Robbeets C, et al. Interobserver agreement of Medical Research Council sum-score and handgrip strength in the intensive care unit. Muscle Nerve. 2012;45(1):18–25.

48. De Jonghe B, Sharshar T, Lefaucheur JP, Authier FJ, Durand-Zaleski I, Boussarsar M, et al. Paresis acquired in the intensive care unit: a prospective multicenter study. JAMA. 2002;288(22):2859–67.

49. Fan E, Cheek F, Chlan L, Gosselink R, Hart N, Herridge MS, et al. An official American Thoracic Society Clinical Practice Guideline: the diagnosis of intensive care unit-acquired weakness in adults. Am J Respir Crit Care Med. 2014;190(12):1437–46.

50. Bohannon RW. Norm references are essential if therapists are to correctly identify individuals who have physical limitations. J Orthop Sports Phys Ther. 2005;35(6):388.

51. Mathiowetz V, Kashman N, Volland G, Weber K, Dowe M, Rogers S. Grip and pinch strength: normative data for adults. Arch Phys Med Rehabil. 1985;66(2):69–74.

52. Vanpee G, Segers J, Van Mechelen H, Wouters P, Van den Berghe G, Hermans G, et al. The interobserver agreement of handheld dynamometry for muscle strength assessment in critically ill patients. Crit Care Med. 2011;39(8):1929–34.

53. Bohannon RW. Reference values for extremity muscle strength obtained by hand-held dynamometry from adults aged 20–79 years. Arch Phys Med Rehabil. 1997;78(1):26–32.

54. Allen GM, Gandevia SC, McKenzie DK. Reliability of measurements of muscle strength and voluntary activation using twitch interpolation. Muscle Nerve. 1995;18(6):593–600.

55. American Thoracic Society/European Respiratory Society. ATS/ERS Statement on respiratory muscle testing. Am J Respir Crit Care Med. 2002;166(4):518–624.

56. Marini JJ, Smith TC, Lamb V. Estimation of inspiratory muscle strength in mechanically ventilated patients: the measurement of maximal inspiratory pressure. J Crit Care. 1986;1:6.

57. Goligher EC, Fan E, Herridge MS, Murray A, Vorona S, Brace D, et al. Evolution of diaphragm thickness during mechanical ventilation. Impact of inspiratory effort. Am J Respir Crit Care Med. 2015;192(9):1080–8.

58. Fantini R, Mandrioli J, Zona S, Antenora F, Iattoni A, Monelli M, et al. Ultrasound assessment of diaphragmatic function in patients with amyotrophic lateral sclerosis. Respirology. 2016;21(5):932–8.

59. Parry SM, Denehy L, Beach LJ, Berney S, Williamson HC, Granger CL. Functional outcomes in ICU—what should we be using? An observational study. Crit Care. 2015;19:127.

60. Chan KS, Aronson Friedman L, Dinglas VD, Hough CL, Morris PE, Mendez-Tellez PA, et al. Evaluating physical outcomes in acute respiratory distress syndrome survivors: validity, responsiveness, and minimal important difference of 4-meter gait speed test.

Crit Care Med. 2016;44(5):859–68.

61. Singh SJ, Puhan MA, Andrianopoulos V, Hernandes NA, Mitchell KE, Hill CJ, et al. An official systematic review of the European Respiratory Society/ American Thoracic Society: measurement properties of field walking tests in chronic respiratory disease. Eur Respir J. 2014;44(6):1447–78.

62. Herridge MS, Tansey CM, Matte A, Tomlinson G, Diaz-Granados N, Cooper A, et al. Functional disability 5 years after acute respiratory distress syndrome. N Engl J Med. 2011;364(14):1293–304.

63. Gosselink R, Clerckx B, Robbeets C, Vanhullenbusch T, Vanpee G, Segers J. Physiotherapy in the intensive care unit. Neth J Int Care. 2011;15:9.

64. Fink MP, Helsmoortel CM, Stein KL, Lee PC, Cohn SM. The efficacy of an oscillating bed in the prevention of lower respiratory tract infection in critically ill victims of blunt trauma. A prospective study. Chest. 1990;97(1):132–7.

65. Friedrich O, Reid MB, Van den Berghe G, Vanhorebeek I, Hermans G, Rich MM, et al. The sick and the weak: neuropathies/myopathies in the critically ill. Physiol Rev. 2015;95(3): 1025–109.

66. Llano-Diez M, Renaud G, Andersson M, Marrero HG, Cacciani N, Engquist H, et al. Mechanisms underlying ICU muscle wasting and effects of passive mechanical loading. Crit Care. 2012;16(1):R209.

67. Griffiths RD, Palmer TE, Helliwell T, MacLennan P, MacMillan RR. Effect of passive stretching on the wasting of muscle in the critically ill. Nutrition. 1995;11(5):428–32.

68. Williams PE. Use of intermittent stretch in the prevention of serial sarcomere loss in immobilised muscle. Ann Rheum Dis. 1990;49(5):316–7.

69. Kwan MW, Ha KW. Splinting programme for patients with burnt hand. Hand Surg. 2002;7(2):231–41.

70. Hinderer SR, Dixon K. Physiologic and clinical monitoring of spastic hypertonia. Phys Med Rehabil Clin N Am. 2001;12(4):733–46.

71. Clini EM, Crisafulli E, Antoni FD, Beneventi C, Trianni L, Costi S, et al. Functional recovery following physical training in tracheotomized and chronically ventilated patients. Respir Care. 2011;56(3):306–13.

72. Camargo Pires-Neto R, Fogaca Kawaguchi YM, Sayuri Hirota A, Fu C, Tanaka C, Caruso P, et al. Very early passive cycling exercise in mechanically ventilated critically ill patients: physiological and safety aspects--a case series. PLoS One. 2013;8(9):e74182.

73. Thelandersson A, Nellgard B, Ricksten SE, Cider A. Effects of early bedside cycle exercise on intracranial pressure and systemic hemodynamics in critically Ill patients in a neurointensive care unit. Neurocrit Care. 2016;25(3):434–9.

74. Gibson JN, Smith K, Rennie MJ. Prevention of disuse muscle atrophy by means of electrical stimulation: maintenance of protein synthesis. Lancet. 1988;2(8614):767–70.

75. Strasser EM, Stattner S, Karner J, Klimpfinger M, Freynhofer M, Zaller V, et al. Neuromuscular electrical stimulation reduces skeletal muscle protein degradation and stimulates insulin-like growth factors in an age- and current-dependent manner: a randomized, controlled clinical trial in major abdominal surgical patients. Ann Surg. 2009;249(5):738–43.

76. Williams N, Flynn M. A review of the efficacy of neuromuscular electrical stimulation in critically ill patients. Physiother Theory Pract. 2014;30(1): 6–11.

77. Maffiuletti NA, Roig M, Karatzanos E, Nanas S. Neuromuscular electrical stimulation for preventing skeletal-muscle weakness and wasting in critically ill patients: a systematic review. BMC Med. 2013;11:137.

78. Segers J, Hermans G, Bruyninckx F, Meyfroidt G, Langer D, Gosselink R. Feasibility of neuromuscular electrical stimulation in critically ill patients. J Crit Care. 2014;29(6):1082–8.

79. Zanotti E, Felicetti G, Maini M, Fracchia C. Peripheral muscle strength training in bed-bound patients with COPD receiving mechanical ventilation: effect of electrical stimulation. Chest. 2003;124(1):292–6.

80. Perme C, Chandrashekar R. Early mobility and walking program for patients in intensive care units: creating a standard of care. Am J Crit Care. 2009;18(3):212–21.

81. Needham DM. Mobilizing patients in the intensive care unit: improving neuromuscular weakness and physical function. JAMA. 2008;300(14):1685–90.

82. Probst VS, Troosters T, Coosemans I, Spruit MA, Pitta Fde O, Decramer M, et al. Mechanisms of improvement in exercise capacity using a rollator in patients with COPD. Chest. 2004;126(4):1102–7.

83. Chang AT, Boots R, Hodges PW, Paratz J. Standing with assistance of a tilt table in intensive care: a survey of Australian physiotherapy practice. Aust J Physiother. 2004;50(1):51–4.

84. Goldman JM, Rose LS, Williams SJ, Silver JR, Denison DM. Effect of abdominal binders on breathing in tetraplegic patients. Thorax. 1986;41(12):940–5.

85. van 't Hul A, Gosselink R, Hollander P, Postmus P, Kwakkel G. Acute effects of inspiratory pressure support during exercise in patients with COPD. Eur Respir J. 2004;23(1):34–40.

86. Porta R, Vitacca M, Gile LS, Clini E, Bianchi L, Zanotti E, et al. Supported arm training in patients recently weaned from mechanical ventilation. Chest. 2005;128(4):2511–20.

87. Vogiatzis I, Nanas S, Roussos C. Interval training as an alternative modality to continuous exercise in patients with COPD. Eur Respir J. 2002;20(1):12–9.

88. Stiller K. Physiotherapy in intensive care: an updated systematic review. Chest. 2013;144(3):825–47.

89. Hulzebos EH, Helders PJ, Favie NJ, De Bie RA, Brutel de la Riviere A, van Meeteren NL. Preoperative intensive inspiratory muscle training to prevent postoperative pulmonary complications in high-risk patients undergoing CABG surgery: a randomized clinical trial. JAMA. 2006;296(15):1851–7.

90. Jenkins SC, Soutar SA, Loukota JM, Johnson LC, Moxham J. Physiotherapy after coronary artery surgery: are breathing exercises necessary? Thorax. 1989;44(8):634–9.

91. Pasquina P, Tramer MR, Walder B. Prophylactic respiratory physiotherapy after cardiac surgery: systematic review. BMJ. 2003;327(7428):1379.

92. Patman S, Sanderson D, Blackmore M. Physiotherapy following cardiac surgery: is it necessary during the intubation period? Aust J Physiother. 2001;47(1):7–16.

93. Celli BR, Rodriguez KS, Snider GL. A controlled trial of intermittent positive pressure breathing, incentive spirometry, and deep breathing exercises in preventing pulmonary complications after abdominal surgery. Am Rev Respir Dis. 1984;130(1):12–5.

94. Roukema JA, Carol EJ, Prins JG. The prevention of pulmonary complications after upper abdominal surgery in patients with noncompromised pulmonary status. Arch Surg. 1988;123(1):30–4.

95. Pasquina P, Tramer MR, Granier JM, Walder B. Respiratory physiotherapy to prevent pulmonary complications after abdominal surgery: a systematic review. Chest. 2006;130(6):1887–99.

96. Overend TJ, Anderson CM, Lucy SD, Bhatia C, Jonsson BI, Timmermans C. The effect of incentive spirometry on postoperative pulmonary complications: a systematic review. Chest. 2001;120(3): 971–8.

97. Gosselink R, Schrever K, Cops P, Witvrouwen H, De Leyn P, Troosters T, et al. Incentive spirometry does not enhance recovery after thoracic surgery. Crit Care Med. 2000;28(3):679–83.

98. Aguilo R, Togores B, Pons S, Rubi M, Barbe F, Agusti AG. Noninvasive ventilatory support after lung resectional surgery. Chest. 1997;112(1):117–21.

99. Pasquina P, Merlani P, Granier JM, Ricou B. Continuous positive airway pressure versus noninvasive pressure support ventilation to treat atelectasis after cardiac surgery. Anesth Analg. 2004;99(4):1001–8.

100. Morrow B, Zampoli M, van Aswegen H, Argent A. Mechanical insufflation-exsufflation for people with neuromuscular disorders. Cochrane Database Syst Rev. 2013;12:CD010044.

101. Bach JR, Sinquee DM, Saporito LR, Botticello AL. Efficacy of mechanical insufflation-exsufflation in extubating unweanable subjects with restrictive pulmonary disorders. Respir Care. 2015;60(4):477–83.

102. Ireland CJ, Chapman TM, Mathew SF, Herbison GP, Zacharias M. Continuous positive airway pressure (CPAP) during the postoperative period for prevention of postoperative morbidity and mortality following major abdominal surgery. Cochrane Database Syst Rev. 2014;8:CD008930.

103. Hodgson C, Denehy L, Ntoumenopoulos G, Santamaria J, Carroll S. An investigation of the early effects of manual lung hyperinflation in critically ill patients. Anaesth Intensive Care. 2000;28(3):255–61.

104. Patman S, Jenkins S, Stiller K. Manual hyperinflation—effects on respiratory parameters. Physiother Res Int. 2000;5(3):157–71.

105. Hodgson C, Ntoumenopoulos G, Dawson H, Paratz J. The Mapleson C circuit clears more secretions than the Laerdal circuit during manual hyperinflation in mechanically-ventilated patients: a randomised cross-over trial. Aust J Physiother. 2007;53(1):33–8.

106. Albert SP, DiRocco J, Allen GB, Bates JH, Lafollette R, Kubiak BD, et al. The role of time and pressure on alveolar recruitment. J Appl Physiol (1985). 2009;106(3):757–65.

107. Singer M, Vermaat J, Hall G, Latter G, Patel M. Hemodynamic effects of manual hyperinflation in critically ill mechanically ventilated patients. Chest. 1994;106(4):1182–7.

108. Yang KL, Tobin MJ. A prospective study of indexes predicting the outcome of trials of weaning from mechanical ventilation. N Engl J Med. 1991;324(21):1445–50.

109. Bach JR, Saporito LR. Criteria for extubation and tracheostomy tube removal for patients with ventilatory failure. A different approach to weaning. Chest. 1996;110(6):1566–71.

110. Ely EW, Baker AM, Dunagan DP, Burke HL, Smith AC, Kelly PT, et al. Effect on the duration of mechanical ventilation of identifying patients capable of breathing spontaneously. N Engl J Med. 1996;335(25):1864–9.

111. Penuelas O, Frutos-Vivar F, Fernandez C, Anzueto A, Epstein SK, Apezteguia C, et al. Characteristics and outcomes of ventilated patients according to time to liberation from mechanical ventilation. Am J Respir Crit Care Med. 2011;184(4):430–7.

112. Goldstone J, Moxham J. Assisted ventilation. 4. Weaning from mechanical ventilation. Thorax. 1991;46(1):56–62.

113. Jung B, Moury PH, Mahul M, de Jong A, Galia F, Prades A, et al. Diaphragmatic dysfunction in patients with ICU-acquired weakness and its impact on extubation failure. Intensive Care Med. 2016;42(5):853–61.

114. Vassilakopoulos T, Zakynthinos S, Roussos C. The tension-time index and the frequency/tidal volume ratio are the major pathophysiologic determinants of weaning failure and success. Am J Respir Crit Care Med. 1998;158(2):378–85.

115. Gayan-Ramirez G, Testelmans D, Maes K, Racz GZ, Cadot P, Zador E, et al. Intermittent spontaneous breathing protects the rat diaphragm from mechanical ventilation effects. Crit Care Med. 2005;33(12):2804–9.

116. Nava S, Gregoretti C, Fanfulla F, Squadrone E, Grassi M, Carlucci A, et al. Noninvasive ventilation to prevent respiratory failure after extubation in high-risk patients. Crit Care Med. 2005;33(11):2465–70.

117. Gosselink R, Langer D. Recovery from ICU-acquired weakness; do not forget the respiratory muscles! Thorax. 2016;71(9):779–80.

118. Elkins M, Dentice R. Inspiratory muscle training facilitates weaning from mechanical ventilation among patients in the intensive care unit: a system-

atic review. J Physiother. 2015;61(3):125–34.

119. Holliday JE, Hyers TM. The reduction of weaning time from mechanical ventilation using tidal volume and relaxation biofeedback. Am Rev Respir Dis. 1990;141(5 Pt 1):1214–20.

120. Hall JB, Wood LD. Liberation of the patient from mechanical ventilation. JAMA. 1987;257(12):1621–8.

121. Esteban A, Alia I, Ibanez J, Benito S, Tobin MJ. Modes of mechanical ventilation and weaning. A national survey of Spanish hospitals. The Spanish Lung Failure Collaborative Group. Chest. 1994;106(4):1188–93.

122. Pavlovic D, Wendt M. Diaphragm pacing during prolonged mechanical ventilation of the lungs could prevent from respiratory muscle fatigue. Med Hypotheses. 2003;60(3):398–403.

123. DiMarco AF, Onders RP, Ignagni A, Kowalski KE. Inspiratory muscle pacing in spinal cord injury: case report and clinical commentary. J Spinal Cord Med. 2006;29(2):95–108.

第 27 章　　　囊性纤维化

Thomas Radtke, Susi Kriemler, and Helge Hebestreit

27.1　呼吸康复的地点

一般而言,CF 的呼吸康复治疗用于住院和门诊患者。住院地点包括急症护理中心和康复医院。由康复医院进行呼吸康复治疗在一些国家中更为常见,它提供 3~4 周的多元康复计划,包括医疗支持,营养、心理咨询以及运动训练。虽然急诊住院期间的呼吸康复通常是在个体靶向治疗和最佳感染控制的基础上进行,但康复医院通常可以为特定的患者群体提供更高强度的康复治疗,并且具有非常高的专业水平。此外,特定的气候条件,如冬季温暖和干燥的天气和(或)盐度增加的高气压,可能有利于康复。这种情况下的存在的问题是根据气道中存在的病原体选择患者。尽管在康复之前进行了痰检和严格的纳入标准,但一些患者在康复开始前检测出阳性病原体,而此前该患者并未检出此病原体。在这种情况下,患者不能被纳入已制定的康复项目。并且即使采取了所有这些措施,也不能完全排除病原体在患者与患者之间的传播,但可以通过适当的感染控制措施将其最小化[1]。

门诊呼吸康复通常在家附近进行,基于个体化治疗并且包括以气道廓清和胸廓运动为主的物理治疗及运动训练。

虽然囊性纤维化的感染预防和控制指南(infection prevention and control guideline)不推荐[2],但一些民间的患者组织机构像专业医院和门诊一样,提供结构化的康复治疗方案,如为囊性肺纤维化患者组织旅行,比如组织去加那利群岛。患者住在个人公寓或酒店房间,并且参加团队集体活动和个体化治疗。

27.2　感染控制

许多研究强调了在囊性纤维化患者呼吸康复期间感染控制的重要性[3,4]。囊性纤维化基金会的感染预防和控制指南(infection prevention and control guideline)[2]包括许多适用于呼吸康复的推荐建议,例如教育所有医疗卫生专业人员和囊性纤维化患者感染控制、手卫生、医疗机构佩戴口罩、患者之间的距离为 6 英尺(2m)、对检测和康复设备的适当消毒等。对于某些康复机构,这一声明更具限制性:“囊性纤维化基金会(CF Foundation)不推荐针对囊性纤维化患者设立特定的营地或特定的教育场所。换句话说,只有出自同一家庭的囊性纤维化患者才应参加露营或教育休养”[2]。然而,近期研究表明,在医院对儿童和青少年囊性纤维化患者反复进行小组讨论的教育项目可能与细菌传播无关[5]，并且教育和康复项目的益处在文献中也有所记载[6~8]。这种模棱两可的情况需要仔细的进行利弊评估。

27.3　呼吸康复的构成要素

27.3.1　营养

呼吸康复通常用于营养咨询。一般来说，囊性纤维化患者很瘦，甚至体重不足。长期以来，较好的营养状况与较好的肺部情况[9]及有氧健康有关[10]。因此，通常建议使用富含脂肪和热量的营养素以及适当补充胰酶和脂溶性维生素。然而，越来越多的患者超重甚至肥胖[11,12]，对于这些患者需要给出不同的建议。

27.3.2　气道廓清

已经为囊性纤维化患者建立了几种气道廓清技术，例如——呼吸主动循环技术，自体引流，人体呼吸，呼气正压治疗，以及呼吸振荡呼气末正压装置，如 Flutter®，Cornet® 或 Acapella®。一般来说，没有证据表明一种技术优于另一种技术[13]。然而，与呼气末正压相比，高频振荡对减少肺部疾病急性加重发生频率的影响较小[14]。对于患者本人，气道廓清技术的选择取决于肺部实际情况，个人经验和偏好，以及实施/教授该技术医师的经验。

在临床实践中，许多患者，尤其是肺部疾病进展期和（或）支气管分泌物进行性增多的患者在运动前进行气道廓清，他们的临床表现得到了改善，呼吸困难也减少了。然而，其他人在运动会后使用气道廓清技术排痰，排痰则在运动期间得以动员[15]。

27.3.3　心理支持

压力，焦虑和抑郁在囊性纤维化患者中非常普遍[16]，并且会影响治疗依从性和健康相关生活质量（health-related quality of life，HRQOL）。特别是抑郁可能会影响囊性纤维化患者的自我管理，从而影响呼吸康复治疗的效果。另一方面，包含一组患者的呼吸康复可能具有心理社会效益。尽管就目前所知，并没有针对这一主题的系统性研究，但患者因呼吸康复产生了巨大的动力。此外，使用量身订制的面向家庭的康复计划，康复也可能对父母的健康相关生活质量产生积极影响[17]。

27.3.4　运动

27.3.4.1　体适能对囊性纤维化的重要性

身体活动和运动训练是囊性纤维化健康照护中不可或缺的组成部分并得以被接受。高水平的身体活动与更好的 HRQOL[18]、骨骼健康[19]相关，可减少住院率和住院天数[20]，并且可减缓肺功能随时间下降的速度[20,21]。此外，体力活动水平较高的患者具有较高的有氧运动能力[20,22]。囊性纤维化患者较高的有氧运动能力与较高的 HRQOL[18]、肌肉力量[22]和较长的寿命相关[23~25]。图 27-1 显示了氧摄取量峰值（VO_2 峰值）-有氧运动指标，与两个 HRQOL 指标之间的相关性。

27.3.4.2　运动耐量的评估

在开始任何运动训练之前，建议对患者的生理健康状况进行运动测试，筛查运动相关风险，并提供运动训练的建议[26]。最近发表了关于运动试验的声明，包括运动试验的选择，试验方案及解释说明[26]。运动能力可以通过简单的现场测试来评估，例如步行、台阶或往返测试，或者最好运用循环测量仪或

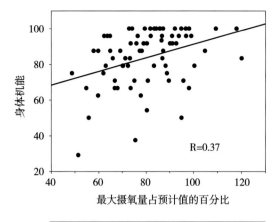

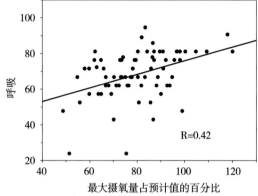

图 27-1　VO_2 峰值健康相关生活质量指标"身体功能"（a）和"呼吸"（b）-CFQ-R 问卷的关系。数据来自 Hebestreit 等[18]

跑步机进行心肺运动试验并分析呼出气。所有试验都有其各自的优点和缺点，试验的选择应由测试的问题和目标所决定。欧洲囊性纤维化学会运动工作组推荐使用 Godfrey 循环测力计[27]联合测量呼出气体并监测 10 岁及以上患者的血氧饱和度。替代试验包括使用 Godfrey 循环测力计联合脉搏血氧饱和度测量，而不推荐测量气体交换或平板运动试验联合血气分析和脉搏血氧饱和度测定[28]。

27.3.4.3　改善体适能

关于运动训练对有氧和无氧运动能力、肌肉力量和患者报告结局指标（如 HRQOL）的作用，大部分的认识主要来自于一些小型的观察性和非对照性研究。Cochrane 数据库系统评价总结了 13 项随机对照试验，包括 402 名患者在运动能力、肺功能（第 1 秒用力呼气容积）和 HRQOL 等方面的研究。尽管在研究持续时间（<1 个月至 3 年）、疾病严重程度、训练方式（有氧、无氧、混合性或无训练）、监督水平（完全、部分或未监督）等方面存在很大的异质性，但大多数关于长期训练的研究（≥1 个月）表明有氧运动能力有所改善（图 27-2），对 FEV_1 和 HRQOL 的影响不显著。

特别针对呼吸康复机构，Gruber 等[29]研究了间歇性运动训练计划作为为期 6 周的住院康复计划的一部分。在这项研究中，囊性纤维化伴有严重肺功能损伤（FEV_1 ≤40% 预测值）且无法参加标准运动训练方案的患者接受了个体化可校正的跑步机间歇训练（1∶2 工作休息比）。6 周后，亚极量和极量运动能力显著改善，说明即使严重肺功能损害的患者也可以从结构化间歇运动训练中受益。

一些囊性纤维化中心，在住院期间进行结构化运动训练。在 Selvadurai 等人进行的一项研究中[30]，纳入因肺部感染急性加重住院治疗的儿童和青少年（8~16 岁）患者，随机分为有氧训练组，阻抗训练组及对照组。试验组儿童每周接受有监督的培训至少 5 次，对照组接受标准治疗，包括胸部理疗和营养咨询。出院后，三组患者的 FEV_1 和体脂含量均有所改善，有氧训练组的 VO_2 峰值（约 22%）和 HRQOL（约 14%）增加，阻抗训练组的腿部肌肉力量得到改善（约 18%）。这一作用在出院后 1 个月仍然有效。

a 最大摄氧量的变化（ml/（min·kg）体重）
有氧训练与对照组

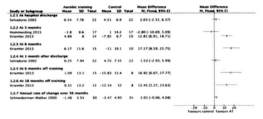

b FEV₁占预计值百分比的变化
有氧训练与对照组

无氧训练与对照组

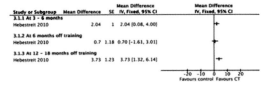

无氧训练与对照组

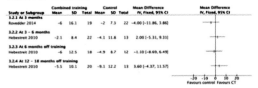

联合训练与对照组

联合训练与对照组

图 27-2　比较有氧训练（AT）与无体能训练、无氧训练（ANT）与无体能训练及联合训练（CT）与无体能训练在最大氧摄取的差异（VO₂ 峰值，以 ml/（min·kg）BW 为单位）[28]。BW，体重

27.4　特殊考虑

27.4.1　肺移植

根据国际心肺移植协会（International Society for Heart and Lung Transplantation，ISHLT）的登记数据，囊性纤维化是肺移植（lung transplantation，LTx）的第三大最常见适应证并且能够最有效地改善终末期肺病的生存率和健康相关生活质量（health-related quality of life，HRQOL）。患有囊性纤维化的肺移植受者运动耐量减少、平时体力活动水平减低、乳酸阈值降低、全身氧摄取减少及外周肌肉力量受损[31-33]。在肺移植受者中，许多因素会导致肌肉力量受损，如肌纤维萎缩、长期制动导致肌纤维从Ⅰ型转化为Ⅱ型

的比例发生改变，以及免疫抑制剂和糖皮质激素及其他药物的使用[33,34]。然而，外周肌无力似乎是囊性纤维化患者肺移植后有氧运动能力降低的主要决定因素[31]。系统评价提供了一些证据，表明结构化运动训练可能改善肺移植受者的运动耐量和肌肉力量，包括患囊性纤维化的肺移植受者[35]。运动训练，理想情况下是耐力训练和阻力训练的结合，应该每周至少进行三次，并且应该根据个人的运动耐量进行调整。一项为期 3 个月的结构化运动训练（每周 3 次，约 90 分钟），包括耐力和强化训练，证实可改善日常体力活动、6 分钟步行距离、肌肉力量和自我身体功能[36]。在肺功能严重受损和大量肌肉功能失调的患者中，间歇训练是一种可行的训练方式。与持续运动训练相比，间歇训练可以减轻慢性阻塞性肺疾病患者的呼吸困难和肌

肉疲劳,并且可以持续更长时间[37-39]。理想情况下,运动训练应在术前康复中即开始进行,旨在改善(或维持)肌肉力量、有氧运动耐量和活动能力,从而使肺移植有更好的起点并获得更好的术后效果[40]。训练必须根据个体的运动耐量进行调整,并且应给予足够的休息时间,以便在训练刺激之间获得足够的恢复时间。肺移植后,早期运动、物理治疗和个体化的运动训练是必不可少的。运动训练项目对肺移植受者的运动能力和患者主观疗效的长期作用有待进一步研究。

27.4.2 氧疗 / 无创通气

中重度囊性纤维化患者可能在运动期间出现氧饱和度下降。出现氧饱和度降低的风险[定义为氧饱和度(SpO2)低于90%可能会随着疾病严重程度的增加而增加[41-43]。极量运动和正规低氧激发试验期间的SpO2与肺功能[例如,FEV1,用力肺活量(FVC),肺氧化亚氮和一氧化碳弥散量]、体重指数、临床和影像学评分及静息下SpO2相关[41-46]。然而,上述研究中没有一项能够通过静息状态下的数据可靠地预测运动过程中的氧饱和度。其他研究表明即使患者FEV1/FVC在70%至90%之间,心肺运动试验期间也会出现氧饱和度下降[43]。因此,患者应进行(心肺)运动测试,并进行脉搏血氧饱和度监测,从而准确识别出运动引起的氧饱和度下降[26]。

运动诱导的低氧血症与心律失常有关,并推荐囊性纤维化患者在运动期间SpO2不应低于90%[47,48]。对于仅在极量运动时出现氧饱和度下降的患者,建议根据靶心率限制运动强度,或给予足够恢复期的间歇训练从而预防低氧血症的发生,同时保证有效的训练刺激[49]。

运动期间吸氧也可用于氧饱和度降低的患者,并且研究表明在亚极量[50]和极量运动[51]中可延长运动持续时间,并减少中重度

囊性纤维化患者氧饱和度降低的风险[50-52]。Cochrane数据库系统评价表明,对于慢性阻塞性肺疾病患者运动期间进行额外氧疗的证据有限[53],尤其是患者主观疗效方面,如HRQOL和症状。然而,与不吸氧相比,吸氧有更长的运动持续时间,从而对患者获得足够的训练刺激有益[53],因此可优化康复过程中的训练效益。在呼吸康复期间,物理治疗师或运动治疗师可以指导患者在运动期间自我监测SpO2,并在SpO2降至90%以下时调整运动强度。另外,心率限制可能有助于指导训练强度(图27-3)。此外,间歇训练(与额外的吸氧相结合)可能更好地避免使患有严重肺病和显著外周肌肉功能障碍的患者出现氧饱和度降低。与持续运动相比,间歇运动似乎更少诱导代谢应激和肺动态过度充气[54]。而代谢应激和肺动态过度充气在囊性纤维化肺病中非常常见,并且与运动耐量降低和活动后呼吸困难相关[55]。

除了氧疗,无创通气(non-invasive ventilation,NIV),如持续气道正压通气(CPAP),吸气压力支持(IPS)或比例辅助通气(PAV)已在慢性肺病患者的运动中进行了研究[56-58]。在运动期间,由于呼气流量限制和高呼吸频率导致呼气末肺容量增加,从而而发生肺动态过度充气。因此,呼吸功显著增加并导致患者由于呼吸短促而终止运动。无创通气已被用于减少呼吸肌做功,并最大限度地减少阻塞性肺病患者呼吸困难的症状。对儿童和成人囊性纤维化患者的研究表明,无创通气用于亚极量运动中可改善运动耐量、肺功能和血氧饱和度,但对静息状态下呼吸困难的改善不利[57,58]。成人囊性纤维化患者亚极量运动中使用CPAP的有利作用(即降低氧耗、跨膈压、呼吸困难及改善氧合)似乎与肺病严重程度有关,肺部疾病越严重,有利作用越显著[57]。对年轻囊性纤维化患者(7~16岁)的一项随机交叉试验中,在使用和不使用无创通气、6分钟步行试验前和

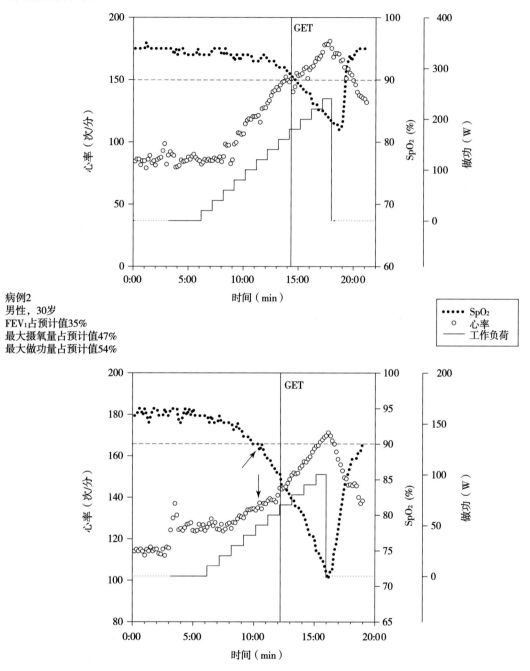

病例1
男性，27岁
FEV$_1$占预计值47%
最大摄氧量占预计值86%
最大做功量占预计值106%

病例2
男性，30岁
FEV$_1$占预计值35%
最大摄氧量占预计值47%
最大做功量占预计值54%

图 27–3　使用 Godfrey 循环方案对患有囊性纤维化的 27 岁（病例 1）和 30 岁（病例 2）男性患者进行运动试验。这两个病例，测试都以 3 分钟的静息时间（虚线）开始，然后是 3 分钟的无负载蹬踏，随后增加做功量（病例 1 和病例 2 分别以每分钟 20W 和 10W 递增），进而 3 分钟休息时间（虚线）。红色水平虚线表示 90% 的氧饱和度（SpO$_2$），黑色垂直线表示由 V 斜率法确定的气体交换阈值（GET）。两个病例均显示氧饱和度降低（病例 1 的工作负荷为 180W，心率为 151 次 / 分钟；病例 2 的工作负荷为 50W，心率为 137 次 / 分钟）

后分别使用光电体积描记仪测量胸腔容积的变化。与无通气支持组相比，无创通气可显著改善步行距离和SpO$_2$[58]。此外，作者观察了胸腹动力学的变化，如由于通气支持的应用，运动后较高的潮气量导致胸腔容量增加和腹腔容积减少。这些资料表明运动期间使用无创通气对急性期具有有利的作用，但仍需要进一步的研究来评估运动联合无创通气对囊性纤维化患者呼吸康复（功能性）运动耐量和患者主观疗效方面的长期影响。

图27-3显示了两名男性囊性纤维化患者使用Godfrey循环方案进行心肺运动试验（气体交换数据未显示）。第一位患者（病例1）显示在运动强度为180W，心率为151次/分时氧饱和度下降（SpO$_2$<90%）。氧饱和度下降时心率非常接近于气体交换阈值（gas exchange threshold, GET）。在会诊期间，为防止长时间缺氧，建议该患者在持续运动期间心率不要超过150次/分。病例2出现明显的氧饱和度降低，并且他的SpO$_2$水平在运动试验早期和GET之前就降至90%以下。该患者在运动期间出现广泛氧饱和度下降是众所周知的，并且他经常在不吸氧的情况下在非常高的强度下运动。因此，尽管严重缺氧并未检测到心律失常的发生，但该试验仍继续进行直至患者自愿终止。对于这个病例，我们建议在吸氧同时进行间歇训练，以使患者获得足够的训练刺激并防止缺氧和早期肌肉疲劳。

27.4.3　糖尿病

囊性纤维化相关性糖尿病（cystic fibrosis related diabetes, CFRD）是囊性纤维化中最常见的并发症，成人发生率约40%~50%[59,60]。CFRD具有1型和2型糖尿病的特征[60]，并且可能与运动不耐受有关[61]。CFRD的诊断对肺功能有不利影响且预后较差[60]。大多数关于定期活动和结构化运动训练对血糖控制的有益影响来源于2型糖尿病的研究[62]。关于慢性效应，有氧训练和阻力训练都可以改善胰岛素作用、血糖水平、脂肪氧化和骨骼肌储备[62]。由于常规运动对心血管健康有很多益处，美国糖尿病协会[59]建议CFRD患者每周进行150分钟中等强度的有氧运动，这与大众的运动建议一致。针对囊性纤维化肺病患者，有限的数据可提供足够的证据证明定期体育活动的好处和运动训练对于预防和管理CFRD的益处。一项小型随机对照研究（n=14）的一些初步数据表明，对于糖耐量异常的成人患者，有氧和阻力训练联合可以在12周后改善血糖控制水平[63]。但是，这些结果仍需在未来的研究中得到证实。CFRD的急性并发症包括可能由剧烈运动或长时间运动以及运动前和运动期间热量摄入不足引起的低血糖症。在没有CFRD的患者中甚至可以发生非严重的高血糖。囊性纤维化患者对低血糖有快速的儿茶酚胺反应和正常的低血糖症状，但他们对低血糖的高血糖素反应不足[64]。因此，对患者及其家属进行适当的低血糖教育非常重要。应指导患者在剧烈的体力活动之前测量血糖水平，并根据预期运动持续时间和强度仔细规划其食物和饮料的摄入量[59]。

27.4.4　静脉输注装置

在一些囊性纤维化患者中，呼吸康复期间需要静脉注射抗生素治疗。在其他病例中，住院患者的静脉治疗用于强化呼吸康复计划[30]。

通常，在这种情况下使用四种类型的装置：外周静脉置管，通常插入肘静脉并到达肩部的中线导管，外周静脉穿刺的中心静脉置管（peripherally inserted central catheters, PICC）和可植入装置，如静脉导管可在需要时经皮细针穿刺。

虽然没有静脉输注装置与运动有关的不

良事件的系统性研究,但常识和病例报告[65]提出了一些与呼吸康复有关的建议。除了不在使用的静脉导管外,有其余装置的都强烈建议不能游泳。此外,专家共识强烈反对可能发生装置置入部位创伤的接触性体育活动[48,66]。建议囊性纤维化患者和置入 PICC 的患者不要进行举重运动或网球等剧烈运动。在一个病例中,在躯干前、后使用弹簧扩张器运动与静脉导管破裂以及碎片栓塞到右肺动脉有关[65]。因此,上述建议可能会扩展到静脉导管。

27.4.5　咯血及气胸

在囊性纤维化中,在可控条件下进行运动试验是安全的,并且在院内运动训练以及日常生活中发生严重不良事件很少[67]。然而,随着囊性纤维化相关性气道疾病的恶化,呼吸系统并发症发生的可能性随之增加,例如可能是严重的咯血和气胸。所有囊性纤维化患者中有 3% 至 4% 会在一生中发生自发性气胸[67,68],年平均发病率为 1/167[68],一周内复发率约为 50%~90%[69]并且随后在对侧的发生率约 46%[68]。运动期间气胸的发病率很低,每 1000 患者每年有 0.15%。这些事件可发生在肺部疾病的任何阶段,但主要发生在感染后,至少 50% 与运动或非运动诱发的咳嗽有关[67]。有报道 5 年间咯血的发生率为 9.1%[70]。咯血多为少量至中等量,但在所有囊性纤维化患者的一生中约有 4% 发生严重的、危及生命的咯血,平均年发病率为 0.87%,或每年 115 例患者中有 1 例会发生[71]。在一项回顾性调查中,3% 的患者会发生运动相关的咯血,发病率为每 1000 患者每年 0.12%。没有发现危险因素,也没有关于出血严重程度的报道。当发生严重的咯血和气胸时,建议摒弃气道廓清技术[72]。虽然仅在发生气胸的情况下推荐(处理后长达 2 周的时间),但在这两种情况下避免更强烈的

有氧运动和举重可能是明智的,特别是当运动诱发咳嗽或更高的胸内压[72]。

27.5　总结

囊性纤维化的呼吸康复是多学科的,包括医疗支持、营养和心理咨询以及胸部理疗和运动训练,但像用于 COPD 患者那样的结构化方案却并不存在。与其他肺部疾病相比,囊性纤维化呼吸康复的主要差异是疾病的性质和患者之间病原体传播的潜在风险。由于这些原因,在囊性纤维化患者的护理中经常避免小组会议(即教育或锻炼)。呼吸康复(如运动训练和胸部理疗)有益影响的证据主要基于在传统呼吸康复中尚未进行的研究。然而,囊性纤维化患者可以通过多元治疗以多种方式受益,例如,更好的营养状态和更高的运动耐量与囊性纤维化患者的存活率提高相关。

(罗萨　译)

参考文献

1. Saiman L. Update on infection prevention and control guidelines. Pediatr Pulmonol. 2013;48(Suppl 36):185–7.
2. Saiman L, Siegel JD, LiPuma JJ, Brown RF, Bryson EA, Chambers MJ, Downer VS, Fliege J, Hazle LA, Jain M, Marshall BC, O'Malley C, Pattee SR, Potter-Bynoe G, Reid S, Robinson KA, Sabadosa KA, Schmidt HJ, Tullis E, Webber J, Weber DJ. Infection prevention and control guideline for cystic fibrosis: 2013 update. Infect Control Hosp Epidemiol. 2014;35(S1):S1–S67
3. Pegues DA, Carson LA, Tablan OC, Fitzsimmons SC, Roman SB, Miller JM, Jarvis WR, Spohn W, Diakew D, Mccoy K, Johnson T, Wilmott RW, Kociela VL, Bivens K, Kanga JF, Christenson J, Woods C, Reisman J, Ciccaletaylor L, Wilson WM, Hennessey R, Eccelstone ER, Hunter E, Keely K. Acquisition of pseudomonas-cepacia at summer camps for patients with cystic-fibrosis. J Pediatr. 1994;124:694–702.
4. Tummler B, Koopmann U, Grothues D, Weissbrodt H, Steinkamp G, Vonderhardt H. Nosocomial acquisition of pseudomonas-aeruginosa by cystic-fibrosis patients. J Clin Microbiol. 1991;29:1265–7.

5. Ridderberg W, Andersen C, Vaeth M, Bregnballe V, Norskov-Lauritsen N, Schiotz PO. Lack of evidence of increased risk of bacterial transmission during cystic fibrosis educational programmes. J Cyst Fibros. 2016;15:109–15.

6. Christian BJ, D'auria JP. Building life skills for children with cystic fibrosis - Effectiveness of an intervention. Nurs Res. 2006;55:300–7.

7. Greenberg D, Yagupsky P, Peled N, Goldbart A, Porat N, Tal A. Lack of evidence of transmission of Pseudomonas aeruginosa among cystic fibrosis patients attending health camps at the Dead Sea, Israel. Isr Med Assoc J. 2004;6:531–4.

8. Griese M, Busch P, Caroli D, Mertens B, Eismann C, Harari M, Staudter H, Kappler M. Rehabilitation programs for cystic fibrosis—view from a CF center. Open Respir Med J. 2010;4:1–8.

9. Steinkamp G, Wiedemann B. Relationship between nutritional status and lung function in cystic fibrosis: cross sectional and longitudinal analyses from the German CF quality assurance (CFQA) project. Thorax. 2002;57:596–601.

10. Klijn PH, Van Der Net J, Kimpen JL, Helders PJ, Van Der Ent CK. Longitudinal determinants of peak aerobic performance in children with cystic fibrosis. Chest. 2003;124:2215–9.

11. Hanna RM, Weiner DJ. Overweight and obesity in patients with cystic fibrosis: a center-based analysis. Pediatr Pulmonol. 2015;50:35–41.

12. Stephenson AL, Mannik LA, Walsh S, Brotherwood M, Robert R, Darling PB, Nisenbaum R, Moerman J, Stanojevic S. Longitudinal trends in nutritional status and the relation between lung function and BMI in cystic fibrosis: a population-based cohort study. Am J Clin Nutr. 2013;97:872–7.

13. Mckoy NA, Wilson LM, Saldanha IJ, Odelola OA, Robinson KA. Active cycle of breathing technique for cystic fibrosis. Cochrane Database Syst Rev. 2016;7:CD007862.

14. McIlwaine M, Button B, Dwan K. Positive expiratory pressure physiotherapy for airway clearance in people with cystic fibrosis. Cochrane Database Syst Rev. 2015;6:CD003147.

15. Radtke T, Nolan SJ, Hebestreit H, Kriemler S. Physical exercise training for cystic fibrosis. Cochrane Database Syst Rev. 2015; doi:10.1002/14651858. CD002768.pub3CD002768.

16. Quittner AL, Barker DH, Snell C, Grimley ME, Marciel K, Cruz I. Prevalence and impact of depression in cystic fibrosis. Curr Opin Pulm Med. 2008;14:582–8.

17. West CA, Besier T, Borth-Bruhns T, Goldbeck L. Effectiveness of a family-oriented rehabilitation program on the quality of life of parents of chronically ill children. Klin Padiatr. 2009;221:241–6.

18. Hebestreit H, Schmid K, Kieser S, Junge S, Ballmann M, Roth K, Hebestreit A, Schenk T, Schindler C, Posselt H-G, Kriemler S. Quality of life is associated with physical activity and fitness in cystic fibrosis. BMC Pulm Med. 2014;14:26.

19. Tejero Garcia S, Giraldez Sanchez MA, Cejudo P, Quintana Gallego E, Dapena J, Garcia Jimenez R, Cano Luis P, Gomez De Terreros I. Bone health, daily physical activity, and exercise tolerance in patients with cystic fibrosis. Chest. 2011;140:475–81.

20. Cox NS, Alison JA, Button BM, Wilson JW, Morton JM, Holland AE. Physical activity participation by adults with cystic fibrosis: an observational study. Respirology. 2016;21:511–8.

21. Schneiderman JE, Wilkes DL, Atenafu EG, Nguyen T, Wells GD, Alarie N, Tullis E, Lands LC, Coates AL, Corey M, Ratjen F. Longitudinal relationship between physical activity and lung health in patients with cystic fibrosis. Eur Respir J. 2014;43:817–23.

22. Hebestreit H, Kieser S, Rudiger S, Schenk T, Junge S, Hebestreit A, Ballmann M, Posselt HG, Kriemler S. Physical activity is independently related to aerobic capacity in cystic fibrosis. Eur Respir J. 2006;28:734–9.

23. Moorcroft AJ, Dodd ME, Webb AK. Exercise testing and prognosis in adult cystic fibrosis. Thorax. 1994;49:1075–1076P.

24. Nixon PA, Orenstein DM, Kelsey SF, Doershuk CF. The prognostic value of exercise testing in patients with cystic fibrosis. New Engl J Med. 1992;327:1785–8.

25. Pianosi P, Leblanc J, Almudevar A. Peak oxygen uptake and mortality in children with cystic fibrosis. Thorax. 2005;60:50–4.

26. Hebestreit H, Arets HG, Aurora P, Boas S, Cerny F, Hulzebos EH, Karila C, Lands LC, Lowman JD, Swisher A, Urquhart DS, European Cystic Fibrosis Exercise Working Group. Statement on exercise testing in cystic fibrosis. Respiration. 2015;90:332–51.

27. Godfrey S, Davies CT, Wozniak E, Barnes CA. Cardio-respiratory response to exercise in normal children. Clin Sci. 1971;40:419–31.

28. Radtke T, Nolan SJ, Hebestreit H, Kriemler S. Physical exercise training for cystic fibrosis. Paediatr Respir Rev. 2016b;19:42–5.

29. Gruber W, Orenstein DM, Braumann KM, Beneke R. Interval exercise training in cystic fibrosis—effects on exercise capacity in severely affected adults. J Cyst Fibros. 2014;13:86–91.

30. Selvadurai HC, Blimkie CJ, Meyers N, Mellis CM, Cooper PJ, Van Asperen PP. Randomized controlled study of in-hospital exercise training programs in children with cystic fibrosis. Pediatr Pulmonol. 2002;33:194–200.

31. Lands LC, Smountas AA, Mesiano G, Brosseau L, Shennib H, Charbonneau M, Gauthier R. Maximal exercise capacity and peripheral skeletal muscle function following lung transplantation. J Heart Lung Transplant. 1999;18:113–20.

32. Langer D, Gosselink R, Pitta F, Burtin C, Verleden G, Dupont L, Decramer M, Troosters T. Physical activity in daily life 1 year after lung transplantation. J Heart Lung Transplant. 2009;28:572–8.

33. Williams TJ, Mckenna MJ. Exercise limitation following transplantation. Compr Physiol. 2012;2:1937–79.

34. Radtke T, Benden C, Kriemler S. Physical activity and exercise training in lung transplant recipients with cystic fibrosis: 'what we know, what we don't know

and where to go'. Lung. 2016a;194:177–8.

35. Wickerson L, Mathur S, Brooks D. Exercise training after lung transplantation: a systematic review. J Heart Lung Transplant. 2010;29:497–503.

36. Langer D, Burtin C, Schepers L, Ivanova A, Verleden G, Decramer M, Troosters T, Gosselink R. Exercise training after lung transplantation improves participation in daily activity: a randomized controlled trial. Am J Transplant. 2012;12:1584–92.

37. Coppoolse R, Schols AMWJ, Baarends EM, Mostert R, Akkermans MA, Janssen PP, Wouters EFM. Interval versus continuous training in patients with severe COPD: a randomized clinical trial. Eur Respir J. 1999;14:258–63.

38. Vogiatzis I, Nanas S, Roussos C. Interval training as an alternative modality to continuous exercise in patients with COPD. Eur Respir J. 2002;20:12–9.

39. Vogiatzis I, Terzis G, Nanas S, Stratakos G, Simoes DCM, Georgiadou O, Zakynthinos S, Roussos C. Skeletal muscle adaptations to interval training in patients with advanced COPD. Chest. 2005;128:3838–45.

40. Mathur S, Hornblower E, Levy RD. Exercise training before and after lung transplantation. Physician Sports Med. 2009;37:78–87.

41. Henke KG, Orenstein DM. Oxygen saturation during exercise in cystic fibrosis. Am Rev Respir Dis. 1984;129:708–11.

42. Lebecque P, Lapierre JG, Lamarre A, Coates AL. Diffusion capacity and oxygen desaturation effects on exercise in patients with cystic fibrosis. Chest. 1987;91:693–7.

43. Ruf K, Hebestreit H. Exercise-induced hypoxemia and cardiac arrhythmia in cystic fibrosis. J Cyst Fibros. 2009;8:83–90.

44. Marcotte JE, Grisdale RK, Levison H, Coates AL, Canny GJ. Multiple factors limit exercise capacity in cystic fibrosis. Pediatr Pulmonol. 1986;2:274–81.

45. Peckham D, Watson A, Pollard K, Etherington C, Conway SP. Predictors of desaturation during formal hypoxic challenge in adult patients with cystic fibrosis. J Cyst Fibros. 2002;1:281–6.

46. Wheatley CM, Foxx-Lupo WT, Cassuto NA, Wong EC, Daines CL, Morgan WJ, Snyder EM. Impaired lung diffusing capacity for nitric oxide and alveolar-capillary membrane conductance results in oxygen desaturation during exercise in patients with cystic fibrosis. J Cyst Fibros. 2011;10:45–53.

47. Boas SR. Exercise recommendations for individuals with cystic fibrosis. Sports Med. 1997;24:17–37.

48. Swisher AK, Hebestreit H, Meija-Downs A, Lowman JD, Gruber W, Nippins M, Alison J. Exercise and habitual physical activity for people with cystic fibrosis: expert consensus, evidence-based guide for advising patients. Cardiopulm Phys Ther J. 2015;26:85–98.

49. Burtin C, Hebestreit H. Rehabilitation in patients with chronic respiratory disease other than chronic obstructive pulmonary disease: exercise and physical activity interventions in cystic fibrosis and non-cystic fibrosis bronchiectasis. Respiration. 2015;89:181–9.

50. McKone EF, Barry SC, FitzGerald MX, Gallagher CG. The role of supplemental oxygen during submaximal exercise in patients with cystic fibrosis. Eur Respir J. 2002;20:134–42.

51. Marcus CL, Bader D, Stabile MW, Wang CI, Osher AB, Keens TG. Supplemental oxygen and exercise performance in patients with cystic fibrosis with severe pulmonary disease. Chest. 1992;101:52–7.

52. Nixon PA, Orenstein DM, Curtis SE, Ross EA. Oxygen supplementation during exercise in cystic fibrosis. Am Rev Respir Dis. 1990;142:807–11.

53. Nonoyama ML, Brooks D, Lacasse Y, Guyatt GH, Goldstein RS. Oxygen therapy during exercise training in chronic obstructive pulmonary disease. Cochrane Database Syst Rev. 2007; Issue 2:CD005372.

54. Sabapathy S, Kingsley RA, Schneider DA, Adams L, Morris NR. Continuous and intermittent exercise responses in individuals with chronic obstructive pulmonary disease. Thorax. 2004;59:1026–31.

55. Stevens D, Stephenson A, Faughnan ME, Leek E, Tullis E. Prognostic relevance of dynamic hyperinflation during cardiopulmonary exercise testing in adult patients with cystic fibrosis. J Cyst Fibros. 2013;12:655–61.

56. Ambrosino N, Cigni P. Non invasive ventilation as an additional tool for exercise training. Multidiscip Respir Med. 2015;10:14.

57. Henke KG, Regnis JA, Bye PT. Benefits of continuous positive airway pressure during exercise in cystic fibrosis and relationship to disease severity. Am Rev Respir Dis. 1993;148:1272–6.

58. Lima CA, Andrade Ade F, Campos SL, Brandao DC, Fregonezi G, Mourato IP, Aliverti A, Britto MC. Effects of noninvasive ventilation on treadmill 6-min walk distance and regional chest wall volumes in cystic fibrosis: randomized controlled trial. Respir Med. 2014;108:1460–8.

59. Moran A, Brunzell C, Cohen RC, Katz M, Marshall BC, Onady G, Robinson KA, Sabadosa KA, Stecenko A, Slovis B. Clinical care guidelines for cystic fibrosis-related diabetes: a position statement of the American diabetes association and a clinical practice guideline of the cystic fibrosis foundation, endorsed by the pediatric endocrine society. Diabetes Care. 2010;33:2697–708.

60. Moran A, Dunitz J, Nathan B, Saeed A, Holme B, Thomas W. Cystic fibrosis-related diabetes: current trends in prevalence, incidence, and mortality. Diabetes Care. 2009;32:1626–31.

61. Ziegler B, Oliveira CL, Rovedder PM, Schuh SJ, Abreu ESFA, Dalcin Pde T. Glucose intolerance in patients with cystic fibrosis: sex-based differences in clinical score, pulmonary function, radiograph score, and 6-minute walk test. Respir Care. 2011;56:290–7.

62. Colberg SR, Sigal RJ, Fernhall B, Regensteiner JG, Blissmer BJ, Rubin RR, Chasan-Taber L, Albright AL, Braun B, American College of Sports Medicine, American Diabetes Association. Exercise and type 2 diabetes: the American college of sports medicine and the American diabetes association: joint position statement. Diabetes Care. 2010;33:e147–67.

63. Beaudoin N, Bouvet GF, Coriati A, Rabasa-Lhoret R,

Berthiaume Y. Combined exercise training improves glycemic control in adults with cystic fibrosis. Med Sci Sports Exerc. 2017;49:231–7.

64. Moran A, Diem P, Klein DJ, Levitt MD, Robertson RP. Pancreatic endocrine function in cystic fibrosis. J Pediatr. 1991;118:715–23.

65. Roggla G, Linkesch M, Roggla M, Wagner A, Haber P, Linkesch W. A rare complication of a central venous catheter system (Port-a-Cath). A case report of a catheter embolization after catheter fracture during power training. Int J Sports Med. 1993;14:345–6.

66. Cystic Fibrosis Foundation. https://www.cff. org/Living-with-CF/Treatments-and-Therapies/ Medications/Vascular-Access-Devices-PICCs-and-Ports/; 2017. Accessed 1 Jan 2017.

67. Ruf K, Winkler B, Hebestreit A, Gruber W, Hebestreit H. Risks associated with exercise testing and sports participation in cystic fibrosis. J Cyst Fibros. 2010;9:339–45.

68. Flume PA, Strange C, Ye X, Ebeling M, Hulsey T, Clark LL. Pneumothorax in cystic fibrosis. Chest. 2005a;128:720–8.

69. Flume PA. Pneumothorax in cystic fibrosis. Chest. 2003;123:217–21.

70. Flume PA. Pneumothorax in cystic fibrosis. Curr Opin Pulm Med. 2011;17:220–5.

71. Flume PA, Yankaskas JR, Ebeling M, Hulsey T, Clark LL. Massive hemoptysis in cystic fibrosis. Chest. 2005;128:729–38.

72. Flume PA, Mogayzel PJ Jr, Robinson KA, Rosenblatt RL, Quittell L, Marshall BC, Clinical Practice Guidelines for Pulmonary Therapies Committee, Cystic Fibrosis Foundation Pulmonary Therapies Committee. Cystic fibrosis pulmonary guidelines: pulmonary complications: hemopty-sis and pneumothorax. Am J Respir Crit Care Med. 2010;182:298–306.

第28章 限制性胸部疾病的呼吸康复

Anne Holland and Nicolino Ambrosino

28.1 间质性肺疾病

间质性肺疾病（interstitial lung disease，ILD）是一组超过200种以肺部炎症和（或）纤维化为特征的衰竭性疾病。特发性肺纤维化（idiopathic pulmonary fibrosis，IPF）是ILD中最常见和最致命的，约占ILD的1/3，并且从诊断开始的中位生存期为3年[1]。然而，临床病程差异很大，一些IPF患者会经历长时间的稳定，而其他患者会频繁出现急性加重或肺功能急剧下降[2]。间质性肺疾病也可能因潜在的系统性疾病而发生，例如结缔组织病或结节病，或职业暴露，例如石棉沉着症或硅沉着病。ILD的发病率在全球范围内不断增加，这主要是由于诊断IPF的人数增加。特发性肺纤维化好发于老年人，估计55~64岁年龄段患病率为19/100 000，而75岁及以上者上升为每88/100 000[3]。因此，随着发达国家人口的老龄化，将有更多的人罹患IPF。

28.1.1 间质性肺疾病的病理生理

肺间质是肺泡上皮和毛细血管内皮之间的肺组织。间质的增厚或炎症导致限制性通气功能和气体交换受损，分别通过肺功能和一氧化碳弥散量来体现。也可能发生肺毛细血管床的破坏，导致通气-血流灌注不匹配和氧弥散受限[4]。因此，活动后氧饱和度降低是ILD的一个重要特征。循环障碍是由肺毛细血管破坏和血管收缩引起，导致部分患者出现肺动脉高压和心功能不全[5]。诊断ILD需要高分辨CT扫描[1]。在某些情况下，需要进行肺活检以确诊。

28.1.2 临床特征

ILD以活动后呼吸困难，运动耐量下降和HRQOL为特征。在许多患者中，呼吸困难是严重且令人痛苦的，特别是在疾病进展迅速的患者中。对于许多患者来说，乏力比呼吸困难更令人烦恼[6]。运动耐量的降低在临床上很重要，因为它与较差的HRQOL和预后相关。长期咳嗽是ILD的另一个特征，并且可能难以控制。听诊可能闻及双肺吸气相爆裂音或Velcro啰音，特别是IPF中，但是也可能在石棉沉着病和结节病等其他ILD中听到[7]。

28.1.3 间质性肺疾病的肺外表现

越来越多地认为外周肌肉功能障碍是ILD运动功能障碍的重要原因。患有纤维化型间质性肺疾病[8],结节病[9,10]和类风湿关节炎[11]的患者股四头肌肌力下降,平均值较健康对照组低 20% 至 35%。那些股四头肌力量较差的患者功能性活动耐量下降[8-10,12,13]。外周肌肉力量减低也与生活质量减低[9,10]和乏力严重程度相关[9,10]。ILD 中外周肌功能障碍的原因尚不清楚,可能与 ILD 的潜在类型有关。例如,在类风湿关节炎中,股四头肌肌力减少与疾病病程长,受累关节数量多以及近期使用糖皮质激素有关[14]。在系统性硬化症(systemic sclerosis, SSc)中,骨骼肌功能障碍也与疾病病程相关,并且与局限性皮肤型 SSc 相比,弥漫性皮肤型 SSc 患者骨骼肌功能障碍更为严重[15]。体能活动不足也可能是造成外周肌肉功能障碍的重要原因。与健康的同龄人相比,ILD 患者的每日步数减少 65%[16],体力活动水平最低的患者 HRQOL 最差,与肺功能无关[17]。久坐不动(每天步行数少于 3300 步)的 ILD 患者的死亡危险性增加了三倍[16]。

众所周知其他重要的并发症也会影响 ILD 的结局(特别是 IPF),包括胃食管反流、心血管疾病、睡眠呼吸障碍和情绪障碍[18]。尽管其中一些与 IPF 具有共同的危险因素(例如吸烟),但仍然比预期的更为普遍。冠状动脉疾病可能发生在多达 1/3 的患者[19],胃食管反流高达 94%[20]。高达 1/3 的 ILD 患者存在焦虑,特别是呼吸困难程度较重的患者[21]。抑郁的发生率约为 25%,更常见于呼吸困难严重和并发症较多的患者[21]。如果没有治疗,抑郁就无法消除[22]。一项包括 272 名 IPF 患者的研究显示,58% 的患者有一到三个并发症,30% 有四到七个并发症,只有 12% 没有并发症[23]。这一研究结果强调了对 ILD 患者进行综合治疗的重要性。

28.1.4　间质性肺疾病的临床管理

近年来,IPF 治疗取得了重大进展。两种抗纤维化药物已被证明可以延缓疾病进展[24,25],首次证明 IPF 是一种可以治疗的疾病。然而,并没有可治愈性的治疗方案,患者继续承受着的极大的疾病负担,包括肺功能减退,活动后呼吸困难和 HRQOL 降低。未来可能会出现新的治疗方法。目前,支持治疗在 IPF 管理中具有重要作用,包括呼吸康复、氧疗和肺移植[1,26]。对于患有过敏性肺炎(如"饲鸽者肺")的患者,治疗的重点是脱离过敏原,并且在某些情况下可能会予以泼尼松龙。如果疾病进展或有肺外受累,泼尼松龙也可用于治疗结节病。免疫抑制治疗可用于结缔组织疾病和硬皮病相关性肺疾病。在一些 ILD 中,可能没有可用的药物[27]。尽管有最好的医疗照护,大多数 ILD 患者仍持续出现症状,说明呼吸康复治疗的重要性,这些治疗可以帮助患有慢性肺部疾病的患者更好地生活。

28.2　呼吸康复在间质性肺疾病中的作用及其证据

呼吸康复旨在"……改善慢性呼吸系统疾病患者的身心健康状况,促使其长期坚持增进健康的行为"[28]。尽管大量有利的证据主要集中在 COPD,且 ILD 是病理生理学与 COPD 不同的疾病,但 ILD 患者的症状与 COPD 患者常常是相似的,包括呼吸困难,乏力,运动耐量下降和 HRQOL 受损。许多随机对照试验评估了呼吸康复对这些结果的疗效,结果已在 Cochrane 系统评价中进行了总结[29]。确定了 9 项研究,其中大部分包括一系列 ILD 的诊断。共有 386 名受试者,其中包括 153 名 IPF 患者。课程通常使用有氧运动训练或有氧和耐力训练相结合,同时还包括教育、营养建议、应激管理和社会心理支持。课程为 5~12 周,所有课程每周提供两次或更多次监督指导课程。只要有一项研究使用盲法评估,一项研究使用意向性分析,那么证据等级将被评为低至中等,由于脱落数据会被低估。这对于外部有效性可能很重要,特别是 IPF 这种进行性加重的疾病可能会影响患者完成该课程的能力。

研究表明呼吸康复的临床意义有 6 分钟步行距离(加权平均差 44m,95% 置信区间 26~64m,4 项研究),呼吸困难(标准差 −0.66,−1.05~−0.28,3 项研究)和 HRQOL(标准差 0.59,95% 置信区间 0.2~0.98,3 项研究)的改善。当只考虑 IPF 患者时,结果是相似的,这意味着呼吸康复是改善该组患者相关结局的唯一治疗方法。尽管研究数量较少,结果效能较低,但这种改变类似于 COPD 呼吸康复的研究[30]。因此,置信区间不排除小于最小重要差值的变化(图 28-1)。只有两项研究评估了呼吸康复的长期结果,两者均表明有利的作用减少了 6 个月,尤其是那些疾病进展期的患者[31,32]。因此,美国国立研究院临床卓越指南(英国)推荐 IPF 患者的呼吸康复每 6~12 个月重新评估[1]。

我们对 ILD 患者呼吸康复的认识仍然存在差距,特别是在积极作用持续时间方面,应该知道这些变化可能的机制,最佳方案组成部分以及疾病的进程。然而,在一个治疗选择很少的疾病组中,呼吸康复对患者相关重要结局这一令人信服的影响已推动其在许多国家被运用到临床实践中。一项全球调查研究称,74% 的呼吸康复项目用于 ILD 患者[33]。美国胸科学会 IPF 管理指南对呼吸康复为弱推荐,美国胸科学会/欧洲呼吸学会呼吸康复声明(American Thoracic Society/European Respiratory Society statement on pulmonary rehabilitation)也支持呼吸康复[28]。一个值得注意的例外是英国胸科学会指南并未推荐呼吸康复,主要是由于缺乏综合呼吸康复计划的试验(许多研究仅有运动训练)和不同 ILD 的临床进程存在异质性[34]。这反映了有关呼吸康复内容和时间仍存在不确定性。尽管存在这些不足,但现有的研究提供了令人信服的数据,表明许多 ILD 患者将从呼吸康复中获益,这种呼吸康复包括全身的运动训练。

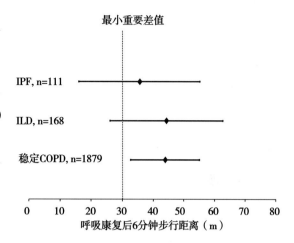

图 28-1　呼吸康复后 6 分钟步行距离的变化。COPD,慢性阻塞性肺疾病;ILD,间质性肺疾病;IPF,特发性肺纤维化。数据是均数和 95% 置信区间[29,30],虚线是 30m 6 分钟步行试验的最小重要差值[40]

28.2.1　间质性肺疾病运动训练的组成部分

大多数关于 ILD 运动训练的研究报道使用了与 COPD 患者相似的方案[33]。表 28-1 列出了训练内容。有氧运动训练在健身车和(或)跑步机上进行,目标是每次至少 30 分钟。训练强度从基线运动能力的 60%~80% 开始,通过心肺运动试验(cardiopulmonary exercise testing,CPET)或步行试验,并在训练过程中逐渐增加运动负荷。阻力训练是大多数训练内容的一个特点,并有多种形式,包括力量训练,弹力带和功能活动,如阶梯训练和坐立训练。与有氧训练相似,在训练过程中逐渐增加运动负荷是该训练计划的一个关键特征。监测包括运动过程中脉搏氧饱和度,以及症状监测以确保运动强度达到中等水平(Borg CR 评分为 3~5[35])。有些训练还包括柔韧性的训练,包括上半身和下半身的拉伸,每次保持 15~30 秒。

表 28-1 ILD 呼吸康复训练的组成部分和结果

训练组成部分	具体	训练组成部分	具体
有氧训练	健身车和（或）跑步机	其他措施	柔韧性训练
	每节持续 30~40 分		营养建议
	持续或间歇训练		应激管理
	起始训练强度达到最大心率的 60%~80%，或 CPET 运动峰值的 80%，或 6MWT 速度的 80%		教育
			社会心理支持
		培训方案	5~12 周，每周 2~5 节有指导的课程
	每周递增	结局指标	活动耐量 –6 分钟步行试验，12 分钟步行试验，心肺运动试验，30 秒坐立试验
阻抗训练	力量训练，10~12 重复 2 次，上肢和下肢的主要肌肉群		
	或弹力带		力量 – 股四头肌肌力
	和（或）功能性任务 / 体重 – 坐立、爬梯、深蹲、俯卧撑		呼吸困难 –MMRC，BDI/TDI
运动训练中吸氧监测	维持 SpO₂>85% 或 88% 或 90%		健康相关的生活质量 –SGRQ，SGRQ–I，CRDQ，WHO，体力活动（自我报告）–IPAQ
	脉搏氧饱和度，症状评分（呼吸困难和疲劳），在运动中和运动结束时		

来自 ILD 呼吸康复的随机对照试验[29]

6MWT，6 分钟步行试验；BDI/TDI，基线呼吸困难指数 / 过渡性呼吸困难指数；CPET，心肺运动试验；CRDQ，慢性呼吸系统疾病问卷；IPAQ，国际体能活动问卷；MMRC，改良医学研究理事会量表；SGRQ，圣乔治呼吸问卷；SGRQ–I，圣乔治呼吸问卷特发性肺纤维化版本；SpO₂，脉搏氧饱和度测量；WHO，世界卫生组织调查问卷

28.2.2　间质性肺疾病运动训练的特别注意事项

活动后低氧是 ILD 的一个重要特征，并且通常比其他呼吸康复训练者更严重[36]。许多患者也存在肺动脉高压，并可能因运动而加重[37]。因此，ILD 的呼吸康复计划应在有氧气支持且工作人员使用经验丰富的情况下进行。虽然不能确定吸氧是否可以避免运动引起的肺动脉压升高[38]，但它可使氧气更好地供给组织，并增强训练和运动结果的耐受性。大多数研究指出在运动期间提供氧气可维持血氧饱和度高于阈值，即 85% 至 90%。这些策略看似是安全的，无不良事件报告[29]。

ILD 康复的一个独特挑战是，一些患者的病情可能会快速进展，特别是 IPF。这导致人们担心某些患者可能会过于不适而无法获益[34]。到目前为止，还没有研究确定一个"阈值"，超过该阈值，患者不可能通过康复得到改善。相反，许多研究表明，在康复开始时 6 分钟步行距离较短的人可以在活动耐量方面取得更大的改善，这表明功能障碍最严重的人可能获得的效益也最大。然而，其他作者表明，那些用力肺活量好和活动后低氧发生的人更有可能获益。建议在疾病病程早期进行呼吸康复，特别是 IPF 患者，以确保患者有最佳机会参与并获益。然而，目前没有证据支持除外那些身患重疾之人。卫生专业人员应该帮助患有严重或进展性疾病的患者分析呼吸康复的风险和获益，从而做出明智的选择。

结缔组织病相关性 ILD 患者常有肌肉骨骼方面的限制，可能需要修改标准运动处方

（表 28-1）。关节病很常见并且可能会影响负重运动，如步行、爬楼梯和蹲起。可能需要替代的训练策略，包括最小化下肢负重的有氧活动（例如骑自行车或水上训练）。在训练开始时，还应仔细评估上下肢活动的局限范围和疼痛。阻抗训练方案可能需要调整，特别是避免可能加剧肩部疼痛的上肢负重运动。应鼓励参与者立即向治疗师报告任何疼痛和不适，以确保可以做出适当的调整并最大限度地提高依从性。

28.2.3 非运动组成部分

呼吸康复为优化 ILD 疾病管理提供了一个理想的机会。ILD 患者表达了他们对呼吸康复中疾病特异性教育的渴望，包括疾病预期病程以及如何为未来做好准备[39]。ILD 患者特别感兴趣的主题包括呼吸困难和咳嗽的管理，药物治疗及其副作用，以及限制疾病进展的方法[39]。虽然在某些领域可能没有足够的证据提供明确的管理策略，但患者很可能会从分享经验的机会中受益。有关氧疗和肺移植的信息可能对某些人有用。大多数 ILD 患者将会加入呼吸康复治疗小组，这一小组同时还包括患有 COPD 等其他肺部疾病的人群；他们指出只要临床医生给出一些相关的 ILD 疾病特异性教育内容，这是可以接受的[39]。由于焦虑和抑郁在 ILD 中非常常见，因此呼吸康复可能为优化情绪管理提供机会。在多学科团队中心理学家是非常重要的。ILD 呼吸康复其他组成部分见表 28-1。个体化患者评估和目标设定可用于识别那些最有可能获益的组成部分。

28.3 神经肌肉疾病

呼吸衰竭是快速进展性神经肌肉疾病（neuromuscular diseases，NMD）患者死亡的最常见原因。大多数 NMD 与外周、吸气和呼气肌无力相关，伴有不能行走和吞咽障碍。吸气肌无力会减少肺泡通气量，而呼气肌无力则影响咳嗽能力和气道分泌物的清除，两者都会导致慢性呼吸功能不全，以及危及生命的疾病，并且在大多数重症病例中，因慢性呼吸衰竭急性加重导致死亡[41]。肺功能的改变可能早于症状出现：一项筛查研究表明，在初次评估时，约有 2/3 的 NMD 患者可能需要接受家庭机械通气（home mechanical ventilation，HMV）治疗[42]（表 28-2）。

表 28-2　NMD 呼吸系统受累的症状、体征和实验室标志物

症状
全身乏力；吞咽困难；发音困难；活动和静息状态下呼吸困难；疲劳；嗜睡
临床体征
浅快呼吸；心动过速；咳嗽无力；断断续续的讲话；辅助肌的使用；腹部矛盾运动；端坐呼吸；斜方肌和颈部肌肉无力；吞咽后咳嗽
实验室数据
V_C<15ml/kg，V_C<1L 或较稳定期减少 50%，或从坐姿到仰卧位减少 >20%
最大吸气压力 <30cmH$_2$O
最大呼气压力 <40cmH$_2$O
夜间低氧血症
PaCO$_2$>45mmHg

V_C，肺活量；PaCO$_2$，动脉二氧化碳分压

由于近来在呼吸治疗和综合管理方面的进展改善了这类患者的远期预后，因此推动更加积极及支持性疗法的出现[43,44]。尽管有这种更加积极的态度，最近的一项调查发现，患有迪谢内肌营养不良（Duchenne muscular dystrophy，DMD）的患者中有 24% 未接受常规理疗，其中 22% 未接受超声心动图检查，71% 非卧床患者未定期评估肺功能[45]。在这些患者的综合管理中，康复具有越来越重要的

地位。本章仅涉及 NMD 患者呼吸康复的方法，未特别提及 NMD 综合管理的其他基本组成部分，如机械通气（mechanical ventilation, MV），营养治疗及一般的物理治疗。

28.4　舌咽呼吸

2/3 保留延髓神经支配肌肉组织的患者可以使用舌咽呼吸（glossopharyngeal breathing, GPB）来增加其潮气量。通过 GPB，声门可以吸入大量空气并将其推入肺部（大口呼吸）。一次呼吸可以由 6~9 次大口呼吸完成，每次有 40~60ml 至 100~200ml 气体。有研究表明 GPB 可使白天脱离 MV，也适用于吸气肌无力的患者，这种策略可能会延迟或避免气管切开或允许从气管切开转为无创通气（non-invasive ventilation, NIV）[46]。手册和视频可供培训[47,48]。

28.5　气道廓清

自发性咳嗽需要有吸气、呼气和延髓支配的肌肉。最佳气道廓清中至关重要的是避免肺不张、气道感染、肺炎以及急性呼吸衰竭的相关风险。支气管卫生，也就是气道廓清技术（airway clearance techniques, ACT），包括手动和（或）机械辅助性咳嗽和排痰在这些患者的管理中是得到推荐的[49]。许多这类技术已在本教科书的其他章节中阐述（表 28-3）。

表 28-3　气道廓清技术

体位引流
胸部叩击和振动
肺复张
人工辅助咳嗽
机械辅助咳嗽
气管镜
新型仪器设备

28.5.1　体位引流

体位引流的病理生理学基础是随患者体位的变化依靠重力作用增加气道分泌物的排出。最近提出的 ACT 是基于能够在阻塞性肺区域实现通气以及以最小呼气气流排出分泌物的能力。同时有深吸气和侧支通气原则的相互作用[50]。

28.5.2　胸部叩击和振动

胸部叩击和振动可以帮助排出外周的气道分泌物，但不能代替咳嗽，并已被证明可以减少肺部疾病的发病率和死亡率[51]。

28.5.3　肺容量复张

除了呼气肌无力外，无效的咳嗽也可能是由于肺容量小造成的，肺容量小是 NMD 的常见病症。通过肺容量复张（lung volume recruitment, LVR）操作可以增加肺容量。"空气堆积"可通过口腔，鼻腔或口鼻交界通过手动复苏器（如 AMBU BAG 或容量预设的呼吸器[52]）传递。有效的 LVR 涉及声门保持连续输送的空气体积达到"最大吹气能力"，这是肺顺应性和声门关闭力量的参数。呼气是被动的[53]。

28.5.4　人工辅助咳嗽

人工辅助咳嗽包括肺深呼气和压迫上腹部（如腹部推力）或胸腔（如前胸部按压），同时声门开放与受试者自身的咳嗽努力同步完成。辅助咳嗽，需要保留延髓支配肌肉的功能以及患者与物理治疗师之间的良好合作。

28.5.5　机械辅助咳嗽

当人工辅助咳嗽不够时，一种有效的替

代方法可能是增加机械式呼气（mechanical in-exsufflation，MI-E）[41]。正压和负压通过口鼻面罩或气管切开处可有效地使肺膨胀和缩小[41]。MI-E 的适应证是呼吸肌无力和保留足够的延髓功能，但空气堆积功能不足以获得适当的咳嗽能力，咳嗽能力通过 CPF>5L/s 评估。这种方法对于具有完整的延髓支配肌肉功能的患者通常不是必需的，其能够通过腹部推力实现空气堆积以获得 CPF>6L/s。有报道指出 MI-E 会可造成气胸[54]。最近，已经提出了一种新的机械装置来增强气道清除能力，但是其在 NMD 患者中的有效性仍有待评估[55]。

28.5.6　其他

只有当持续性肺不张在所有非侵入性气道廓清技术均无效时，才应考虑支气管镜检查[56]。

虽然最近的指南强调支气管扩张剂、黏液溶解剂、黏液动力药缺乏明确的循证医学证据，但雾化药物联合 ACT 已用于促进 NMD 患者的气道廓清[57]。

28.5.7　气道廓清的临床结果

一项研究表明，有效的 LVR 可能有助于维持 NMD 患者的肺活量（vital capacity，V_C）[53]。尽管 V_C 下降，但 LVR 使呼吸系统的顺应性性保持稳定。V_C 的下降缓慢，咳嗽峰值流量（cough peak flow，CPF）– 一种咳嗽能力的测量方法，仍维持在有效范围[58]。人工和机械辅助咳嗽用于 MV 下 NMD 患者气道分泌物的清除被证实是有效和安全的，否则将通过气管内吸痰实现气道廓清[59]。机械性充气和标准胸部物理治疗改善了 NMD 患者气道阻塞并气道感染的管理[60]。在一项回顾性研究中，ACT 用于降低低 V_C 患者的围术期风险[61]。在 NIV 辅助下撤除 MV 期间，

MI-E 降低了再插管率，从而减少了插管后 ICU 住院时间[62]。通过口腔接口和面罩以及 MI-E 持续容量循环 NIV，在外界空气中进行血氧饱和度监测，从而使 NMD 患者安全拔管[63]。尽管最近的一项系统评价[64]得出的结论是，科学证据不支持 MI-E 用于 NMD 患者增强咳嗽，但大多数指南建议使用机械辅助咳嗽[49,65,66]。

28.5.8　呼吸肌训练

关于 NMD 呼吸肌训练方面的文献很少。一项研究表明，通过吸气和呼气肌训练可以增加这些患者的吸气和呼气肌力，而肺活量无任何改善[67]。有证据表明吸气肌肉训练可使肌萎缩侧索硬化症（amyotrophic lateral sclerosis，ALS）吸气肌的肌力加强[68]。这些患者的呼吸肌无力与疾病本身有关，因此我们在提出这种方法时应该谨慎，直到有更明确的证据证明其有效性并且无危害性。

28.5.9　远程康复

在一项预实验中评估了对 NMD 咳嗽能力受损的患者进行远程康复的可行性。家庭胸部理疗处方根据登记及呼吸道症状和体征传输到远程控制中心制定，减少了住院率和急诊室入住率[69]。远程康复系统可能对那些呼吸机依赖的 NMD 患者[70]以及那些生活在偏远地区缺乏医疗照护的患者有用[71]。

28.5.10　缓和医疗和终末期康复

在 ALS 或其他 NMD 患者的临终家庭护理方面，各个国家之间和同一国家内存在很大差异。许多问题如卫生资源、医生态度、患者/亲属偏好以及支持资源（包括物理疗法）等都会影响选择[72]。需要 HMV 的 NMD 患者的患病率及相关问题正在增加[73]。这些

患者及其家属主要关注的是控制症状,特别是呼吸困难[74],以及需要严格监督以避免发生 HMV 并发症,包括意外死亡[75]。替代地点并不容易。在专门的住院机构中实施康复是不明确的,显然需要制定指导方针以确定在这些机构中的最佳康复计划[76]。在缓和医疗中,康复并未得到充分利用,我们需要更多的研究来评估患者在生命结束时如何从这些资源中获益[77]。尽管如此,NMD 患者在呼吸系统护理方面取得了进展,特别是生存期延长和生活质量提高作为一项重大进展。

28.6　结论

限制性疾病在呼吸系统疾病中很常见,患者的肺功能进行性恶化,导致肺部和肺外水平的许多后果。总体而言,尽管康复计划仍远未实现同质化其结果也不一致,但是康复正在成为这类患者长期管理中的重要组成部分。

（罗萨　译）

参考文献

1. NICE. The diagnosis and management of suspected idiopathic pulmonary fibrosis: NICE clinical guideline, vol. 163. United Kingdom: National Institute for Health and Care Excellence; 2013.
2. Ley B, Collard HR, King TE Jr. Clinical course and prediction of survival in idiopathic pulmonary fibrosis. Am J Respir Crit Care Med. 2011;183(4):431–40.
3. Raghu G, Weycker D, Edelsberg J, Bradford WZ, Oster G. Incidence and prevalence of idiopathic pulmonary fibrosis. Am J Respir Crit Care Med. 2006;174(7):810–6.
4. Agusti AG, Roca J, Gea J, Wagner PD, Xaubet A, Rodriguez-Roisin R. Mechanisms of gas-exchange impairment in idiopathic pulmonary fibrosis. Am Rev Respir Dis. 1991;143(2):219–25.
5. Hansen JE, Wasserman K. Pathophysiology of activity limitation in patients with interstitial lung disease. Chest. 1996;109(6):1566–76.
6. Swigris JJ, Stewart AL, Gould MK, Wilson SR. Patients' perspectives on how idiopathic pulmo-nary fibrosis affects the quality of their lives. Health Qual Life Outcomes. 2005;3:61.
7. Cottin V, Cordier JF. Velcro crackles: the key for early diagnosis of idiopathic pulmonary fibrosis? Eur Respir J. 2012;40(3):519–21.
8. Mendoza L, Gogali A, Shrikrishna D, Cavada G, Kemp SV, Natanek SA, Jackson AS, Polkey MI, Wells AU, Hopkinson NS. Quadriceps strength and endurance in fibrotic idiopathic interstitial pneumonia. Respirology. 2014;19(1):138–43.
9. Spruit MA, Thomeer MJ, Gosselink R, Troosters T, Kasran A, Debrock AJ, Demedts MG, Decramer M. Skeletal muscle weakness in patients with sarcoidosis and its relationship with exercise intolerance and reduced health status. Thorax. 2005;60(1):32–8.
10. Marcellis RG, Lenssen AF, Elfferich MD, De Vries J, Kassim S, Foerster K, Drent M. Exercise capacity, muscle strength and fatigue in sarcoidosis. Eur Respir J. 2011;38(3):628–34.
11. Madsen OR, Egsmose C, Hansen B, Sorensen OH. Soft tissue composition, quadriceps strength, bone quality and bone mass in rheumatoid arthritis. Clin Exp Rheumatol. 1998;16(1):27–32.
12. Watanabe, F., H. Taniguchi, K. Sakamoto, Y. Kondoh, T. Kimura, K. Kataoka, T. Ogawa, S. Arizono, O. Nishiyama, and Y. Hasegawa, Quadriceps weakness contributes to exercise capacity in nonspecific interstitial pneumonia.. Respir Med, 2013;107(4):622-628.
13. Mengshoel AM, Jokstad K, Bjerkhoel F. Associations between walking time, quadriceps muscle strength and cardiovascular capacity in patients with rheumatoid arthritis and ankylosing spondylitis. Clin Rheumatol. 2004;23(4):299–305.
14. Kramer HR, Fontaine KR, Bathon JM, Giles JT. Muscle density in rheumatoid arthritis: associations with disease features and functional outcomes. Arthritis Rheum. 2012;64(8):2438–50.
15. Marighela TF, Genaro Pde S, Pinheiro MM, Szejnfeld VL, Kayser C. Risk factors for body composition abnormalities in systemic sclerosis. Clin Rheumatol. 2013;32(7):1037–44.
16. Wallaert B, Monge E, Le Rouzic O, Wemeau-Stervinou L, Salleron J, Grosbois JM. Physical activity in daily life of patients with fibrotic idiopathic interstitial pneumonia. Chest. 2013;144(5):1652–8.
17. Bahmer T, Kirsten AM, Waschki B, Rabe KF, Magnussen H, Kirsten D, Gramm M, Hummler S, Brunnemer E, Kreuter M, Watz H. Clinical correlates of reduced physical activity in idiopathic pulmonary fibrosis. Respiration. 2016;91(6):497–502.
18. Collard HR, Ward AJ, Lanes S, Cortney Hayflinger D, Rosenberg DM, Hunsche E. Burden of illness in idiopathic pulmonary fibrosis. J Med Econ. 2012;15(5):829–35.
19. King C, Nathan SD. Identification and treatment of comorbidities in idiopathic pulmonary fibrosis and other fibrotic lung diseases. Curr Opin Pulm Med. 2013;19(5):466–73.
20. King CS, Nathan SD. Idiopathic pulmonary fibrosis: effects and optimal management of comorbidities. Lancet Respir Med. 2017;5(1):72–84.

21. Holland AE, Fiore JF Jr, Bell EC, Goh N, Westall G, Symons K, Dowman L, Glaspole I. Dyspnoea and comorbidity contribute to anxiety and depression in interstitial lung disease. Respirology. 2014;19(8):1215–21.

22. Ryerson CJ, Arean PA, Berkeley J, Carrieri-Kohlman VL, Pantilat SZ, Landefeld CS, Collard HR. Depression is a common and chronic comorbidity in patients with interstitial lung disease. Respirology. 2012;17(3):525–32.

23. Kreuter M, Ehlers-Tenenbaum S, Palmowski K, Bruhwyler J, Oltmanns U, Muley T, Heussel CP, Warth A, Kolb M, Herth FJ. Impact of comorbidities on mortality in patients with idiopathic pulmonary fibrosis. PLoS One. 2016;11(3):e0151425.

24. King TE Jr, Bradford WZ, Castro-Bernardini S, Fagan EA, Glaspole I, Glassberg MK, Gorina E, Hopkins PM, Kardatzke D, Lancaster L, Lederer DJ, Nathan SD, Pereira CA, Sahn SA, Sussman R, Swigris JJ, Noble PW, A.S. Group. A phase 3 trial of pirfenidone in patients with idiopathic pulmonary fibrosis. N Engl J Med. 2014;370(22):2083–92.

25. Richeldi L, du Bois RM, Raghu G, Azuma A, Brown KK, Costabel U, Cottin V, Flaherty KR, Hansell DM, Inoue Y, Kim DS, Kolb M, Nicholson AG, Noble PW, Selman M, Taniguchi H, Brun M, Le Maulf F, Girard M, Stowasser S, Schlenker-Herceg R, Disse B, Collard HR, Investigators IT. Efficacy and safety of nintedanib in idiopathic pulmonary fibrosis. N Engl J Med. 2014;370(22):2071–82.

26. Raghu G, Collard HR, Egan JJ, Martinez FJ, Behr J, Brown KK, Colby TV, Cordier JF, Flaherty KR, Lasky JA, Lynch DA, Ryu JH, Swigris JJ, Wells AU, Ancochea J, Bouros D, Carvalho C, Costabel U, Ebina M, Hansell DM, Johkoh T, Kim DS, King TE Jr, Kondoh Y, Myers J, Muller NL, Nicholson AG, Richeldi L, Selman M, Dudden RF, Griss BS, Protzko SL, Schunemann HJ. An Official ATS/ERS/JRS/ALAT Statement: idiopathic pulmonary fibrosis: evidence-based guidelines for diagnosis and management. Am J Respir Crit Care Med. 2011;183(6):788–824.

27. Bradley B, Branley HM, Egan JJ, Greaves MS, Hansell DM, Harrison NK, Hirani N, Hubbard R, Lake F, Millar AB, Wallace WA, Wells AU, Whyte MK, Wilsher ML. Interstitial lung disease guideline: the British Thoracic Society in collaboration with the Thoracic Society of Australia and New Zealand and the Irish Thoracic Society. Thorax. 2008;63(Suppl 5):v1–58.

28. Spruit MA, Singh SJ, Garvey C, ZuWallack R, Nici L, Rochester C, Hill K, Holland AE, Lareau SC, Man WD, Pitta F, Sewell L, Raskin J, Bourbeau J, Crouch R, Franssen FM, Casaburi R, Vercoulen JH, Vogiatzis I, Gosselink R, Clini EM, Effing TW, Maltais F, van der Palen J, Troosters T, Janssen DJ, Collins E, Garcia-Aymerich J, Brooks D, Fahy BF, Puhan MA, Hoogendoorn M, Garrod R, Schols AM, Carlin B, Benzo R, Meek P, Morgan M, Rutten-van Molken MP, Ries AL, Make B, Goldstein RS, Dowson CA, Brozek JL, Donner CF, Wouters EF. An official American Thoracic Society/European Respiratory Society statement: key concepts and advances in pulmonary rehabilitation. Am J Respir Crit Care Med. 2013;188(8):e13–64.

29. Dowman L, Hill CJ, Holland AE. Pulmonary rehabilitation for interstitial lung disease. Cochrane Database Syst Rev. 2014;10:CD006322.

30. McCarthy B, Casey D, Devane D, Murphy K, Murphy E, Lacasse Y. Pulmonary rehabilitation for chronic obstructive pulmonary disease. Cochrane Database Syst Rev. 2015;2:CD003793.

31. Holland AE, Hill CJ, Conron M, Munro P, McDonald CF. Short term improvement in exercise capacity and symptoms following exercise training in interstitial lung disease. Thorax. 2008;63(6):549–54.

32. Vainshelboim B, Oliveira J, Fox BD, Soreck Y, Fruchter O, Kramer MR. Long-term effects of a 12-week exercise training program on clinical outcomes in idiopathic pulmonary fibrosis. Lung. 2015;193(3):345–54.

33. Spruit MA, Pitta F, Garvey C, ZuWallack RL, Roberts CM, Collins EG, Goldstein R, McNamara R, Surpas P, Atsuyoshi K, Lopez-Campos JL, Vogiatzis I, Williams JE, Lareau S, Brooks D, Troosters T, Singh SJ, Hartl S, Clini EM, Wouters EF, E.R.S. Rehabilitation, C. Chronic, G. Physiotherapists Scientific, C. American Association of, R. Pulmonary, A.T.S.P.R. Assembly, and E.R.S. C.OPD Audit team. Differences in content and organisational aspects of pulmonary rehabilitation programmes. Eur Respir J. 2014;43(5):1326–37.

34. Bolton CE, Bevan-Smith EF, Blakey JD, Crowe P, Elkin SL, Garrod R, Greening NJ, Heslop K, Hull JH, Man WD, Morgan MD, Proud D, Roberts CM, Sewell L, Singh SJ, Walker PP, Walmsley S, G. British Thoracic Society Pulmonary Rehabilitation Guideline Development, and C. British Thoracic Society Standards of Care. British Thoracic Society guideline on pulmonary rehabilitation in adults. Thorax. 2013;68(Suppl 2):ii1–30.

35. Borg G. Psycho physical bases of perceived exertion. Med Sci Sports Exerc. 1982;14(5):377–81.

36. Jenkins S, Cecins N. Six-minute walk test: observed adverse events and oxygen desaturation in a large cohort of patients with chronic lung disease. Intern Med J. 2011;41(5):416–22.

37. Glaser S, Noga O, Koch B, Opitz CF, Schmidt B, Temmesfeld B, Dorr M, Ewert R, Schaper C. Impact of pulmonary hypertension on gas exchange and exercise capacity in patients with pulmonary fibrosis. Respir Med. 2009;103(2):317–24.

38. Pouwels-Fry S, Pouwels S, Fournier C, Duchemin A, Tillie-Leblond I, Le Tourneau T, Wallaert B. Effects of oxygen on exercise-induced increase of pulmonary arterial pressure in idiopathic pulmonary fibrosis. Sarcoidosis Vasc Diffuse Lung Dis. 2008;25(2):133–9.

39. Holland AE, Fiore JF Jr, Goh N, Symons K, Dowman L, Westall G, Hazard A, Glaspole I. Be honest and help me prepare for the future: what people with interstitial lung disease want from education in pulmonary rehabilitation. Chron Respir Dis. 2015;12(2):93–101.

40. Holland AE, Spruit MA, Troosters T, Puhan MA, Pepin V, Saey D, McCormack MC, Carlin BW, Sciurba FC,

Pitta F, Wanger J, MacIntyre N, Kaminsky DA, Culver BH, Revill SM, Hernandes NA, Andrianopoulos V, Camillo CA, Mitchell KE, Lee AL, Hill CJ, Singh SJ. An official European Respiratory Society/American Thoracic Society Technical Standard: field walking tests in chronic respiratory disease. Eur Respir J. 2014;44(6):1428–46.

41. Ambrosino N, Carpenè N, Gherardi M. Chronic respiratory care in neuromuscular diseases for adults. Eur Respir J. 2009;34(2):444–51.

42. Fiorenza D, Vitacca M, Bianchi L, Gabbrielli L, Ambrosino N. Lung function and disability in neuromuscular patients at first admission to a respiratory clinic. Respir Med. 2011;105(1):151–8.

43. Bushby K, Finkel R, Birnkrant DJ, Case LE, Clemens PR, Cripe L, Kaul A, Kinnett K, McDonald C, Pandya S, Poysky J, Shapiro F, Tomezsko J, Constantin C, DMD Care Considerations Working Group. Diagnosis and management of Duchenne muscular dystrophy. Part 2: Implementation of multidisciplinary care. Lancet Neurol. 2010;9(2):177–89.

44. Ambrosino N, Confalonieri M, Crescimanno G, Vianello A, Vitacca M. The role of respiratory Management of Pompe disease. Respir Med. 2013;107(8):1124–32.

45. Vry J, Gramsch K, Rodger S, Thompson R, Steffensen BF, Rahbek J, Doerken S, Tassoni A, Beytía ML, Guergueltcheva V, Chamova T, Tournev I, Kostera-Pruszczyk A, Kaminska A, Lusakowska A, Mrazova L, Pavlovska L, Strenkova J, Vondráček P, Garami M, Karcagi V, Herczegfalvi Á, Bushby K, Lochmüller H, Kirschner J. European cross-sectional survey of current care practices for Duchenne Muscular Dystrophy reveals regional and age-dependent differences. J Neuromuscul Dis. 2016;3(4):517–27.

46. Bach JR. Noninvasive respiratory management of high level spinal cord injury. J Spinal Cord Med. 2012;35(2):72–80.

47. Dail C, Rodgers M, Guess V, Adkins HV. Glossopharyngeal breathing. Downey, CA: Rancho Los Amigos Department of Physical Therapy; 1979.

48. Webber B, Higgens J. Glossopharyngeal breathing: what, when and how? [video]. West Sussex, England: Aslan Studios Ltd., Holbrook, Horsham; 1999.

49. Strickland SL, Rubin BK, Drescher GS, Haas CF, O'Malley CA, Volsko TA, Branson RD, Hess DR, American Association for Respiratory Care, Irving, Texas. AARC Clinical Practice Guideline: effectiveness of nonpharmacologic airway clearance therapies in hospitalized patients. Respir Care. 2013;58(12):2187–93.

50. McIlwaine M, Bradley J, Elborn JS, Moran F. Personalising airway clearance in chronic lung disease. Eur Respir Rev. 2017;26(143) doi:10.1183/16000617.0086-2016.

51. Gosselink R. Respiratory physiotherapy. In: Donner CF, Ambrosino N, Goldstein RS, editors. Pulmonary rehabilitation. London: Hodder Arnold; 2005. p. 186–94.

52. Kang SW, Bach JR. Maximum insufflation capacity: vital capacity and cough flows in neuromuscular disease. Am J Phys Med Rehabil. 2000;79(3):222–7.

53. Chiou M, Bach JR, Jethani L, Gallagher MF. Active lung volume recruitment to preserve vital capacity in Duchenne Muscular Distrophy. J Rehabil Med. 2017;49(1):49–53.

54. Suri P, Burns SP, Bach JR. Pneumothorax associated with mechanical insufflation-exsufflation and related factors. Am J Phys Med Rehabil. 2008;87(11):951–5.

55. Venturelli E, Crisafulli E, DeBiase A, Righi D, Berrighi D, Cavicchioli PP, Vagheggini G, Dabrosca F, Balbi B, Paneroni M, Bianchi L, Vitacca M, Galimberti V, Zaurino M, Schiavoni G, Iattoni A, Ambrosino N, Clini EM. Efficacy of temporary positive expiratory pressure (TPEP) in patients with lung diseases and chronic mucus hypersecretion. The UNIKO® project. Clin Rehabil. 2013;27(4):336–46.

56. Guarracino F, Bertini P, Bortolotti U, Stefani M, Ambrosino N. Flexible bronchoscopy during mechanical ventilation in the prone position to treat acute lung injury. Rev Port Pneumol. 2013;19(1):42–4.

57. Strickland SL, Rubin BK, Haas CF, Volsko TA, Drescher GS, O'Malley CA. AARC Clinical Practice Guideline: effectiveness of pharmacologic airway clearance therapies in hospitalized patients. Respir Care. 2015;60(7):1071–7.

58. Katz SL, Barrowman N, Monsour A, Su S, Hoey L, McKim D. Long-term effects of lung volume recruitment on maximal inspiratory capacity and vital capacity in Duchenne muscular dystrophy. Ann Am Thorac Soc. 2016;13(2):217–22.

59. Bach JR. Mechanical insufflation-exsufflation. Comparison of peak expiratory flows with manually assisted and unassisted coughing techniques. Chest. 1993;104(5):1553–62.

60. Vianello A, Corrado A, Arcaro G, Gallan F, Ori C, Minuzzo M, Bevilacqua M. Mechanical insufflation exsufflation improves outcomes for neuromuscular disease patients with respiratory tract infections. Am J Phys Med Rehabil. 2005;84(2):83–8.

61. Lee JW, Won YH, Kim DH, Choi WA, Bach JR, Kim DJ, Kang SW. Pulmonary rehabilitation to decrease perioperative risks of spinal fusion for patients with neuromuscular scoliosis and low vital capacity. Eur J Phys Rehabil Med. 2016;52(1):28–35.

62. Goncalves MR, Honrado T, Winck JC, Paiva JA. Effects of mechanical insufflation-exsufflation in preventing respiratory failure after extubation: a randomized controlled trial. Crit Care. 2012;16(2):R48.

63. Bach JR, Goncalves MR, Hamdani I, Winck JC. Extubation of patients with neuromuscular weakness: a new management paradigm. Chest. 2010;137(5):1033–9.

64. Auger C, Hernando V, Galmiche H. Use of mechanical insufflation-exsufflation devices for airway clearance in subjects with neuromuscular disease. Respir Care. 2017;62(2):236–45.

65. Narayanaswami P, Weiss M, Selcen D, David W, Raynor E, Carter G, Wicklund M, Barohn RJ, Ensrud E, Griggs RC, Gronseth G, Amato AA. Evidence-based guideline summary: diagnosis and treatment of limb-girdle and distal dystrophies: report of the guideline development subcommittee of the American Academy of Neurology and the practice issues review panel of the American

Association of Neuromuscular & Electrodiagnostic Medicine. Neurology. 2014;83(16):1453–63.

66. Boentert M, Prigent H, Várdi K, Jones HN, Mellies U, Simonds AK, Wenninger S, Barrot Cortés E, Confalonieri M. Practical recommendations for diagnosis and management of respiratory muscle weakness in late-onset Pompe Disease. Int J Mol Sci. 2016;17(10.) pii: E1735

67. Aslan GK, Gurses HN, Issever H, Kiyan E. Effects of respiratory muscle training on pulmonary functions in patients with slowly progressive neuromuscular disease: a randomized controlled trial. Clin Rehabil. 2014;28(6):573–81.

68. Eidenberger M, Nowotny S. Inspiratory muscle training in patients with amyotrophic lateral sclerosis: a systematic review. NeuroRehabilitation. 2014;35(3):349–61.

69. Garuti G, Bagatti S, Verucchi E, Massobrio M, Spagnolatti L, Vezzani G, Lusuardi M. Pulmonary rehabilitation at home guided by telemonitoring and access to healthcare facilities for respiratory complications in patients with neuromuscular disease. Eur J Phys Rehabil Med. 2013;49(1):51–7.

70. Ambrosino N, Vitacca M, Dreher M, Isetta V, Montserrat JM, Tonia T, Turchetti G, Winck JC, Burgos F, Kampelmacher M, Vagheggini G, ERS Tele-Monitoring of Ventilator-Dependent Patients Task Force. Tele-monitoring of ventilator-dependent patients: a European Respiratory Society Statement. Eur Respir J. 2016;48(3):648–63.

71. Ambrosino N, Makhabah DN. Tele-medicine: a new promised land, just to save resources? Eur Respir J. 2017;49:1700410.

72. Escarrabil J, Vianello A, Farrero E, Ambrosino N, Martínez LJ, Vitacca M. Place of death in patients with amyotrophic lateral sclerosis. Rev Port Pneumol. 2014;20(4):188–93.

73. Lloyd-Owen SJ, Donaldson GC, Ambrosino N, Escarabill J, Farre R, Fauroux B, Robert D, Schoenhofer B, Simonds AK, Wedzicha JA. Patterns of home mechanical ventilation use in Europe: results from the Eurovent survey. Eur Respir J. 2005;25(6):1025–31.

74. Vitacca M, Grassi M, Barbano L, Galavotti G, Sturani C, Vianello A, Zanotti E, Ballerin L, Potena A, Scala R, Peratoner A, Ceriana P, Di Buono L, Clini E, Ambrosino N, Hill N, Nava S. Last 3 months of life in home-ventilated patients: the family perception. Eur Respir J. 2010;35(5):1064–71.

75. Di Paolo M, Evangelisti L, Ambrosino N. Unexpected death of a ventilator-dependent ALS patient. Rev Port Pneumol. 2013;19(4):175–8.

76. Winck J, Camacho R, Ambrosino N. Multidisciplinary rehabilitation in ventilator-dependent patients: call for action in specialized inpatients facilities. Rev Port Pneumol (2006). 2015; doi:10.1016/j.rppnen.2015.03.005.

77. Barawid E, Covarrubias N, Tribuzio B, Liao S. The benefits of rehabilitation for palliative care patients. Am J Hosp Palliat Care. 2015;32(1):34–43.

第29章 结论:呼吸康复的展望

Enrico Clini, Anne E. Holland, Fabio Pitta,
and Thierry Troosters

通过汇集许多来自世界各地的作者编写的 29 个章节,本书更新了该领域以往的认知,并有望提供大量关于呼吸康复过程的信息,如交付、特征和有效性,讨论其优势和局限性。有必要回顾处理该临床过程中的新概念,如机构和患者的病情,实际上也将用于适当的选择和转诊。

总的来说,从这本教科书(以及它所基于的当前文献)中出现,需要强调的一些关键概念,例如:

- 全面、定期和多学科的评估,包括每个特定患者的主要结局,为建立良好的基础,有必要在呼吸康复中提供最充分的干预措施并且监测患者疾病的进展。
- 各种形式的运动训练均有明显的作用,运动训练可以单独使用,以便在运动耐量、肌肉功能、呼吸困难、生活质量和功能状态方面获益。
- 与营养、物理治疗、行为改变、职业治疗、心理学、药学、教育、体能活动的指导、护理等相关的干预措施也具有重要作用,因此患者可以从多方面照护中获益。较为理想的是这种多方位的照护应定植与康复计划中。
- 呼吸康复治疗不仅对 COPD 患者有益,而且对 COPD 以外的慢性呼吸系统疾病患者也有益。长期干预措施的不同选择旨在获益,且欢迎新干预措施的出现。
- 康复治疗是急性加重管理中的重要组成部分,因为已知急性加重会影响患者的康复。应特别强调 COPD 患者急性期照护和急性后期的照护有再发急性加重的风险。

有多种设置和方案可用于呼吸康复,具有不同程度的科学依据和成本效益。手术,包括肺移植,电子健康模式和重症监护病房,在这些地方,有意义的结果正在积累并且研究小组正在努力弥补差距。

此外,呼吸康复领域未来的前景,仍有一些问题值得仔细考虑。实际上,下面的清单强调了一些可能受到所有相关专业人员和利益相关者特别关注的问题:

* 需要增加呼吸康复计划的适用性、范围和可及性。不仅在大型中心而且在更偏远地区开发更多的康复项目,使更多患者加入呼吸康复。那些患有轻症、并发症、急性加重、危重疾病和其他"非 COPD"的慢性呼吸系统疾病的人均是呼吸康复的目标人群。应该识别和克服障碍,并且可以增加患者和临床医生的认知。电子医疗和新技术的出现为帮助我们实现这一目标提供了可能性。

* 由于呼吸康复研究的现有证据在改善身体功能方面并未显示出一致的结果,因此,当以影响身体功能水平为目标时,行为改变的具体干预措施(如自我管理策略)可能会成为引起人们兴趣的一个选择,前提是患者获得了更加活跃的生理功能。

　　* 尽管治疗慢性呼吸系统疾病的复杂性,但在明确表型和更好地了解疾病特征和异质性等方面的进展有助于促进这类人群对康复的认识和实践。

　　总而言之,与呼吸康复相关的评估工具和干预措施有可能为我们的患者提供更好的医疗照护,满足他们的潜在需求和期望。

（罗萨　译）

索引

J

K

L

M

N

W

X

Y